M. D. SEEBERGER · H.-R. ZERKOWSKI
Herausgeber

Die Echokardiographie im perioperativen und intensivmedizinischen Bereich

Mit CD-ROM

Mit 143 zum Teil farbigen Abbildungen
in 210 Einzeldarstellungen und 30 Tabellen

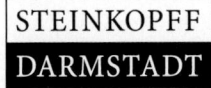

Prof. Dr. med. Manfred D. Seeberger
Departement Anästhesie
Universitätsspital Basel
Spitalstr. 21
4031 Basel

Prof. Dr. med. Hans-Reinhard Zerkowski
Ordinarius für Herz- und Thoraxchirurgie
Universitätsspital Basel
Spitalstr. 21
4031 Basel

ISBN-10   3-7985-1607-3 Steinkopff Verlag, Darmstadt
ISBN-13   978-3-7985-1607-6 Steinkopff Verlag, Darmstadt

Bibliografische Information der Deutschen Nationalbibliothek
Die Deutsche Nationalbibliothek verzeichnet diese Publikation in der Deutschen Nationalbibliografie;
detaillierte bibliografische Daten sind im Internet über http://dnb.d-nb.de abrufbar.

Dieses Werk ist urheberrechtlich geschützt. Die dadurch begründeten Rechte, insbesondere die der
Übersetzung, des Nachdrucks, des Vortrags, der Entnahme von Abbildungen und Tabellen, der Funksendung, der Mikroverfilmung oder der Vervielfältigung auf anderen Wegen und der Speicherung in
Datenverarbeitungsanlagen, bleiben, auch bei nur auszugsweiser Verwertung, vorbehalten. Eine Vervielfältigung dieses Werkes oder von Teilen dieses Werkes ist auch im Einzelfall nur in den Grenzen
der gesetzlichen Bestimmungen des Urheberrechtsgesetzes der Bundesrepublik Deutschland vom
9. September 1965 in der jeweils geltenden Fassung zulässig. Sie ist grundsätzlich vergütungspflichtig.
Zuwiderhandlungen unterliegen den Strafbestimmungen des Urheberrechtsgesetzes.

Steinkopff Verlag Darmstadt
ein Unternehmen von Springer Science+Business Media

www.steinkopff.springer.de

© Steinkopff Verlag Darmstadt 2007

Die Wiedergabe von Gebrauchsnamen, Handelsnamen, Warenbezeichnungen usw. in diesem Werk berechtigt auch ohne besondere Kennzeichnung nicht zu der Annahme, dass solche Namen im Sinne
der Warenzeichen- und Markenschutz-Gesetzgebung als frei zu betrachten wären und daher von jedermann benutzt werden dürften.

Produkthaftung: Für Angaben über Dosierungsanweisungen und Applikationsformen kann vom Verlag
keine Gewähr übernommen werden. Derartige Angaben müssen vom jeweiligen Anwender im Einzelfall anhand anderer Literaturstellen auf ihre Richtigkeit überprüft werden.

Redaktion: Dr. Annette Gasser   Herstellung: Holger Frey
Umschlaggestaltung: Erich Kirchner, Heidelberg
Satz: K + V Fotosatz GmbH, Beerfelden

SPIN 11662815   Gedruckt auf säurefreiem Papier

VORWORT

Die Echokardiographie hat im perioperativen und intensivmedizinischen Bereich einen hohen Wert als nicht (oder wenig) invasive, schnell verfügbare Methode für Diagnostik, Therapiesteuerung und Verlaufskontrollen. Eine moderne Akutmedizin ohne Einsatz der Echokardiographie ist nicht mehr möglich. Die Qualität der echokardiographischen Bilder hat sich dank einer steten technologischen Entwicklung kontinuierlich verbessert und neue methodische Ansätze haben die Möglichkeiten der Echokardiographie erweitert und einige Schwächen der Methode ausgemerzt.

Unabhängig von erfolgten oder künftigen methodischen Verbesserungen besteht die Notwendigkeit, dass alle akutmedizinisch tätigen Ärztinnen und Ärzte über ein genügendes Verständnis der Indikationen und der Aussagekraft der Echokardiographie verfügen. Ein vertieftes Wissen zu Anatomie und (Patho-) Physiologie des Herz-Kreislaufsystems sowie ein gutes räumliches Vorstellungsvermögen und manuelle Fertigkeiten benötigt, wer Echokardiographien selber durchführt. Diese Qualifikationen gepaart mit der Fähigkeit zur Zusammenarbeit mit allen anderen bei der Patientenbetreuung involvierten Fachleuten sind Voraussetzungen für eine nutzbringende Anwendung der Echokardiographie. Die fachliche Herkunft der Echokardiographie-Spezialisten ist hingegen nicht essentiell, wie die gemeinsam von der kardiologischen „European Association of Echocardiography" und der „European Association of Cardiothoracic Anaesthesiologists" durchgeführte Akkreditierung in transösophagealer Echokardiographie zeigt.

In den vergangenen Monaten hat die Zeitschrift *Intensivmedizin und Notfallmedizin* unter dem Titel „Die Echokardiographie im perioperativen und intensivmedizinischen Bereich" eine Serie von Artikeln publiziert, die einen aktuellen und umfassenden Überblick über die Echokardiographie in der Notfall- und Intensivmedizin sowie bei intraoperativen Fragestellungen geben sollte. Das vorliegende Buch fasst diese Artikel zusammen. Neben gedrucktem Text und Abbildungen finden Sie bei allen Artikeln Verweise auf Filmsequenzen, die als illustrative Beispiele auf der beigelegten CD einsehbar sind. Zusätzlich zu den Artikeln der Echo-Serie wurde in der Buchausgabe ein einleitendes Kapitel über die physikalischen Grundlagen der Echokardiographie beigefügt. Die international für ihre hervorragenden fachlichen und didaktischen Qualitäten bekannten Echokardiographie-Fachleute aus den Fachgebieten Kardiologie, Anästhesie und Herzchirurgie leiten (abgesehen vom einleitenden Grundlagen-Artikel) die Thematik jeweils mit einer Fallbeschreibung ein und besprechen diese anschließend im Sinne eines umfassenden, aber praxisorientierten Überblicks.

Wir hoffen, dass dieses Buch all jenen gute Dienste erweist, die intensivmedizinische, notfallmedizinische und chirurgische Patienten mit Erkrankungen des Herz-Kreislauf-Systems betreuen und sich einen fundierten Überblick über die aktuellen Möglichkeiten der Echokardiographie verschaffen wollen. Wir wünschen Ihnen Erkenntnisgewinn und Freude bei Lektüre und interaktiver Betrachtung.

Basel im November 2006

Manfred D. Seeberger
Hans-Reinhard Zerkowski

INHALTSVERZEICHNIS

	Vorwort	III
D. A. Bettex, P.-G. Chassot, P. Rhomberg	Physikalische Grundlagen der Echokardiographie	1
M. Filipovic, K. Skarvan, M. D. Seeberger	Wie geht es dem linken Ventrikel? Die linksventrikuläre Funktion und ihre Bedeutung bei hämodynamisch instabilen Patienten	26
M. H. Hust, A. Wisbar, H. Schmidt, J. Haas, F. Al-Shajlawi, K. K. Haase	Fallbeispiel: Akute hämodynamische Instabilität drei Tage nach Hinterwandinfarkt	37
M. H. Hust, A. Wisbar, H. Schmidt, J. Haas, F. Al-Shajlawi, K. K. Haase	Ischämische hämodynamische Instabilität bei Intensivpatienten Stellenwert der Echokardiographie	38
K. Skarvan, F. Bernet	Fallbeispiel: Akutes Koronarsyndrom nach Koronarographie	51
K. Skarvan, F. Bernet	Ischämische Mitralklappeninsuffizienz	52
H. Tschernich, R. Seitelberger, M. Hiesmayr	Fallbeispiel: Myokardinfarkt nach Mitralklappenrekonstruktion?	63
H. Tschernich, R. Seitelberger, M. Hiesmayr	Untersuchung der Klappenfunktion nach Mitralklappenrekonstruktion	64
H. Eggebrecht, B. Plicht, T. Buck, R. Erbel	Fallbeispiel: Echokardiographische Abklärung des Patienten mit akutem Thoraxschmerz auf der Notfallstation	78
H. Eggebrecht, B. Plicht, T. Buck, R. Erbel	Echokardiographische Abklärung des Patienten mit akutem Thoraxschmerz auf der Notfallstation	79
A. Kessel-Schaefer, P. Buser, A. Linka, M. Siegemund	Fallbeispiel: Patientin mit unklarer Sepsis auf der Intensivstation	92
A. Kessel-Schaefer, M. Siegemund, P. Buser, A. Linka	Sepsis auf der Intensivstation Endokarditis als Differentialdiagnose!	93
H.-G. Kehl, Ch. Schmidt, T. D. T. Tjan, D. Stege, J. Vogt, P. K. Zahn	Fallbeispiel: Akute kardiale Dekompensation 12 Jahre nach Korrektur-Operation eines angeborenen Herzfehlers	99
H.-G. Kehl, C. Schmidt, T. D. T. Tjan, H. H. Scheld, H. K. van Aken, P. K. Zahn	Kongenitale Herzvitien im Erwachsenenalter Perioperative Echokardiographie für notfallmäßige und elektive nicht-kardiochirurgische Operationen	101
J. M. Erb	Fallbeispiel: Akute hämodynamische Instabilität bei einem Patienten mit linksventrikulärem Assist Device	122
J. M. Erb	Rolle der Echokardiographie in der intensivmedizinischen Betreuung von Patienten nach Herztransplantation oder Implantation eines ventrikulären Assist Device	123

I. Michaux, K. Skarvan, M. Filipovic, M. Seeberger	Fallbeispiel: Kreislaufkollaps auf der Notfallstation	136
I. Michaux, K. Skarvan, M. Filipovic, M.D. Seeberger	Echokardiographische Beurteilung des rechten Herzens beim perioperativen und intensivmedizinischen Patienten	138
R. Maier, V. Stadlbauer, D. Duller, N. Watzinger, E. Mahla, M. Wonisch, F.M. Fruhwald, M. Schweiger, H. Brussee, A. Wasler, K. Tscheliessnigg	Fallbeispiel: Echokardiographische Evaluierung einer potenziellen Herz-Organspenderin	156
R. Maier, V. Stadlbauer, D. Duller, N. Watzinger, E. Mahla, M. Wonisch, F.M. Fruhwald, M. Schweiger, H. Brussee, A. Wasler, K. Tscheliessnigg	Beurteilung eines potenziellen Herz-Organspenders Eine Übersichtsarbeit mit besonderer Berücksichtigung echokardiographischer Aspekte	157
D. Bolliger, K. Skarvan	Fallbeispiel: Schwere Hypotension nach Einleitung der Allgemeinanästhesie	166
D. Bolliger, K. Skarvan, M.D. Seeberger, M. Filipovic	Die Rolle der Echokardiographie bei der Abklärung eines hämodynamisch instabilen Patienten	168

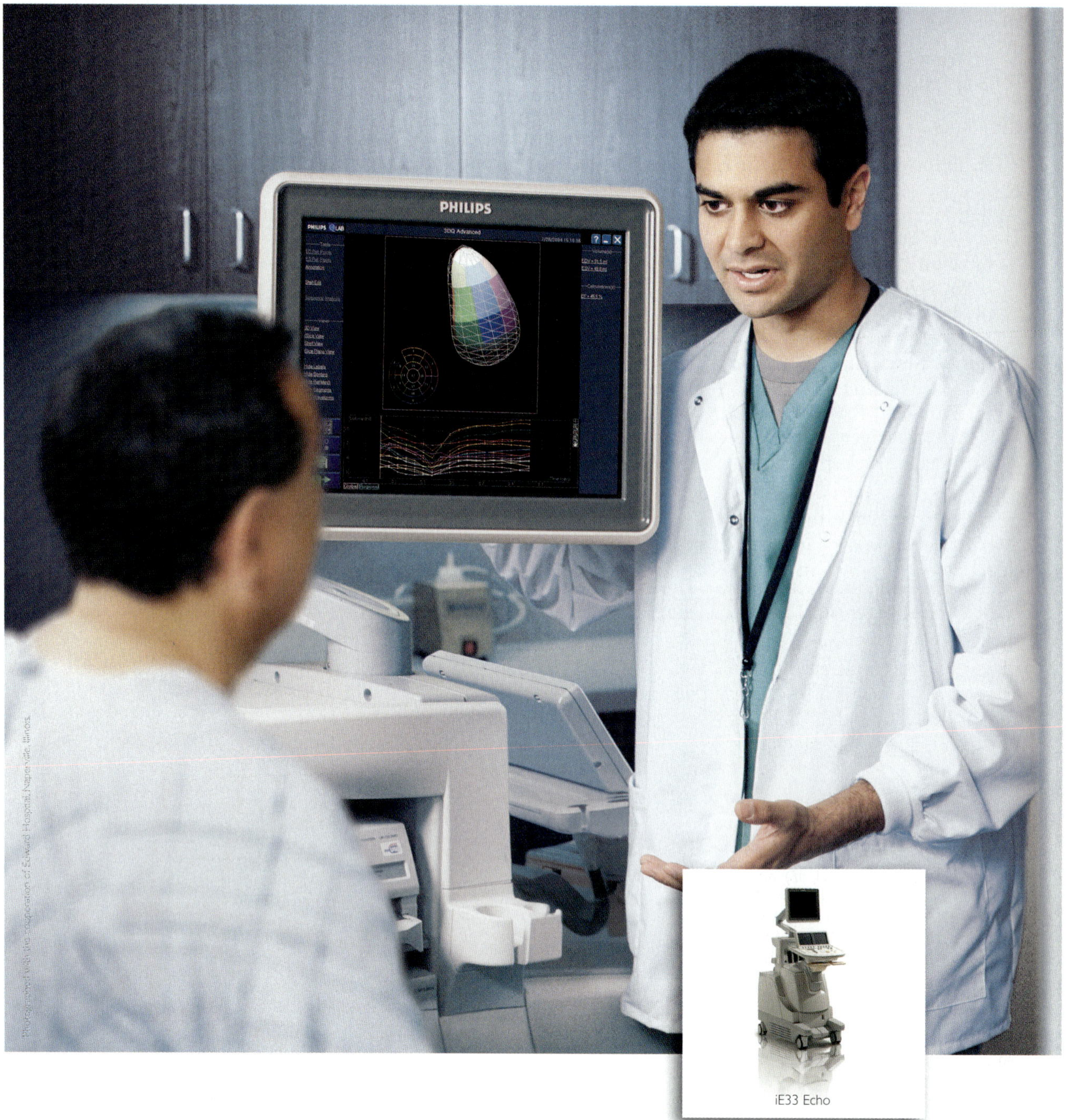

Heute haben wir innerhalb von Sekunden den besten Therapiepfad ermittelt.

Philips iE33. Bei der Echokardiographie erhielten wir nicht immer alle Werte, die wir wirklich brauchten. Bis wir uns für das Philips iE33 System entschieden – intelligente Echokardiographie. Live-3D ermöglichte uns die Untersuchung der globalen und segmentalen Herzfunktion. Durch die integrierte Quantifizierung konnten wir erstmals alle 17 Segmente des linken Ventrikels direkt am System überprüfen. Für die richtige Therapieentscheidung in der kürzesten Zeit. Wenn auch Sie diesen Triumph erleben möchten, wenden Sie sich an Philips. Das macht einfach Sinn.

www.philips.ch/medical

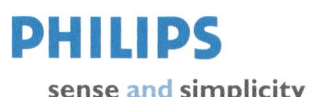

PHILIPS
sense and simplicity

Physikalische Grundlagen der Echokardiographie

D. A. Bettex
P.-G. Chassot
P. Rhomberg

Definition

Der Untersucher sollte die physikalischen Grundlagen der Echokardiographie gut verstehen, da sie eine wichtige Rolle in der Erstellung der Echobilder spielen. Diese Grundkenntnisse sind der Hauptfaktor, um die Echobilder optimieren zu können; und fehlende Kenntnisse dieser physikalischen Grundlagen kann sogar zu falschen Diagnosen führen.

Ultraschall (US) ist eine mechanische Druckwelle, die sich durch bestimmte Gewebe ausbreitet. Diese Gewebe von genügender Dichte werden mit einer bestimmten Frequenz zu mechanischen Schwingungen angeregt und leiten diese Schwingungen fort (Abb. 1 A). Die Druckamplitude ist der maximale gemessene Druck (in Dezibel, dB); die akustische Intensität, oder die Leistung (auch in dB) steht im Verhältnis zum Quadrat der Druckamplitude. Die dB Skalierung ist logarithmisch; sie vergleicht die Amplitude eines Schalles (A) mit einem Referenz-Schallniveau (Ao) nahe von Stille:

$$dB = 20 \log_{10} A/A_0 \qquad (1)$$

Die Ultraschallfrequenzen sind oberhalb des hörbaren Frequenzbereichs; für medizinische Applikationen variieren sie zwischen 2 und 12 MHz (1 MHz = 10^6 Hz) [1]. Die Ultraschallwellen haben verschiedene Besonderheiten:

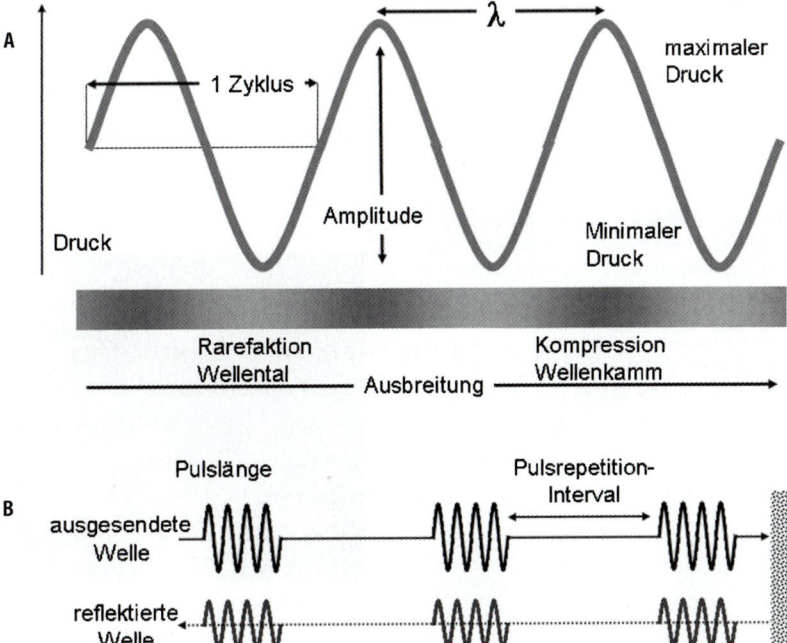

Abb. 1 Ultraschallwelle. **A** die Wellenamplitude definiert seine Intensität (in Dezibel, dB); ein Zyklus besteht aus einer Kompression oder dem Wellenkamm (die Moleküle sind dicht gedrängt) und einer Rarefaktion oder dem Wellental (die Moleküle sind zerstreut). Die Wellenlänge ist die Distanz zwischen zwei maximalen Druckwerten. Die Frequenz entspricht der Zykluszahl/s (1 Zyklus/s = 1 Hz). **B** Schallköpfe senden kleine Ultraschall-Wellenpakete oder Pulspakete aus und nehmen die zurückkehrenden Wellen auf. Die Anzahl Zyklen in einem Wellenpaket bestimmt die Wellenpaketlänge. Die Wellenpakete sind durch ein Zeitintervall getrennt, welches die Pulsrepetitionsfrequenz oder PFR definiert

- Sie können wie Strahlen orientiert werden;
- Sie folgen den physikalischen Gesetzen von Reflexion und Refraktion;
- Sie werden von dichten Materialien reflektiert;
- Sie breiten sich in Flüssigkeiten frei, in der Luft aber sehr schlecht aus.

Eine Welle ist durch 3 physikalische Parameter definiert: die Ausbreitungs-Geschwindigkeit (c), die Frequenz (f), und die Wellenlänge (λ). Diese Parameter sind durch eine einfache Formel verbunden:

$$c = f \cdot \lambda \quad (2)$$

Die Ausbreitungs-Geschwindigkeit von Ultraschall (c) nimmt mit der Dichte des Mediums zu. In der Luft ist sie 330 m/s, im Wasser 1480 m/s, im Blut 1560 m/s und im Knochen 4080 m/s [2]. Im Gewebe ist sie ziemlich konstant; ihr Mittelwert ist 1540 m/s [3]. Ein Ultraschallpuls braucht 6,5 µs pro 1 cm Ausbreitung. Aussendung und Empfang bei Reflexion nach 1 cm wird 13 µs brauchen. Der Schallkopf erzeugt kurze Wellenpakete (Abb. 1 B) die durch die Zykluszahl, die Amplitude und die Wellenlänge definiert sind. Das Intervall zwischen den Wellenpaketen bestimmt die Pulsrepetitionsfrequenz (pulse repetition frequency: PRF) (s. Seite 6).

Gleichung (2) beinhaltet, dass sich Frequenz und Wellenlänge entgegengesetzt ändern, da die Ausbreitungsgeschwindigkeit (c) konstant ist: je tiefer die Frequenz, desto größer die Wellenlänge. Die *räumliche Auflösung* gibt die minimale Distanz zwischen zwei Objekten an, die nötig ist, um die beiden Objekte voneinander differenzieren zu können. Um zwei verschiedene anliegende Strukturen differenzieren zu können, muss die Wellenlänge kürzer sein als die Distanz zwischen den beiden Strukturen. Aus diesem Grund nimmt die Auflösung zu, wenn die Ultraschall-Frequenz steigt und die Wellenlänge kürzer wird. Die Auflösung ist besser entlang der aussendenden Achse (axiale Auflösung) als senkrecht dazu und sie ist idealerweise im Bereich von 0,5–1 mm [4]. In der lateralen Richtung werden die Bilder durch Aufsummierung der Scanlinien des Gerätes erzeugt (121–512 Linien/90° Feld); die Genauigkeit ist abhängig von den elektronischen Eigenschaften des Systems, besonders von der Strahlbreite. Die laterale Auflösung ist üblicherweise 1–3 mm. Auf dem Echobild kann eine winzige Struktur verpasst werden, wenn sie parallel zum Ultraschallstrahl liegt. Man sieht sie jedoch, wenn sie senkrecht zur Fortleitungsachse des Schallstrahls liegt. Aus diesem Grund wird häufig die linksventrikuläre Wand, die parallel zum Schallstrahl liegt, „*echo dropouts*" oder *Ultraschall-Lücken* oder Bereiche von ungenügender Bildgebung zeigen (Abb. 2 A). Eine optimale Auflösung erhält man bei Benutzung eines Hochfrequenz-Schallkopfs, der möglichst nahe an der kardialen Struktur positioniert wird und dessen aussendender Strahl senkrecht zur Struktur verläuft.

Um ein Echobild zu erzeugen, muss die Ultraschallwelle an der Grenzfläche zwischen zwei Geweben von verschiedener Dichte reflektiert werden [5]. Je größer der Unterschied in der Gewebe-Dichte ist, desto größer ist der Anteil der reflektierten Energie und desto stärker das Signal. Die Schallleitfähigkeit oder Impedanz (Z) ist das Produkt der Dichte des Mediums (ρ) und der Ultraschallgeschwindigkeit (c):

$$Z = \rho \cdot c \quad (3)$$

Wenn ein Ultraschallstrahl eine akustische Grenzfläche trifft, erscheinen vier Hauptphänomene (Abb. 3):
- *Spiegelnde Reflexion*: die Objektoberfläche ist glatt und, im Vergleich zur gesendeten Wellenlänge groß. Wenn die Fläche senkrecht zur Schallausbreitung ist, wird die einfallende Energie zurück zum Schallkopf reflektiert. Die Ultraschall-Amplitude ist abhängig vom Unterschied zwischen den akustischen Impedanzen. Wenn die Grenzfläche nicht senkrecht zur Schallausbreitung liegt, wird

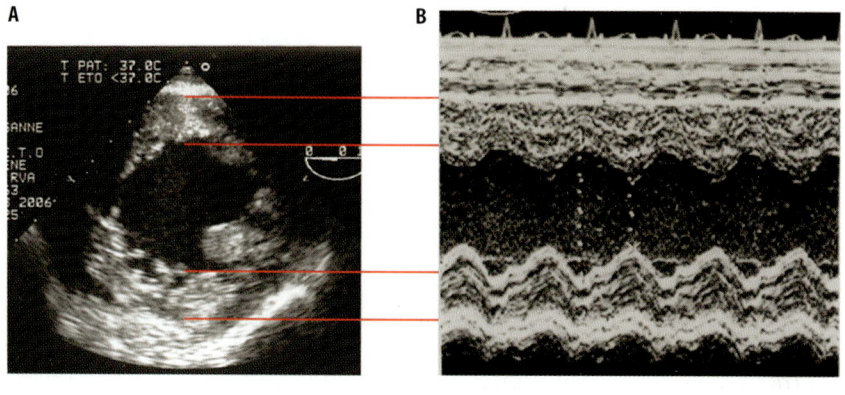

Abb. 2 2-D und M-mode Bilder. **A** Zweidimensionale Ansicht der kurzen Ebene des linken Ventrikels; die M-Mode-Achse kreuzt die Herzkammer in ihrem breitesten Durchmesser. **B** M-Mode-Bild. Das entlang der Achse aufgenommene Bild rollt auf dem Bildschirm ab. Kontraktion und Relaxation von Vorder- und Hinterwand werden online entlang der Zeitachse gezeigt

Zeit

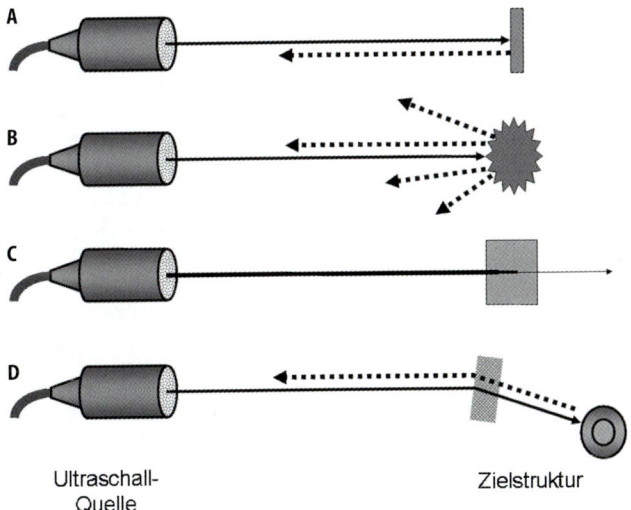

Abb. 3 Interferenzen zwischen einer Ultraschallwelle und einer Zielstruktur. **A** Spiegelnde Reflexion: ein flacher senkrechter Reflektor strahlt die Ultraschallwelle vollständig zum Schallkopf zurück. Wenn der Winkel zwischen dem Strahl und der Zielstruktur zu groß ist, wird das Signal außerhalb des Schallkopfes zurückgestrahlt, und das Objekt ist nicht mehr sichtbar. **B** Streuung: die Zielstruktur ist unregelmäßig und im Vergleich zur Wellenlänge klein; die Welle wird in verschiedene Richtungen gestreut, einige von ihnen kehren zum Schallkopf zurück. **C** Absorption: das Gewebe absorbiert die Energie des Ultraschall-Strahles und dessen Kraft nimmt ab, wenn er die Gewebestruktur kreuzt. **D** Refraktion: wenn eine Welle eine Grenzfläche mit einem bestimmten Winkel trifft, wird die unterschiedliche Impedanz zwischen den verschiedenen Geweben zu einer Refraktion des Strahles führen. Der Strahl ändert seine Richtung im Milieu. Die zurückkehrende Welle wird ein Bild eines Objektes im Spektrum zeigen, obwohl dieses Objekt in Wirklichkeit außerhalb des Schallkopfspektrums liegt. Die Refraktion ist ein wichtiges Phänomen in der Entstehung von Artefakten. Natürliche Strukturen sind inhomogen; sie zeigen eine Mischung von spiegelnder Reflexion, Refraktion, Streuung und Absorption

der Reflexionswinkel reziprok zum Strahlrichtungswinkel sein; ist der Winkel zu groß, kann der reflektierte Strahl aus dem Bereich der aussendenden-empfangenden Quelle heraus fallen und der Reflektor verschwindet aus dem Bild. Während einer klinischen Untersuchung sollte die Lage des Schallkopfes ständig angepasst werden, so dass die Strahlausbreitung möglichst senkrecht zur kardialen Zielstruktur bleibt.

- *Refraktion*: wenn die Welle die Grenzfläche mit einem gewissen Winkel trifft, wird die unterschiedliche Schallleitfähigkeit der verschiedenen Gewebe eine Stahlrefraktion verursachen, welche die Strahlrichtung durch das Milieu ändert. Die zurückkehrende Welle wird ein Objekt im Echobild darstellen, welches an einer anderen Stelle als am wirklichen Ort im Strahlsektor des Schallkopfes liegt. Die Refraktion ist ein wichtiger Faktor in der Artefaktentstehung.
- *Streuung oder „diffuse scatterers"*: wenn die Oberfläche unregelmäßig ist und die Reflektoren kleiner als die Wellenlänge sind, wird die Energie in verschiedene Richtungen gestreut oder „*scattered*"; nur ein kleiner Strahlenanteil kehrt zum bildgebenden Schallkopf zurück. Diese unregelmäßigen Oberflächen sind typisch für anatomische Grenzen; dank dieser Streuung sind sie sichtbar, selbst wenn sie nicht senkrecht zur Ultraschallstrahlausbreitung sind.
- *Absorption*: der Ultraschall erzeugt Vibrationen im Gewebe. Die reibenden Kräfte der Vibrationen absorbieren Energie und der Strahl verliert an Kraft. Dieser Energieverlust entspricht der Absorption. Die Absorption variiert exponentiell mit der Distanz und nimmt linear mit der ausgesendeten Frequenz zu. Hochfrequenz-Schallköpfe (7–12 MHz) erzeugen Bilder mit hoher Auflösung, haben aber eine geringere Eindringtiefe als Niederfrequenz-Schallköpfe (< 5 MHz) und die Bilder sind abgeschwächt. Diese Charakteristika bedingen einen Kompromiss zwischen der Eindringtiefe und der Bildauflösung.

Die Abschwächung des Schallstrahls entsteht aus Streuung und Absorption. Gewebespezifisch wird diese Abschwächung definiert als die Distanz, die der Ultraschall durch ein Medium zurücklegen kann, bevor er die Hälfte seiner Energie verloren hat. Im Wasser ist diese Distanz 380 cm, im Blut 15 cm, und in der Luft 0,08 cm [3]. Wegen dieser Abschwächung wird der Ultraschall durch die Luft nicht fortgeleitet, und er wird stark durch Luftblasen reflektiert, die als glänzende Flecken erscheinen.

Biowirkungen des Ultraschalls

Die biologischen Wirkungen des Ultraschalls sind proportional zu seiner Energie (*Intensität oder Leistung*), seiner Frequenz, der Bestrahlungsdauer, und der Empfindlichkeit des Gewebes. Die akustische Leistung wird in Watt oder Milliwatt (W oder mW) ausgedrückt; die Intensität ist die Leistung pro Querschnitt des Strahles (W/cm^2) und sagt am genauesten die Biowirkungen des Ultraschalls voraus; sie ist maximal im Fokusbereich. *Die Bestrahlungszeit* der Gewebe wird durch die Pulsdauer und die Pulszahl/s, oder *„pulse repetition frequency"* (s. Seite 6) definiert. Die „*spatial peak temporal average intensity*" (I_{spta}) beschreibt als Maß der biologischen Wirkungen die Spitzenenergie, der das Gewebe während der Ultraschallbestrahlung ausgesetzt ist. In der Echokardiographie ist das ein bis mehrere 100 mW/cm^2, was einem Zehntel des Mittelwertes der Sonnenenergie auf Meereshöhe entspricht [6]. Die maximale empfohlene I_{spta} ist 1 W/cm^2 für unfokussierte Strahlen, und 100 mW/cm^2 für fokussierte Strahlen [7].

Im Gewebe können die Ultraschallwellen eine thermische, eine mechanische und eine Kavitations-Wirkung induzieren [8].

- *Thermische Wirkungen*: die Wärme-Entwicklung ist proportional zur Ultraschall-Intensität und zur Energieabsorption im Gewebe; eine Erwärmung des Gewebes wird somit durch eine hohe Energieaussendung begünstigt. Der Knochen absorbiert mehr Energie als das Gewebe und kann mehr Wärme freisetzen.
- *Mechanische Wirkungen*: der Schall ist eine mechanische Störung des Mediums; die Lithotripsie nutzt z.B. Hochintensitäts-Schall, um Nierensteine zu zerstören; der mechanische Index (MI) ist proportional zur Leistungsenergie des Schallkopfes (maximaler Kompressionswert), und umgekehrt proportional zur Quadratwurzel der ausgesendeten Frequenz.
- *Kavitation*: in der Rarefraktionsphase der Sinuswelle (Wellental) (Abb. 1 A) nimmt der lokale Druck ab und das im Blut gelöste Gas (v.a. O_2, N und CO_2) geht in einen gasförmigen Zustand über und kann als Luftbläschen erscheinen. Die Luftbläschen werden während der Kompressionsphase (Wellenkamm) wieder gelöst.

Die mechanischen Wirkungen und die Kavitation haben keine klinische Bedeutung. Die thermischen Wirkungen können in der menschlichen Ultraschall-Anwendung relevant werden, besonders mit der Doppleranalyse, die stärkere Energien als die zweidimensionale (2D) Echokardiographie braucht. Die fötalen Untersuchungen sollten so kurz wie möglich und mit minimaler Dopplerbenutzung sein. Der transösophageale Schallkopf hat ein Temperaturkontrollsystem, das die Ultraschall-Aussendung bei Erreichen einer Temperatur über 39° ausschaltet. Ein Rückstellsystem erlaubt bei fiebrigen Patienten die Untersuchung fortzusetzen. Während der klinischen Untersuchung muss aus Sicherheitsgründen die niedrigste mögliche Ultraschall-Intensität gebraucht werden, bei der man noch eine gute Untersuchungsqualität erreichen kann. Die Schallleistung sollte auf ein tiefes Niveau eingestellt und der Gain wenn nötig erhöht werden (s.u. elektronische Verarbeitung: Seite 7). Die Doppleruntersuchung sollte kurz gehalten werden und der Farbdoppler im Operationssaal nicht ohne Grund weiterlaufen. Wenn nicht untersucht wird, sollte das Echogerät auf „freeze" gestellt werden, um die Transmission zu pausieren.

Der Schallkopf

Der Schallkopf besteht aus piezoelektrischen Kristallen (Ader-Zirconate-Titanate), die ihre Form ändern

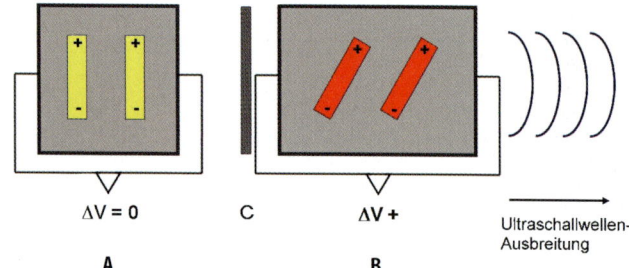

Abb. 4 Piezoelektrischer Kristall. **A** Ohne Strom bleibt der Kristall inaktiv. **B** Wenn die Moleküle des piezoelektrischen Kristalls durch einen elektrischen Strom (ΔV+) stimuliert werden, ändern sie ihre Orientierung. Der Kristall dehnt sich aus und ein Ultraschall wird ausgesendet. Eine Rückverstärkung C eliminiert die Wellen, welche in einer anderen Richtung als zur Vorderseite des Schallkopfes ausgesendet werden. (aus Ref. [17], mit Erlaubnis)

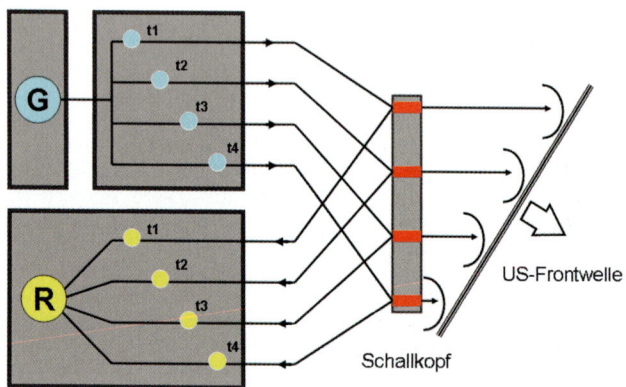

Abb. 5 „Phased-Array" Schallkopf. Verschiedene Elemente des Schallkopfes senden Ultraschall (US)-Wellen aus. Die Richtung des Strahles wird durch die Zeitverzögerung zwischen der Stimulation dieser Elemente durch den Pulsgenerator (G) bestimmt. Diese Zeitverzögerung wird durch die elektronische Uhr des Pulsgenerators reguliert. Der Empfang (R) geschieht mit der gleichen Zeitverzögerung und erlaubt die Rekonstruktion des Bildes durch den Computer (aus Ref. [17], mit Erlaubnis)

und expandieren, wenn sie durch einen elektrischen Strom stimuliert werden (Abb. 4). Wenn Wechselstrom durch den Kristall fließt, vibrieren die Elemente und erzeugen dadurch Ultraschallwellen. Umgekehrt wird der Kristall ein elektrisches Feld generieren, wenn eine Druckwelle auf ihn trifft. Er entspricht einem Konverter zwischen der Druckenergie und der elektrischen Energie und kann als Sender und Empfänger funktionieren. Der transösophageale Schallkopf ist ein *„Phased Array"* Typ; diese Schallköpfe werden aus 64 bis 256 piezoelektrischen Kristallen hergestellt. Die Wellenfront von simultan stimulierten Kristallen ist flach, senkrecht zur Strahlausbreitung und parallel zur Schallkopfoberfläche. Um einen Bereich zu schallen, wird der Strahl durch die fortlaufende Stimulation der einzelnen Kristalle gesteuert. Wenn die verschiedenen Kristalle mit ei-

Abb. 6 Schallkopfstrahl. **A** Ein Ultraschall-Strahl ist konzentrisch im proximalen Anteil und parallel im Fokusbereich. Nach dem Fokusbereich ist er divergent. **B** Die räumliche Konfiguration eines Strahles ist zweidimensional. Die Qualität des anatomischen Gewebe-Schnittes auf dem Bildschirm ist umgekehrt proportional zu ihrer Dicke oder Höhe. **C** Pyramidales Volumen eines matrizialen 3D-Schallkopfes

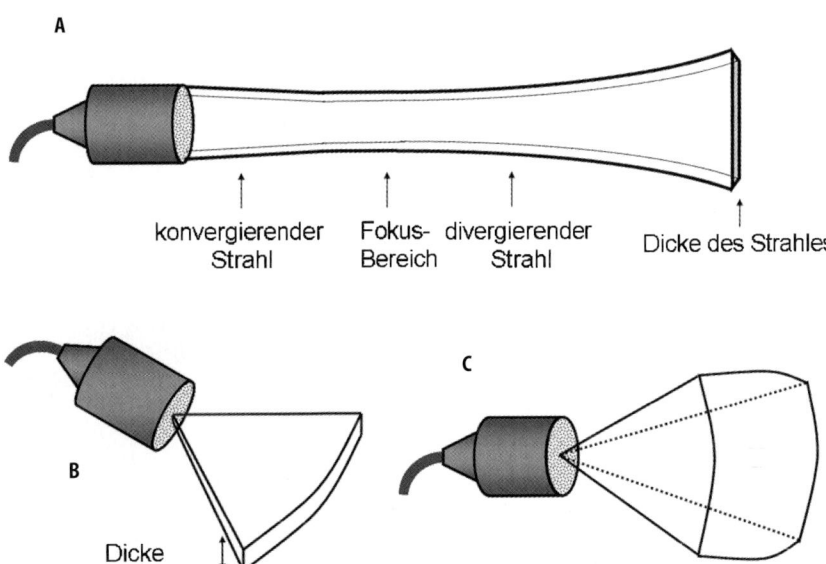

ner Zeitverzögerung stimuliert werden, kann der entstehende Strahl in eine bestimmte Richtung gelenkt werden (Abb. 5). Die entstehende Wellenfront ist immer noch flach, zeigt aber in Abhängigkeit vom Zeitintervall zwischen den Aussendungen der einzelnen Kristalle einen bestimmten Winkel zur Schallkopf-Oberfläche [9]. Der Strahl kann ohne mechanische Rotation des Schallkopfes stufenweise über eine Fläche gesteuert werden. Es ist auch möglich, den Strahl zu fokussieren. Dafür muss man die peripheren vor den zentralen Elementen stimulieren: die Wellenfront wird dann konkav in Richtung des Fokus. Um die optimale Bildgewinnung im Fokusbereich zu erreichen, muss die konkave Wellenfront in einer flachen Form zum Empfänger zurückkehren: d.h. *dynamische Fokussierung*. Während der dynamischen Fokussierung wird die Weiterleitung der Signale progressiv von der Peripherie zum Zentrum hin stark verzögert, um die konkave Wellenfront wieder abzuflachen.

Die Ultraschallwellen sind, ähnlich wie das Licht einer Taschenlampe, in einem zunehmend divergierenden Strahl gebündelt. Um eine Fokussierung zu ermöglichen, müssen einzelne Strahlen im schmalen proximalen Teil (Nahfeld) durch eine akustische Linse zum Fokusbereich konvergiert werden; dort werden sie parallel. Die Energie und die Genauigkeit sind höher im Fokusbereich als im divergierenden Fernfeld (Abb. 6A). Die Länge des Nahfeldes (L_{pf}) kann erhöht werden durch die Vergrößerung der Schallkopfdimension (Radius: r), durch die Erhöhung der Schallkopffrequenz oder durch die Verkürzung der Wellenlänge (λ):

$$L_{pf} = r^2/\lambda \qquad (4)$$

Der Divergenzwinkel des Strahls (θ) ist umgekehrt proportional zum Radius des Schallkopfes, gemäß der Formel: Sin $\theta = 0,61/r$. Der Strahl ist eine zweidimensionale Struktur; seine Dicke hängt von der vertikalen Fokussierung ab. Die Dicke des echokardiographischen Strahls bestimmt die Dicke der Schnittebene (Abb. 6B). Obwohl die Gewebescheibe auf dem Bildschirm dünn scheint, sind die Informationen aus der gesamten Dicke des Strahls gemittelt. Ein großer Schallkopf, der hochfrequente Signale mit kurzen Wellenlängen erzeugt, wird das ideale Strahlenprofil generieren (langes und schmales Nahfeld, wenig divergierendes Fernfeld). Die besten Bilder werden im Fokusbereich erstellt. Deswegen ist es wichtig für den Untersucher, den richtigen Schallkopf und die richtige Frequenz zu wählen; der Fokusbereich sollte auf dem Niveau des Interessenbereiches eingestellt werden (Abb. 7A).

Ein Schallkopf ist durch seine *fundamentale Resonanzfrequenz* charakterisiert, deren Wellenlänge das Doppelte der Dicke des piezoelektrischen Elements ist. Die *Bandbreite* des Schallkopfes ist die Frequenzspannweite um die Resonanzfrequenz. Da der Schallkopf *intermittierend* Wellenpakete aussendet (Abb. 1B), bestimmt die Anzahl der Schwingungen in jedem Wellenpaket den *Qualitätsfaktor* des Schallkopfes. Der Qualitätsfaktor ist proportional zur fundamentalen Frequenz geteilt durch die Bandbreite [8].

Abb. 7 Einstellung des Echobildes. **A** Normaler Gain. **B** Zu hohe Einstellung des Gaines. **C** Mäßige Kompression. **D** Zu hoch eingestellte Kompression

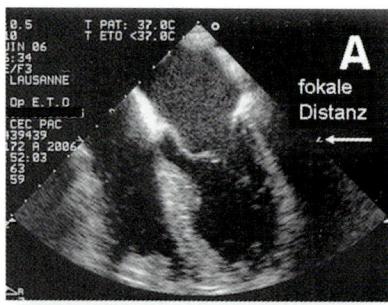
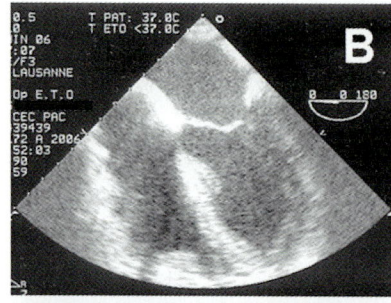
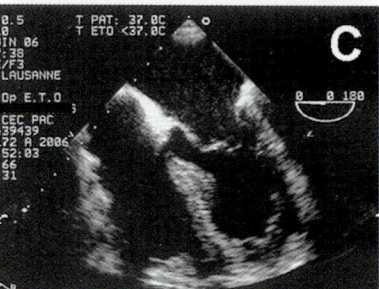
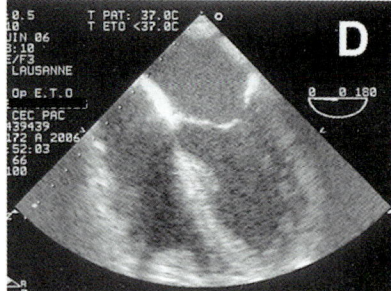

Pulsrepetitionsfrequenz

Ultraschall-Bilder werden erstellt, indem man kleine Wellenpakete oder Pulse in einen Organismus schickt und die durch die anatomischen Strukturen reflektierten Schallwellen empfängt (Abb. 1B). Der Kern des Ultraschall-Gerätes ist ein Timer: die Zeit zwischen dem Pulsanfang und dem aufgenommenen Signal (Δt) ist proportional zur Distanz (D) zwischen dem Schallkopf und dem reflektierenden Objekt, da die Ultraschall-Geschwindigkeit durch das Blut und das Gewebe konstant ist [10]. Die Ultraschall-Wellenpakete legen die doppelte Distanz zurück; sie müssen das Objekt treffen und zum Schallkopf zurückkehren:

$$\Delta t = 2 D/c$$
$$D = (\Delta t \cdot c)/2 \qquad (5)$$

Für die transösophageale oder transthorakale kardiale Untersuchung ist diese Zeitdauer 0,02–0,3 ms. Um die Tiefe einzustellen, muss diese Zeitdauer (Δt) zwischen Senden und Empfangen modifiziert werden.

Die Dauer der Wellenpakete heißt *Pulslänge* oder *Pulsbreite*, und zusammen mit dem Zeitintervall zwischen den Aussendungen der Wellenpakete definiert sie die *Pulsrepetitionsfrequenz* (PRF). Der Schallkopf nutzt nur 1 oder 2 µs, um auszusenden (*der Arbeitszyklus*), und wartet 0,25 ms, um die Signale zu empfangen; er verbraucht 99,99% seiner Arbeitszeit, um zu empfangen. Die Zyklusfrequenz ist 1000–6000/s [11]. Je tiefer das reflektierende Objekt liegt, desto länger brauchen die Schallwellen, um zum Schallkopf zurückzukehren, und desto tiefer ist die Pulsrepetitionsfrequenz. Die Pulsrepetitionsfrequenz nimmt zu, wenn die Schallkopffrequenz abnimmt: sie ist höher für einen 2 MHz als für einen 7 MHz Schallkopf. Die Pulsrepetitionsfrequenz nimmt auch zu, wenn die Wellenpaket-Länge bzw. -Dauer, abnimmt. Kürzeren Ultraschall-Wellenpakete bieten eine bessere Auflösung an, ihre Gewebepenetration ist aber schlechter als mit längeren Wellenpaketen.

Die *Vollbildfrequenz* ist die Frequenz, mit welcher die Bilder auf dem Bildschirm erneuert werden; sie variiert zwischen 5 und 120 Bildern/s. Die zum Erneuern sämtlicher Scanlinien erforderliche Zeit ist abhängig von der Tiefe des untersuchten Gewebes, der Feldbreite und einer allenfalls zusätzlich durchgeführten Datenverarbeitung, wie beispielsweise einer simultanen Dopplaranalyse. Für ein Objekt in 18 cm Tiefe ist die Empfangszeit von jedem Signal 240 µs. Da die Verzögerung zwischen den Aussendungen ungefähr 60 µs ist, braucht die gesamte Analyse 300 µs. Der Vorgang kann 3333-mal/s ablaufen: dies entspricht der Pulsrepetitionsfrequenz. Auf einem 90°-Feld mit 120 Scanlinien muss der Vorgang 120 aufeinander folgende Male ablaufen: 120×300 µs = 36000 µs = 36 ms. Die Erneuerung sämtlicher Scanlinien kann somit 28-mal/s ablaufen, die Vollbildfrequenz beträgt 28 Bilder/s [10]. Die Vollbildfrequenz kann erhöht werden, indem man das Feld beschränkt oder die Tiefe des Objektes vermindert. Mit einer Tiefe von 8 cm und einem Feld von 20°, ist die Vollbildfrequenz 120 Bilder/s. Mit einer Tiefe von 24 cm und einem Feld von 90°, ist die Vollbildfrequenz nur 30 Bilder/s. Wenn man dazu den Farbdoppler auf dem gesamten Bildschirm benutzen möchte, braucht das zusätzliche Verarbeitungszeit und reduziert die Vollbildfrequenz auf 8 Bilder/s [12]. Wenn die Vollbildfrequenz niedriger als 15 Bilder/s ist, erscheinen die Bilder ruckartig wie in einem alten Film. Um eine sich schnell bewegende Struktur zu beobachten, braucht der Untersucher fortlaufend bewegliche Bilder; dafür ist es sehr wichtig, das Feld und die Tiefe zu reduzieren und das Farbdopplerfenster so klein wie möglich zu halten. Die maximale Vollbildfrequenz für die Bildschirme der meisten Echogeräte ist 35 Bilder/s, da das Auge eine höhere Frequenz nicht differenzieren kann. Eine hohe Vollbildfrequenz ist aber nötig für digitale Aufnahmen und für spezielle Verarbeitungen wie Gewebedoppler-Analysen (>120 Hz).

Elektronische Verarbeitung

Um ein klares Bild zu haben, müssen die Rohdaten verarbeitet werden. Diese Verarbeitung findet vor („Vorverarbeitung") und nach („Nachverarbeitung") der Aufnahme digitaler Informationen im zentralen Geräteprozessor statt [13]. Ein analoger-digitaler Konverter bringt die Daten zum zentralen Speicher des Computers. Dort werden sie in 121–484 axiale Scanlinien (1,5–2,2 Linien/Grad) und 128–512 horizontale Linien geordnet, insgesamt 15 000–240 000 Pixel. Um ein vollständiges Bild des untersuchten Feldes zu erhalten, muss der Computer die Signale von schallkopf-nahen Strukturen speichern und auf die Signale der weiter entfernten Strukturen warten. Diese Zeitverzögerung ist notwendig, um ein kohärentes Bild zu erhalten. Jeder Pixel ist mit den acht umliegenden Pixeln verbunden, und erzeugt einen *Kern*. Diese Verarbeitung gleicht das Bild durch einen Algorithmus aus, der die verschiedenen Lücken zwischen den Punkten ausfüllt.

Wegen der Ultraschall-Absorption und -Streuung geht ein großer Teil der Energie verloren, wenn der Ultraschall sich zu einer Struktur hin und zum Schallkopf zurückbewegt. Deswegen muss die Energie der ausgesendeten Schallwellen ausreichend sein, und das empfangene Signal muss vor Verarbeitung durch den Computer verstärkt werden. Diese Einstellungen müssen am Echogerät fortlaufend adäquat angepasst werden.

- *Transmission oder Schallleistung*: sie entspricht der Einstellung der ausgesendeten Energie, indirekt gemessen in dB. Eine Veränderung der Schallleistung scheint die gleiche Wirkung zu haben wie eine Veränderung des Gains (vgl. nächster Abschnitt). Eine Veränderung der Schallleistung ändert aber die Energiemenge, die ins Gewebe abgegeben wird. Deswegen ist es besser, die Schallleistung so tief wie möglich einzustellen und gleichzeitig den Gain zu erhöhen, um eine gute Bildqualität zu erhalten.
- *Gain*: der Gain ist die Modifikation der Stärke des zurückkehrenden Schallsignals. Er sollte so eingestellt werden, dass das Myokard grau und das Blut schwarz oder echofrei erscheint. Die Bilder werden zu hell und das muskuläre Gewebe zu weiß, wenn der Gain zu hoch eingestellt wird (Abb. 7 A und 7 B).
- *„Time-gain compensation"* (TGC): sie entspricht der elektronischen Verstärkung der zurückkehrenden Signale proportional zu ihrer Tiefe, um den Energieverlust durch die Gewebeabsorption zu kompensieren. Die Schallsignale sind selektiv pro Scheibentiefe verstärkt, um die gleiche Intensität über das gesamte Feld trotz der Gewebeabsorption zu erzeugen. Die TGC verändert man auf dem Gerät mit einer Reihe von Schaltern, die auf einer horizontalen Ebene bewegt werden können. Diese Schalter sollten in einer schrägen Linie mit mehr Verstärkung für das Fernfeld eingestellt werden.
- *„Lateral gain compensation"* (LGC): sie entspricht der selektiven Verstärkung von axialen Scansektoren, senkrecht zur TGC Verstärkung.
- *Tiefe*: die Tiefe des Bildes wird geändert, indem die Empfangsdauer des Ultraschalles modifiziert wird. Da die Reduktion der Tiefe die Vollbildfrequenz erhöht, sollte die Tiefe so niedrig wie möglich gehalten werden.
- *Fokusbereich-Einstellung*: sie reguliert den elektronischen Fokus auf dem Bildschirm. Die besten Bilder werden erzeugt, indem man diesen Fokusbereich leicht unterhalb der Zielstruktur einstellt.
- *Sektorgröße*: die Reduktion der Sektorbreite erhöht die Vollbildfrequenz.
- *Kompression*: die Kompression entspricht der Reduktion des Ultraschallspektrums von 0–100 dB auf 0–40 dB (Reduktion der dynamischen Frequenz). Sie modifiziert die Grauskalierung auf dem Bildschirm: die Erhöhung der Kompression erzeugt ein graues Bild mit weniger schwarz-weißem Kontrast; umgekehrt erzeugt die Reduktion der Kompression ein Bild mit starkem Kontrast (Abb. 7 C und 7 D). Üblicherweise werden 16 bis maximal 32 Graustufen dargestellt, da unser Auge nicht mehr als 32 Graustufen differenzieren kann.

Einige Einstellungen sind besonders wichtig für die Doppleruntersuchung (s. Dopplereffekt: Seite 10).
- *Filter*: der Filter hebt Signale mit tiefer Frequenz (<200 Hz) und hoher Amplitude (>80 dB) während der standardmäßigen Doppleruntersuchung auf. Diese Signale entsprechen der Wandbewegung und nicht dem Blutfluss. Der Gewebedoppler nutzt

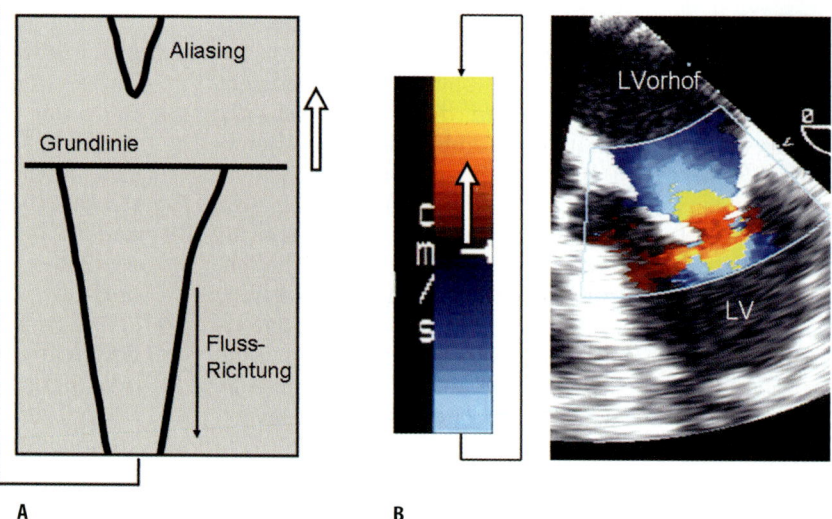

Abb. 8 Aliasing und Nyquist Grenze. Ein Aliasing wird erzeugt, wenn der Dopplershift über der Nyquist Grenze liegt. **A** Auf der spektralen Darstellung wird die Geschwindigkeitskurve umgekehrt auf der anderen Seite der Grundlinie dargestellt (Bildumkehr). **B** Im Farbdoppler wird das Aliasing als ein Farbbereich dargestellt, dessen Farbe am anderen Ende des Spektrums (Farbbalken) liegt. In diesem Beispiel ist es ein gelb-roter Bereich in der blauen Farbe des diastolischen mitralen Flusses. Ein Teil des Aliasings kann eliminiert werden, wenn der Untersucher die Grundlinie in die entgegengesetzte Richtung des Flusses (Pfeile) bewegt, weil dadurch höhere Geschwindigkeiten in der Richtung des Blutflusses aufgenommen werden können

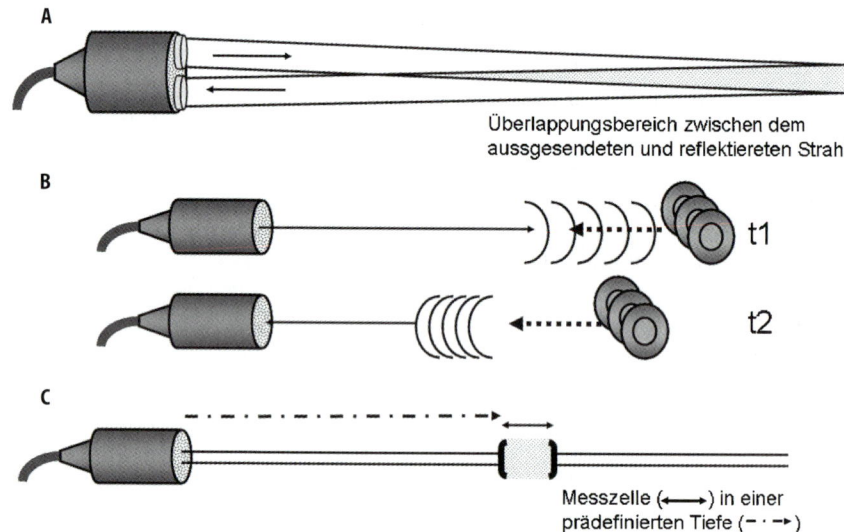

Abb. 9 Kontinuierlicher (CW) Doppler und gepulster (PW) Doppler. **A** Der CW-Schallkopf sendet und empfängt simultan durch zwei verschiedene Kristalle. Die Überlappungszone zwischen den ausgesendeten und reflektierten Strahlen ist die Messzelle. **B** Zur Zeit (t1) sendet der PW-Schallkopf Ultraschall-Wellenpakete in der Richtung des sich bewegenden Objektes aus, und wartet bis zum Empfang zur Zeit (t2). **C** Die Verzögerung des Empfangs bestimmt die Tiefe der Untersuchung. Die Messzelle bestimmt die Dauer der Untersuchung (adaptiert aus Ref. [17])

die Umkehr dieses Filters (s. Gewebedoppler: Seite 18).
- „*Reject control*": diese Kontrolle erlaubt die Einstellung einer akustischen Grenze, unter deren Niveau die schwachen Signale im Spektraldoppler eliminiert werden. Die verbleibenden Signale erhalten ihre volle Amplitude.
- „*Dopplergain*": der Dopplergain ist die spezifische Einstellung für die Dopplerwellen. Dieser Empfänger-Gain sollte so eingestellt werden, dass die hellen und farbigen Punkte, die man außerhalb des Blutflusses sieht, gerade verschwinden. Niedrige Geschwindigkeitssignale können mit zu tiefem Gain verpasst werden.
- *Nulllinienumschaltung*: die Nulllinie der Spektraldarstellung sollte in der entgegengesetzten Richtung zum Blutfluss bewegt werden, um die vollständige Spannbreite der Schallgeschwindigkeiten zu erfassen und um das Aliasing zu reduzieren (Abb. 8).
- *Die Messzellengröße*: sie ist die Regulierung der Größe der Untersuchungsfläche für den gepulsten Doppler (Abb. 9).
- *Geschwindigkeitsskalierung*: sie entspricht der Erhöhung oder der Reduktion des Geschwindigkeitsbereichs des Farbdopplers innerhalb der Nyquist Limit. Wenn sie zu tief eingestellt wird, scheint sogar der Blutfluss mit tiefer Geschwindig-

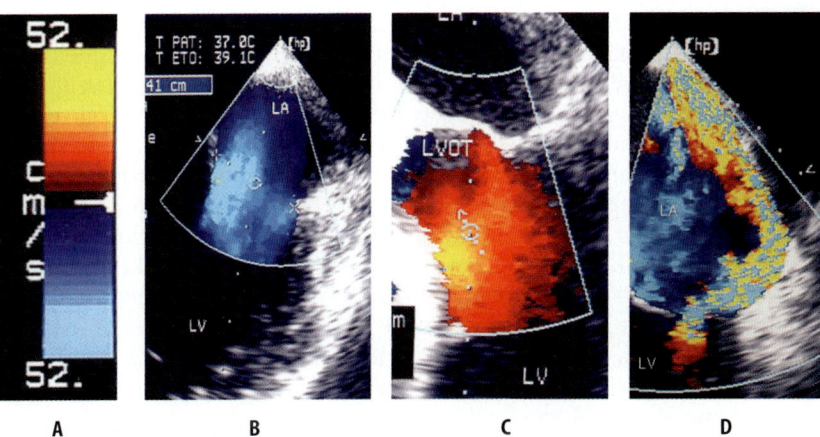

Abb. 10 Farbdopplerfluss. **A** Farbbalken; im *erweiterten* oder *„enhanced"* Farbspektrum ändert sich das Rot progressiv zu Gelb und das Blau in einen stark glänzenden Farbton, wenn die Geschwindigkeit zunimmt. Diese Darstellung ist im Operationssaal günstig, da sie den Kontrast in der stark beleuchteten Umgebung verstärkt. **B** Diastolischer Fluss durch die Mitralklappe; seine Farbe ist blau, weil der Fluss sich vom Schallkopf entfernt. **C** Der Blutfluss im linksventrikulären Ausflusstrakt; er ist rot dargestellt, weil der Fluss sich dem Schallkopf nähert. **D** Mitralklappenregurgitation; der turbulente Fluss ist durch ein Mosaik von verschiedenen unorganisierten Farbpunkten dargestellt. LA = linker Vorhof; LV = linker Ventrikel; LVOT = linksventrikulärer Ausflusstrakt

keit turbulent. Wenn sie zu hoch eingestellt wird, verschwindet der Blutfluss mit tiefer Geschwindigkeit (Abb. 10).

- *Varianz*: eine bestimmte Farbe, meistens grün, definiert das Variabilitätsmaß der Flussgeschwindigkeiten. Sie zeigt das Ausmaß der Turbulenzen im Blutfluss. Da ein Teil des Farbspektrums genutzt wird, um die Varianz darzustellen, ist die Auflösung der Blutflussgeschwindigkeiten reduziert.

Nach der Digitalisierung im Computer können die Bilder ohne eine Reduktion der Vollbildfrequenz verarbeitet werden.

- *Dynamische Fokussierung*: Fokussierung beim Empfang (s. Seite 5).
- *„Remapping"*: der Helligkeitslevel der Graustufen (128 oder 256 verschiedene Werte) wird in einer anderen Skala verarbeitet. Sie verstärkt die schwachen Signale und dämpft die starken Signale ab.
- *Grauskalierung*: die Intensität von verschiedenen Grauwerten kann angepasst werden.
- *„Freezing"*: der online Speicher des Prozessors (2–10 GB RAM) bewahrt die Bilder der letzten Sekunden. Sie können angehalten und Bild für Bild angezeigt werden.
- *Zoom*: die Vergrößerung des Bildes hilft, kleine Strukturen zu differenzieren. Sie erhöht aber die räumliche Auflösung nicht.
- *Cine-loop*: Herzzyklen werden EKG-getriggert aufgenommen und kontinuierlich abgespielt. Auf einem geteilten Bildschirm können gespeicherte Bilder nebeneinander mit dem Echtzeitbild verglichen werden.

Viele Rekonstruktionen und Berechnungen können nach Aufnahme der digitalisierten Bilder gemacht werden, wie die automatische Darstellung der endokardialen Grenzlinien, oder die farbliche Darstellung der Bewegungen oder der regionalen Kontraktilität.

Zweidimensionale, Dreidimensionale und M-Mode Bilder

Das ursprüngliche Format der Echokardiographie war das *A-Mode* Format (Amplitude-Mode), in welchem die Amplituden der zurückkehrenden Signale als Spikes dargestellt waren. Statt als Spikes können die Amplituden der zurückkehrenden Signale als Pixels von variierender Helligkeit dargestellt werden, im so genannten *B-Mode* Format („brightness mode"). Die zweidimensionale (*2-D*) Darstellung ist eine Modifizierung des B-Modes, in dem der Schallkopf die Ultraschall-Wellenpakete aufeinander folgend in verschiedene Richtungen durch den gesamten Sektor aussendet. Ein anatomisches 2D-Schnittbild in verschiedenen Graustufen kann in einem Sektor von bis zu 90° dargestellt werden (Abb. 2 A).

Dreidimensionale Bilder (*3-D*) des Herzens können offline rekonstruiert werden. Die Rekonstruktion von 3D-Bildern basiert auf der Aufnahme einer größeren Zahl EKG-getriggerter 2D-Bilder. Diese aufeinander folgenden Bilder werden durch die automatische Rotation eines multiplanen Schallkopfes oder durch die longitudinale Bewegung eines monoplanen Schallkopfes entlang des Ösophagus aufgenommen. Die Daten werden digitalisiert. Sie werden gemäß ihrem zeitlichen Auftreten im Herzzyklus aufgeteilt und entsprechend ihrer räumlichen Lage rekonstruiert. Die Lücken werden durch geometrische Extrapolation ausgefüllt [14]. Das dreidimensionale Modell des Herzens entspricht einem Herzzyklus wie einem Cine-Loop und kann entlang virtueller Ebenen untersucht oder geschnitten werden. Die Akquisition und Verarbeitung braucht wenige Minuten. Durch die Leistungserhöhung der Computer und eine verbesserte Verarbeitungstechnologie ist heute sogar die online Rekonstruktion von 3-D-Echobildern möglich geworden. Dazu braucht es einen matrizialen Schallkopf aus 24×24 Kristallen, der ein pyramidenförmiges Volumen beschallt (Abb. 6C) [15]. Diese Technologie wird zur Zeit nur für transthorakale Schallköpfe angeboten.

Der „motion mode", oder *M-Mode*, erlaubt eine zeitliche Bewegungsuntersuchung von intrakardialen Strukturen mit hoher zeitlicher Auflösung. Er tastet das Gewebe entlang einem einzigen Strahl ab und stellt den Herzquerschnitt in einer einzigen Dimension dar; die zweite Dimension auf dem Bildschirm ist die Zeit (Abb. 2B). Die hohe Pulsrepetitionsfrequenz (1000 Zyklen/s) ist der Hauptvorteil dieses Modus; er erlaubt die genaue Messung von Größe und Zeit. Die Interpretation des M-Modes ist schwieriger als die des gewöhnlichen 2-D Bildes. Um diese zu vereinfachen, kann die M-Mode-Analyse simultan mit dem 2D-Bild abgespielt werden. Dafür wird der Bildschirm zwischen den 2D-Mode und M-Mode Bildern aufgeteilt. Um die höchste Vollbildfrequenz für die M-Mode Bilder zu erhalten, muss die Vollbildfrequenz des 2D-Modes stark reduziert werden.

Dopplereffekt

Der Dopplereffekt ist ein bekanntes Phänomen: für einen stillstehenden Zuhörer ist der von einem fahrenden Zug ausgesendete Ton höher, wenn der Zug in Richtung des Zuhörers fährt, als wenn er sich vom Zuhörer entfernt; dies geschieht, obwohl die ausgesendete Frequenz konstant bleibt. Der australische Physiker Johann-Christian Doppler beschrieb dieses Phänomen, als er 1842 die Bewegungsrichtung der Sterne studierte. Die Wellengeschwindigkeit (c) von Licht, von Ton oder von Ultraschall durch ein bestimmtes Medium ist konstant und ist abhängig von den Charakteristika dieses Mediums. Wenn eine Schallquelle sich bewegt, werden die ausgesendeten Schallwellen komprimiert (Abb. 11 A). Nach der Aussendung einer Schallwelle bewegt sich die Quelle leicht, bevor sie die nächste Welle sendet; beide Wellenspitzen sind dann näher aneinander, wenn sie den Empfänger erreichen. Die Wellenlänge ist verkürzt und die Frequenz ist erhöht, weil das Produkt von Wellenlänge (λ) und Frequenz (f) ($c = f \cdot \lambda$) konstant ist [11]. Wenn die Quelle sich entfernt, geschieht das Gegenteil: die Wellenlänge wird größer und die Frequenz nimmt ab. Die Frequenzverschiebung (der ‚Dopplershift') ist der Unterschied zwischen der initialen ausgesendeten Frequenz (f0) und der vom Empfänger wahrgenommenen Frequenz:

$$\Delta f = f\,\text{Empfänger} - f\,\text{Quelle}\,(f0)$$

Der Dopplershift ist proportional zum Quotienten aus Objekt-Geschwindigkeit (V) über Schallgeschwindigkeit (c) multipliziert mit der Frequenz (f0) der ausgesendeten Schallwelle. Der Dopplershift ist aber unabhängig von der Wellenamplitude:

$$\Delta f = \frac{V\,\text{Objekt}}{\text{Schallgeschwindigkeit}\,(c)} \cdot f\,\text{Quelle}\,(f0)$$

Durch Umstellung der Formel kann der Dopplershift genutzt werden, um die Geschwindigkeit des Objektes zu berechnen:

$$V = (c \cdot \Delta f)/f0 \tag{6}$$

Das gleiche Phänomen entsteht, wenn ein sich bewegendes Objekt Zielstruktur einer Ultraschallwelle aus einer fixen Quelle ist. Die ausgesendete Schallwelle und die zurückkehrende Welle haben verschiedene Frequenzen. Die Frequenzänderung erfolgt gemäß

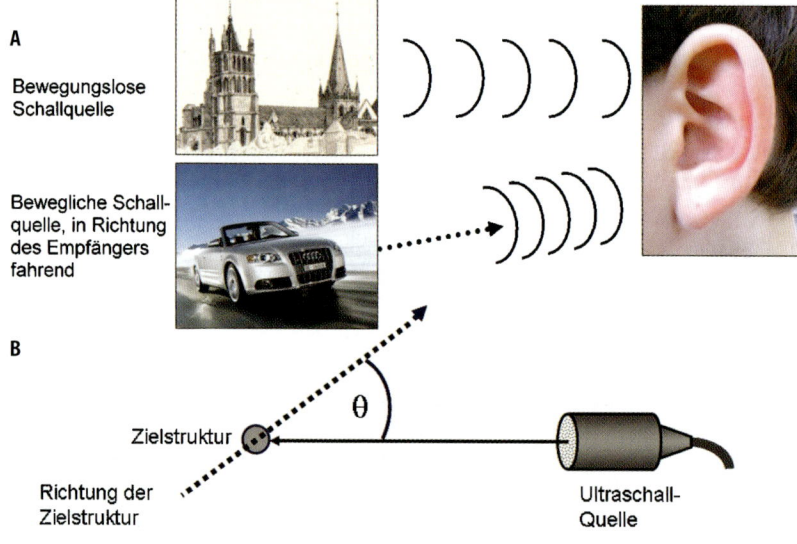

Abb. 11 Dopplereffekt. **A** Im Vergleich zur Schallaussendung eines bewegungslosen Kirchturmes, werden die Schallwellen eines Zuges, der in Richtung eines Empfängers fährt, komprimiert. Die Frequenz und die Tonhöhe nehmen zu.
B θ ist der Winkel zwischen der Bewegungsrichtung des Objektes und der Fortleitungsachse des Schallstrahls

obgenannter Formel, die Frequenz ändert sich aber zweimal: in der ausgesendeten und in der zurückkehrenden Welle:

$\Delta f = f$ Empfänger $- f$ Quelle (f0)

$\Delta f = (V \cdot 2 f0)/c$

Die Ultraschall-Geschwindigkeit im Gewebe ist praktisch konstant und variiert nur zwischen 1540 und 1580 m/s [3]; im Blut ist der Wert 1540 m/s. Die Frequenzänderung kann in Abhängigkeit von der Bewegungsrichtung der Zielstruktur positiv oder negativ sein, d.h. die Frequenz kann höher oder tiefer werden. Die Formel wird durch eine Winkelkorrektur ergänzt, und kann umgestellt werden, um die Geschwindigkeit der Zielstruktur zu bestimmen:

$$V = \frac{c \cdot (\pm \Delta f)}{2 f0 \cos \theta} \qquad (7)$$

θ: der Winkel zwischen der Richtung des untersuchten Flusses und dem Ultraschall-Strahl
V: die Geschwindigkeit der Zielstruktur (z.B.: die Blutzellen)
c: Ultraschall-Geschwindigkeit (1540 m/s)
f0: ausgesendete Frequenz des Schallkopfes

Der Winkel θ zwischen der Richtung des bewegten Objekts (z.B. Blut) und dem Ultraschall-Strahl muss in der Formel berücksichtigt werden, weil die maximale Verschiebung nur dann entsteht, wenn die Schallkopforientierung parallel zum Blutfluss ist: wenn der Winkel null ist, ist sein Kosinus 1 (Abb. 11 B). Andererseits gibt es keinen Dopplershift, wenn der Ultraschall-Strahl senkrecht zum Blutfluss verläuft: der Kosinus von 90° ist 0. Bis zu einem Winkel von 20° (Kosinus 0,94) ist die Unterschätzung der Geschwindigkeitsmessung kleiner als 6% (ungefähr 5 cm/s) und darf ignoriert werden [11]. Ein Winkel über 30° (Kosinus 0,87) verstärkt die Unterschätzung bis 13%. Ultraschall-Geräte bieten zwar eine Korrektur für größere Winkelabweichungen an; diese Korrekturen sind aber nur in der dargestellten zweidimensionalen Ebene möglich, nicht aber in der Ebene senkrecht dazu. Die Winkelkorrektur täuscht deshalb eine nicht erreichbare Genauigkeit vor und wird nicht empfohlen [16].

Bei den physiologischen Blutflussgeschwindigkeiten (0,2–6 m/s), der Ultraschall-Geschwindigkeit im Gewebe (1540 m/s), und der Frequenz der kardialen Schallköpfe (2–10 MHz) wird der Dopplershift gemäß der obigen Formel (7) durch einen Lautsprecher hörbar (4–10 KHz). Dieser Ton wird mathematisch durch die Summierung oder die Multiplikation von ausgesendeten und empfangenen Wellen hergeleitet. Das Resultat ist eine neue Welle mit einer Frequenz entsprechend dem Dopplershift [5].

Die Echokardiographie basiert auf der Messung der Zeitdauer zwischen der Aussendung eines kurzen Ultraschall-Wellenpaketes und dem Empfang der reflektierten Schallwellen. Das 2D-Echo basiert hauptsächlich auf der Variation der Amplituden (oder der Intensitäten) der zurückkehrenden Wellen. Im Gegensatz dazu basiert die Echodoppleranalyse hauptsächlich auf der Variation der Frequenzen. Die Doppleranalyse und die 2-D-Bildgebung verlangen verschiedene Bedingungen für optimale Resultate. Das beste 2D-Bild wird mit einem Hochfrequenz-Schallkopf (>5 MHz), und einem senkrecht auf eine Struktur fallenden Schallstrahl erzeugt. Im Gegensatz dazu ist der Dopplershift maximal, wenn der Ultraschall-Strahl parallel zum Blutfluss verläuft und die ausgesendete Frequenz tief ist (1–2 MHz) [17]. In der klinischen Praxis soll die Einstellung des Echogerätes entsprechend für jede Funktion adaptiert werden.

Jede bewegliche Struktur kann einen Dopplershift erzeugen, wenn sie durch eine Ultraschall-Welle getroffen wird. Üblicherweise sind die Geschwindigkeiten der Blutzellen für den Kliniker interessant. Im Vergleich zum umliegenden Gewebe bilden sie ein Signal von hoher Frequenz und tiefer Amplitude. Das Gewebe ist durch ein Echosignal von hoher Amplitude (>80 dB) und tiefer Frequenz (<200 Hz) charakterisiert, weil es im Vergleich zum Blut dichter aber weniger beweglich ist. Die Ultraschall-Signale der Herzstrukturen erscheinen in den konventionellen Dopplersystemen als Rauschen und werden durch einen Hochpassfilter entfernt. Neue Systeme für Gewebedoppler (s. Seite 18) widmen sich der Informationsanalyse im Bereich der tiefen Geschwindigkeiten, da die Geschwindigkeiten des Gewebes selten über 10 cm/s sind [18]. In der folgenden Diskussion werden wir uns ausschließlich auf den Blutfluss konzentrieren.

■ Messtechnik

Es werden zwei Dopplersysteme für die Blutflussanalyse benutzt. Beide haben spezifische Charakteristika: der kontinuierliche Doppler (CW) und der gepulste Doppler (PW). Ihre Analysen können auf dem Bildschirm in zwei verschiedenen Formen dargestellt werden: die spektrale Darstellung oder die Farbdoppler-Abbildung. Die Achse des Strahls, die Messzelle und das Farbbild sind über die regulären 2-D-Schnittbilder gelegt („duplex scanning"), um den untersuchten Blutfluss anatomisch zu lokalisieren. Um Arbeitszeit des Computers einzusparen, die zwischen den verschiedenen Messformen aufgeteilt werden muss, werden die 2-D-Bilder viel langsamer als die Doppleranalysen erneuert. Die Pulsrepetitionsfrequenz nimmt mit der Untersuchungstiefe ab, wie in der 2-D-Bildgebung. Sie nimmt auch mit der Zunahme der vom Schallkopf ausgesendeten Frequenz ab, wie es in der Dopplerformel [Formel (6)] beschrieben ist, in der sich Δf und $f0$ für die gleiche Geschwindigkeit einer Zielstruktur in umgekehrte Richtung ändern. Die Vollbildfrequenz nimmt ab, wenn die Anzahl der zu verarbeitenden Daten zunimmt, z.B. wenn gleichzeitig Farbdoppler und 2-D-Bilder dargestellt werden müssen [4].

Aliasing

Wenn die Messfrequenz eines gepulsten Ultraschall-Systems in der Nähe der Vibrationsfrequenz eines bewegten Objektes liegt, können ungewöhnliche Bilder entstehen, Artefakte. In der Echokardiographie trifft dies auf den durch die bewegten Blutzellen erzeugte Dopplershift ($\Delta f = 4000–10\,000$ Zyklen/s) zu, der eine Schwingungsfrequenz nahe der Pulsrepetitionsfrequenz des Ultraschall-Geräts hat (Pulsrepetitionsfrequenz = 1000–6000 Pulse/s). Diese Nähe erzeugt einen Artefakt, das so genannte *Aliasing*. Das Phänomen entspricht der scheinbaren Rückwärtsdrehung des Wagenrades in einem Western; die Drehzahl des Rades pro Sekunde ist größer als die Bilderzahl/s, die die Kamera aufnehmen kann [19]. Wenn die Drehzahl des Rades viel langsamer ist als die Vollbildfrequenz der Kamera, ist das Bild korrekt. Wenn die Drehzahl des Rades der Hälfte der Vollbildfrequenz der Kamera entspricht, ist die Richtung der Drehung nicht mehr erkennbar, weil die Radspeichen auf jedem Filmbild um 180° gedreht liegen. Wenn die Drehzahl des Rades gleich der Vollbildfrequenz ist, sind die Radspeichen immer in gleicher Position zu sehen: das Rad scheint unbeweglich zu sein. Wenn die Drehzahl des Rades höher als die Vollbildfrequenz ist, scheint sich das Rad langsam rückwärts zu drehen (Abb. 12).

Durch dieses Messphänomen entsteht eine Grenze, oberhalb welcher Geschwindigkeiten nicht mehr zuverlässig gemessen werden können. Die maximal messbare Frequenzänderung entspricht der Hälfte der PRF. Diese Grenze wird *Nyquist Limit* genannt:

Nyquist Limit = Pulsrepetitionsfrequenz/2

Die Pulsrepetitionsfrequenz des Computers soll größer als zwei Schwingungsperioden der zurückkehrenden Welle sein, in diesem Fall zweimal der Dopplershift Δf [20]:

$$\text{Pulsrepetitionsfrequenz} \geq 2\,\Delta f \qquad (8)$$

Wenn der Dopplershift größer als die Hälfte der Pulsrepetitionsfrequenz ist, entsteht das Aliasing (Abb. 13). Das Gerät zeigt einen Fehlwert an, der dem wahren Dopplershift minus der Pulsrepetitionsfrequenz entspricht. In der spektralen Darstellung wird die Geschwindigkeit umgekehrt auf der anderen Seite der Grundlinie dargestellt (Abb. 8A). Im Farbdoppler erscheint das Aliasing wie eine Fläche von Farben, die am anderen Ende des Farbspektrums liegen (Abb. 8B). Die Nyquist Limit kann durch die Steigerung der Pulsrepetitionsfrequenz erhöht werden und höhere Geschwindigkeiten können so aufgenommen werden. Dies wird mit der Technik des *Hoch-Pulsrepetitionsfrequenz PW-Dopplers* gemacht (s. Seite 14), welche aber weniger genau als der CW-Doppler ist. Deshalb sollte der CW-Doppler gebraucht werden, um hohe Geschwindig-

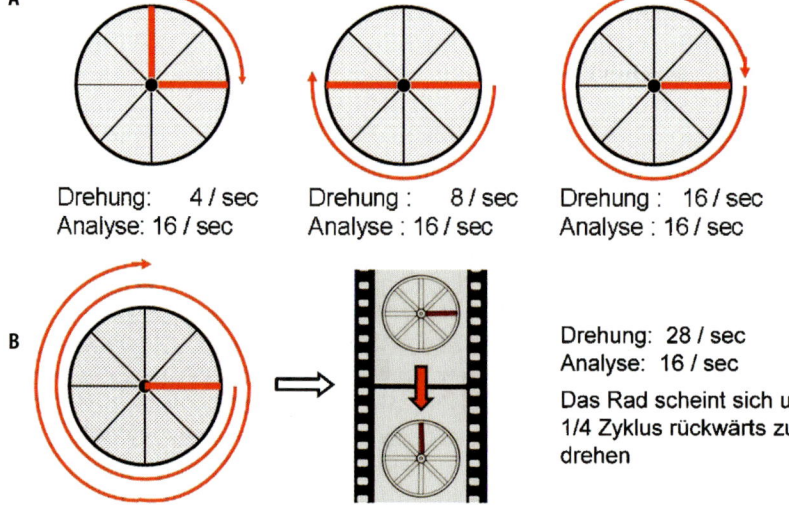

Abb. 12 Das Aliasing in einem Film. **A** Wenn die Raddrehzahl viel langsamer als die Vollbildfrequenz der Kamera ist, ist das Bild korrekt. Wenn die Raddrehzahl die Hälfte der Vollbildfrequenz der Kamera ist, wird die Richtung der Rotation nicht mehr erkennbar, weil die Radspeichen auf jedem Filmbild 180° voneinander entfernt liegen. Wenn die Raddrehzahl gleich der Vollbildfrequenz ist, scheinen die Radspeichen immer in gleicher Position zu stehen: das Rad scheint unbeweglich zu sein. **B** Wenn die Raddrehzahl über der Vollbildfrequenz ist, entsteht das Aliasing; das Rad scheint rückwärts und langsam zu drehen (aus Ref. [17], mit Erlaubnis)

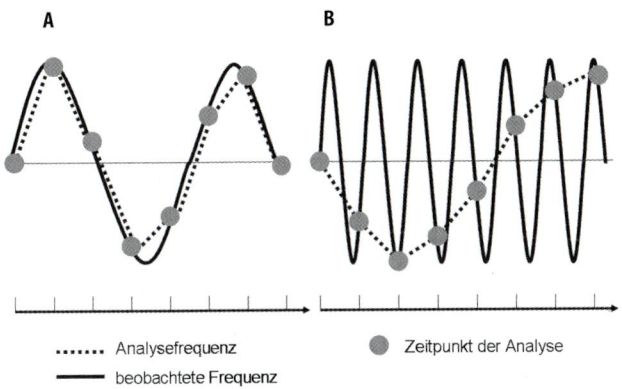

Abb. 13 Das Aliasing in der Computeranalyse. **A** Wenn die Pulsrepetitionsfrequenz des Analysegerätes (punktierte Linie) höher als die Frequenz der Schwingung des untersuchten Phänomens (ausgezogene Linie) ist, ist die Analyse korrekt; es gibt kein Aliasing. **B** Wenn die PRF viel langsamer als die Schwingungsfrequenz des Objektes ist, ist die Analyse nicht korrekt; es gibt ein Aliasing. Die Frequenz der Analysekurve (punktierte Linie) ist inadäquat tief im Vergleich zur echten Frequenz des Phänomens (die ausgezogene Linie) (adaptiert aus Ref. [17])

keit zuverlässig zu messen. Die maximale Geschwindigkeit (V_{max}) die ohne Aliasing gemessen werden kann, wird durch die folgende Formel definiert [5]:

$$V_{max} = \frac{(\text{Pulsrepetitionsfrequenz}) \cdot c}{4 f0 \cos \theta} \quad (9)$$

Das Aliasing kann begrenzt werden, indem man die ausgesendete Frequenz (f0) des Schallkopfes reduziert oder die Pulsrepetitionsfrequenz erhöht. Das Aliasing in einem Blutfluss bedeutet nicht, dass der Fluss turbulent ist, es zeigt lediglich eine erhöhte Geschwindigkeit an; der Blutfluss kann immer noch laminär sein.

Kontinuierlicher und gepulster Doppler

Im kontinuierlichen (CW) Doppler werden Ultraschall-Signale kontinuierlich aus zwei verschiedenen Kristallen gesendet und simultan empfangen (ein Kristall zum Senden und ein Kristall zum Empfangen) (Abb. 9 A). Er registriert alle Geschwindigkeiten im Verlauf des ausgesendeten und des zurückkehrenden Schallstrahls, in jeder Tiefe und jedem Frequenzbereich. Da die Ultraschall-Aussendung und der Ultraschall-Empfang kontinuierlich sind, ist die Pulsrepetitionsfrequenz unendlich. Dies erlaubt es mittels CW-Doppler unbegrenzt hohe Geschwindigkeiten zu analysieren. Als Nachteil des CW-Dopplers fehlt jedoch die räumliche Auflösung, d.h. eine genaue Lokalistion der gemessenen Geschwindigkeit ist nicht möglich.

Im gepulsten (PW) Doppler sendet der Schallkopf ein kurzes Ultraschall-Wellenpaket (3–6 Wellen) aus und wartet auf die zurückkehrenden Wellen (Abb. 9 B). Da er alternierend Ultraschall-Wellen aussendet und empfängt, kann er die Zeit berechnen, die die Schallwellen brauchen, um zum Schallkopf zurückzukehren; dies erlaubt die Bestimmung einer Blutflussgeschwindigkeit an einer genau definierten Lokalisation. Der Schallkopf wartet, bis das Signal aus einem definierten Bereich zum Schallkopf zurückkehrt und öffnet ein elektronisches Steuerelement, um das Signal zu analysieren. Das Steuerelement schließt nach einer bestimmten Analysedauer [21]. Die Dauer der Öffnung des Steuerelementes bestimmt die Länge des Untersuchungsfensters bzw. die Größe der Messzelle (Abb. 9 C). Die Messzelle wird auf dem Bildschirm als kleine Box dargestellt, die entlang dem Dopplercursor bewegt werden kann (Tiefe der Probe) und deren Größe verändert werden kann (Dauer der Signalanalyse). Die Sensitivität nimmt zu, wenn die Messzelle größer wird, da eine größere Messzelle mehr Blutzellen enthält und stärkere Signale erzeugt. Die axiale Auflösung nimmt aber ab, da die Lokalisierung weniger genau ist. Die Zeitverzögerung (Δt) bestimmt die Tiefe der Struktur (D); das ist die Zeit, die das Wellenpaket mit bekannter Geschwindigkeit (c) für den Hin- und Rückweg zwischen dem Schallkopf und der Zielstruktur braucht:

$$D = c \cdot (\Delta t / 2) \quad (10)$$

Die Möglichkeit, die Quelle des Frequenzshifts genau zu lokalisieren hat einen Nachteil: sie begrenzt die Geschwindigkeits-Spannweite, die das Gerät analysieren kann. Drei Fakten erklären dieses Phänomen:
- Die Analysefrequenz: die Frequenzüberlappung zwischen der Pulsrepetitionsfrequenz und dem Dopplershift erzeugt ein Aliasing, wie oben erklärt;
- Die aussendende Frequenz des Schallkopfes: ein 5-Mhz-Schallkopf muss für den gleichen Frequenzshift zweimal so schnell arbeiten wie ein 2,5-Mhz-Schallkopf. Bei einer bestimmten Pulsrepetitionsfrequenz kann ein 5-Mhz-Schallkopf nur eine halb so hohe maximale Geschwindigkeit aufzeichnen wie ein 2,5-Mhz-Schallkopf [4];
- Die Tiefe der Messzelle: je tiefer die Zielstruktur liegt, desto länger ist die Wartezeit zwischen der Aussendung von zwei Pulspaketen. Durch die damit verbundene Abnahme der Pulsrepetitionsfrequenz nimmt auch die maximale aufzeichenbare Geschwindigkeit ab.

Man kann höhere Geschwindigkeiten analysieren, wenn man die Grundlinie der spektralen Darstellung in der dem Fluss entgegengesetzten Richtung bewegt. (Abb. 8 A). Um die Messung von höheren Geschwindigkeiten zu ermöglichen, hat man auf den meisten Echogeräten eine Modifikation eingeführt: *„high-PRF"*. Die Pulsrepetitionsfrequenz ist zwei- bis viermal höher: ein neues Pulswellenpaket wird ausgesendet, bevor das elektronische Empfänger-Steuerelement für die zurückkehrenden Signale aufgemacht wird. Die Anzahl der Messpunkte wird dadurch erhöht, aber das führt zu einer gewissen räumlichen Unklarheit: der Computer kann nicht wissen, welches Ultraschallsignal von welcher Messzelle kommt [11]. Glücklicherweise sind die Messzellen auf den 2-D-Bildern dargestellt, und der Untersucher kann so abschätzen, welche Messzelle dort liegt, wo die angezeigte Flussgeschwindigkeit ist. Die effektive Pulsrepetitionsfrequenz wird durch die proximalste Messzelle bestimmt, aber die distalste Messzelle wird benutzt, um den Fluss im Interessenbereich zu messen [16].

Es gibt ein zusätzliches Problem mit dem PW-Doppler. Die Wellenpakete werden in einem bestimmten Rhythmus ausgesendet. Dies führt zu einer zusätzlichen Frequenz in der Aussendung der Schallwellen: die Frequenz der Wellenpakete, die selbst eine bestimmte Frequenz haben. Diese Frequenz erfährt auch einen Dopplershift durch das sich bewegende Blut. Das resultierende Geschwindigkeitsprofil ist weniger klar umrissen als im CW-Doppler [22].

■ Spektrale Darstellung

Um die Dopplerinformationen darzustellen, muss das Gerät das Spektrum der Frequenzänderungen anzeigen, und dieses Spektrum muss während des Herzzyklus regelmäßig aktualisiert werden. Das Dopplersignal ist eine komplexe Welle. Es beinhaltet Informationen über die Bewegungen der Blutzellen und der Gewebestrukturen, die sich mit verschiedenen Geschwindigkeiten bewegen. Das empfangene Signal ist eine Welle, die gegenüber dem ausgesendeten Signal phasenverschoben ist. Im spektralen Modus wird diese Verschiebung als ein Spektrum von Frequenzen pro Zeit visuell dargestellt. Die Ultraschallsignale gehen durch einen logarithmischen Verstärker, der die Amplitude von schwachen Signalen mehr verstärkt als die von starken Signalen, so dass diese Amplituden vergleichbar werden. Das Signal wird durch den Computer in Segmente von 1–5 ms Dauer verarbeitet, und jedes Segment wird durch eine mathematische Formel [(*Fast Fourrier Transform* (FFT)] analysiert, um das Dopplersignal in seine einzelne Frequenzkomponenten aufzulösen. Dieser Vorgang ist vergleichbar mit dem Erkennen von einzelnen Noten in einem musikalischen Ak-

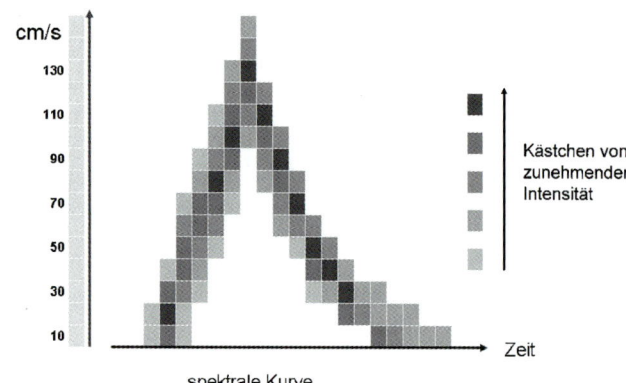

Abb. 14 Das spektrale Dopplerbild. Der Prozessor rekonstruiert eine Kurve gemäß der *„Fast Fourrier" Transformation*. Sie ist die Summation von allen verschiedenen analysierten Geschwindigkeiten über die Zeit. Jedes Zeitsegment entspricht einem Kästchen, dessen Intensität proportional zur Signalstärke ist, oder zur Anzahl der Blutzellen, die sich innerhalb der Spannbreite der durch die einzelnen Kästchen dargestellten Geschwindigkeiten bewegen. Die Breite des Spektrums oder *Umrisslinie* ist proportional zur Streuung der Frequenzen, die die Spannbreite der verschiedenen Geschwindigkeiten im Blutfluss darstellt (adaptiert aus Ref. [17])

kord. Das Spektrum stellt die relative Größe jeder Frequenz-Komponente dar. Die Berechnung der Geschwindigkeit (Dopplergleichung) erfolgt automatisch durch den Computer aus diesen Frequenzverschiebungen. Grafisch dargestellt entspricht jedes Zeitsegment einem Kästchen. Ihre Intensität ist proportional zur Signalstärke, oder zur Zahl der Blutzellen, die sich innerhalb der Spannbreite der durch die einzelnen Kästchen dargestellten Geschwindigkeiten bewegen (Abb. 14) [19]. Es besteht eine Beziehung zwischen der zeitlichen Auflösung und der Frequenzauflösung: die Zeitspanne, welche durch jedes Zeitintervall dargestellt wird, ist umgekehrt proportional zur Fähigkeit, zwei Dopplerverschiebungen zu unterscheiden.

Die spektrale Dopplerdarstellung zeigt die Zeit auf der horizontalen Achse und die Flussgeschwindigkeit auf der vertikalen Achse an. Die Grauskalierung des Spektrums ist proportional zur Zahl der Blutzellen, die sich mit dieser Geschwindigkeit bewegen: je dunkler das Spektrum, desto größer die Anzahl der Blutzellen. Die Breite des Spektrums ist proportional zur Spannweite der Frequenz. Ein schmales Spektrum stellt kleine Geschwindigkeitsunterschiede dar. Viele verschiedene Geschwindigkeiten dagegen bilden ein breites Spektrum (Abb. 14 und 15). Üblicherweise wird der Fluss in der Richtung auf den Schallkopf zu über der Grundlinie dargestellt, und der Fluss vom Schallkopf weg unterhalb der Grundlinie. Ein Filter blendet die Signale mit hoher Intensität und tiefer Frequenz (<200 Hz) aus, die durch die Bewegungen der Ventrikelwand und Klappen erzeugt werden. Das Spektrum des CW-

Physikalische Grundlagen der Echokardiographie

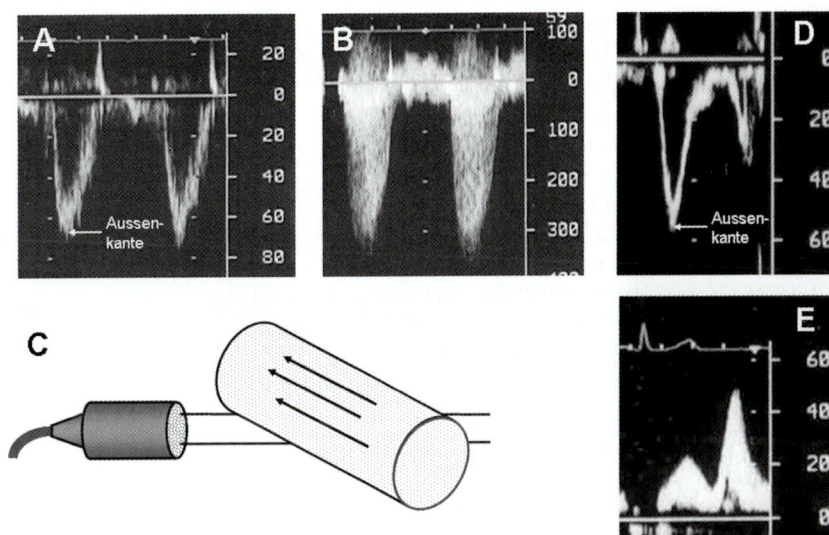

Abb. 15 Das spektrale Dopplerbild. **A** Der PW-Doppler hat eine feine Umrisslinie und nimmt die Geschwindigkeiten an einem bestimmten Punkt auf (der Fluss im linksventrikulären Ausflusstrakt). **B** Der CW-Doppler zeigt ein ausgefülltes Spektrum, weil er alle Geschwindigkeiten entlang des Strahles aufnimmt (der Blutfluss durch eine mittelschwere Aortenstenose). **C** Lage des Schallkopfes im Vergleich zum Blutfluss. **D** Im laminären Fluss zeigt das spektrale Dopplerbild eine feine schöne Umrisslinie (der Blutfluss durch eine Mitralklappe). **E** Im turbulenten Fluss wird das Spektrum ausgefüllt und man erkennt keine richtige Umrisslinie (der Lungenvenenfluss). Die Außenkante oder *„leading edge"* ist die äußere Grenze des Spektrums. Sie ist der Wert, den man für qualitative Messungen nimmt. Die innere Begrenzung ist die Innenkante oder so genannte *„trailing edge"*

Dopplers ist eine ausgefüllte graue Kurve, welche alle im Verlauf des Schallstrahls gemessenen Geschwindigkeiten zeigt (Abb. 15 B). Das Spektrum des PW-Dopplers ist jedoch eine feine Umrisslinie, die die Blutflussgeschwindigkeit an einem bestimmten Ort darstellt. Die maximale Geschwindigkeit sollte auf der Außenkante (*leading edge*) der Kurve gemessen werden (Abb. 15 A und 15 D). Um die vollständige Kurve darzustellen, muss man häufig die Grundlinie verschieben. Im Fall eines Aliasings erscheint die Geschwindigkeitskurve umgekehrt auf der anderen Seite der Grundlinie (Abb. 8 A). Eine Blutflussgeschwindigkeit oberhalb der Nyquist Limit, die weg vom Schallkopf fließt, wird wie ein positiver Shift oberhalb der Grundlinie aufgezeichnet. Im Fall von hohen Geschwindigkeiten kann dieses Aliasing mehrmals vorkommen, so dass das Maximum des Spektrums in den überlagerten Kurven verschwindet und nicht mehr bestimmt werden kann.

■ Farbdoppler

Der PW-Doppler analysiert das vollständige Spektrum von Bluflussgeschwindigkeiten an einem einzigen Ort. Diese Technik kann ausgeweitet werden auf mehrere Analysen entlang einer Scanlinie. Diese „multigate" Dopplertechnik erlaubt ein Flussmapping, indem sie die zurückkehrenden Signale eines einzigen ausgesendeten Pulspaketes sequentiell misst. Die Scanlinie wird drei bis sechzehnmal (*„packet size"* oder Paketgröße) analysiert; die Paketgröße wird durch den Untersucher ausgewählt oder ist direkt im Gerät voreingestellt [23]. Nach der Analyse einer Scanlinie wird die Strahlrichtung zur nächsten Scanlinie orientiert, und so weiter, bis das Feld vollständig analysiert ist. Nach jeder Messung speichert ein Algorithmus die Dopplerdaten. Abhängig vom Ultraschall-System kann man den Abstand zwischen den Scanlinien (*„line density"* oder Liniendichtigkeit) ändern. Die räumliche Auflösung nimmt mit der Dichte der Linien zu, aber die Vollbildfrequenz nimmt gleichzeitig ab, da die Verarbeitung mehr Zeit braucht. Die Zahl der Messpunkte pro Scanlinie variiert zwischen den Herstellern; die Anzahl der Scanlinien aber wird durch die Farbsektorbreite und die Dichte der Linien bestimmt.

Trotz der Leistungsfähigkeit der neuen Mikroprozessoren vermindert diese große Menge an Informationen die Vollbildfrequenz beträchtlich. Anstatt das vollständige Frequenzspektrum wie im PW-Doppler-Spektraldisplay darzustellen, analysiert ein spezielles Verfahren (Autokorrelation) die resultierende Phasenverschiebung zwischen der ausgesendeten und der empfangenen Welle, um eine mittlere Frequenz zu berechnen. Sie stellt die Geschwindigkeit der Mehrzahl der Blutzellen dar [24]. Wenn die Wellenpaketgröße z. B. 8 Wellenpakete entspricht, fließt das erste Wellenpaket der Scanlinie entlang und kehrt zum Schallkopf zurück. Dann wird das zweite Wellenpaket ausgesendet, dessen Frequenz leicht phasenverschoben zur Frequenz des ersten Wellenpakets ist, da sich die Zielstruktur bewegt hat. Die Berechnung wird paarweise für die zurückkehrenden Wellenpakete von allen 8 Wellenpaketen wiederholt (Abb. 16). Wenn das zweite Wellenpaket vor dem ersten zurückkehrt, bewegt sich die Zielstruktur in Richtung des Schallkopfes, und umgekehrt, wenn das zweite Wellenpaket nach dem ersten zurückkehrt, bewegt sich das Ziel vom Schallkopf weg.

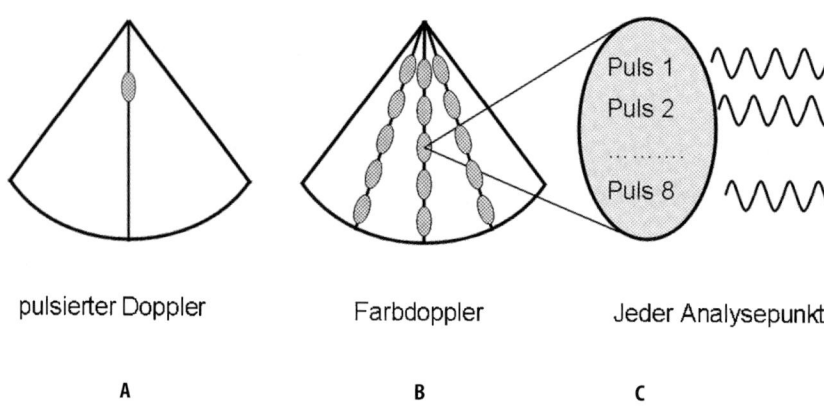

Abb. 16 Farbdoppler Technologie. **A** PW-Doppler: ein Ort auf einer Scanlinie wird analysiert. **B** Farbdopplerbild: mehrere hundert Orte werden auf mehreren Scanlinien analysiert. **C** Jeder Punkt auf den Scanlinien wird fortlaufend 8-mal gemäß der Pulspaketgröße analysiert. Jedes folgende Wellenpaket ist zeitlich leicht versetzt im Vergleich zum Vorherigen. Die mittlere Geschwindigkeit jeder Messzelle ist durch einen Algorithmus gespeichert. Der Algorithmus verarbeitet die Phasenverschiebung zwischen den Wellen von 8 Wellenpaketen, leitet daraus eine Schätzung der mittleren Geschwindigkeit her und fügt jedem Punkt eine Farbe zu. Je breiter die Wellenpaketgröße ist, desto genauer die Resultate, aber desto tiefer ist die Vollbildfrequenz (adaptiert aus Ref. [17])

Echosignale von nachfolgenden Wellenpaketen werden mit Signalen von vorherigen Wellenpaketen in Beziehung gebracht, um den Mittelwert des Dopplershifts und dessen *Varianz* zu bestimmen. Die Varianz ist die Differenz zwischen der höchsten und der tiefsten zurückkehrenden Frequenz oder die Spannweite der Frequenz des Spektrums. Die mittlere Frequenz kann in die Dopplergleichung eingesetzt werden, um den Mittelwert der Geschwindigkeiten und die Varianz zu bestimmen. Der Mittelwert der Geschwindigkeit eines laminären Flusses ist ungefähr gleich wie seine Spitzengeschwindigkeit [25].

Der berechnete Mittelwert der Geschwindigkeiten wird in Farbe kodiert, und so kann das farbige Geschwindigkeitsbild des Blutflusses über ein grauskaliertes 2-D-Schnittbild gelegt werden. In Farbe kodiert, erscheinen diese Blutflussgeschwindigkeiten in rotem Farbton für Bewegungen auf den Schallkopf zu und in Blau für Bewegungen vom Schallkopf weg (Abb. 10). Die benutzte Farbskala wird durch einen Farbbalken auf dem Bildschirm angezeigt. Der Farbbalken zeigt die Charakteristika dieser Farben an, wie den Farbton (der Anteil von Primärfarben: rot, blau oder grün), die Farbsättigung (der Anteil von Weiß) und die Intensität (die Helligkeit). Die tiefen Geschwindigkeiten werden mit dunklen Farben dargestellt, die nahe der Grundlinie des Farbbalkens sind. Die hohen Geschwindigkeiten werden in hellen Farben dargestellt, die am Ende der Farbskala liegen. In der *erweiterten (enhanced)* Farbskala geht mit zunehmender Geschwindigkeit das Rot allmählich in Gelb und das Blau in einen stark glänzenden Farbton über. Diese Darstellung ist im Operationssaal vorteilhaft, da es den Kontrast in der stark beleuchteten Umgebung verstärkt. Die Zahlen an den Endpunkten des Farbbalkens zeigen die Grenzen der aufzeichenbaren mittleren Geschwindigkeiten oder die Nyquist Grenze an; dies im Gegensatz zum CW- und PW-Doppler, in dem die Endpunktwerte die Spitzengeschwindigkeiten anzeigen (Abb. 10A). Oberhalb dieser Grenze erscheint das Aliasing als Farbumkehr: wenn sich der Blutfluss auf den Schallkopf zu bewegt, wird sich die Farbe plötzlich von gelb nach hellblau verändern (Abb. 8B). Die maximale aufzeichenbare Geschwindigkeit ohne Aliasing vermindert sich mit der Untersuchungstiefe. Das Aliasing entsteht im Farbdoppler bei tieferen Blutfluss-Geschwindigkeiten als im PW-Doppler, da ein Teil des Signals für die Bilderzeugung gebraucht wird, was die Pulsrepetitionsfrequenz reduziert. Wenn die Geschwindigkeitsskala auf einen zu tiefen Wert eingestellt wird, scheinen die Flüsse mit tiefer Geschwindigkeit turbulent. Wenn die Geschwindigkeitsskala auf den höchst möglichen Wert für den Interessenbereich eingestellt wird, wird die Sensitivität für Flüsse mit tiefer Geschwindigkeit reduziert. Deswegen muss die Farbskala unterschiedlich angepasst werden, um den Fluss einer Klappenregurgitation mit hoher Geschwindigkeit oder einen venösen Fluss mit tiefer Geschwindigkeit zuverlässig zu analysieren.

Während ein laminärer Fluss durch einen gleichartigen, glatten blauen oder roten Farbton dargestellt wird, wird ein turbulenter Fluss als ein unorganisiertes, vielfarbiges Muster, ein so genanntes Mosaik, angezeigt. Dieses Mosaik zeigt die verschiedenen Geschwindigkeiten und Richtungen des Flusses an jedem Messpunkt an. Um das Ausmaß an Turbulenzen aufzuzeigen, kann eine komplementäre Farbe, üblicherweise Grün, über die Standard-Geschwindigkeits-Farbskala gelegt werden. Ein Algorithmus berechnet die Varianz zwischen den einzelnen Geschwindigkeiten an jedem Messpunkt, und setzt die grüne Farbe zu, wenn die Abweichung oberhalb eines bestimmten Niveaus liegt. Diese spezielle Darstellung hat den Vorteil, dass sie die turbulenten Bereiche innerhalb des Farbflusses aufzeichnet. Üblicherweise sind intrakardiale Flüsse laminär; Turbulenzen treten an pathologischen Blutflüssen oder abnorm hohen Geschwindigkeiten auf.

Die durch die Datenverarbeitung durchgeführten Berechnungen sind proportional zum Umfang des Untersuchungsfeldes. Je breiter der Sektor ist, desto mehr Scanlinien müssen analysiert werden; je tiefer der Sektor ist, desto mehr Zeit werden die Ultraschall-Signale brauchen, um zum Schallkopf zurückzukehren. Indem man die Sektorbreite und -Tiefe reduziert, vermindert man die Verarbeitungszeit und erhöht die Vollbildfrequenz, welche zwischen 6 und 90 Bildern/s variiert. Das ist entscheidend für Patienten mit hoher Herzfrequenz: wichtige Informationen werden verpasst, wenn die Vollbildfrequenz nicht hoch genug ist. Zudem ist eine minimale Vollbildfrequenz von 15 Bildern/s nötig, um die Bilder für das menschliche Auge in gleichmäßige Bewegungen umzuwandeln. Deswegen ist es immer besser, den Farbsektor so klein wie möglich zu halten. Eine andere Möglichkeit, die Vollbildfrequenz zu erhöhen, ist die Wellenpakete zu verkleinern oder die Pulsrepetitionsfrequenz zu erhöhen, indem man die Farbskala auf eine höhere mittlere Geschwindigkeit einstellt; dies reduziert aber die Sensitivität des Systems für Blutflüsse mit tiefer Geschwindigkeit. Die Anwendung eines Schallkopfes mit tiefer Frequenz (<5 MHz), oder die Reduktion der aussendenden Frequenz des Schallkopfes erhöht auch die Pulsrepetitionsfrequenz und die maximal messbare Geschwindigkeit in jeder Tiefe. Die Abschwächung des Schalls durch das Gewebe wird geringer, da Wellen von tiefer Frequenz weniger Energie verlieren als Welle von höherer Frequenz, wenn sie sich in den Organen ausbreiten. Die mögliche Untersuchungstiefe, die Anzahl Scanlinien, die Schallkopffrequenz, die Pulsrepetitionsfrequenz und die Vollbildfrequenz sind voneinander abhängig. Es ist die Aufgabe des Untersuchers, die optimale Kombination dieser Einstellungen zu finden, um die genausten Informationen über den Fluss zu erhalten.

Manchmal kann der Strahl Frequenzverschiebungen aufgrund von Wandbewegungen wahrnehmen; die bewegenden Strukturen und das benachbarte Blut können mit Farbe kodiert werden. Dieses Phänomen nennt man „ghosting". Es wird durch einen Filter (Stördatenfilter oder „clutter filter") vermindert, der die Gewebesignale mit hoher Intensität und niedriger Geschwindigkeit abschwächt. Dadurch kann aber auch der Blutfluss mit niedriger Geschwindigkeit herausgefiltert werden. Dieses „Rausfallen" von Blutfluss mit tiefen Geschwindigkeiten tritt auch auf, wenn man eine hohe Pulsrepetitionsfrequenz benutzt, da eine hohe Pulsrepetitionsfrequenz die minimale messbare Flussgeschwindigkeit erhöht. Diese Phänomene führen zu einer Abnahme der Größe eines Farbdopplerjets, so dass er kleiner scheint, als er ist.

Der Farbgain muss korrekt eingestellt werden. Ein zu tiefer Gain verhindert die Erkennung von Signalen mit tiefer Amplitude, und Blutflussbereiche erscheinen kleiner als sie sind. Ein zu hoher Gain erzeugt viel Farbrauschen, welches als zufällige Farbspritzer in der Herzkammer und auf dem Herzmuskelgewebe auftritt. Der passende Gain wird wie folgt eingestellt: der Gain wird erhöht, bis ein Farbrauschen entsteht und dann reduziert, bis das Farbrauschen knapp verschwunden ist. Der Gain der Grauskalierung des 2-D-Gewebebildes, über das der Farbdoppler gelegt wird, sollte tief sein, da er sonst Rauschen verursacht und die Möglichkeiten des Farbdopplers einschränkt. Wie bei allen Dopplerdaten ist die Genauigkeit des Farbdopplers abhängig vom Winkel zwischen der Flussausbreitungsrichtung und der Achse des Strahls. Wenn dieser Winkel zu groß ist ($>20°$), wird die Geschwindigkeit als zu tief fehlinterpretiert. Wenn der Strahl und der Fluss senkrecht zueinander stehen, gibt es keinen Dopplereffekt und kein Farbbild. Die Einstellung des Schallkopf-Fokusbereiches ist im „multigate" Dopplersystem sehr wichtig, da die Sensitivität und die räumliche Auflösung abnehmen, wenn der Fokusbereich im Nahfeld eingestellt wird. Der Bereich des Flusses kann größer aussehen, als er wirklich ist, da die Dopplerdaten im divergierenden Teil des Ultraschall-Strahles erfasst werden. Beim Farbdoppler sollte der Fokusbereich auf Höhe oder unterhalb der Zielstruktur eingestellt werden [11].

Durch Darstellung des Flussmusters hilft der Farbdoppler bei der korrekten Richtungswahl des Ultraschall-Strahles für quantitative spektrale Dopplermessungen. Da die Bilder zweidimensional sind, ist die Untersuchung, eines Blutflusses in verschiedenen Ebenen wichtig, um sich eine dreidimensionale Vorstellung des Flusses machen zu können. Wenn ein Blutgefäß den ganzen Bildschirm kreuzt, wird sein Blutfluss in verschiedenen Farben dargestellt, obwohl er gleichförmig ist; Grund dafür ist, dass sich der Winkel zwischen dem Blutfluss und den verschiedenen Scanlinien entlang seinem sichtbaren Verlauf ändert. Auf einem 90° Bild der deszendierenden Aorta z.B. wird der Fluss auf der rechten Seite des Bildschirms rot dargestellt (Flussrichtung zum Schallkopf hin) und auf der linken Seite (Flussrichtung weg vom Schallkopf) blau.

Es ist wichtig, sich daran zu erinnern, dass der Farbdoppler nur ein Geschwindigkeitsmapping ist, jedoch keine effektive Blutvolumenmessung. Die Ausdehnung und die Helligkeit des Farbjets auf dem Bilschirm werden nur durch die lokale Geschwindigkeit des Blutflusses bestimmt; diese ist das Resultat des momentanen Druckgradienten zwischen den vorgelagerten und nachgelagerten Herzhöhlen [4].

Eine kleine mitrale Regurgitationsöffnung bei einer normalen linksventrikulären Funktion wird einen Jet mit hoher Geschwindigkeit (6 m/s) im linken Vorhof erzeugen. Dieser Jet wird größer als das echte Regurgitations-Blutvolumen erscheinen, da er das Blut des linken Vorhofs mitreißt. Andererseits wird das Farbbild einer schweren Mitralinsuffizienz mit einer schlechten linksventrikulären Funktion das Ausmaß an regurgitiertem Blut unterschätzen, da der Druckgradient zwischen beiden Herzhöhlen kleiner ist. Außerdem berücksichtigt die Geschwindigkeit, die in einem Gefäß gemessen wird, das wirkliche Flussprofil nicht; dieses ist nicht flach außer in der Nähe der Aorten- oder Pulmonalarterienwurzel oder wenn der Blutfluss konvergent ist. Meistens ist das Flussprofil parabelförmig oder es zeigt Beschleunigungszonen in der Nähe von Krümmungen. Das begrenzt die Genauigkeit der Geschwindigkeitsmessungen, besonders wenn sie in Berechnungen wie die des Herzzeitvolumens integriert sind. Verschiedene Positionen der Dopplermesszelle im Querschnitt der Pulmonalarterie z. B. erzeugen einen Fehler von ±35% in der Herzzeitvolumenmessung [26, 27]. In turbulenten Flüssen entstehen wahllos Wirbel und Strudel mit großen Schwankungen der Richtung und der Geschwindigkeit von Flusskomponenten; sie sind verteilt in einer langsamen, wechselnden Vorwärtsbewegung des Blutes. Die gemessene Geschwindigkeit entspricht der mittleren Flussgeschwindigkeit.

Gewebedoppler Darstellung

Alle sich bewegenden Strukturen können, wenn sie von einer Ultraschallwelle getroffen werden, einen Dopplereffekt erzeugen. Üblicherweise ist nur die Geschwindigkeit von Blutzellen für den Kliniker von Interesse. Verglichen mit dem Signal aus dem umgebenden Gewebe erzeugen die Blutzellen ein Signal mit hoher Frequenz und niedriger Amplitude. Das Gewebe wird durch ein Echosignal mit hoher Amplitude (>80 dB) und tiefer Frequenz (>200 Hz) charakterisiert, da das umgebende Gewebe im Vergleich zu Blut dichter ist und sich langsamer bewegt. Die Echosignale von festen Herzstrukturen werden in konventionellen Dopplerdarstellungen als Rauschsignale erfasst und werden durch einen Filter („highpass filter") unterdrückt. Sie erscheinen nur, wenn der Farbgain zu hoch oder der Filter auf zu tiefe Frequenzen eingestellt ist. Dieser Nachteil kann jedoch genutzt werden, um Wandbewegungen und -Verdickungen zu beurteilen; dafür müssen die Signale der Blutzellen mit hoher Frequenz und niedriger Amplitude mit entsprechenden Filtern unterdrückt werden. Mit dieser „Gewebedoppler"= *Tissue Doppler Imaging* (TDI) genannten Technik können langsame Geschwindigkeiten bis zu 0,1 cm/s aufgezeichnet werden. Die Tiefenauflösung ist derjenigen des konventionellen Dopplers unterlegen, da für das systematische Geschwindigkeitsmapping längere Ultraschallpulse ausgesendet werden müssen und längere Pausen zwischen Aussenden und Empfangen des reflektierten Signals erforderlich sind [28]. Wie der konventionelle Doppler ist der Gewebedoppler winkelabhängig. Verschiedene Dopplerverfahren werden benutzt: gepulster spektraler TDI, Farbdoppler-TDI, Farb-M-Mode-TDI. Die Nachverarbeitung der Daten erlaubt Berechnungen wie die Verformung des Myokards und die Verformungsrate („*myocardial strain*"/„*strain rate*").

■ PW-Gewebedoppler

Mit der spektralen Darstellung der gepulsten Doppler-Analyse einer Struktur können lokale Bewegungen erfasst werden, wie die Verlagerung des Mitralrings oder die Verdickung des Myokards. Die Schallkopffrequenz ist tief (≤4 MHz), der Gain und der Geschwindigkeitsbereich sind auf tiefe Werte eingestellt (10–20 cm/s), und die Größe der Messzelle auf 0,5–1 cm [29]. Die systolische und diastolische Bewegung des Mitralrings können mit dieser Technik gut dargestellt werden (Abb. 17). Die Messzelle kann

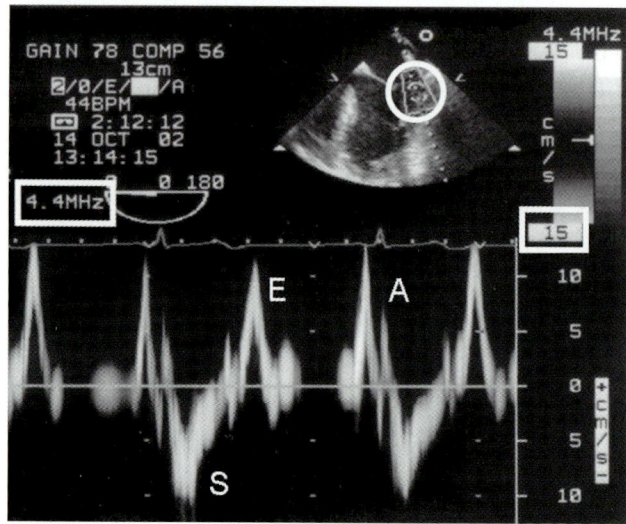

Abb. 17 PW-Gewebedoppler des Mitralringes. Die Schallkopffrequenz ist tief (4 MHz: links im Bildschirm), die maximale Geschwindigkeit ist auf 15 cm/sec eingestellt (rechts im Bildschirm), die Messzelle ist 0,5 cm groß (der Kreis auf dem 2-D-Bild). Der systolische Abstieg (S) des Mitralringes ist während der Systole erkennbar; zwei Komponenten (E und A) entstehen während der Diastole. Die Richtung des Gewebespektrums ist umgekehrt zum Blutflussspektrum. Mit einem transösophagealen Schallkopf wird sich die systolische Bewegung vom Schallkopf entfernen und der diastolische Teil wird sich dem Schallkopf nähern

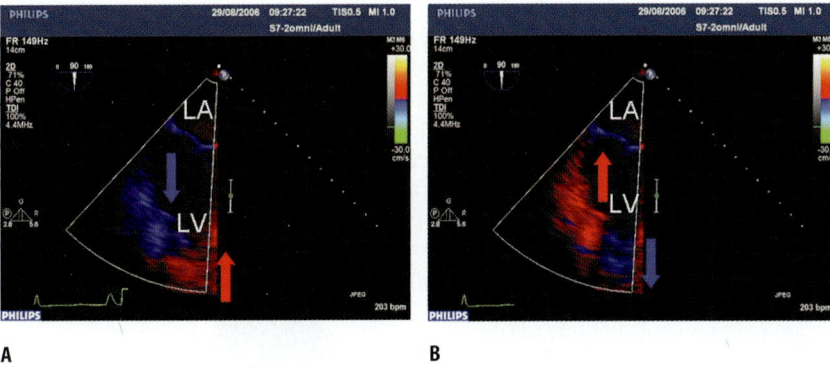

Abb. 18 Farb-Gewebedoppler. Longitudinale Kontraktion des linken Ventrikels **A** In diesem 2-Kammer-Schnitt während der Systole entfernt sich die Herzbasis vom Schallkopf; diese Bewegung wird in Blau kodiert. **B** Während der Diastole nähert sich die Herzbasis dem Schallkopf; diese Bewegung wird in Rot kodiert

auch in die myokardiale Wand gelegt werden. Die Geschwindigkeit der systolischen Abwärtsbewegung des Mitralrings korreliert gut mit der linksventrikulären Ejektions-Fraktion, und die Geschwindigkeit der basal-lateralen Wand mit der maximalen ventrikulären dP/dt [30]. Die Translation und die Rotationsbewegung des Herzens beeinträchtigen jedoch die Genauigkeit dieser Messungen beträchtlich.

Farb- Gewebedoppler

Durch Aufzeichnen des Spektrums der Geschwindigkeiten kann die mittlere Geschwindigkeit berechnet und in Farbe kodiert dargestellt werden: die erfassten myokardialen Geschwindigkeiten entsprechen der Geschwindigkeit und der Richtung der regionalen myokardialen Kontraktion und Relaxation [31]. Subepikardiale Schichten haben üblicherweise niedriger Geschwindigkeiten als subendokardiale und die Amplitude der longitudinalen Wandbewegung nimmt von der Basis zum Apex ab. In Farbe kodiert erscheinen diese Geschwindigkeitsgradienten innerhalb der Wand in rotem Farbton für Bewegungen auf den Schallkopf zu und in Blau für Bewegungen vom Schallkopf weg. Bereiche ohne Kontraktion sind in Grün kodiert (Abb. 18) [32, 33].

Verformung und Verformungsrate

Die Verformung ε ist definiert als Deformation eines Objektes, bezogen auf seine ursprüngliche Form. Die Veränderung der Größe L wird im Prozent seiner ursprünglichen Länge (L0) ausgedrückt:

$$\varepsilon = \underline{L - L0} \ (\%) \qquad (11)$$

Ein positiver Verformungswert entspricht einer Verlängerung, ein negativer Wert einer Verkürzung. Die Verformungsrate [strain rate (SR)] ist die zeitliche Ableitung der Verformung. Sie bezeichnet die Geschwindigkeit [velocity (V)] mit der die Verformung stattfindet oder die Geschwindigkeit der Verkürzung respektive der Verlängerung pro Faserlänge (L). Sie wird in der Einheit s^{-1} ausgedrückt:

$$SR = \frac{\Delta\varepsilon}{\Delta t} = \frac{\Delta V}{\Delta L} \ (s^{-1}) \qquad (12)$$

Wenn ein Objekt von 2 cm Länge sich um 0,4 cm pro 2 s verlängert, wird die Verformung (20%) durch 2 s geteilt: $0,2 : 2 = 0,1 \ s^{-1}$ (Abb. 19). Die Verformungsrate hat eine lineare Beziehung zur dP/dt max des Myokards am Ort der Messzelle; sie ist unabhängig von der Herzfrequenz. Die Verformungsrate der Wand zeigt auch systolische und diastolische Spitzenwerte (Abb. 20) [34, 35].

Da die Verformungsrate die Differenz der Geschwindigkeiten an beiden Enden des myokardialen Segmentes L angibt, kann sie auch als räumlicher

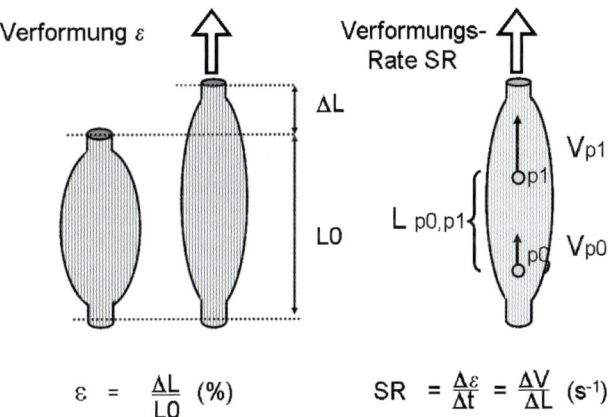

Abb. 19 Verformung und Verformungsrate. A Die Verformung ε ist definiert als Deformation eines Objektes, bezogen auf seine ursprüngliche Form. Die Veränderung der Größe L wird in Prozent seiner ursprünglichen Länge (L0) ausgedrückt **B** Die Verformungsrate (strain rate (SR)) ist die zeitliche Ableitung der Verformung. Sie bezeichnet die Geschwindigkeit (V), mit der die Verformung stattfindet oder die Verkürzungsrespektive Verlängerungsgeschwindigkeit pro Faserlänge (L). Sie wird in der Einheit s^{-1} ausgedrückt (adaptiert aus Ref. [32])

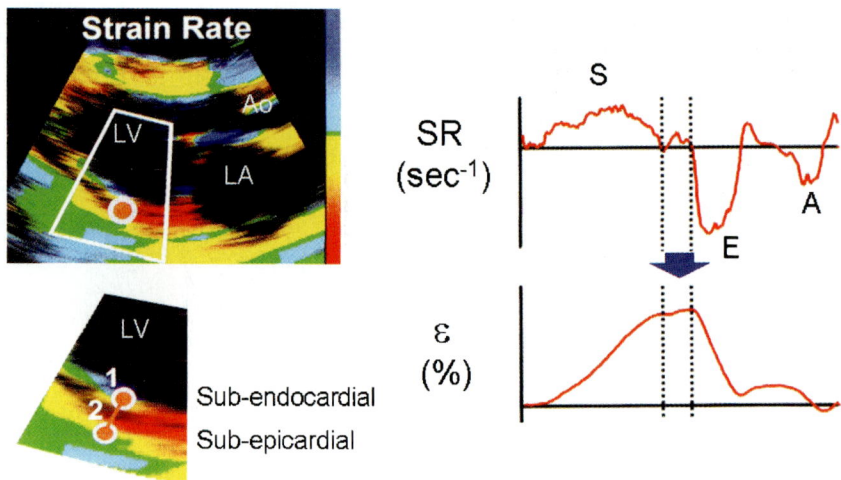

Abb. 20 Farb-Gewebedoppler. Die radiale Verformungsrate (SR) und die Verformung werden aus Farbdopplerdaten der Bildgebung der linksventrikulären myokardialen Wand abgeleitet. Die SR wird aus den myokardialen Geschwindigkeitsgradienten zwischen Punkten des Endokardiums (1) und des Subepikardiums (2) berechnet in Bezug auf die Distanz zwischen Punkt 1 und 2. Die SR zeigt systolische (S) und diastolische (E und A) Spitzenwerte an, die den maximalen Geschwindigkeiten der Wandbewegung entsprechen. Die Verformung entspricht dem Zeitintegral der Verformungsrate. Die punktierten Linien stellen den Verschluss der Aortenklappe und die Öffnung der Mitralklappe dar (adaptiert aus Ref. [39])

Gradient von Geschwindigkeiten innerhalb der Messzelle beschrieben werden. Deswegen wird sie in Farbe kodiert. Jedes Pixel des Bildschirms enthält zwei Informationen: die mittlere Geschwindigkeit und die Richtung der Bewegung [32]. Die Verformungsrate kann hergeleitet werden durch Nachverarbeitung der digital aufgenommenen Daten der Momentanwerte der myokardialen Geschwindigkeiten. Durch zeitliche Integration wird die Verformung von der Verformungsrate abgeleitet [35]. Die moderne Technologie der Datennachverarbeitung erlaubt das Datensammeln an verschiedenen Punkten entlang einer gebogenen Linie um die Kurvatur der Herzwand.

Im Vergleich zu konventionellen Methoden erlaubt die Verformung und Verformungsrate die Analyse der regionalen Verkürzung und Verlängerung unabhängig von der Rotation und der Translation des Herzens. Man kann die Phasenverschiebung der Frequenzsignale eher als deren Amplitude untersuchen, was in einem besseren Verhältnis von Signal zu Rauschen resultiert. Die räumliche Auflösung ist besser, und sie ist unabhängig von der Abgrenzung der endokardialen und epikardialen Grenzen, welche häufig schwierig zu identifizieren sind.

Harmonische Bildgebung

Wenn sich Ultraschallwellen im Gewebe ausbreiten, werden sie abgeschwächt und verzerrt. Die Echosignale werden zunehmend durch neue Wellen überlagert, deren Frequenz ein Vielfaches der ausgesendeten Frequenz ist. Sie werden harmonische Schwingungen oder „harmonics" genannt, und sind koaxial zum zentralen Hauptfrequenz-Schallstrahl [36]. Die zweite harmonische Oberschwingung oder „second harmonic" ist eine Echowelle mit einer Frequenz, die doppelt so hoch ist wie die Frequenz des Schallkopfes (f0). Harmonische Schwingungen entstehen, da das Gewebe leicht komprimierbar ist. Da die Schallgeschwindigkeit proportional zur Dichte des Gewebes ist, ist die Geschwindigkeit der maximalen Amplitude der Ultraschallwelle (Wellenkamm) während der Gewebekompression geringfügig schneller als die Geschwindigkeit in der Rarefaktionsphase (im Wellental), wenn der Druck minimal ist (Abb. 1A). Deshalb enthält die Spitze der Sinusschwingung zunehmend nicht nur die übertragene Grundschwingung, sondern auch geringe Energiemengen mit harmonischen Frequenzen [37]. Das Ausmaß der erzeugten harmonischen Schwingungen nimmt laufend mit der vom Ultraschall zurückgelegten Distanz zu. Die Entstehung von harmonischen Schwingungen steht in einer nichtlinearen Beziehung zur Energie der Grundfrequenz: eine schwache Grundfrequenz erzeugt praktisch keine harmonischen Oberschwingungen, wohingegen kräftige Wellen eine beträchtliche Menge von Oberschwingungen generieren. Die Energie der zweiten harmonischen Oberschwingung ist recht schwach, da sie mindestens 10–20 dB geringer als die Energie der zurückkehrenden Grundfrequenz ist.

Wenn die Echowellen, die man mit der Grundfrequenz f0 erhält, beim Empfänger weggefiltert werden, kann der Computer das Bild nur aufgrund der Analyse der harmonischen Oberschwingungen rekonstruieren (Abb. 21). Die Technologie der harmonischen Bildgebung, welche primär für eine verbesserte Kontrastmitteldarstellung entwickelt wurde, trägt zu einer wesentlichen Verbesserung der Erkennung der Endokardkontur auf normalen 2-D-Bildern bei. Darüber hinaus zeigen diese Bilder viel weniger Artefakte, da die meisten Artefakte, wie Reverbera-

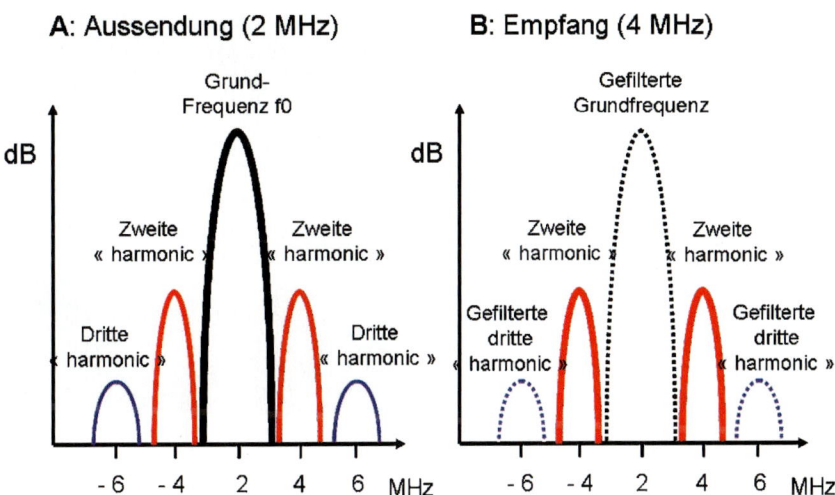

Abb. 21 Technologie der zweiten harmonischen Oberschwingung. **A** Wenn sich Ultraschallwellen im Gewebe ausbreiten, werden harmonische Schwingungen erzeugt; sie weisen ein Mehrfaches der initialen ausgesendeten Frequenz (f0: 2 Mhz) auf **B**. Am Empfang wird die initiale Frequenz (f0), sowie die dritte harmonische Oberschwingung herausgefiltert; nur die zweite harmonische Oberschwingung wird benutzt, um das 2-D-Bild zu rekonstruieren

tionen und Nebenkeulen („side-lobes", siehe unten) im Nahfeld des Schallkopfes entstehen, während harmonische Oberschwingungen in der Tiefe des Gewebes erzeugt werden. Um lesbare harmonische Schwingungen zu erzeugen, muss der Schallkopf Schallwellen mit ziemlich hoher Signalintensität (>70 dB) und tiefer Frequenz (1,5–4 MHz) aussenden, und muss eine enorme Breite für den Empfang haben. Diese Technologie ist sehr hilfreich, um die Qualität der transthorakalen Bilder zu steigern. Obwohl sie jetzt auch an einigen transösophagealen Schallköpfen verfügbar ist, verbessert sie die transösophagealen Bilder, welche üblicherweise stärkeren Kontrast aufweisen, nicht wesentlich.

Kontrast-Echokardiographie

Die Kontrast-Echokardiographie basiert auf dem Gebrauch von Luftbläschen, welche Ultraschallwellen streuen können. Ultraschallwellen erzeugen wechselnde Druckänderungen im Medium in dem sie sich ausbreiten. Luftbläschen kontrahieren sich und dehnen sich abwechselnd aus, da sie stärker komprimierbar sind als Gewebe oder Blut [38]. Diese Druckänderungen werden mit einem *mechanischen Index* (MI) quantifiziert, der proportional zur ausgesendeten Intensität des Schallkopfes und umgekehrt proportional zur Quadratwurzel der ausgesendeten Frequenz (f0) ist [39]. Wenn die Luftbläschen von einer Schallwelle getroffen werden, erzeugen sie ein Signal mit der gleichen Frequenz, wenn der MI tief ist. Wird die Intensität des Schallkopfes aber erhöht, ist die Ausdehnung größer als die Kontraktion, und aufgrund von nicht-linearen Schwingungen werden harmonische Schwingungen erzeugt (Abb. 22). Indem man die Grundfre-

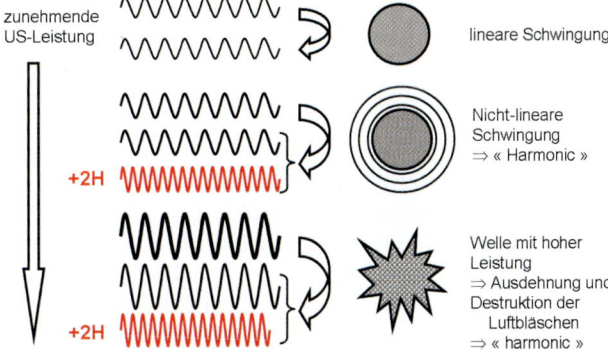

Abb. 22 Kontrast-Echokardiographie. Bei einer tiefen Ultraschall-Leistung (einem tiefen mechanischen Index: MI) korrelieren die Schwingungen der Luftbläschen linear mit der Amplitude der Ultraschall-Welle. Wenn die Leistung erhöht wird (lokaler Druck >0,1 MPa), werden harmonische Schwingungen generiert. Bei einem hohen MI (lokaler Druck >0,2 MPa) werden sich die Luftbläschen ausdehnen und kleine Ultraschall-Wellenpakete von hoher Amplitude aussenden (aus Ref. [17], mit Erlaubnis)

quenz f0 beim Auftreffen auf dem Schallkopf wegfiltert, erhält man ein durch die harmonischen Oberschwingungen verstärktes Signal des luftbläschen-reichen Mediums. Die Intensität der harmonischen Schwingungen nimmt mit zunehmender Schallleistung zu, und Wellen mit hohem MI löschen Luftbläschen mit der Aussendung eines kurzen, intensiven akustischem Breitband-Signals aus. Da Gewebe nicht komprimierbar ist, erzeugt es nur lineare Schwingungen und kann dadurch von den nicht-linearen Schwingungen der komprimierbaren Luftbläschen unterschieden werden.

Die ersten Kontrastmittel waren von Hand geschüttelte Kochsalz- oder Dextrose-Lösungen. Die Luftbläschen haben aber eine kurze Halbwertszeit und können außerdem wegen ihrer Größe nicht

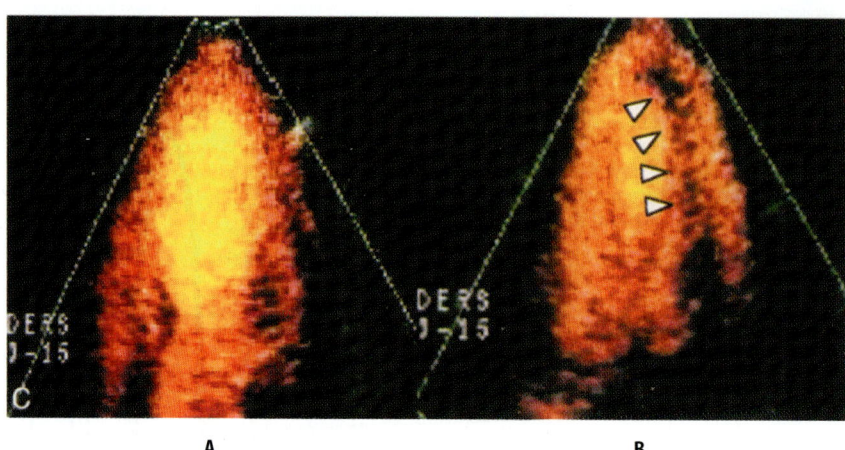

Abb. 23 Kontrast-Stressechokardiographie. Transthorakaler Zwei-Kammer-Schnitt des linken Ventrikels während zwei verschiedenen Zeiten einer Dobutamin-Stressechokardiographie und nach der intravenösen Injektion von 0,3 ml Optison®. **A** In Ruhe. Die linke Herzhöhle wird mit Kontrast ausgefüllt; die ventrikulären Wände sind homogen perfundiert. **B** Unter Dobutamin-Infusion erscheint ein Defekt in der lateralen Wand als schwarzer Fleck ohne Kontrastperfusion (aus Ref. [41], mit Erlaubnis)

durch die Lungenkapillaren fließen. Die erste Generation von pharmazeutischen Kontrastmitteln bestand aus mit Ultraschall vorbehandeltem Albumin oder lufthaltigem Saccharid (Albunex®, Levovist®). Die Diffusionsfähigkeit von Luft limitiert die Verweildauer von Luftbläschen im Blut [39]. Die zweite Generation von pharmazeutischen Kontrastmitteln verwendet schlecht lösliche hochmolekulare Gase wie Perflurocarbone (Sonozoid®), Pentafluoropentane (Optison®) oder Sulfur Hexafloride (Sonovue®). Diese neueren Substanzen können nach intravenöser Gabe oder als kontinuierliche Infusion die Lungenstrombahn passieren und die linken Herzhöhlen und die myokardiale Mikrozirkulation trüben [40]. Ihre Luftbläschen sind kleiner als 7 μm; sie fließen durch Kapillaren, aber nicht durch Membranen.

Diese Myokard-Perfusions-Bilder haben eine räumliche Auflösung von 1 mm und eine hohe zeitliche Auflösung (30–100 Hz); die Technik ist unschädlich und billig. Durch Nachbearbeitung werden die Graustufen in Farbkodes umgewandelt, die für das menschliche Auge einfacher lesbar sind (Abb. 23) [36]. Mit zeitlicher Einschränkung der Ultraschall-Bestrahlung durch Triggerung der Bildfrequenz auf einmal pro Herzzyklus (*intermittierende Abbildung*), wird weniger Kontrastmittel gebraucht, und man erhält eine Zeit-Intensitäts-Kurve, welche den Washout der Luftbläschen repräsentiert. Dadurch kann der Blutfluss in einem speziellen Gebiet innerhalb des Herzmuskelgewebes quantifiziert werden [41, 42].

Power Doppler

Wenn ein kurzes Ultraschall-Wellenpaket von sich bewegenden Blutzellen reflektiert wird und ein Echosignal durch den Schallkopf empfangen wird, werden zwei unterschiedliche Formen von Daten erfasst: 1) die Frequenzverschiebung, welche durch die Geschwindigkeit der Zielstruktur bestimmt wird, und 2) die Amplitude des Echosignals bezogen auf die Anzahl von Blutzellen im Untersuchungsbereich. Anstatt die Geschwindigkeiten anzugeben, zeigen die „Power Doppler"- Bilder das momentane Ausmaß an Blutzellen, indem die unterschiedlichen Amplituden der zurückkehrenden Echosignale in eine Farbskala von unterschiedlicher Helligkeit umgewandelt werden [43]. Um die Artefakte durch Bewegungen des Gewebes zu reduzieren, nutzt der „Power Doppler" eine hohe Aussendungs-Leistungsstärke und eine hohe PRF. Da er weder die Geschwindigkeit noch die Richtung des Blutflusses misst, ist er weder empfindlich auf das Aliasing noch auf den Winkel zwischen dem Flow und dem Ultraschall-Strahl. Der „Power Doppler" ist besonders nützlich für Messungen von Blutfluss in Gefäßen.

Artefakte

Zahlreiche Artefakte können aufgrund physikalischer Eigenschaften von Ultraschall oder aufgrund ungünstiger Einstellungen des Ultraschall-Gerätes entstehen und den Untersucher täuschen. *Aliasing* und *ghosting* wurden bereits erwähnt. Starke Reflektoren, wie prothetisches Material oder Kalzium-Ablagerungen können alle Strukturen, welche dahinter liegen, verdecken und einen Schallschatten (*shadowing*) erzeugen. In der Nähe des Schallkopfes erzeugen die piezoelektrischen Elemente durch Schwingungen mit hoher Amplitude ein akustisches Rauschen, welches ein zuverlässiges Erkennen von Strukturen verhindert. Dieser Effekt wird *near-field clutter* oder *Nahfeld-Rauschpegel* genannt [4]. Wichti-

Physikalische Grundlagen der Echokardiographie

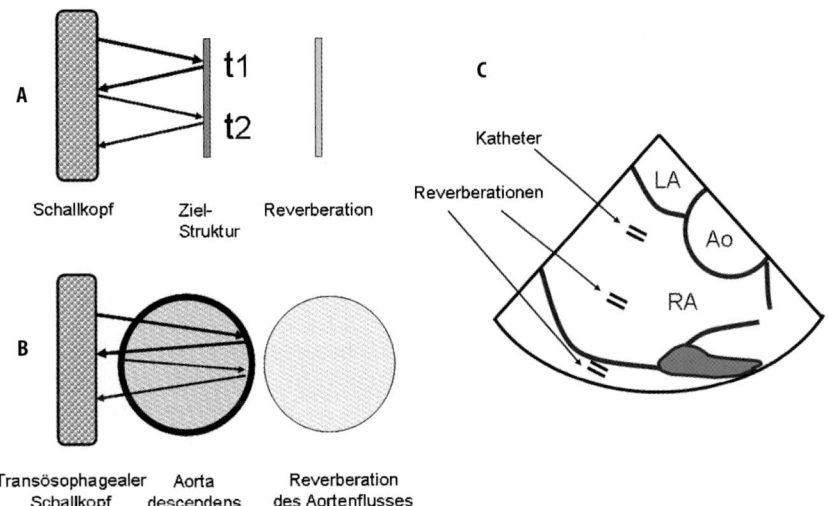

Abb. 24 Reverberation. **A** Wenn ein starker Reflektor in der Nähe des Schallkopfes liegt, wird das Struktursignal durch den vorderen Teil des Schallkopfes teilweise reflektiert; diese Welle wird ein zweites Mal zwischen der Struktur und dem Schallkopf hin und her geschickt. Die Zeit t1 bestimmt die Tiefe der Struktur; das zweite Signal (Zeit t2) entspricht einer Struktur, die zweimal so weit vom Ultraschall weg liegen würde, da t2 zweimal t1 ist. Dieses Phantombild erscheint auf dem Bildschirm wie eine Wiedergabe der ersten Struktur in einer doppelten Distanz vom Ultraschall. Dieses Phänomen wird Reverberation genannt. **B** Das gleiche Phänomen wird durch die Wand einer kalzifizierten Aorta descendens erzeugt, die in der Nähe des transösophagealen Schallkopfes liegt. Ein Phantomgefäß erscheint vor der Aorta. Wenn der Farbdoppler auf das 2-D-Bild gelegt wird, zeigt das Phantomgefäß eine Phantomfarbe. **C** Ein starker Reflektor in der Tiefe kann auch das gleiche Phänomen erzeugen: das Bild von einem Katheter im rechten Vorhof und seine Reverberation

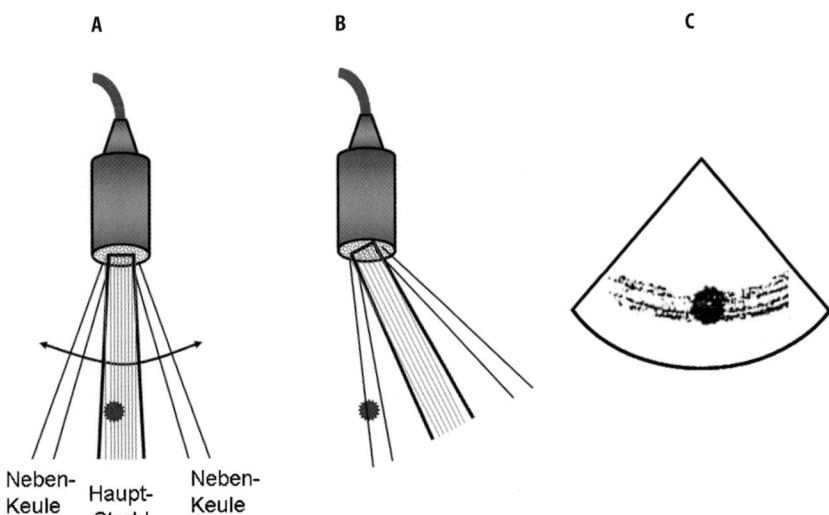

Abb. 25 Die Nebenkeule oder „side-lobe". **A** Ein stark reflektierendes Objekt im Hauptstrahl des Schallkopfes erscheint wie ein dunkles rundes Bild auf dem Bildschirm. Keine Nebenkeulen werden dargestellt. **B** Das stark reflektierende Objekt wird nun durch den „phased array" Schallkopf beschallt: das Objekt wird nun durch die schwachen Nebenkeulen wahrgenommen, wenn es außerhalb des Hauptstrahles liegt. **C** Die Wahrnehmung des starken Reflektors durch die schwachen Nebenkeulen erzeugt ein auf der echten Struktur überlagertes Bild von einem grauschattierten Bogen (adaptiert aus Ref. [12])

ger sind *Reverberationen*: wenn ein Ultraschallstrahl durch ein nahe gelegenes Objekt reflektiert wird, kann die Vorderseite des Schallkopfes wie eine weitere reflektierende Oberfläche wirken. Der Echostrahl wird dann zum reflektierenden Objekt zurückgeschickt, welches ein zweites Mal durch denselben Ultraschallstrahl getroffen wird. Dieses Phänomen erzeugt ein zweites Signal. Dieses Signal wird als zweites Objekt in doppeltem Abstand vom ersten interpretiert, da es doppelt soviel Zeit braucht, um zum Schallkopf zurückzukehren. (Abb. 24). Dieses Muster kann sich zwei- oder dreimal wiederholen, und kann auch zwischen zwei starken Reflektoren tiefer im Untersuchungsfeld entstehen, wie z. B. Kalzium-Ablagerungen oder Katheter. Wenn sich die Quelle der Reverberation bewegt, ist ihre Bewegungsamplitude doppelt so groß wie die des ursprünglichen Echos. Beim Farbdoppler kann dasselbe Artefakt entstehen: der Fluss in einer sklerosierten Aorta descendens, welche sehr nahe am transösophagealen Schallkopf liegt, kann ein zweites Mal vor der Aorta dargestellt werden, wie wenn ein zweites Phantom-Gefäß mit demselben arteriellen Puls vorhanden wäre.

Mit „Phased Array" Schallköpfen können irrelevante zusätzliche Schallstrahlen von tiefer Intensität (<20 dB) vom Rand des Schallkopfes in der Peripherie des Zentralstrahles erzeugt werden. Üblicherweise interferieren sie nicht mit den 2-D-Bildern. Sie können aber ein Bild erzeugen, welches wie ein gebogener Schatten auf dem Bildschirm dargestellt wird, so genannte Nebenkeulen (*side lobe*) (Abb. 25). Nebenkeulen können entstehen, wenn sich eine stark echogene Struktur im Untersuchungsfeld dieser Strahlen befindet. Dieser Schatten manifestiert sich wie konzentrische Schalen um den Schallkopf herum und überkreuzt die anatomischen Grenzen [4, 12]. Dieser Artefakt kann vermindert werden, indem man die Gain-Einstellung reduziert und so die Wahrscheinlichkeit einer starken Reflexion durch die schwächeren Seitenstrahlen verringert.

Üblicherweise können diese Artefakte erkannt werden, da sie unabhängig von effektiven Herzstrukturen sind. Sie überkreuzen anatomische Wände und Höhlen ohne jeglichen Bezug zu natürlichen Grenzen. Ein Blutfluss erscheint in einem Bereich, in dem es keine Blutgefäße gibt. Sie verschwinden üblicherweise wieder, wenn man die Tiefeneinstellung, den Winkel oder die aussendende Frequenz des Schallkopfes neu anpasst, oder durch den Gebrauch der „harmonischen Bildgebung". Es ist unwahrscheinlich, dass Artefakte in verschiedenen Ebenen auftauchen; eine Änderung der Untersuchungsebene löst deshalb das Problem häufig.

Literatur

1. Geiser EA (1991) Echocardiography: physics and instrumentation. In: Marcus M (ed) Cardiac imaging: a companion to Braunwald's heart disease. WB Saunders, Philadelphia, pp 348–364
2. Maslow A, Perrino AC (2003) Principles and technology of two-dimensional echocardiography. In: Perrino AC, Reeves ST. A practical approach to transesophageal echocardiography. Lippincott, Williams & Wilkins, Philadelphia, pp 3–21
3. Goldman DE, Jueter DF (1994) Tabular data of the velocity and absorption of high-frequency sound in mammalian tissues. J Acoust Soc Am 28:35
4. Feigenbaum H (1994) Instrumentation. In: Feigenbaum H. Echocardiography. Lea & Febiger, Philadelphia, pp 1–67
5. Sehgal CM (1996) Principles of ultrasonic imaging and Doppler ultrasound. In: St John Sutton MG (ed) Textbook of echocardiography and Doppler in adults and children. Blackwell Science, Cambridge, pp 3–30
6. Skorton DJ, Collins SM, Greenleaf JF et al (1988) Ultrasound bioeffects and regulatory issues: an introduction for the echocardiographer. J Am Soc Echocardiogr 1:240–251
7. Bashein G, Detmer PR (2003) Physical principles, ultrasonic image formation and artifacts. In: Sidebotham D, Merry, Legget M. Practical perioperative transoesophageal echocardiography. Butterworth-Heinemann, Edinburgh, 13–31
8. Kerut EK, McIlwain EF, Plotnick GD (2004) Handbook of echo-Doppler interpretation. Blackwell-Futura, New York, pp 1–25
9. Somer JC (1993) Principles of phased-array imaging. In: Roelandt JRTC (ed) Cardiac ultrasound. Churchill Livingstone, Edinburgh, pp 21–32
10. Bom N, Ligtvoet CM (1993) Principles of cardiac ultrasound. In: Roelandt JRTC (ed) Cardiac ultrasound. Churchill Livingstone, Edinburgh, pp 9–20
11. Labovitz AJ, Williams GA (1992) Doppler echocardiography. The quantitative approach, 3rd edition. Lea & Febiger, Philadelphia
12. Bettex D, Chassot PG (1997) Principes physiques de l'échocardiographie. In: Bettex D, Chassot PG. Echocardiographie transoesophagienne en anesthésie-réanimation. Masson, Paris, pp 13–39
13. Kahn RA, Konstadt SN, Louie EK, Aronson S, Thys DM (1999) Intraoperative echocardiography. In: Kaplan JA (ed) Cardiac anesthesia. WB Saunders, Philadelphia, pp 401–484
14. Seward JB, Belohlavek M, Foley DA et al (1994) Three-dimensional reconstruction by transesophageal echocardiography. In: Freeman WK (ed) Transesophageal echocardiography. Little Brown Co, Boston, pp 577–585
15. Shung KK (2002) The principle of multidimensional array. Eur J Echocardiography 3:149–153
16. Quinones MA, Otto CM, Stoddard M, Wagooner A, Zoghbi WA (2002) Recommandations for quantification of Doppler echocardiography: a report from the Doppler quantification task force of the nomenclature and standards committee of the American society of echocardiography. J Am Soc Echocardiogr 15:167–184
17. Chassot PG (2004) Physical principles of ultrasound. In: Poelaert J, Skarvan K. Transoesophageal echocardiography in anaesthesia and intensive care medicine. 2nd edition. BMJ Books, London, pp 1–22
18. Garcia-Fernandez MA, Zamorano J, Azevedo J (1998) Doppler tissue imaging echocardiography. McGraw-Hill, Madrid, pp 7–21
19. DeMaria E (1984) Cardiac Doppler: the basics. Hewlett-Packard Co, Andover, MA, pp 1–35
20. Bom K, Boo J, Rijsterborgh H (1984) On the aliasing problem in pulsed Doppler cardiac studies. J Clin Ultrasound 12:559–563

21. Baker DW, Rubenstein SA, Lorch GS (1977) Pulsed Doppler echocardiography: principles and applications. Am J Med 63:69–74
22. Cannon SR, Richards KL (1991) Principles and physics of Doppler. In: Markus M (ed) Cardiac Imaging: a companion to Braunwald's heart disease. W.B. Saunders Co, Philadelphia, pp 365–373
23. Pandian N (1993) Cardiac Doppler: color flow imaging. Hewlett-Packard Co, Andover, MA, pp 1–34
24. Wells PNT (1993) Colour flow mapping: principles and limitations. In: Roelandt JRTC (ed) Cardiac ultrasound. Churchill Livingstone, Edinburgh, pp 43–51
25. Nanda NC (1989) Basics in Doppler echocardiography. In: Nanda NC. Atlas of color Doppler echocardiography. Lea & Febiger, Philadelphia, pp 1–5
26. Muhiudeen IA, Kuecherer HF, Lee E, Cahalan MK, Schiller NB (1991) Intraoperative estimation of cardiac output by transesophageal pulsed Doppler echocardiography. Anesthesiology 74:9–14
27. Bettex DA, Hinselmann V, Hellermann JP, Jenni R, Schmid ER (2004) Transoesophageal echocardiography is unreliable for cardiac output assessment after cardiac surgery compared with thermodilution. Anaesthesia 59:1184–1192
28. Desco M, Antoranz JC (1998) Technical principles of Doppler tissue imaging. In: Garcia-Fernandez MA, Zamorano J, Azevedo J. Doppler tissue imaging echocardiography. McGraw-Hill, Madrid, pp 7–21
29. Sutherland GR, Stewart MJ, Groundstroem KWE et al (1994) Color Doppler myocardial imaging: a new technique for the assessment of myocardial function. J Am Soc Echocardiogr 7:441–458
30. Gorcsan III J (2000) Tissue Doppler echocardiography. Curr Opin Cardiology 5:323–329
31. Trambaiolo P, Tonti G, Salustri A, Fedele F, Sutherland G (2001) New insight into regional systolic and diastolic left ventricular function with tissue Doppler echocardiography: from qualitative analysis to quantitative approach. J Am Soc Echocardiogr 14:85–96
32. Voigt JU, Arnold MA, Karlsson M et al (2000) Assessment of regional longitudinal myocardial strain rate derived from Doppler myocardial imaging indexes in normal and infarcted myocardium. J Am Soc Echocardiogr 13:588–598
33. Heimdal A, Stoylen A, Torp H, Skaerpe T (1998) Real-time strain rate imaging of the left ventricle by ultrasound. J Am Soc Echocardiogr 11:1013–1019
34. D'hooge J, Heimdal A, Jamal F et al (2000) Regional strain and strain rate measurements by cardiac ultrasound: Principles, implementation and limitations. Eur J Echocardiography 1: 154–170
35. Jamal F, Kukulski T, Strotman J et al (2001) Quantification of the spectrum of changes in regional myocardial function during acute ischemia in closed chest pigs: an ultrasonic strain rate and strain study. J Am Soc Echocardiogr 14:874–884
36. Martin RW (2002) Interaction of ultrasound with tissue, approaches to tissue characterization, and measurement accuracy. In: Otto CM. The practice of clinical echocardiography. Second edition. WB Saunders Co, Philadelphia, pp 183–201
37. Thomas JD, Rubin DN (1998) Tissue harmonic imaging: why does it work? J Am Soc Echocardiogr 11:803–808
38. Paelinck BP, Kasprzak JD (1999) Contrast-enhanced echocardiography: review and current role. Acta Cardiol 54(4):195–201
39. Kaul S (2001) Myocardial contrast echocardiography: basic principles. Progr Cardiovasc Dis 44:1–11
40. Mayer S, Grayburn PA (2001) Myocardial contrast agents: advances and future directions. Progr Cardiovasc Dis 44:33–44
41. Porter RT, Noll D, Xie F (2002) Myocardial contrast echocardiography. Methods, analysis and applications. In: Otto CM. The practice of clinical echocardiography. WB Saunders Co, Philadelphia, pp 159–182
42. Wei K, Jayaweera AR, Firoozan S et al (1998) Quantification of myocardial blood flow with ultrasound-induced destruction of microbubbles administered as a constant venous infusion. Circulation 97:473–483
43. McDicken WN, Anderson T (2002) The difference between colour Doppler velocity imaging and power Doppler imaging. Eur J Echocardiography 3:240–244

M. Filipovic
K. Skarvan
M. D. Seeberger

Wie geht es dem linken Ventrikel? Die linksventrikuläre Funktion und ihre Bedeutung bei hämodynamisch instabilen Patienten

What about the left ventricle? Echocardiographic evaluation of global left ventricular function in haemodynamically unstable patients

▶ **Summary** Echocardiography provides quick and reliable information on critically ill patients with haemodynamic instability. Transthoracic echocardiography should be performed preferentially. In special indications or if image quality from the transthoracic approach is insufficient, the more invasive transoesophageal echocardiography has to be performed. This article focuses on the echocardiographic assessment of left ventricular (LV) global systolic and diastolic function and of LV preload and afterload. LV end-diastolic and end-systolic areas allow for evaluation of LV global systolic function and preload. In addition, LV end-systolic area and systolic blood pressure allow for estimation of afterload. Parameters of LV diastolic function are obtained from Doppler signals of mitral inflow and from tissue Doppler derived signals of mitral annulus excursion. Diagnostic and therapeutic decision must be based on evaluation of all four chambers of the heart as well as of the four valves. In addition, the patient's history and previous and current medication have to be taken into account. A written report on the most important measurements, findings and interpretations, and storage of the echocardiographic images is needed to communicate the findings and to facilitate interpretation of subsequent studies.

▶ **Key words** Echocardiography – systolic function – diastolic function – haemodynamics

▶ **Zusammenfassung** Die Echokardiographie erlaubt eine rasche und zuverlässige Beurteilung des hämodynamisch instabilen Patienten auf der Intensivstation. Dieser Übersichtsartikel zeigt auf, wie die globale systolische und diastolische Funktion des linken Ventrikels sowie seine Vor- und Nachlast echokardiographisch beurteilt werden können. Die enddiastolische und die end-systolische Fläche, aufgenommen im linksventrikulären Querschnitt, erlauben eine rasche und recht zuverlässige Abschätzung der systolischen Globalfunktion des linken Ventrikels und seiner Vorlast. Zusammen mit dem systolischen Blutdruck erlauben sie auch Rückschlüsse auf die Nachlast. Das mitrale Einstrommuster und die Geschwindigkeit der Bewegungen des Mitralklappenringes erlauben Aussagen über die diastolischen Funktion. Bevor diagnostische

Dr. Miodrag Filipovic (✉)
Prof. Dr. Karl Skarvan
Prof. Dr. Manfred D. Seeberger
Departement Anästhesie
Universitätsspital Basel
4031 Basel, Schweiz
Tel.: +41-61 265/25 25
Fax: +41-61 265/73 20
E-Mail: mfilipovic@uhbs.ch

und therapeutische Schlussfolgerungen gezogen werden, müssen im Minimum die Größe aller vier Herzkammern und die Funktion beider Ventrikel, sowie die Funktion der vier Herzklappen beurteilt und die anamnestischen und klinischen Angaben (z. B. Medikamenten- und Volumentherapie) mitberücksichtigt werden.
Eine gute bildliche Dokumentation und eine schriftliche Befundung sind Voraussetzung für eine optimale Nutzung der Untersuchungsbefunde und für Verlaufskontrollen.

▶ **Schlüsselwörter**
Echokardiographie – systolische Funktion – diastolische Funktion – Hämodynamik

Klinische Problemstellung

Ihre Intensivstation erhielt vor Kurzem zwei Neuzugänge. Beide Patienten hatten sich vor wenigen Stunden einem Bauchaortenersatz zu unterziehen. Wegen hämodynamischer Instabilität haben die verantwortlichen Anästhesisten auf eine Extubation verzichtet. Sie finden folgende hämodynamischen Befunde:

	Patient A	Patient B
Mittlerer arterieller Druck [mmHg]	56	54
Herzfrequenz [min^{-1}]	90	90
Zentralvenendruck [mmHg]	11	12
Urinproduktion [ml/(kg KG h)]	0,2	0,3

Sie entschließen sich, die Patienten echokardiographisch zu untersuchen. Transthorakal lassen sich leider bei keinem der Patienten aussagekräftige Bilder erhalten, weshalb sie transösophageale Untersuchungen durchführen (siehe Film 1 [Patient A] und Film 2 [Patient B]).

Fragen (Antworten auf S. 33)

1. Beschreiben Sie die linksventrikulär-systolische Globalfunktion der beiden Patienten.
2. Wie beurteilen Sie den Füllungszustand (Vorlast)?
3. Können Sie Aussagen über die diastolische Funktion machen?
4. Welche weiteren echokardiographischen Befunde brauchen Sie für eine definitive Beurteilung?
5. Welche therapeutischen Maßnahmen leiten Sie ein?

Die Rolle der Echokardiographie in der Betreuung hämodynamisch instabiler Patienten

Die Echokardiographie ist ein äußerst nützliches Hilfsmittel bei der Betreuung hämodynamisch instabiler Patienten auf der Notfallstation, im Operationssaal und auf der Intensivstation [12, 18]. Die unerklärte hämodynamische Instabilität (d.h. die auf übliche Therapie nicht ansprechende Hypotonie unklarer Ursache) gilt nach den US-amerikanischen Richtlinien als eine der stärksten Indikationen (Kategorie 1) für die Durchführung einer Echokardiographie [1, 4]. Grundsätzlich soll die Untersuchung primär transthorakal durchgeführt werden (transthorakale Echokardiographie; TTE) [13]. Bei Patienten unter positiver Druckbeatmung und bei Patienten, die nicht problemlos in eine Linksseitenlage gebracht werden können, lässt sich recht häufig keine genügende Bildqualität erreichen, so dass auf die invasivere transösophageale Echokardiographie (TOE) ausgewichen werden muss [4]. Die TOE kommt auch bei spezifischen Fragestellungen (z.B. Verdacht auf Endokarditis oder Klappenprothesen-Dysfunktion, Suche nach kardialer Embolie-Quelle) zum Einsatz. Der folgende Artikel erläutert die Evaluation der systolischen und diastolischen Globalfunktion sowie der Vor- und Nachlast des linken Ventrikels und gibt Hinweise, wie die Befunde bei der Betreuung hämodynamisch instabiler Patienten helfen.

Evaluation der systolischen Globalfunktion des linken Ventrikels

Die systolische Globalfunktion der Herzkammern wird mittels Angabe der Auswurffraktion (oder in Anlehnung an das Englische Ejektionsfraktion, EF) beschrieben. Diese Auswurfleistung hängt von der Kontraktilität des Ventrikels sowie von der Vorlast und der Nachlast ab. Zur Berechung der EF werden die Volumina bestimmt, die sich am Ende der Diastole (end-diastolisches Volumen; EDV) bzw. der Systole (end-systolische Volumen; ESV) im Ventrikel befinden. Die EF errechnet sich dann als:

$$EF\,[\%] = \frac{EDV - ESV}{EDV} \times 100 \qquad (1)$$

Die Angaben zur EF stammen meistens von einer Herz-Katheter-Untersuchung. Aber auch echokardiographisch lassen sich die entsprechenden Volumina bestimmen. Dazu wird der linke Ventrikel im apikalen (TTE) bzw. mitt-ösophagealen (TOE) Vier- und Zwei-Kammer-Blick aufgenommen und anschließend nach der von Simpson beschriebenen „Method of discs" ausgemessen [23]. Obwohl moderne Echokardiographie-Geräte den Untersucher in der Anwendung dieser Methode unterstützen, bleibt sie für die direkte Ausführung am Krankenbett zu zeitaufwendig.

Stattdessen hat es sich in der Praxis bewährt, die linksventrikuläre Auswurfleistung mittels Flächen- statt Volumenänderung abzuschätzen. Die end-diastolische Fläche („end-diastolic area"; EDA) bzw. end-systolische Fläche („end-systolic area"; ESA) werden im TOE üblicherweise im mitt-papillären Querschnitt des linken Ventrikels (Abb. 1) ausgemessen. Die TOE-Sonde befindet sich im Magen. Die multiplane Schnittebene ist auf 0–10° eingestellt. Gemessen wird grundsätzlich in Exspiration. Die R-Zacke im gleichzeitig aufgezeichneten EKG definiert das end-diastolische Bild, während das Bild mit der kleinsten Fläche dem end-systolischen Bild entspricht. In diesen Bildern werden die EDA und die ESA gemessen, indem mit Hilfe des Cursors die Schwarz-Weiss-Grenzlinie zwischen Endokard und Ventrikelkavum nachgezeichnet wird. Die Papillarmuskeln werden dabei in der Regel in die EDA bzw. ESA mit eingeschlossen. In Anlehnung an Formel [1] wird die prozentuale Flächenänderung („fractional area change"; FAC) berechnet als:

$$FAC\,[\%] = \frac{EDA - ESA}{EDA} \times 100 \qquad (2)$$

Die FAC zeigt eine gute Korrelation mit der EF und eignet sich deshalb für die rasche Quantifizierung der linksventrikulären Auswurfleistung [6]. Normwerte für EDA, ESA und FAC sind in der Tabelle 1 angeführt, sowohl für transthorakale Untersuchungen an wachen Patienten als auch für transösophageale Untersuchungen an anästhesierten Patienten unter positiver Druckbeatmung [26]. Für andere auf der Intensivstation auftretende Szenarien wurden bisher keine Normwerte publiziert.

Der geübte Untersucher beurteilt die linksventrikuläre Auswurfleistung häufig nur qualitativ und beschreibt sie als normal, oder leicht, mittelschwer oder schwer eingeschränkt [4]. Da sich aus den Flächenmessungen aber noch weitere Informationen gewinnen lassen (Abschätzung der Vorlast, siehe unten), empfehlen wir zumindest die Messung und Dokumentation der EDA. Dies erleichtert die Verlaufsbeobachtung insbesondere bei wechselnden Untersuchern.

Viele moderne Echokardiographie-Geräte bieten die Möglichkeit der automatischen und kontinuierlichen Bestimmung von EDA, ESA und FAC mittels so genannter akustischer Quantifizierung mit „automated border detection". Obwohl diese Technik im experimentellen Umfeld gute Übereinstimmungen mit anderen Messmethoden zeigt [15], hat sie sich in der klinischen Praxis wenig bewährt. Sie setzt eine sehr gute Bildqualität voraus und kann nie die Erfahrung des Untersuchers ersetzen.

Die Analyse der regionalen Wandbeweglichkeit wird im Rahmen der echokardiographischen Ischä-

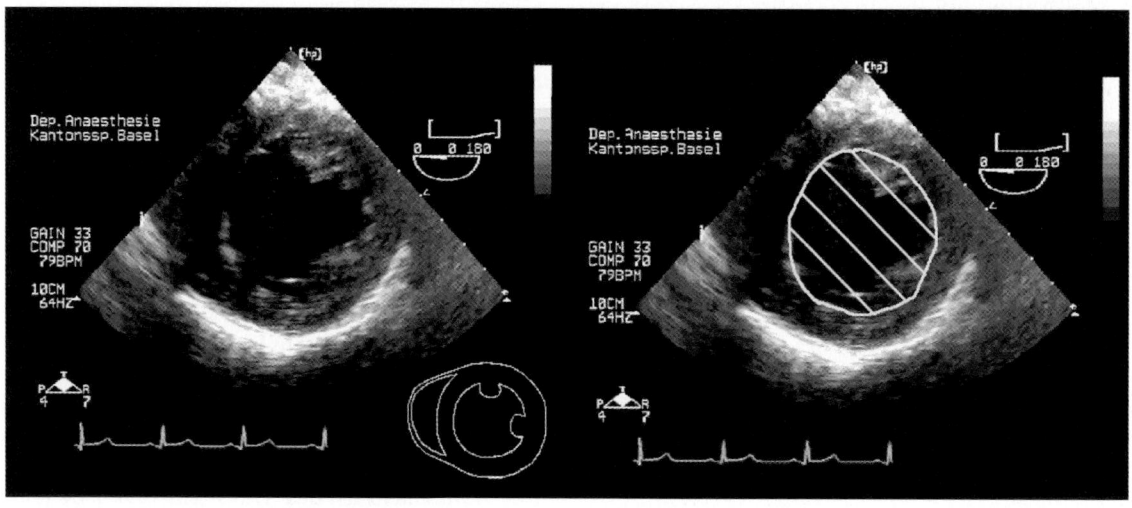

Abb. 1 Mitt-papillärer Kurzachsenschnitt des linken Ventrikels
Die Aufnahme entstand transösphageal. Schattiert dargestellt ist die end-diastolische Fläche = EDA

Tab. 1 Echokardiographische Normwerte [26, 28]

	Wacher Patient Spontanatmung	Anästhesierter Patient Positive Druckbeatmung
EDA [cm^2]	23 ± 4	15 ± 4
ESA [cm^2]	10 ± 3	6 ± 2
FAC [%]	57 ± 8	60 ± 7

Die Angaben verstehen sich als Mittelwerte und ihre Standardabweichungen. EDA = end-diastolische Fläche (area); ESA = end-systolische Fläche; FAC = fractional area change [Formel (2)]

miediagnostik in einem separaten Artikel besprochen.

Evaluation der Kontraktilität des linken Ventrikels

Die Geschwindigkeit und Ausmaß der Verkürzung der Myokardfasern während der Systole wird als Kontraktilität definiert. Die Methoden zur Beurteilung der Myokardkontraktilität (endsystolische Druck/Volumen Beziehung, durch Vorlast rekrutierbare Schlagarbeit und andere) erfordern eine stufenweise Veränderung der linksventrikulären Vorlast, sind sehr aufwändig und am Patientenbett nicht praktikabel.

Die globale linksventrikuläre Funktion (FAC) ist kein zuverlässiger Indikator der Kontraktilität, da sie stark von der linksventrikulären Nachlast beeinflusst wird. So kann ein Anstieg der FAC aufgrund einer Zunahme der Kontraktilität oder einer Abnahme der Nachlast (periphere Vasodilatation) erfolgen. Ein Abfall der FAC kann andererseits sowohl durch eine Abnahme der Kontraktilität (z. B. Myokardischämie) oder durch eine Zunahme der Nachlast (z. B. Aortenabklemmung) verursacht sein. Eine zuverlässige echokardiographische Abschätzung der Kontraktilität ist bei Vorliegen einer Mitralinsuffizienz möglich. Diese Methode beruht auf der Messung der mitralen Regurgitationsgeschwindigkeit [24], sprengt aber den üblichen Rahmen einer klinischen Herzultraschall-Untersuchung.

Evaluation der Nachlast des linken Ventrikels

Der Widerstand, den der Herzmuskel bei der Entleerung der Kammer zu überwinden hat, wird als Nachlast bezeichnet. Klinisch wird die Nachlast vereinfachend häufig dem systemarteriellen Gefäßwiderstand (SVR) gleichgesetzt, der aus mittlerem arteriellen Blutdruck (MAD), Zentralvenendruck (ZVD) und Herz-Minuten-Volumen (HZV) berechnet wird. Die Formel lautet:

$$SVR\ [\text{dyne s cm}^{-5}] = \frac{MAP - ZVD}{HZV} \times 80 \quad (3)$$

Das HZV wird in der Regel invasiv mit Hilfe eines Pulmonalarterienkatheters gemessen [29], kann aber auch echokardiographisch bestimmt werden. Für die echokardiographische Bestimmung des HZV berechnet man das Schlagvolumen aus der Differenz von EDV und ESV und multipliziert diesen Wert mit der Herzfrequenz; alternativ lässt sich das Schlagvolumen auch mittels Doppler-Echokardiographie abschätzen. Diese echokardiographischen Methoden erreichen allerdings nur sehr mäßige Übereinstimmungen mit der Thermodilutionsmethode des Pulmonalarterienkatheters, was ihren klinischen Nutzen in Frage stellt [3].

Die Gleichsetzung der Nachlast mit dem peripheren Gefäßwiderstand unterliegt einer starken – wenn auch klinisch nützlichen – Vereinfachung. Sie behandelt den Kreislauf analog einem elektrischen Gleichstromkreis und verwendet dazu die Ohm'sche Formel:

$$U = R \times I \quad (4)$$

wobei R dem Gefäßwiderstand, I dem Blutfluss (= HZV) und U dem Blutdruck entspricht.

Die gesamte pulsatile Komponente wird dabei außer Acht gelassen. Diese wird aber mit zunehmendem Alter immer wichtiger. Eine genauere Annäherung an die wahre Nachlast ist das Konzept der endsystolischen Wandspannung, der „Spannung" also, die der Herzmuskel zum Auswerfen des Blutes in das Gefässsystem aufbringen muss. Der myokardiale Sauerstoffverbrauch ist direkt von der Wandspannung abhängig. Eine gute Annäherung an die endsystolische Wandspannung gibt das „end-systolische Druck-Flächen Produkt", das man durch die Multiplikation des systolischen arteriellen Druckes (SBD) mit der end-systolischen Fläche (ESA) erhält [11].

$$\textit{End-systolisches Druck-Flächen-Produkt} \\ [\text{mmHg cm}^2] = SBD \times ESA \quad (5)$$

Je größer der linke Ventrikel am Ende der Systole bleibt und je höher der systolische Blutdruck ist, desto größer die linksventrikuläre Wandspannung und umgekehrt. Das Produkt eignet sich vor allem dazu, Veränderungen der Nachlast zu erfassen [11, 24].

Evaluation der Vorlast des linken Ventrikels

Der Dehnungszustand bzw. die Länge der Herzmuskelfasern am Ende der Diastole wird als Vorlast definiert. Die linksventrikuläre Auswurfleistung steigt mit zunehmender Dehnung der myokardialen Muskelfasern, d. h. zunehmender Vorlast, an (Frank-Starling-Gesetz). Die Vorlast kann anhand des links-

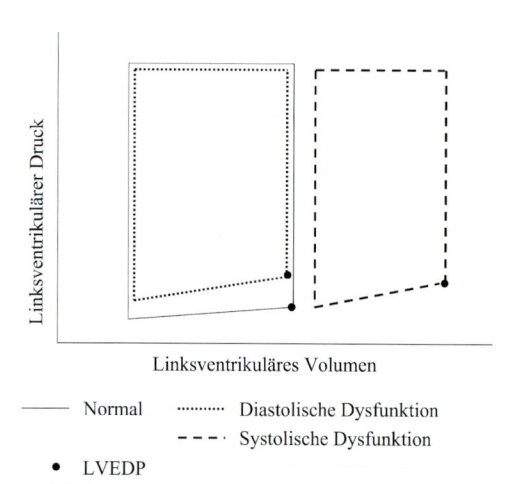

Abb. 2 Druck-Volumen-Kurve des linken Ventrikels bei Gesunden und bei Patienten mit Einschränkung der systolischen bzw. der diastolischen Globalfunktion. Der systolisch kompromittierte Ventrikel ist dilatiert und zeigt einen verzögerten Druckanstieg in der Frühsystole. Der diastolisch kompromittierte Ventrikel ist nicht dilatiert, zeigt aber einen verzögerten Druckabfall in der Frühdiastole. Beiden Situationen gemeinsam ist der gegenüber dem Gesunden erhöhte links-ventrikulär-endidiastolische Druck (LVEDP)

ventrikulär-enddiastolischen Drucks (LVEDP) oder des linksventrikulär enddiastolischen Volumens (LVEDV) abgeschätzt werden. Diese beiden Variablen stehen in einer nicht-linearen Beziehung zueinander, die von der Dehnbarkeit des Ventrikels (der so genannten Compliance) bestimmt wird (Abb. 2).

Der LVEDP kann außerhalb des Herz-Katheter-Labors nicht direkt gemessen werden. Klinisch verwenden wir deshalb häufig hämodynamische Parameter wie den pulmonal-kapillären Verschlussdruck oder den Zentralvenendruck als Annäherung an den LVEDP und zur Abschätzung der Vorlast. Leider korrelieren diese Parameter mit dem LVEDP insbesondere bei beatmeten Patienten mäßig bis schlecht [8, 14]. Diese Einschränkung gilt für das LVEDV nicht [10]. In der Klinik hat sich die Bestimmung der EDA als einfacher Parameter der Vorlast durchgesetzt. Noch aussagekräftiger als Absolutwerte ist die Veränderung der EDA im Laufe einer Operation oder im Laufe des Aufenthaltes auf der Intensivstation.

Die EDA soll wie oben beschrieben wenn immer möglich quantitativ erfasst und festgehalten werden. Ein erster qualitativer Eindruck der EDA lässt sich vor allem in der TOE rasch gewinnen, wenn man sich angewöhnt, die Untersuchung des mitt-papillären Querschnitt des linken Ventrikels immer mit der gleichen Tiefeneinstellung am Echokardiographie-Gerät zu beginnen. Wir verwenden dazu 10 cm. Wenn in dieser Einstellung beim Erwachsenen die ganze epikardiale Zirkumferenz des Ventrikels zur Darstellung kommt, ist der Ventrikel nicht dilatiert. Berühren sich die beiden Papillarmuskeln am Ende der Systole („kissing papillary muscles"), dann ist der Patient hypovoläm – unabhängig von den hämodynamischen Druckwerten. Diese Regel gilt allerdings bei Patienten mit ausgeprägter konzentrischer Hypertrophie des linken Ventrikels nur eingeschränkt. Außer durch Hypovolämie kann die end-systolische Obliteration des linken Ventrikels auch durch eine exzessive Steigerung der Kontraktilität bedingt sein. In jedem Fall muss die Klinik in die echokardiographische Beurteilung miteinbezogen werden.

Die Erfassung der Veränderungen der linksventrikulären Vorlast mit Hilfe der EDA ist bei bekanntem EDA-Ausgangswert recht zuverlässig [5]. Ist der Ausgangswert unbekannt, ist bei Herzkranken mit vorbestehender abnormaler Größe und Dehnbarkeit des linken Ventrikels die Beurteilung der Vorlast schwierig. In einer solchen Situation kann bei beatmeten Patienten die respiratorische Schwankung des linksventrikulären Schlagvolumens hilfreich sein. Dazu muss nicht das Schlagvolumen selber, sondern lediglich die Flussgeschwindigkeit im linksventrikulären Ausflusstrakt oder in der Aorta mit Doppler gemessen werden. Schwankt die Flussgeschwindigkeit während des Beatmungszyklus um ≥15%, ist der Patient mit großer Wahrscheinlichkeit hypovoläm (Abb. 3) [7].

Die Form und die Bewegungen des Vorhofseptums – zum Beispiel im Vier-Kammer-Blick – erlauben ebenfalls eine qualitative Abschätzung des Volumenstatus. Eine große Bewegungsamplitude (>10 mm) des Vorhofseptums während des Herzzyklusses ist ein Zeichen einer Hypovolämie, während ein starres Vorhofseptums, das sich gegen einen der Vorhöfe vorwölbt, bei einer Volumenüberlastung gefunden wird [22]. Auf der Konkavseite der Wölbung herrscht ein höherer Druck als auf der Konvexseite.

Evaluation der diastolischen Globalfunktion des linken Ventrikels

Die Diastole beginnt mit dem Verschluss der Aorten- bzw. Pulmonalklappe und endet mit dem Verschluss der Mitral- bzw. Trikuspidalklappe. Während der Diastole erschlafft der Ventrikel in einem aktiven, energieverbrauchenden Prozess. Kalzium-Ionen werden dabei aus dem Zytosol der Herzmuskelzellen zurück in das sarkoplasmatische Retikulum gepumpt. Der Erschlaffung (Relaxation) folgt die Füllungsphase. Im gesunden Herzen trägt die Vorhofkontraktion mit etwa 15% der LV-Füllung bei, bei Herzkranken mit niedriger Dehnbarkeit des linken Ventrikels kann dieser Anteil bis über 30% ansteigen. Dies erklärt die hämodynamische Instabilität nach akutem Auftreten von tachykardem Vorhofflimmern bei Patienten mit abnormaler diastolischer Funktion des linken Ventrikels. Der Druckverlauf im

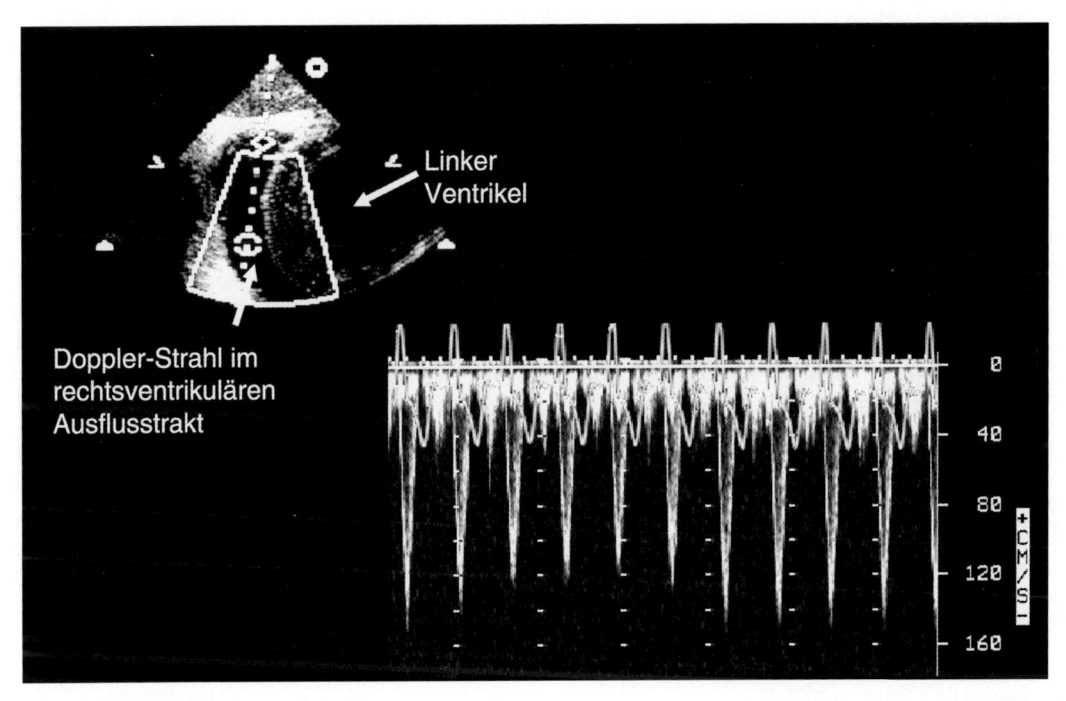

Abb. 3 Respiratorische Schwankungen des rechtsventrikulären Ausstromsignals. Zur Erfassung des rechtsventrikulären Ausstromsignales wird der Strahl des kontinuierlichen Dopplers (CW = continuous wave) Doppler möglichst parallel zum ausströmenden Blut platziert. In der TOE kann das wie hier dargestellt im transgastrischen Längsschnitt geschehen, wobei die Echosonde etwas nach rechts gedreht wird. Am linken unteren Bildrand kommen der rechtsventrikuläre Ausflusstrakt und die Pulmonlklappe zur Darstellung. Schwankt die Flussgeschwindigkeit während des Beatmungszyklus um ≥15%, ist der Patient mit großer Wahrscheinlichkeit hypovoläm

Ventrikel bei zunehmender Füllung wird von seiner Dehnbarkeit (Compliance) bestimmt. Unterschiede in Relaxation und Dehnbarkeit des Ventrikels sind dafür verantwortlich, dass der gleiche LVEDP bei einem Patienten mit einer hohen, bei einem anderen aber mit einer tiefen Vorlast einhergehen kann.

Rund ein Drittel aller Patienten mit klinischen Zeichen einer Herzinsuffizienz haben eine normale systolische aber eine eingeschränkte diastolische Funktion des linken Ventrikels. Diese diastolische Dysfunktion ist eine wichtige Ursache kardial bedingter Morbidität und Mortalität [21] und findet sich typischerweise bei Patienten mit arterieller Hypertonie oder mit einer Aortenklappenstenose sowie bei vielen Patienten mit koronarer Herzkrankheit. Erkrankungen des Herzens, die mit einer Einschränkung der systolischen Globalfunktion einhergehen, können zusätzlich von einer diastolischen Dysfunktion begleitet sein.

In der Klinik wird die diastolische Funktion nicht-invasiv mittels Doppler-Echokardiographie erfasst. Traditionellerweise stützte sich die echokardiographische Evaluation der diastolischen Funktion auf die Analyse des mitralen Einstroms (Abb. 4). Das Dopplersignal des Einstromprofils zeigt eine doppelgipflige Kurve. Der erste Teil des Einstromprofils wird als E, das zweite als A bezeichnet. In gewissen Situationen gibt der Quotient von E/A Hinweise auf die diastolische Funktion des linken Ventrikels: Ein E/A Verhältnis <1 findet sich bei diastolischen Funktionsstörungen, bei ausgeprägter Hypovolämie oder bei älteren Patienten, und ein E/A Verhältnis >2 bei diastolischen Funktionsstörungen mit erhöhtem LVEDP. Bei vielen Patienten erlaubt die Analyse des mitralen Einstroms jedoch keine schlüssige Beurteilung der diastolischen Herzfunktion, weil ein E/A Quotient zwischen 1 und 2 gefunden wird und dieser sowohl bei normaler diastolischer Funktion als auch bei diastolischer Dysfunktion vorliegen kann [20]. In dieser Situation bietet die Gewebe-Doppler-Untersuchung der Exkursion des Mitralklappenringes (Abb. 5) eine recht einfache Möglichkeit, einen Normalbefund vom Pathologischen [mit „Pseudonormalisierung" [20] des mitralen Einstroms] zu unterscheiden. Das abgeleitete Signal zeigt wiederum zwei diastolische Gipfel, der erste wird als E_a und der zweite als A_a bezeichnet. Diese Signale widerspiegeln jetzt aber nicht den Blutfluss durch die Mitralklappe, sondern die Bewegungen des Mitralklappenringes, und die Geschwindigkeiten sind entsprechend tiefer. Eine $E_a < 8$ cm s^{-1} wird als diastolische Funktionseinschränkung interpretiert [17, 27]. Dieser Wert ist vom zugrunde liegenden Herzrhythmus und der Herzfrequenz weitgehend unabhängig – ein

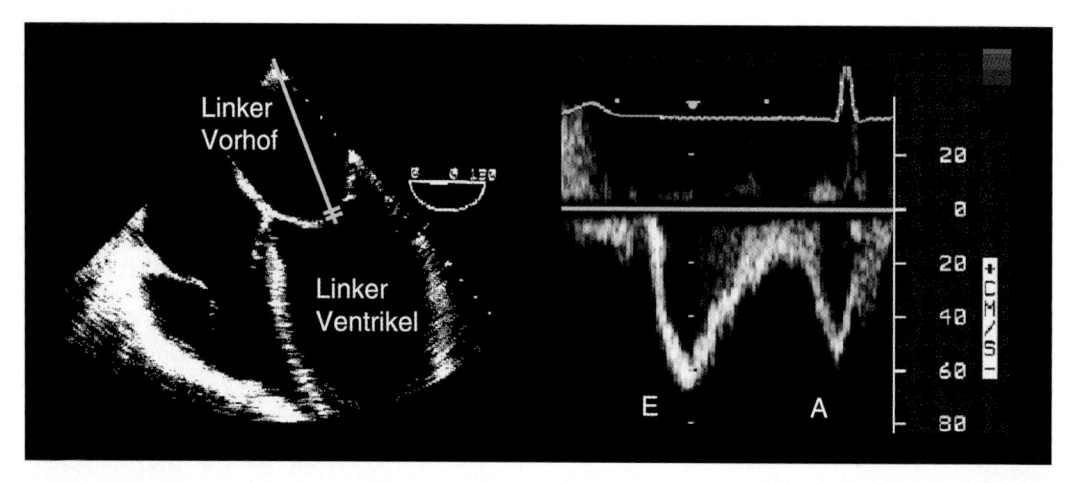

Abb. 4 Das mitrale Einstromsignal. Zur Erfassung des mitralen Einstromsignals mittels Dopplerechokardiographie wird die Messzelle des gepulsten Doppler Strahles (PW Doppler) im Vier- oder Zwei-Kammerblick zwischen die Spitzen der offenen Mitralsegel platziert. Das abgeleitete Signal ist beim Vorliegen eines Sinusrhythmus zweigipflig (E und A Welle). In der transthorakalen Echokardiographie erfolgt der Blutfluss zur Echosonde hin und wird per Konvention als positiv dargestellt. In der transösophagealen Echokardiographie ist die Sonde hinter dem Herzen platziert, der Blutfluss ist also von der Sode weg gerichtet und die Blutflussgeschwindigkeit per Konvention negativ. Frühdiastolisches (E) und spätdiastolisches (A) Geschwindigkeitsmaximum des transmitralen LV-Einstroms

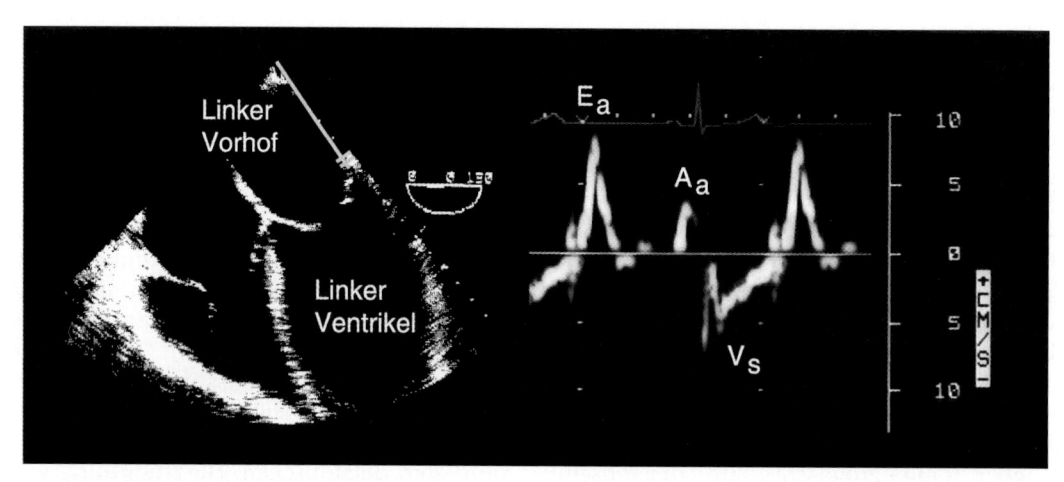

Abb. 5 Gewebe-Doppler-Untersuchung der Exkursion des Mitralklappenringes. Im Vier-Kammerblick wird die Messzelle des Dopplerstrahles im septalen oder lateralen Mitralring platziert und die Funktion „Gewebe-Doppler-Echokardiographie" („Tissue Doppler Echocardiography; TDI") des Echokardiographiegerätes aktiviert. (Falls eine solche Funktion nicht vorhanden ist, helfen folgende manuellen Geräteeinstellungen: gepulster (PW-) Doppler, Filter und Signalstärke (Gain) minimiert, Nyquist-Limite (Range) 10 bis 20 cms^{-1}.) Das abgeleitete Signal zeigt zwei diastolische Gipfel (E$_a$ und A$_a$). Das abgeleitete Signal widerspiegelt die Bewegungen des Mitralringes und zeigt einen systolischen Gipfel (V$_s$) und zwei diastolische Gipfel (E$_a$ und A$_a$). Die Geschwindigkeiten der Mitralring-Bewegungen sind deutlich tiefer als jene des mitralen Blutstromes. Eine Geschwindigkeit von E$_a$ < 8 cm s^{-1} wird als Zeichen einer diastolischen Funktionseinschränkung interpretiert. Frühdistolisches (E$_a$), spätdiastolisches (A$_a$) und systolisches (V$_s$) Geschwindigkeitsmaximum der Mitralklappenringebewegung

weiterer Vorteil dieser Technik. Der dritte Gipfel (V$_s$) verläuft den beiden diastolischen entgegengesetzt und wird durch die Kontraktion der longitudinal angeordneten Myokardfasern des Ventrikels verursacht (Abb. 5). Diese Kontraktion bewirkt eine systolische Abwärtsbewegung des Mitralannulus in Richtung Ventrikelspitze.

Die Bestimmungen von E und E$_a$ erlauben die Abschätzung des LVEDP: ein E/E$_a$ Verhältnis > 15 wird bei Patienten erhöhtem LVEDP gefunden (> 15 mmHg), während eine E/E$_a$ < 8 mit tiefem LVEDP einhergeht [16].

Ein vertieftes Eingehen in die Physiologie und Pathophysiologie der Diastole und ihre echokardiographische Erfassung ist im Rahmen dieses Übersichtsartikel nicht möglich. Das Literaturverzeichnis enthält aber entsprechende weiterführende Arbeiten [2, 9, 19, 20].

Die vollständige echokardiographische Untersuchung

Zur vollständigen Erfassung der kardialen Situation eines Patienten ist eine möglichst komplette und standardisierte echokardiographische Untersuchung notwendig [4, 25]. Im Minimum muss die Größe aller vier Herzkammern, die Funktion der Ventrikel sowie die Morphologie und Funktion der vier Herzklappen beurteilt werden. Die Ursachen hämodynamischer Instabilität bei intensivpflichtigen Patienten können vereinfachend in vier Kategorien eingeteilt werden: Füllungsverminderung bzw. -behinderung, schwere Veränderungen der Nachlast, Myokardversagen und dekompensierte oder akut aufgetretene Klappendysfunktionen. Tabelle 2 zeigt die dazu gehörigen typischen echokardopgraphischen Befunde des linken Ventrikels. Allerdings wird die Interpretation der echokardiographischen Befunde in der Akutsituation dadurch erschwert, dass sehr viele pathologische Befunde sowohl chronisch vorliegen können (zum Beispiel Einschränkung der systolischen Globalfunktion im Rahmen einer dilatativen Kardiomyopathie) oder aber im Rahmen des aktuellen Krankengeschehens akut entstanden sein können (zum Beispiel Einschränkung der systolischen Globalfunktion im Rahmen einer frisch aufgetretenen Myokardischämie). Entsprechend wichtig ist die Integration aller zur Verfügung stehender Informationen (Anamnese, hämodynamische Befunde, Volumentherapie, Blutverlust, chronische und aktuelle Medikation, Laborbefunde usw.) und die Verlaufsbeobachtung. Diese wird durch die Aufzeichnung einer möglichst standardisierten Bildfolge auf digitale Datenträger oder ein Videoband sowie das Verfassen eines kurzen schriftlichen Berichtes massiv erleichtert. Abbildung 6 zeigt ein Formular für einen solchen Minimalbericht, wie wir es in unserer Klinik verwenden.

Schlussfolgerungen

Die Echokardiographie erlaubt eine rasche und zuverlässige Beurteilung der linksventrikulären Funktion und ihrer Beteiligung and der hämodynamischen Instabilität. Eine umfassende Untersuchung mit Dokumentation in Wort und Bild ist Voraussetzung für eine optimale Nutzung der Methode und für spätere Verlaufskontrollen.

Antworten zu den Fragen auf S. 27

1. Die linksventrikulär-systolische Globalfunktion des Patienten A ist normal, die FAC beträgt 65%. Die linksventrikulär-systolische Globalfunktion des Patienten B ist schwer eingeschränkt, die FAC beträgt 16%.
2. Patient A ist hypovoläm. Der linke Ventrikel von Patient B ist dilatiert: ob dieser Zustand für diesen Patient einer Normo- oder Hypervolämie entspricht, kann aufgrund einer Einzeluntersuchung nicht entschieden werden.
3. Die vorliegenden Aufnahmen erlauben keine Aussagen über die diastolische Funktion. Die konzentrische Hypertrophie, wie sie beim Patienten A zur Darstellung kommt, ist allerdings häufig mit einer diastolischen Dysfunktion vergesellschaftet.
4. Eine echokardiographische Untersuchung soll im Minimum die Größe aller vier Herzkammern, die Funktion des linken wie des rechten Ventrikels und die Funktion der vier Herzklappen umfassen. Auf die Untersuchung des rechten Ventrikels, der regionalen Funktion des linken Ventrikels und die Untersuchung der Herzklappen wird in den folgenden Artikeln der Serie näher eingegangen werden.
5. Patient A wird von einer Volumengabe profitieren. Patient B benötigt positiv inotrop Medikamente, eventuell kombiniert mit einer vorsichtigen Volumengabe. Im Weiteren muss die Ursache der systolischen Funktionsstörung gesucht werden. Ist diese vorbestehend (zum Bespiel dilatative Kardiomyopathie) oder akut (zum Beispiel Myokardischämie)?

Tab. 2 Häufige Ursachen hämodynamischer Instabilität auf einer Intensivstation mit den dazu gehörigen typischen linksventrikulären Befunden

Pathologie	Linker Ventrikel	
	EDA	FAC
Füllungsverminderung oder -behinderung (z. B. Hypovolämie, Lungenembolie, Perikardtamponade)	⇓	⇔/⇑
Periphere Vasodilatation (z.B Anaphylaxie, Sepsis)	⇓	⇔/⇑
Myokard-Versagen (z. B. Myokardischämie, Dilatative Kardiomyopathie)	⇑	⇓
Klappendysfunktion, dekompensiert oder akut		
Aortenklappenstenose	⇔	⇓
Aortenklappeninsuffizienz	⇑	⇔/⇓
Mitralklappenstenose	⇓	⇔/⇑
Mitralklappeninsuffizienz	⇑	⇓/⇔/⇑

EDA end-diastolische Fläche (area); *FAC* fractional area change
Bemerkung: Je nach konkreter klinischer Situation (kardiale Situation vor der akuten Erkrankung, Begleiterkrankungen, eingeleitete therapeutische Massnahmen) können die Befunde im Einzelfall deutlich von obigen Angaben abweichen. Entscheidend ist die Berücksichtigung der individuellen Gesamtsituation

Universitätsspital Basel
Departement Anästhesie
Herzanästhesie/Leiter: PD Dr. M. Seeberger

Kurzbefund Transösophageale Echokardiographie

Untersuchungsdatum _____

Untersucher _____

Zeitpunkt ☐ Ende Op ☐ OIB ☐ _____

Sonde Nr. _____ Optical Disc Nr. _____ ☐ A ☐ B

Diagnose _____

Operation   ☐ AKB x _____   ☐ mit IMA   Revaskularisation: ☐ vollständig ☐ unvollständig
 ☐ Klappenersatz   ☐ AKE   ☐ MKE
 ☐ Klappenrekonstruktion   ☐ Mitralklappe   ☐ Tricuspidalklappe
 ☐ _____

Rechter Vorhof   ☐ unauffällig   ☐ pathologisch _____
Rechter Ventrikel
Füllungszustand   ☐ unauffällig   ☐ dilatiert   ☐ hypovolaem
Kinetik   ☐ unauffällig   ☐ pathologisch _____
Linker Vorhof   ☐ unauffällig   ☐ pathologisch _____
Linker Ventrikel
Füllungszustand   ☐ unauffällig   ☐ dilatiert   ☐ hypovoläm
Globalfunktion   ☐ unauffällig   ☐ leicht ☐ mittel ☐ schwer eingeschränkt
Kinetik   ☐ unauffällig   ☐ pathologisch (vgl. Schema)

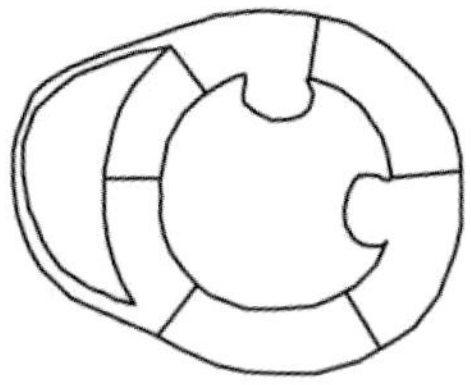

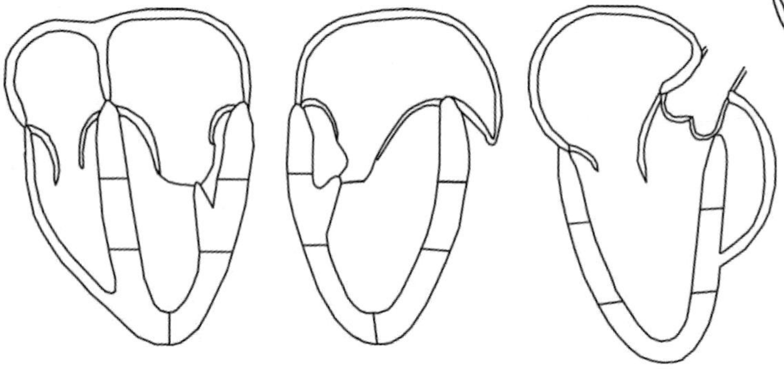

1: Normal
2: Leichte Hypokinesie
3: Schwere Hypokinesie
4: Akinesie
5: Dyskinesie
0: ungenügend darstellbar

Trikuspidalklappe   ☐ unauffällig   ☐ pathologisch _____
Pulmonalklappe   ☐ unauffällig   ☐ pathologisch _____
Mitralklappe   ☐ unauffällig   ☐ pathologisch _____
Aortenklappe   ☐ unauffällig   ☐ pathologisch _____
Pericard   ☐ unauffällig   ☐ pathologisch _____
Aorta   ☐ unauffällig   ☐ pathologisch _____

Kommentar
_____
_____
_____
_____

Abb. 6 Echokardiographiebericht
Formular für einen kurzen Echokardiographiebericht, wie wir es in unserer Klinik verwenden

Literatur

1. (1996) Task Force on Perioperative Transesophageal Echocardiography. Practice guidelines for perioperative transesophageal echocardiography. Anesthesiology 84:986–1006
2. (1998) How to diagnose diastolic heart failure. European Study Group on Diastolic Heart Failure. Eur Heart J 19:990–1003
3. Bettex DA, Hinselmann V, Hellermann JP, Jenni R, Schmid ER (2004) Transoesophageal echocardiography is unreliable for cardiac output assessment after cardiac surgery compared with thermodilution. Anaesthesia 59:1184–1192
4. Cheitlin MD, Armstrong WF, Aurigemma GP, Beller GA, Bierman FZ, Davis JL, Douglas PS, Faxon DP, Gillam LD, Kimball TR, Kussmaul WG, Pearlman AS, Philbrick JT, Rakowski H, Thys DM (2003) ACC/AHA/ASE 2003 guideline update for the clinical application of echocardiography: a report of the American College of Cardiology/American Heart Association Task Force on Practice Guidelines (ACC/AHA/ASE Committee to Update the 1997 Guidelines for the Clinical Application of Echocardiography). American College of Cardiology Web Site. Available at: www.acc.org/clinical/guidelines/echo/index_clean.pdf (kontrolliert 24. 2. 2005)
5. Cheung AT, Savino JS, Weiss SJ, Aukburg SJ, Berlin JA (1994) Echocardiographic and hemodynamic indexes of left ventricular preload in patients with normal and abnormal ventricular function. Anesthesiology 81:376–387
6. Clements FM, Harpole DH, Quill T, Jones RH, McCann RL (1990) Estimation of left ventricular volume and ejection fraction by two-dimensional transoesophageal echocardiography: comparison of short axis imaging and simultaneous radionuclide angiography. Br J Anaesth 64:331–336
7. Feissel M, Michard F, Mangin I, Ruyer O, Faller JP, Teboul JL (2001) Respiratory changes in aortic blood velocity as an indicator of fluid responsiveness in ventilated patients with septic shock. Chest 119:867–873
8. Fontes ML, Bellows W, Ngo L, Mangano DT (1999) Assessment of ventricular function in critically ill patients: limitations of pulmonary artery catheterization. Institutions of the McSPI Research Group. J Cardiothorac Vasc Anesth 13:521–527
9. Garcia MJ, Thomas JD, Klein AL (1998) New Doppler echocardiographic applications for the study of diastolic function. J Am Coll Cardiol 32:865–875
10. Greim CA, Roewer N, Apfel C, Laux G, Schulte am Esch J (1997) Relation of echocardiographic preload indices to stroke volume in critically ill patients with normal and low cardiac index. Intensive Care Med 23:411–416
11. Greim CA, Roewer N, Schulte am Esch J (1995) Assessment of changes in left ventricular wall stress from the end-systolic pressure-area product. Br J Anaesth 75:583–587
12. Heidenreich PA, Stainback RF, Redberg RF, Schiller NB, Cohen NH, Foster E (1995) Transesophageal echocardiography predicts mortality in critically ill patients with unexplained hypotension. J Am Coll Cardiol 26:152–158
13. Joseph MX, Disney PJ, Da Costa R, Hutchison SJ (2004) Transthoracic Echocardiography To Identify or Exclude Cardiac Cause of Shock. Chest 126:1592–1597
14. Kumar A, Anel R, Bunnell E, Habet K, Zanotti S, Marshall S, Neumann A, Ali A, Cheang M, Kavinsky C, Parrillo JE (2004) Pulmonary artery occlusion pressure and central venous pressure fail to predict ventricular filling volume, cardiac performance, or the response to volume infusion in normal subjects. Crit Care Med 32:691–699
15. Liu N, Darmon PL, Saada M, Catoire P, Rosso J, Berger G, Bonnet F (1996) Comparison between radionuclide ejection fraction and fractional area changes derived from transesophageal echocardiography using automated border detection. Anesthesiology 85:468–474
16. Ommen SR, Nishimura RA, Appleton CP, Miller FA, Oh JK, Redfield MM, Tajik AJ (2000) Clinical utility of Doppler echocardiography and tissue Doppler imaging in the estimation of left ventricular filling pressures: A comparative simultaneous Doppler-catheterization study. Circulation 102:1788–1794
17. Poelaert J (2002) Diagnosis of diastolic dysfunction: importance of spectral Doppler imaging. Anesth Analg 94:1043–1045
18. Poelaert J, Schmidt C, Colardyn F (1998) Transoesophageal echocardiography in the critically ill. Anaesthesia 53:55–68
19. Quinones MA, Otto CM, Stoddard M, Waggoner A, Zoghbi WA (2002) Recommendations for quantification of Doppler echocardiography: a report from the Doppler Quantification Task Force of the Nomenclature and Standards Committee of the American Society of Echocardiography. J Am Soc Echocardiogr 15:167–184
20. Rakowski H, Appleton C, Chan KL, Dumesnil JG, Honos G, Jue J, Koilpillai C, Lepage S, Martin RP, Mercier LA, O'Kelly B, Prieur T, Sanfilippo A, Sasson Z, Alvarez N, Pruitt R, Thompson C, Tomlinson C (1996) Canadian consensus recommendations for the measurement and reporting of diastolic dysfunction by echocardiography: from the Investigators of Consensus on Diastolic Dysfunction by Echocardiography. J Am Soc Echocardiogr 9:736–760
21. Redfield MM, Jacobsen SJ, Burnett JC, Jr., Mahoney DW, Bailey KR, Rodeheffer RJ (2003) Burden of systolic and diastolic ventricular dysfunction in the community: appreciating the scope of the heart failure epidemic. JAMA 289:194–202
22. Royse CF, Royse AG, Soeding PF, Blake DW (2001) Shape and movement of the interatrial septum predicts change in pulmonary capillary wedge pressure. Ann Thorac Cardiovasc Surg 7:79–83
23. Schiller NB, Shah PM, Crawford M, DeMaria A, Devereux R, Feigenbaum H, Gutgesell H, Reichek N, Sahn D, Schnittger I, Silverman NH, Tajik AJ (1989) Recommendations for quantitation of the left ventricle by two-dimensional echocardiography. American Society of Echocardiography Committee on Standards, Subcommittee on Quantitation of Two-Dimensional Echocardiograms. J Am Soc Echocardiogr 2:358–367
24. Schmidt C, Hinder F, Vvan Aken H, Poelaert J (2004) Global left ventricular function. In: Poelaert J, Skarvan K (eds) Transesophageal echocardiography in anaesthesia and intensive care, BMJ Books, London, pp 45–79

25. Shanewise JS, Cheung AT, Aronson S, Stewart WJ, Weiss RL, Mark JB, Savage RM, Sears-Rogan P, Mathew JP, Quinones MA, Cahalan MK, Savino JS (1999) ASE/SCA guidelines for performing a comprehensive intraoperative multiplane transesophageal echocardiography examination: recommendations of the American Society of Echocardiography Council for Intraoperative Echocardiography and the Society of Cardiovascular Anesthesiologists Task Force for Certification in Perioperative Transesophageal Echocardiography. Anesth Analg 89:870–884
26. Skarvan K, Lambert A, Filipovic M, Seeberger M (2001) Reference values for left ventricular function in subjects under general anaesthesia and controlled ventilation assessed by two-dimensional transoesophageal echocardiography. Eur J Anaesthesiol 18:713–722
27. Sohn DW, Chai IH, Lee DJ, Kim HC, Kim HS, Oh BH, Lee MM, Park YB, Choi YS, Seo JD, Lee YW (1997) Assessment of mitral annulus velocity by Doppler tissue imaging in the evaluation of left ventricular diastolic function. J Am Coll Cardiol 30:474–480
28. Weyman AE (1994) Principles and practice of echocardiography. 2nd ed. Philadelphia: Lea & Febiger
29. Zink W, Graf BM (2001) Pulmonaliskatheter [The pulmonary artery catheter]. Anaesthesist 50:623–642

Akute hämodynamische Instabilität drei Tage nach Hinterwandinfarkt

M. H. Hust, A. Wisbar,
H. Schmidt, J. Haas,
F. Al-Shajlawi, K. K. Haase

Medizinische Klinik, Kardiologische
Fachabteilung, Klinikum am Steinenberg
(Akadem. Lehrkrankenhaus
der Universität Tübingen),
Steinenbergstr. 31,
72764 Reutlingen, Germany

Eine 66-jährige Frau wird drei Tage nach bis dato unkompliziertem Hinterwandinfarkt (koronarangiographisch Verschluss der rechten Kranzarterie bei Rechtsversorgungstyp) mit akuter hämodynamischer Instabilität von einer Allgemeinstation auf die Intensivstation verlegt. Der RR liegt bei 86/45 mmHg, die Herzfrequenz bei 116/min; auskultatorisch findet sich ein neues früh-systolisches Herzgeräusch mit einem punctum maximum über Erb. Nach oraler Intubation und Beatmung zeigen sich bei der Notfall-Echokardiographie eine Hypokinesie der Hinterwand und ein hyperkinetischer Restventrikel; eine flottierende Struktur unterhalb der Mitralklappe im linken Ventrikel ermöglicht eine Verdachtsdiagnose, die mittels einer transösophagealen Echokardiographie bei 120° gesichert wird (s. Abb. 1 und Film 1).

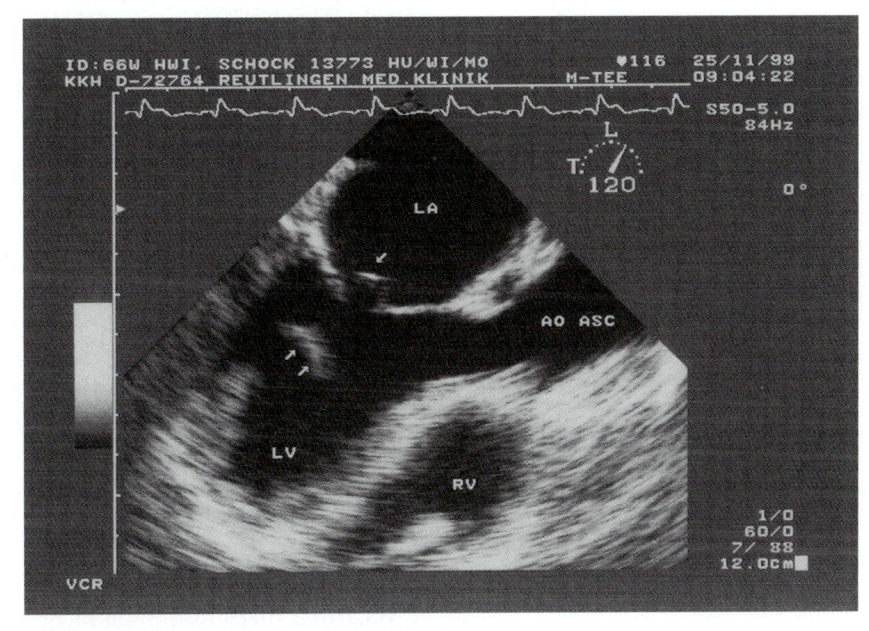

Abb. 1 AO ASC = Aorta thoracalis ascendens; LA = linker Vorhof; LV = linker Ventrikel; RV = rechter Ventrikel

Fragen (Antworten auf S. 49)
1. Wobei handelt es sich bei der Struktur (Doppelpfeile) im linken Ventrikel (LV), die sich systolisch (nach rechts oben) in Richtung Mitralklappe bewegt und diastolisch etwas nach links unten?
2. Der Einzelpfeil zeigt auf eine systolische Vorwölbung von Anteilen des vorderen Mitralsegels in den linken Vorhof (LA); was liegt vor?
3. Welche Maßnahmen sind umgehend erforderlich?

M. H. Hust
A. Wisbar
H. Schmidt
J. Haas
F. Al-Shajlawi
K. K. Haase

Ischämische hämodynamische Instabilität bei Intensivpatienten

Stellenwert der Echokardiographie

Dr. med. Martin H. Hust (✉)
Dr. med. Anette Wisbar
Dr. med. Henrik Schmidt
Dr. med. Jens Haas
Dr. med. Frank Al-Shajlawi
Prof. Dr. med. Karl Konstantin Haase
Medizinische Klinik
Kardiologische Fachabteilung
Klinikum am Steinenberg
(Akadem. Lehrkrankenhaus
der Universität Tübingen)
Steinenbergstr. 31
72764 Reutlingen, Germany

Hemodynamic instability caused by myocardial infarction in intensive care patients. Value of echocardiography

▶ **Summary** Hemodynamic instability due to ischemia in post-myocardial infarction patients remains a great challenge in intensive care medicine. The high mortality rates in these patients can be effectively reduced by bedside diagnostic procedures and subsequent therapy. The first choice of non-invasive imaging is transthoracic echocardiography (TTE), providing information about systolic and diastolic heart function, volume status, and typical complications following myocardial infarction. Moreover, TTE is very important to rule out non-ischemic pathophysiological conditions. In these patients, TTE may be limited by tachycardia, mechanical ventilation using positive end-expiratory pressure and other conditions. Transesophageal echocardiography (TEE) overcomes these problems by using an esophageal or gastric window. Thus, TTE and TEE have to be considered as complementary tools. An experienced investigator will be able to obtain valid information in most cases using TTE only, since newer echocardiographic systems include second harmonic imaging. Therefore, TEE as a semi-invasive and more time consuming method can be reserved for patients presenting with poor imaging conditions, or in whom a diagnosis could not be established by TTE alone. Both, TTE and TEE should be routinely available in modern intensive care units.

▶ **Key words** Hemodynamic – myocardial infarction – echocardiography – transesophageal echocardiography

▶ **Zusammenfassung** Die ischämische hämodynamische Instabilität nach Herzinfarkt ist unverändert eine große intensivmedizinische Herausforderung. Die hohe Mortalität der Betroffenen kann durch eine rasche, bettseitige Diagnostik und eine daraus resultierende konsequente Therapie reduziert werden. Die bildgebende, nicht-invasive Methode der ersten Wahl ist die Echokardiographie; sie gibt Auskunft über die systolische und diastolische Funktion des Herzens, über den Volumenstatus und über die typischen Infarktkomplikationen. Darüber hinaus leistet die Echokardiographie einen wichtigen Beitrag zu den klassischen Differentialdiagnosen. Bei Intensivpatienten unterliegt die TTE mitunter Einschränkungen durch erschwerte Schallbedingungen wie Tachykardie oder Tachyarrhythmie, unzureichende Lagerungs- oder Kooperationsfähigkeit des Patienten, mechanische Beatmung mit positivem end-exspiratorischem Druck und Lungenüberblähung, Verbände, Drainagen usw. Die TEE mit Schallfenster Ösophagus oder Magen umgeht diese Probleme. Auch bezüglich der diagnostischen Schwerpunkte sind die TTE und TEE als sich ergänzende Verfahren anzusehen. Ein erfahrener Untersucher wird in aller Regel, insbesondere unter Verwendung der neuen Echokardiographie-Gerätegeneration mit ‚harmonic imaging', verlässliche Informationen allein schon mit der TTE erhalten; so kann die semi-invasive und etwas zeitaufwändigere (den wachen Schockpatienten möglicherweise belastende) TEE reserviert werden für unklare Diagnosen oder auch schlecht schallbare Beatmungspatienten. Auf jeder Intensivstation sollten beide Echokardiographieverfahren routinemäßig zur Verfügung stehen.

▶ **Schlüsselwörter** Hämodynamik – Herzinfarkt – Schock – Echokardiographie – transösophageale Echokardiographie

---

• **Film 1:** Schock bei Z.n. Vorder- und Hinterwandinfarkt (apikaler Zweikammerblick). Das mittlere und das basale anteriore Segment (rechts) sowie das basale inferiore Segment sind deutlich hypokinetisch; die apikalen Segmente und das mittlere inferiore Segment sind akinetisch. EF ~15%. Kugeliger 1,5×1 cm messender mobiler Thrombus im linken Ventrikel.

• **Film 2:** Vorderwandinfarkt mit mäßig großem Aneurysma der LV-Spitze (apikaler Vierkammerblick). Systolische Dyskinesie von Aneurysma und einem breitbasig aufsitzendem Thrombus. Der Thrombus ist relativ frisch (mit echoarmen Anteilen). Spontaner Echokontrast im Restventrikel.

• **Film 3:** Vorderwandinfarkt mit großem Aneurysma der LV-Spitze (apikaler Vierkammerblick). Systolische Dyskinesie von Aneurysma und einem breitbasig aufsitzendem Thrombus. Ausgeprägter spontaner Echokontrast im Restventrikel als Surrogat der Thrombophilie.

• **Film 4:** Großes Pseudoaneurysma (oben) nach Vorderwandspitzeninfarkt (apikaler Vierkammerblick). Typisch der große Aneurysmabauch im Vergleich zum Aneurysmahals. Befund operativ bestätigt.

• **Film 5:** Vorder- und Hinterwandinfarkt mit Vorderwandaneurysma (AN) (subkostale Anlotung). Kugelige Deformierung des linken Ventrikels (LV). Hämodynamisch ungünstige, ausgeprägte intraventrikuläre Asynchronie mit stark verzögerter Kontraktion der Posterolateralwand. Mitralringdilatation; unzureichende Öffnung der Mitralklappe. LA = linker Vorhof; RV = rechter Ventrikel.

• **Film 6:** Gleicher Patient wie in Film 5; mittelschwere Mitralklappeninsuffizienz.

• **Film 7:** Papillarmuskelabriss mit systolischem Prolaps des anterioren Mitralsegels und des rupturierten Köpfchens in den linken Vorhof. Sinustachykardie, hyperkinetischer Restventrikel.

• **Film 8:** Schock bei sehr großem linksseitigen Pleuraerguss mit subtotaler Atelektase der linken Lunge, die wie die Schwanzflosse eines Wals (‚Flunke') im Pleuraerguss schwimmt.

• **Film 9:** Lungenembolie mit frei flottierendem wurmförmigem Thrombus im rechten Vorhof (links) und rechten Ventrikel (rechts)

• **Film 10:** Offenes Foramen ovale (PFO) mit links-atrial flottierendem Thrombus ‚in flagranti'

• **Film 11:** Aortendissektion (Typ A) mit wenigmobilen (oben links) und hochmobilen Dissektionsmembranen (Mitte rechts).

Einleitung

Als *kardiale Ischämie* bezeichnet man eine unzureichende Durchblutung des Herzens infolge mangelnder arterieller Blutversorgung über die Koronararterien. Der daraus resultierende Sauerstoffmangel führt zur Funktionseinbuße (Relaxations- und Kontraktionsstörung) sowie bei länger anhaltender Sauerstoffnot zur Nekrose des Myokards (Herzinfarkt).

Die *hämodynamische Instabilität* (Hypotension und Schock) ist eines der häufigsten schwerwiegenden Probleme bei kritisch Kranken. *Schock* ist definiert als ein pathophysiologischer Zustand mit reduzierter Gewebeperfusion und somit unzureichender Sauerstoffabgabe im Gewebe. Ein Schock wird verursacht durch eine akute 20- bis 25%ige Reduktion des Blutvolumens (‚preload-shock'), durch Aktivierung zahlreicher Mediatoren beim Sepsis-Syndrom, durch Anaphylaxie oder wie beim kardiogenen Schock durch eine kritische Abnahme des Herz-Index. Bei ischämischer, hämodynamischer Instabilität haben die transthorakale Echokardiographie (TTE) und die semi-invasive transösophageale Echokardiographie (TEE) einen sehr hohen Stellenwert.

Kardiogener Schock bei Herzinfarkt

Der kardiogene Schock ist definiert als ein Zustand unzureichender Organperfusion infolge einer kardialen Dysfunktion. Der häufigste Grund ist ein Herzinfarkt mit Pumpversagen mit und ohne weitere infarkttypische Komplikationen.

Der kardiogene Schock tritt in 6 bis 7% aller Patienten mit akutem Herzinfarkt innerhalb von 24 h auf. Bei Patienten mit Herzinfarkt und Schock ist der Abfall des Herz-Index unter 2,5 l/min/m^2 meist bedingt durch einen größer als 40%igen Verlust der kontraktilen Masse des linken Ventrikels. Meist liegen eine Hauptstammerkrankung (16%) oder eine Dreigefäßerkrankung (53%) vor, ST-Elevationsinfarkte (STEMI), häufiger größere Vorderwandinfarkte oder Infarktrezidive. Die Mortalität des kardiogenen Schocks liegt trotz neuerer aggressiverer Therapiemaßnahmen bei 55 bis 75%.

Systolische Dysfunktion und Echokardiographie

Systolische Funktionsstörungen des linken Ventrikels beruhen auf segmentalen oder diffusen *Wandbewegungsstörungen* (Tab. 1) durch eine akute oder chronische Ischämie (mit oder ohne Herzinfarkt) oder durch Bildung von Narbengewebe nach abgelaufenem Infarkt. Im chronischen Infarktstadium resultieren bei transmuraler Infarktausdehnung transmurale Narbenplatten, bei nicht-transmuralen (meist kleineren Infarkten) sogenannte Innenschichtfibrosen. Die Echogenität von ausgebildeten Narben ist bei der TTE oder TEE vermehrt im Vergleich zum normalen Myokard. Während früher angenommen wurde, dass akinetische Areale des linken Ventrikels nach Infarkt immer durch Nekrosen oder Narben bedingt seien, ist inzwischen bekannt, dass die Dysfunktion der betroffenen Segmente teilweise (insbesondere im Randbereich) oder in einzelnen Fällen auch komplett reversibel sein kann. Zwei wichtige Begriffe sind hier zu nennen: ‚Stunning' und ‚Hybernating'.

‚Stunned myocardium' (angeschlagenes Myokard) kann vorliegen, wenn eine kurze Phase einer Myokardischämie (z.B. Koronarverschluss mit rascher Wiedereröffnung und konsekutiver Reperfusion durch Lyse oder Ballondilatation) zu einer vorübergehenden, aber reversiblen Schädigung führt; Stunning geht mit einer post-ischämischen Dysfunktion des linken Ventrikels (LV) einher mit potentieller, spontaner Normalisierung während der nächsten Tage oder Wochen. Stunning liegt häufig im Randbereich der Kernzone eines Herzinfarktes (Nekrosezone) vor. Klinisch ist an Stunning insbesondere auch dann zu denken, wenn im EKG ein nicht-transmuraler Herzinfarkt vorliegt ohne R-Verlust, im Echokardiogramm aber eine komplette Akinesie/Dyskinesie des korrespondierenden Wandsegmentes auffällt.

‚Hybernating myocardium' (überwinterndes Herzmuskelgewebe) kann im Versorgungsgebiet einer Koronararterie mit einer höhergradigen Stenose auftreten; der reduzierte Blutfluss ermöglicht zwar noch ein Überleben des Gewebes (Strukturstoffwechsel), aber nicht den energetisch aufwändigeren Funktionsstoffwechsel (Kontraktion). Das Wissen um ‚stunned' und ‚hybernating myocardium' ist von großer Bedeutung für die Prognose der Patienten und die weitere Therapie nach Herzinfarkt. Bedingt durch Stunning oder Hybernating wird somit nicht selten im Echokardiogramm die Infarktgröße aufgrund einer Akinesie, Hypokinesie oder sogar einer Dyskinesie mit und ohne Aneurysma überschätzt und somit fälschlicherweise noch vitales Myokard als infarziert angesehen.

Eine ACC/AHA/ASE Task Force gab 2003 eine Klasse-I-Empfehlung bezüglich des Einsatzes der Echokardiographie zur Größenbestimmung eines Herzinfarktes heraus [6]. Zur standardisierten Beurteilung und vergleichbaren Dokumentation von Wandbewegungsstörungen, zum Beispiel nach Herzinfarkt, hat sich das *16-Segment-Modell* bewährt [3]. Unter Verwendung der klassischen echokardiographischen Schnittebenen werden dabei insgesamt 16 Segmente des linken Ventrikels beurteilt bezüglich der oben erwähnten Wandbewegungsstörungen. Die Analyse der Wandbewegungsstörungen erfolgt klassisch visuell mittels des B-Bildes und des M-Modes. Beim M-Mode-Verfahren werden die Echos eines einzigen Schallstrahles hoher Frequenz von den unterschiedlichen Herzstrukturen reflektiert und auf dem Monitor in Abhängigkeit von der Zeit dargestellt; die Methode dient z.B. der Diameter- und Dickenbestimmung von Herzhöhlen und Herzwänden und der Beurteilung schneller Bewegungen. Beim B-Bild-Verfahren werden multiple Einzelstrahlen in rascher Folge sektorförmig in das Herz gesendet; die reflektierten Ultraschallwellen ermöglichen ein zweidimensionales Schnittbild.

Der echokardiographisch wichtigste, globale Funktionsparameter zur Beurteilung des linken Ventrikels ist die *Ejektionsfraktion (EF)*. Die EF benennt den Anteil des Blutvolumens in Prozent, welcher in der Systole ausgeworfen wird; das diastolische Blutvolumen wird dabei als 100% angesehen. Die Einschränkung der

Tab. 1 Wandbewegungsstörungen

1. Normokinesie: normale systolische Einwärtsbewegung der Kammerwand; normale systolische Dickenzunahme
2. Hypokinesie: unzureichende Einwärtsbewegung; reduzierte Dickenzunahme
3. Akinesie: fehlende systolische Einwärtsbewegung; fehlende Dickenzunahme
4. Dyskinesie: systolische Auswärtsbewegung; fehlende Dickenzunahme oder aber Dickenabnahme
5. Aneurysma: diastolische Aussackung des linken Ventrikels mit zusätzlichen Zeichen der Dyskinesie
6. Hyperkinesie: kompensatorische vermehrte Einwärtsbewegung und Dickenzunahme gesunder Herzabschnitte gegenüber von Wandabschnitten mit schwerer Kontraktionsstörung

EF kann leichtgradig (45–55%), mittelgradig (30–45%) oder hochgradig (<30%) sein (Film 1). Der Untersucher kann auch mit relativ wenig Übung die EF mit hinreichender Genauigkeit visuell abschätzen („eyeballing"), um daraus klinische Schlussfolgerungen zu ziehen. Fehleinschätzungen der EF kommen insbesondere bei unzureichender Endokarddarstellung vor; bei großem linkem Ventrikel wird die EF tendenziell unterschätzt; beachtet werden muss weiter, dass das Schlagvolumen bei einem großen linken Ventrikel trotz schlechter EF höher sein kann als bei kleinem linken Ventrikel mit deutlich besserer EF.

Die EF darf aber keineswegs isoliert betrachtet werden, um eine hämodynamische Instabilität einzuschätzen; die klinische Erfahrung zeigt, dass es viele Patienten in der chronischen Infarktphase mit einer EF deutlich unter 20% gibt, die den Alltag bei Vermeiden größerer körperlicher Belastungen über viele Jahre gut bewältigen; u. a. muss die begleitende diastolische Funktion berücksichtigt werden. In der SHOCK-Studie bei Patienten mit gesichertem kardiogenem Schock fand sich innerhalb von 36 h nach Infarkt eine unerwartet hohe mittlere EF von 31% [22]. Dies erklärt sich dadurch, dass bei sehr vielen der Patienten der Post-Infarkt-Schock nicht mit einer zu erwartenden peripheren vaskulären Widerstandserhöhung einhergeht, sondern eher mit einer Vasodilatation und dies auch trotz Therapie mit Vasopressoren [10].

Auch bei einer hämodynamisch relevanten Mitralklappeninsuffizienz kann die EF trotz eingeschränkter Kontraktilität hochnormal sein, da ein größerer Teil des Blutvolumens in das Niederdrucksystem des linken Vorhofes regurgitiert wird. Bei relevanter Mitralklappeninsuffizienz spricht somit eine normale EF schon für eine deutlich eingeschränkte Ventrikelfunktion. In der SHOCK-Studie war die EF ein unabhängiger Prädiktor des Verlaufes bei Schock und Herzinfarkt: bei Patienten mit einer EF <28% war die 1-Jahresüberlebensrate bei 24% (versus 56% bei höherer EF).

Zusammenfassend sind somit eine herabgesetzte EF sowie erhöhte systolische und diastolische LV-Parameter, eventuell verbunden mit einer Abrundung der LV-Spitze, Hinweise auf eine reduzierte systolische Pumpfunktion. Der linke Ventrikel dilatiert kompensatorisch bei Abnahme der Kontraktilität, um mit Hilfe einer erhöhten Vorlast seine Kontraktionsreserve zu erhöhen (Frank-Starling-Mechanismus) [7].

Diastolische Dysfunktion und Doppler-Echokardiographie

Etwa ein Drittel aller Patienten mit einer Linksherzinsuffizienz hat eine dominant diastolische Dysfunktion, also eine überwiegende Störung der Füllung

Tab. 2 Graduierung der diastolischen Dysfunktion

DFS (Grad)	Normale diastolische Funktion	1. abnorme Relaxation	2. Pseudonormalisation	3. Restriktion
LVEDP (mmHg)	=	=	(↑)	↑↑–↑↑↑
E/A	Altersnormal	<1, Altersabnormal	Pseudonormal	Meist >2
Valsalva-Versuch	–	–	E<A	E/A ↑
MDZ (ms)	Altersnormal	=, ↑	=, ↑	↓–↓↓
PV (cm/s)	S≥D	S≥D	S<D	S≪D
Diast. Mitralfluss				
Syst./diast. Lungenvenenfluss				

A = atriale Füllungswelle des Mitraleinstroms; D = diastolische Geschwindigkeit des Pulmonalvenenflusses; DFS = diastolische Funktionsstörung; E = frühe („early") Füllungswelle des Mitraleinstroms; LVEDP = links-ventrikulärer enddiastolischer Druck; MDZ = Mitraldezelerationszeit; PV = Pulmonalvenenfluss; S = systolische Geschwindigkeit des Pulmonalvenenflusses.
Die Mitralflüsse entsprechen einer TTE-Ableitung mit apikaler Schnittführung, d.h. die Flüsse gehen zum Schallkopf hin; bei einer TEE zeigen die E- und A-Wellen spiegelbildlich zu dieser Darstellung nach unten, da die Flüsse von der TEE-Sonde weggerichtet sind

des linken Ventrikels [26]. Der pathophysiologische Hintergrund und die exakte Doppler-echokardiographische Diagnostik sind anspruchsvoll; aus diesem Grund sei auf spezielle Übersichtsarbeiten hingewiesen [12, 20]. Dennoch gehört zweifelsohne die Evaluierung der diastolischen Dysfunktion bei Patienten mit kardiogenem Schock zur klinischen Routine, lassen sich doch wichtige Informationen, z.B. recht verlässliche Hinweise auf einen erhöhten pulmonal-kapillären Verschlussdruck (PCWP), sehr einfach und schnell erhalten.

Das normale *Mitralflussmuster* entspricht bei Sinusrhythmus einer frühdiastolischen Füllungswelle E und einer zweiten atrialen Füllungswelle A. Von großer klinischer Bedeutung ist die Messung der *Mitraldezelerationszeit (MDZ)*, also der Zeit in ms gemessen von der Spitze des E-Gipfels bis zum Schnittpunkt einer Tangente am abfallenden Schenkel der E-Welle mit der Null-Linie. Bei erhöhtem links-ventrikulärem enddiastolischem Druck (LVEDP), somit erhöhtem links-atrialem Druck (und konsekutiv vermehrtem PCWP), wird der frühe Mitralfluss diastolisch brüsk unterbrochen, was mit einer Verkürzung der MDZ unter 140 ms einhergeht; Werte bis 30 ms sind möglich. Bei Vernarbung des linken Ventrikels oder im Rahmen einer schweren Ischämie kann sich der linke Ventrikel nicht diastolisch harmonisch dilatieren, was unbehandelt meist zur Verkürzung der MDZ führt. Eine verkürzte MDZ deutet somit (außer bei Jugendlichen) auf eine schwere diastolische Dysfunktion im Sinne einer Restriktion hin mit deutlicher PCWP-Steigerung. Die sehr einfach zu messende verkürzte MDZ hat sich darüber hinaus in mehreren Studien als negativ-prognostischer Parameter bezüglich Mortalität, z.B. bei Patienten mit Herzinfarkt [24] gezeigt.

Ein weiterer wichtiger und einfach zu erhebender Messwert ist der *Lungenvenenfluss*, der mit Geräten der neuen Generation bei etwa 80% der Probanden transthorakal und in 100% transösophageal abgeleitet werden kann. Der normale Lungenvenenfluss besteht aus einem systolischen Vorwärtsfluss S und einem diastolischen Vorwärtsfluss D; außer bei Kindern und Jugendlichen ist normalerweise S>D. Ein im Vergleich zu D vermindertes oder gar fehlendes S ist in aller Regel ein ‚eyeball index' für eine PCWP-Steigerung [11]. Eine höhergradige Mitralklappeninsuffizienz (Grad III oder IV) führt darüber hinaus nicht nur zu einem Fehlen von S, sondern zusätzlich zu einer spätsystolischen Regurgitation in die Lungenvenen [23].

Typische Herzinfarktkomplikationen/ besondere Verlaufsformen

Vielfältige mechanische Komplikationen können nach einem Herzinfarkt mit einer hämodynamischen Instabilität einhergehen.

Ein klassisches *Aneurysma*, also eine diastolische Aussackung der Ventrikelwand, tritt viermal häufiger bei Vorder- als bei Hinterwandinfarkt und in 8 bis 15% aller Infarktpatienten auf. Echokardiographisch zeigt sich bei dünner (fibröser) Wand des Aneurysmabereiches ein glattes Endokard und bezüglich der Wandbewegung eine Akinesie oder auch Dyskinesie. Insbesondere Vorderwandinfarkte sind problematisch, da sie einerseits häufiger mit Thromben kompliziert sind, und andererseits das Aufklappen der Ventrikelspitze zu einer erheblichen Zunahme der Gesamtventrikelgröße führen kann (Filme 2 u. 3). Aneurysmen können sich nach einem Infarkt im Laufe von Tagen oder Wochen (‚Remodeling') entwickeln, durchaus nicht selten aber auch schon beim akuten Infarkt nachweisbar sein. Die negative hämodynamische Bedeutung eines Aneurysmas erklärt sich durch verschiedene Faktoren: Ausfall kontraktiler Wandabschnitte, Vergrößerung des LVEDVs und des LVESVs mit konsekutivem Anstieg der Wandspannung und des PCWPs, mögliche Entwicklung einer relevanten Mitralklappeninsuffizienz, aber auch mit einem paradoxen, systolischen Bluteinstrom in das Aneurysma (Pendelblut innerhalb des Ventrikels) (Abb. 1). Letztgenanntes Phänomen ist weniger bekannt, aber bei jedem Vorderwandaneurysma mittels Farbdoppler-Echokardiographie nachweisbar.

Die *Ruptur des interventrikulären Septums* ereignet sich bei etwa 2% aller Patienten mit akutem Herzinfarkt, meist innerhalb von drei bis fünf Tagen. Bei Vorderwandinfarkten liegt der Defekt meist im apikalen Septum, bei inferioren Infarkten meist basal. Die Defekte sind entweder klein, irregulär und serpingiös, oder es liegt ein transmurales Loch vor mit einer Ausdehnung von bis zu mehreren Zentimetern. Klinisch entsteht je nach Defektgröße und davon abhängiger Größe des Links-Rechts-Shunts häufig ein Schockzustand mit biventrikulärer Herzinsuffizienz und ein shunt-bedingtes neues Herzgeräusch. In der zwei-dimensionalen Echokardiographie kann der Defekt bei etwa 40% der Patienten direkt gesehen werden (Abb. 2), mittels Farbdoppler-Echokardiographie werden alle Defekte anhand des turbulenten Jets durch das interventrikuläre Septum in den rechten Ventrikel sicher erkannt [25]. Das optimale Management der Patienten ist abhängig vom klinischen Bild; bei kardiogenem Schock ist die Letalität ohne Notfall-Operation praktisch 100%. Eine verzögerte elektive Operation ist möglich, falls kein Schockzustand vorliegt; eine rapide Verschlechterung

Abb. 1 Vorderwandinfarkt mit Aneurysma. Rechte Bildhälfte zeigt systolischen Vorwärtsfluss (Pfeil; rot-kodiert) in das Aneurysma bei gleichzeitiger Mitralklappeninsuffizienz (MI). Linke Bildhälfte demonstriert Farb-M-Mode mit lang in der Systole anhaltendem Vorwärtsfluss (Pfeile) in das Aneurysma. LA = linker Vorhof; LV = linker Ventrikel; MV = Mitralklappe; RA = rechter Vorhof; RV = rechter Ventrikel

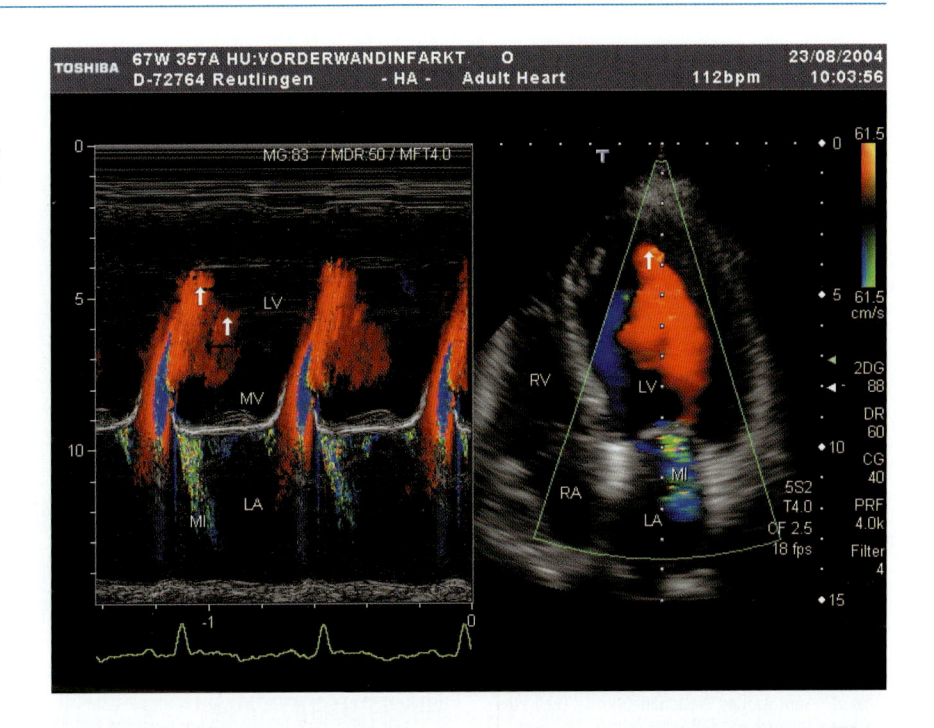

Abb. 2 Vorderwandinfarkt mit Ventrikelseptumperforation. Die rechte Bildseite zeigt das Aneurysma (AN) mit der Perforation (Pfeil), die linke Bildhälfte den turbulenten Fluss (gelb-blau-kodiert) durch die Perforation in den rechten Ventrikel (RV). LA = linker Vorhof; LV = linker Ventrikel; RA = rechter Vorhof

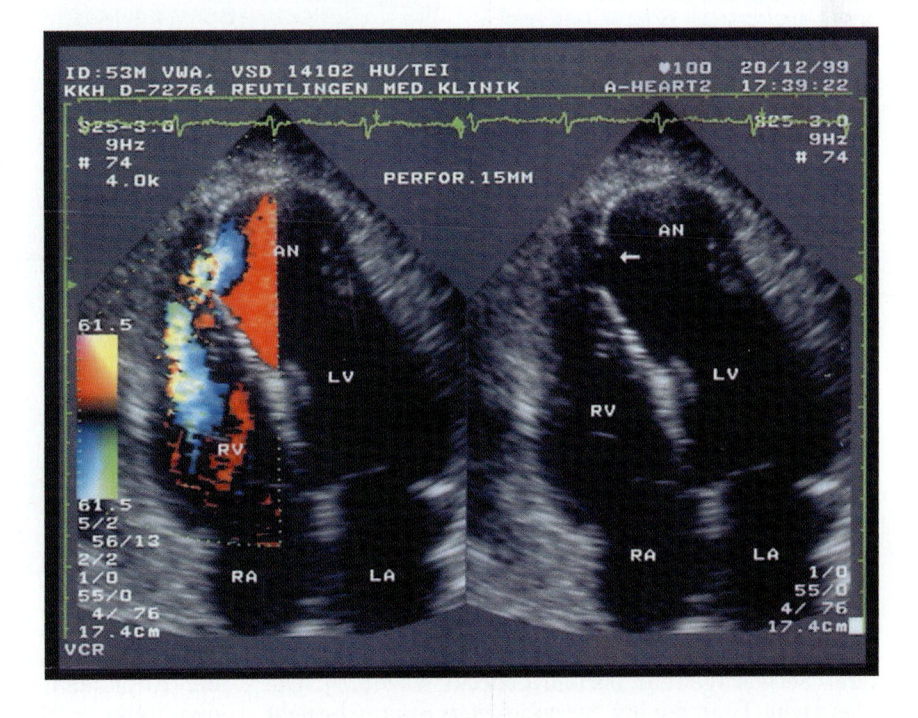

durch Ausweitung der Ruptur ist jedoch bei diesen Patienten jederzeit möglich.

Die Inzidenz der *freien Ventrikelruptur* liegt nach Infarkt bei etwa 1%. Dramatisch verläuft die komplette Ruptur der freien linksventrikulären Wand mit plötzlichem, profundem Schock bei Rechtsherzinsuffizienz, häufig elektromechanischer Entkoppelung und raschem Tod. Die Notfallechokardiographie zeigt eine zirkuläre Herzbeuteltamponade mit regelhaft etwa 300 ml Blut im Herzbeutel; das Blut im Herzbeutel stellt sich bei einigen Patienten stark echogen (Abb. 3), bei anderen aber auch völlig echoarm dar. Inkomplette oder subakute Rupturen können entstehen, wenn eine fuchsbauartige diffuse, aber umschriebene Ruptur stattfindet oder wenn die Rupturstelle durch einen organisierten Thrombus

Abb. 3 Herzruptur (TEE 0°); echogener Perikarderguss (PE); partielle Kompression des rechten Ventrikels (RV). LA = linker Vorhof; LV = linker Ventrikel

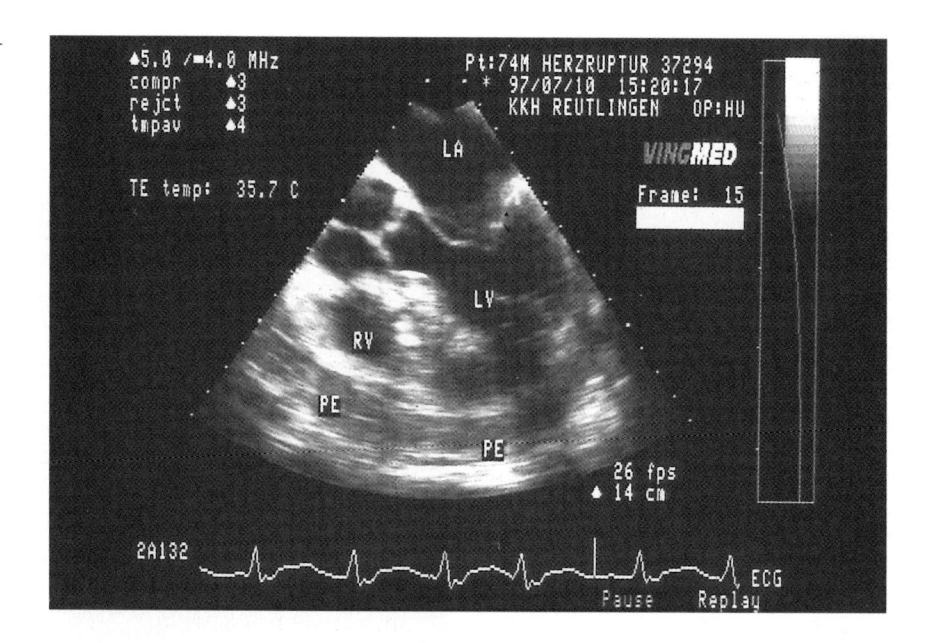

Abb. 4 Sehr großes Pseudoaneurysma (AN) von der Lateralwand des linken Ventrikels (LV) ausgehend; Aneurysma-Hals kleiner als Aneurysmabauch. LA = linker Vorhof; RA = rechter Vorhof; RV = rechter Ventrikel

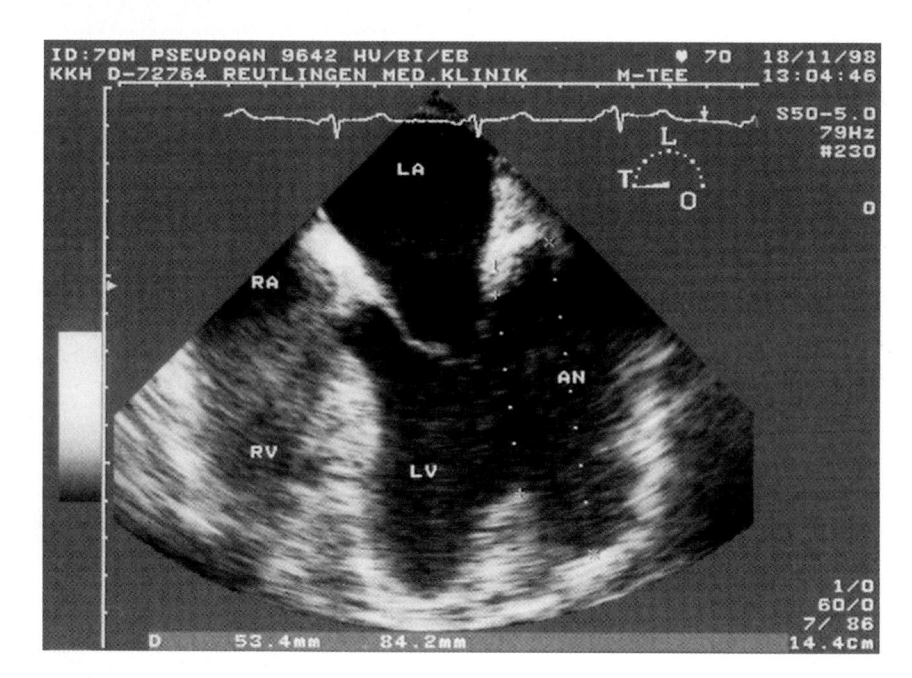

oder Perikardgewebe partiell gedeckt wird [21]. Die klassische Therapie bei der subakuten Ruptur besteht in Volumengabe bei Schock, Perikardiozentese mit Einlegen eines zentralen Venenkatheters in Seldinger-Technik und sofortiger Notfall-Operation; die Langzeit-Überlebensrate wurde in einer Studie mit 33 Patienten mit 48% angegeben [18]. In unserem Krankengut sahen wir einen Patienten mit partieller Ruptur des linken Ventrikels nach Infarkt; die Ruptur war nicht transmural, sondern betraf lediglich etwa 50% der Wand vom Endokard ausgehend; nach Absetzen der Antikoagulation und Senken des Blutdruckes in den unteren Normbereich war schon am nächsten Tag die 4 mm breite Rupturstelle komplett durch Thromben ausgekleidet. Der weitere Verlauf war komplikationslos. Bei einem 74-jährigen, nicht operablen Patienten gelang es uns, die subakute Herzruptur bei Hinterwandinfarkt durch Legen einer Perikarddraina-

---

Für die Abdruckgenehmigung der Abb. 3 und 4 sei dem ecomed verlag gedankt (siehe Literatur-Zitat [12])

ge und Ablassen von insgesamt 1,5 l Blut während der nächsten 24 h, Senken des Blutdruckes auf untere Normwerte und Verzicht auf Antikoagulantien konservativ dauerhaft zu stabilisieren (Abb. 3).

Führt eine freie Ventrikelruptur nach Herzinfarkt in einen Anteil des Perikardsacks, der nicht verklebt ist, bei sonstiger perikardialer Adhäsion, so resultiert ein linksventrikuläres *Pseudoaneurysma*. Dieses ist charakterisiert durch eine dritte Kammer im Perikardsack, welche nicht von Endokard, Myokard, myokardialem Narbengewebe, epikardialem Fettgewebe oder epikardialen Koronararterien umgeben ist. Typisch aber oft nicht sicher diagnoseweisend ist der relativ enge Aneurysmamund und der weite Aneurysmabauch, hierauf baut die echokardiographische Diagnose (Abb. 4; Film 4). Die größte Übersichtsarbeit mit 290 beschriebenen Fällen [8] zeigt die Ätiologie der Pseudoaneurysmen auf: Herzinfarkte 55% (27% Hinterwand, 13% Vorderwand, 15 keine genaue Angabe), herzchirurgische Operationen 33%, Trauma 7%; selten sind entzündliche Erkrankungen mit 5% [29]. Häufig finden sich Spontankontrast und Thromben im Pseudoaneurysma. Die Mortalität ist durch Linksherzinsuffizienz, ventrikuläre Arrhythmien und Spontanruptur des Pseudoaneurysmas (Risiko 30 bis 45%) hoch, weswegen in aller Regel eine Operationsindikation besteht.

Die akute *Mitralklappeninsuffizienz* (MI) im Rahmen eines Herzinfarktes ist bedingt durch eine ischämische Papillarmuskeldysfunktion, eine Papillarmuskel- oder Chordaruptur, eine linksventrikuläre Dilatation mit Mitralringdilatation oder ein wahres Aneurysma (Filme 5 u. 6). Die Papillarmuskeldysfunktion ist häufiger bei inferioren Infarkten mit einer echokardiographisch nachweisbaren Akinesie oder Dyskinesie proximal des posteromedialen Papillarmuskels; daraus resultiert eine unzureichende Koaptation der Mitralsegel. Entscheidend ist also nicht die Infarzierung des Papillarmuskels selbst, sondern die Wandbewegungsstörung des umgebenden Ventrikelgewebes. Eine Mitralringdilatation im Rahmen einer Dilatation des linken Ventrikels geht ebenso mit einer Koaptationsunfähigkeit der Mitralsegel einher. Die echokardiographische Beurteilung des Schweregrades einer MI ist an anderer Stelle ausführlich beschrieben [12]. Nach einer Studie mit 1485 Patienten mit akutem Herzinfarkt fand sich eine leichte MI (Grad I und II) bei 14%, eine mäßige und schwere MI (Grad III und IV) bei 3% [17]. In der SHOCK-Studie hatten von 169 Patienten mit akutem Infarkt und Schock 39% eine MI Grad III oder IV mit einer 1-Jahresmortalität von 58%. Im Vergleich dazu lag die Mortalität in der Gruppe ohne oder mit nur leichter MI bei 31% [22].

Die *Papillarmuskelruptur* ist in aller Regel bedingt durch eine Nekrose des Kopfes des posteromedialen Papillarmuskels. Dieser Papillarmuskel wird meist nur von einem Koronargefäß versorgt (Ramus interventrikularis posterior); der anterolaterale Papillarmuskel ist sechs- bis zwölfmal seltener betroffen wegen seiner dualen Blutversorgung (Ramus interventrikularis anterior und Ramus circumflexus). Diese Komplikation tritt meist zwei bis sieben Tage nach akutem Hinterwandinfarkt auf. Nicht selten hat ein Papillarmuskel zwei oder mehrere Köpfchen; somit kann die Ruptur partiell (bei Abriss von nur einem Köpfchen) oder aber komplett sein. Da beide Papillarmuskeln Chordae tendineae zu beiden Mitralsegeln abgeben, liegt echokardiographisch immer ein partieller Mitralsegelabriss vor („flail mitral leaflet") mit erratischer Bewegung des Segels und des rupturierten Köpfchens (Abb. 5; Film 7). In 35% der Fälle prolabiert das Köpfchen systolisch nicht in den linken Vorhof (Abb. 6), sondern verbleibt fixiert durch Chordae im linken Ventrikel [19]. Gerade bei letzteren Patienten kann die Diagnose evtl. transthorakal nicht gestellt werden; die TEE ist dann die Methode der Wahl mit einer Sensitivität von 100%. Der beste TEE-Schnitt ist transgastrisch (90 bis 120°), wobei der posteromediale Papillarmuskel transducernahe und der anterolaterale transducer-fern im rechten Winkel zum Schallstrahl dargestellt werden. Darüber hinaus liegt häufig ein hyperdynamer linker Ventrikel vor als Resultat der partiellen systolischen Ventrikelentleerung in das Niederdrucksystem des linken Vorhofes. Die meist sehr schwere MI wird im Farbdoppler-Echokardiogramm häufig deutlich unterschätzt wegen eines exzentrischen Jets, eines kleinen, nicht-komplianten linken Vorhofes, der meist deutlichen Tachykardie und des relativ geringen systolischen Druckgradienten zwischen dem linken Ventrikel (bei Schock) und dem linken Vorhof (bei akut hohem Vorhof-Druck). Die Mortalität ohne Operation (Klappenersatz oder Rekonstruktion) liegt innerhalb von 24 h bei 50%, weswegen eine Notfall-Operation angestrebt werden sollte (Operationsmortalität ~20%) [19]. Selten kann eine Ruptur eines rechtsventrikulären Papillarmuskels vorkommen.

Ein isolierter *Rechtsherzinfarkt* ist selten; jedoch liegt bei etwa einem Drittel der inferioren Herzinfarkte (positive Infarktzeichen in den EKG-Ableitungen II, III, aVF) eine Rechtsherzbeteiligung vor. Diese Infarkte betreffen in typischer Weise die inferiore, posteriore und septale LV-Wand sowie die posteriore, freie rechtsventrikuläre Wand. Koronarangiographisch liegt meist eine – bei großen Rechtsherzinfarkten proximale – Läsion der rechten Koronararterie vor. Das zusätzliche rechts-präkordiale EKG zeigt in der Akutphase eine infarkt-typische ST-Streckenhebung in V4R bis V6R. Bei vielen Patienten liegt häufig akut nur eine Ischämie des rechten Ventrikels und keine eigentliche Myokardnekrose

Abb. 5 Ruptur des posteromedialen Papillarmuskels; die rechte Bildhälfte zeigt das Köpfchen (Pfeil) systolisch in den linken Vorhof (LA) prolabierend, die linke Bildseite den Prolaps des posterioren Mitralsegels (Pfeil). AV = Aortenklappe; LV = linker Ventrikel; RV = rechter Ventrikel

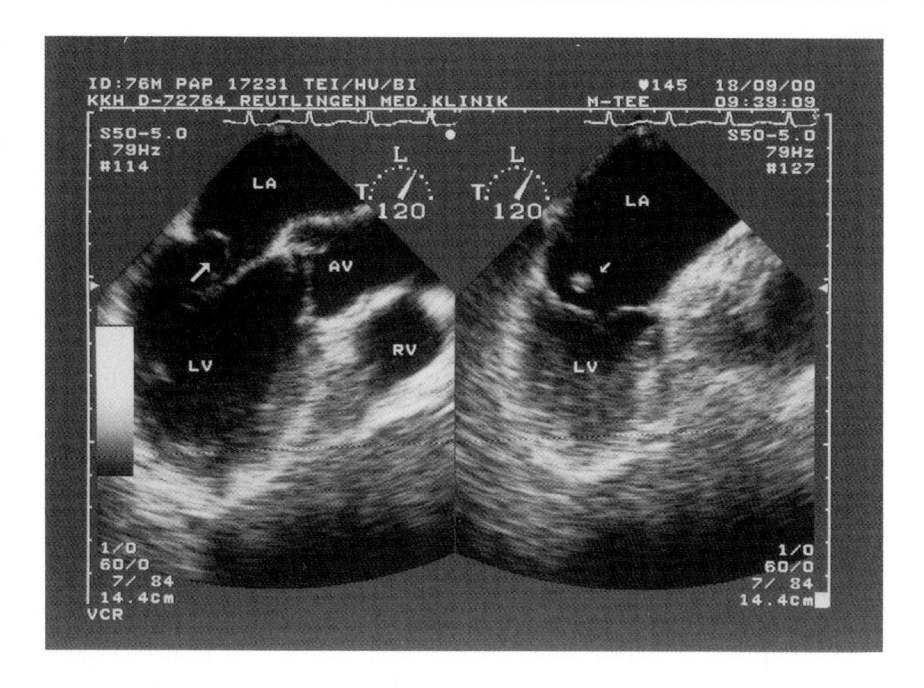

Abb. 6 Ruptur des posteromedialen Papillarmuskels (Pfeile); begleitender Prolaps des anterioren Mitralsegels. AO ASC = Aorta ascendens; AV = Aortenklappe; LA = linker Vorhof; LV = linker Ventrikel; RV = rechter Ventrikel

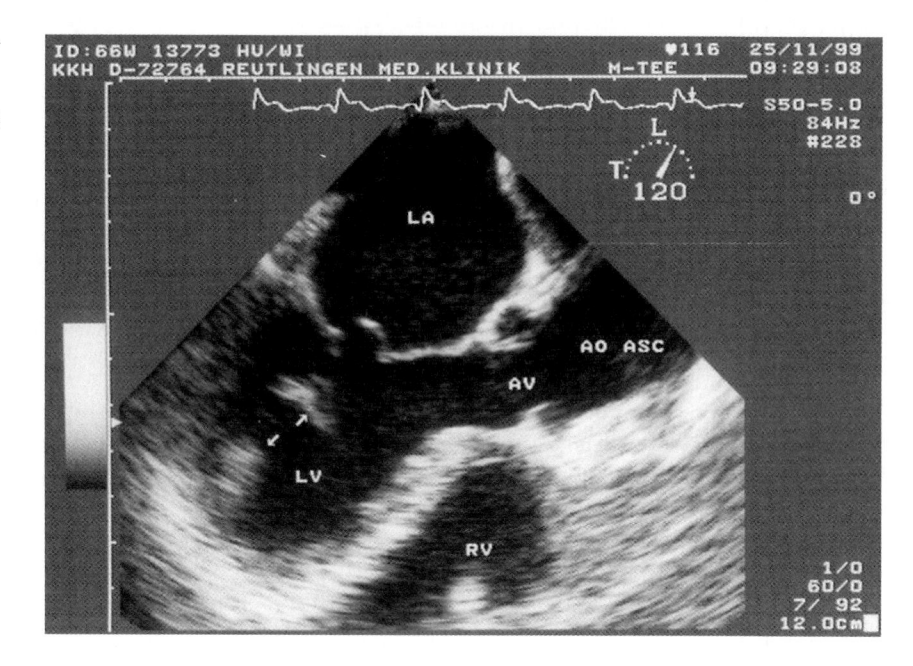

vor, da der rechte Ventrikel weniger empfindlich ist für eine Sauerstoffnot; beim rechten Ventrikel besteht ein geringerer Sauerstoffverbrauch wegen der kleineren Muskelmasse im Vergleich zum linken Ventrikel, eine diastolische und systolische Koronarperfusion und eine stärkere Kollateralbildung im Vergleich zum linken Ventrikel [9].

Klinisch zeigt sich ein signifikanter Rechtsherzinfarkt häufig mit Hypotension, gestauten Halsvenen und gelegentlich Schock bei fehlender Lungenstauung. Die typischen echokardiographischen Befunde beinhalten neben dem oben beschriebenen Hinterwandinfarkt eine Vergrößerung des rechten Ventrikels mit oder ohne segmentale Wandbewegungsstörungen, eine verminderte Bewegung der rechtsventrikulären Basis, eine Stauung der Vena cava inferior und ggf. eine Trikuspidalinsuffizienz durch Trikuspidalring-Dilatation. Bei Hypotonie und Schock sind die möglichst baldige Wiedereröffnung des okkludierten Koronargefäßes und eine kontrollierte Volumengabe unter Vermeidung einer Lungenstauung, falls ineffektiv zusätzlich Dobutamin, sinnvoll.

Vorlastsenker (z. B. Nitrate) sollten vermieden werden. Wird der Rechtsherzinfarkt überlebt, so erholt sich die rechtsventrikuläre Funktion innerhalb von Tagen bis wenigen Monaten in bis zu 82% der Patienten [5].

Zusätzlich zu den bislang beschriebenen Möglichkeiten der Echokardiographie müssen bei Patienten mit zu vermutendem kardiogenem Schock routinemäßig weitere Fragen bettseitig geklärt werden. Nicht selten liegen ein ein- oder beidseitiger *Pleuraerguss* (Film 8) oder ein *Perikarderguss* vor. Neben der Semiquantifizierung und Beurteilung der hämodynamischen Relevanz ist ggf. eine Drainage der Ergüsse erforderlich. Eine gestaute und nicht atemvariable *Vena cava* spricht für eine Rechtsherzinsuffizienz, eine flache oder spontan kollabierte Vena cava für einen möglichen Volumenmangel.

Differentialdiagnose des Herzinfarktes mit Schock

Ein neueres, sehr interessantes Krankheitsbild mit vielen Ähnlichkeiten zum akuten Vorderwandinfarkt wurde während der letzten Jahre erstmals von japanischen Kardiologen beschrieben: das *links-ventrikuläre apikale Ballooning* (Tako-Tsubo-Kardiomyopathie) [1, 27]. Die diagnostischen Kriterien sind in Tabelle 3 dargestellt. Die genaue Ätiologie des Krankheitsbildes ist unklar. Emotionaler oder körperlicher Stress werden regelhaft als Triggerfaktoren gesehen. Signifikante Koronarstenosen liegen nicht vor und Koronarspasmen lassen sich bei den Patienten nicht regelhaft auslösen. Außerdem entspricht das betroffene apikale Gebiet nicht dem Perfusionsbereich einer einzelnen Koronararterie. Die Häufigkeit wird in der Literatur mit 1,2% aller akuten Koronarereignisse angesehen. Ein Lungenödem tritt in 22% auf, ein kardiogener Schock in 15% [27]. Die lävokardiographisch oder echokardiographisch fassbaren Wandbewegungsstörungen in der Akutphase bilden sich regelhaft innerhalb von drei Wochen zurück, Rezidive sind möglich.

Hämodynamisch relevante *Lungenembolien* können nicht selten mit Synkopen oder einem rechtsventrikulären Schock einhergehen und sind immer differentialdiagnostisch zu bedenken. Die klassischen Zeichen in der TTE und TEE bei einer mehr als 25%igen Verlegung der Lungenstrombahn sind die rechtskardiale Dilatation, Hypo- und Akinesie des rechten Ventrikels, paradoxe Septumbewegung, Verkleinerung des linken Ventrikels, Dilatation der Pulmonalarterien, pulmonale Hypertonie und Stauung der V. cava mit fehlender Atemvariabilität. Darüber hinaus lassen sich nicht selten frei flottierende oder schon wand-adhärente Thromben (Abb. 7; Film 9) im rechten Herzen, in den zentralen Abschnitten der Pulmonalarterien [13] oder sehr selten auch Thromben als paradoxe Embolie in einem offenen Foramen ovale (PFO) nachweisen [14] (Film 10). Es ist von klinischer Relevanz bei Lungenembolien mittels Kontrast-TTE oder -TEE nach einem PFO zu schauen; die Prognose bei einer Lungenembolie kann durch ein PFO mit konsekutivem Rechts-Links-Shunt signifikant verschlechtert werden. In einer Arbeit mit 85 Patienten mit akuter Lungenembolie lag die arterielle Sauerstoffspannung ohne gleichzeitiges PFO bei 62 ± 16 mmHg und mit PFO bei 55 ± 14 mmHg. Ohne PFO wurden 23% katecholamin- oder reanimationspflichtig, hingegen 48% mit PFO [16].

Eine *Aortendissektion* im Bereich der proximalen Aorta thorakalis (Film 11) mit Koronarbeteiligung kann zu Herzinfarkten führen; ein Schock in dieser Situation kann darüber hinaus durch eine akute Aortenklappeninsuffizienz, eine kardiale Tamponade oder eine Aortenruptur bedingt sein.

An eine *Myokarditis* ist besonders dann zu denken, wenn sich jüngere Patienten mit monophasischen Kammerendteilveränderungen im EKG präsentieren, ohne dass eine Zuordnung zu einem Hinter- oder Vorderwandinfarkt möglich ist. Weiter sprechen für eine Myokarditis, wenn keine klassischen Risikofaktoren für eine koronare Herzerkrankung vorliegen oder die kardiale Symptomatik im Rahmen einer Infektionserkrankung aufgetreten ist. Es zeigen sich echokardiographisch segmentale, regionale oder auch globale Wandbewegungsstörungen, ggf. eine schwere Mitralklappeninsuffizienz. Bei mildem Verlauf liegen häufig echokardiographische Normalbefunde vor. Eine fulminante Myokarditis geht meist mit einer normalen enddiastolischen Größe des linken Ventrikels und einem entzündlich verdickten Ventrikelseptum einher, die klassische akute Myokar-

Tab. 3 Apikales Ballooning – diagnostische Kriterien

Hauptkriterien:	1) Reversible ballon-artige Wandbewegungsstörung der links-ventrikulären Spitze mit kompensatorischer Hyperkontraktilität basaler Segmente 2) ST-T-Segment-Alterationen im EKG ähnlich einem akuten Herzinfarkt
Nebenkriterien:	1) Physikalischer oder emotionaler Stress als Trigger 2) Limitierte Elevation von Herzenzymen 3) Brustschmerz
Ausschlusskriterien:	1) Ischämisches myokardiales Stunning 2) Subarachnoidalblutung 3) Phäochromozytom-Krise 4) Akute Myokarditis 5) Tachysystolische Kardiomyopathie

(Nach [1])

Abb. 7 Fulminante Lungenembolie; wurmförmiger Thrombus (T) im Transit frei im rechten Vorhof (RA) flottierend. IVC = inferiore Vena cava

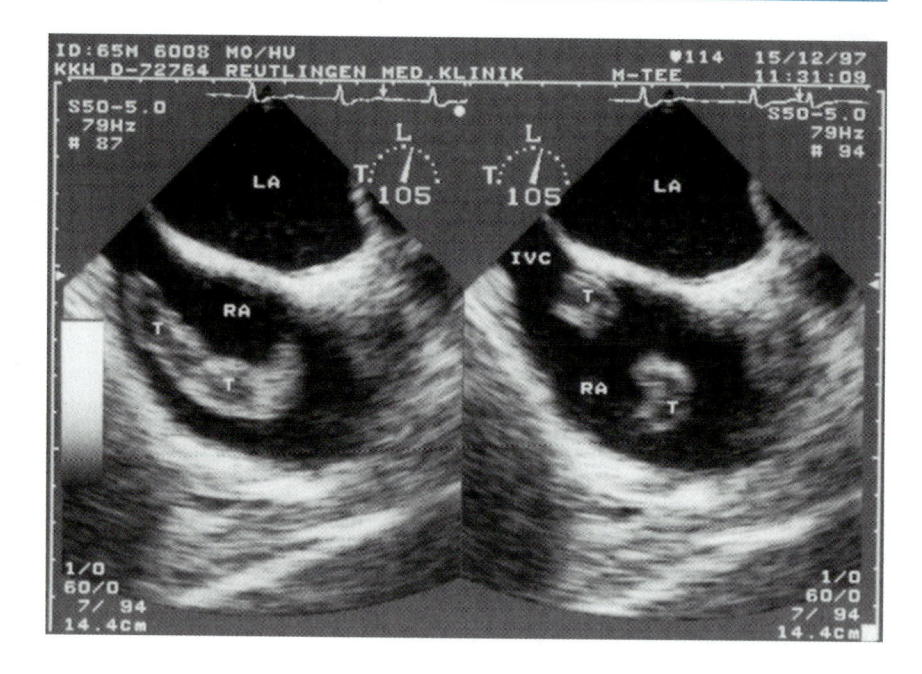

ditis eher mit einer Dilatation des linken Ventrikels und nicht mit einer Septumhypertrophie. Schwere Verlaufsformen führen zum Schock und Tod.

Weitere Schockursachen müssen im Rahmen eines Herzinfarktes bedacht werden: hämorrhagischer Schock im Rahmen einer Thrombolyse, einer Antikoagulantientherapie oder einer arteriellen Blutung nach Linksherzkatheteruntersuchung, Schock durch Kathetersepsis, Schock trotz kleinerem Infarkt durch begleitende hochgradige Klappenfehler wie z. B. bei Aortenklappenstenose, Schock durch negative Inotropie von β-Rezeptorenblockern, Schock durch bradykarde oder tachykarde Rhythmusstörungen.

Therapeutische Aspekte

Die hohe Mortalität des kardiogenen Schocks nach Herzinfarkt erfordert eine konsequente, medikamentöse und technisch-aggressive Strategie [2].

Das Volumenmanagement kann mittels der Echokardiographie (Beurteilung der diastolischen Funktion, Weite der V. cava) oder mittels Swan-Ganz-Katheter optimiert werden; der optimale PCWP (meist 15–20 mmHg) ist jener Wert, der das höchste Herzminutenvolumen sichert bei einer SaO_2 von über 90%.

Die intraaortale Ballonpumpe (IABP) wird zusammen mit einer raschen Wiedereröffnung des betroffenen Koronargefäßes als effektivste Strategie empfohlen (Klasse I). Diese Maßnahme ist bei allen Patienten mit akutem Herzinfarkt und Schock, der nicht rasch auf pharmakologische Maßnahmen anspricht oder bei Patienten mit schwerer MI und Ventrikelseptumruptur sinnvoll [2].

Ein Wiedereröffnen der infarkt-verursachenden Koronararterie verbessert bei Patienten mit kardiogenem Schock die Prognose erheblich: bei eröffnetem Gefäß lag die Hospitalmortalität bei 33% versus 75% bei nicht eröffnetem Gefäß [4]. Die primäre perkutane koronare Intervention (PCI) gilt als Methode der Wahl. In der SHOCK-Studie mit 276 Patienten, die einer PCI unterzogen wurden, lag die Mortalität bei TIMI Grad 3 (normaler Koronarfluss), Grad 2 (verzögerter Fluss) oder Grad 0/1 (fehlender oder minimaler Fluss) bei 33, 50 und 86% [28]. Eine primäre PCI ist bei Patienten mit 1- und 2-Gefäßerkrankung zu bevorzugen, eine sofortige aorto-koronare Bypass-Operation ggf. bei Hauptstammstenose oder schwerer 3-Gefäßerkrankung in Erwägung zu ziehen.

Antworten zu den Fragen auf S. 37

1. Die Doppelpfeile markieren das Köpfchen des postero-medialen Papillarmuskels, das sich bei Papillarmuskelruptur systolisch in Richtung Mitralklappe und diastolisch in Richtung Ventrikelspitze bewegt.
2. Der Einzelpfeil zeigt einen begleitenden Prolaps des anterioren Mitralsegels („flail leaflet") mit schwerer Mitralklappeninsuffizienz.
3. Umgehend erforderliche Maßnahmen sind Katecholamintherapie, ggf. Einlage einer intra-aortalen Ballonpumpe; Notfalloperation mit Rekonstruktion der Mitralklappe oder Mitralklappenersatz.

Literatur

1. Abe Y, Kondo M (2003) Apical ballooning of the left ventricle: a distinct entity? Heart 89:974–976
2. Antman EM, Anbe DT, Armstrong PW, Bates ER, Green LA, Hand M, Hochman JS, Krumholz HM, Kushner FG, Lamas GA, Mullany GJ, Ornato PF, Pearl DL, Sloan MA, Smith SC Jr, Alpert JS, Anderson JL, Faxon DP, Fuster V, Gibbons RJ, Gregoratos G, Halperin JC, Hiratska LF, Hunt SA, Jakobs AK (2004) ACC/AHA guidelines for the management of patients with ST-elevation myocardial infarction – executive summary: a report of the American College of Cardiology/American Heart Association Task Force on Practice Guidelines. Circulation 110:82–292
3. Arbeitskreis Standardisierung und LV-Funktion der Arbeitsgruppe Kardiovaskulärer Ultraschall der Deutschen Gesellschaft für Kardiologie, Herz- und Kreislaufforschung (für den Arbeitskreis: Voelker W, Metzger F, Fehske W, Flachskampf F, v. Bibra H, Brennecke R, Mohr-Kahaly S, Kneissl GD, Hoffmeister HM, Engberding W, Funk G, Erbel R) (2000) Entwicklung einer standardisierten Dokumentationsstruktur und Befunddokumentation in der Echokardiographie. Z Kardiol 89:176–185
4. Bengtson JR, Kaplan AJ, Pieper KS, Wilderman NM, Mark DB, Pryer DB, Phillips HR 3rd, Califf RM (1992) Prognosis of cardiogenic shock after acute myocardial infarction in the interventional era. J Am Coll Cardiol 20:1482–1489
5. Berger PB, Ruocco NA, Ryan TJ (1993) Frequency and significance of right ventricular dysfunction during inferior wall left ventricular myocardial infarction treated with thrombolytic therapy. Am J Cardiol 71:1148–1152
6. Cheitlin MD, Armstrong WF, Aurigemma GP, Beller GA, Bierman FZ, Davis JL, Douglas PS, Faxon DP, Gillam LD, Kimball TR, Kussmaul WG, Pearlman AS, Philbrick JT, Rakowsky H, Thys DM, Antman EM, Smith SC, Alpert JS, Gregoratos G, Anderson JL, Hiratyka LF, Faxon DP, Hunt SA, Fuster V, Jacobs AK, Gibbons RJ, Russell RO; ACC; AH; ASE (2003) ACC/AHA/ASE committee to the clinical application of echocardiography: summary article: a report of the American College of Cardiology/American Heart Association task force on practice guidelines (ACC/AHA/ASE committee to update the 1997 guidelines for the clinical application of echocardiograhy) Circulation 108:1146–1162
7. Flachskampf FA (2001) Kursbuch Echokardiographie. Thieme, Stuttgart New York, p 81
8. Frances C, Romero A, Grady D (1998) Left ventricular pseudoaneurysm. J Am Coll Cardiol 32:557–561
9. Hess DS, Bache RJ (1979) Transmural right ventricular myocardial blood flow during systole in the awake dog. Circ Res 45:88–94
10. Hochman JS (2003) Cardiogenic shock complicating acute myocardial infarction: expanding the paradigm. Circulation 107:2998–3002
11. Hofmann T, Keck A, van Ingen G, Simic O, Ostermeyer J, Meinertz T (1995) Simultaneous measurement of pulmonary venous flow by intravascular catheter Doppler veolimetry and transesophageal Doppler echocardiography: relation of left atrial pressure and left ventricular function. J Am Coll Cardiol 26:239–249
12. Hust MH (2000) Transösophageale Echo- und Doppler-Echokardiographie. Atlas und Lehrbuch. 2. Auflage. ecomed verlag, Landsberg/Lech
13. Hust MH, Grathwohl I, Mikloweit P, Metzler B, Schubert U, Wolf G, Fritz S, Braun B (1991) Intrakardiale Thromben bei Lungenembolie. In: Walser J, Haselsbach H, Brandtner W (eds) Ultraschalldiagnostik '90. Springer, Berlin
14. Hust MH, Staiger M, Braun B (1995) Migration of a paradoxical embolism through a patent foramen ovale diagnosed by echocardiography; successful thrombolysis. Am Heart J 129:620–622
15. Isner JM, Roberts WC (1978) Right ventricular infarction complicating left ventricular infarction secondary to coronary artery disease: frequency, location, associated findings and significance from analysis of 236 necropsy patients with acute or healed myocardial infarction. Am Coll Cardiol 42:885–891
16. Kasper W, Geibel A, Tiede N, Just H (1992) Patent foramen ovale in patients with haemodynamically significant pulmonary embolism. Lancet 340:561–564
17. Lavie CJ, Gersh BJ (1990) Mechanical and electrical complications of acute myocardial infarction. Mayo Clin Proc 65:709–805
18. Lopez-Sendon J, Gonzalez A, Lopez de Sa E, Coma-Canella I, Roldan I, Dominguez F, Maqueda I, Martion Jadraque L (1992) Diagnosis of subacute ventricular wall rupture after acute myocardial infarction: sensitivity and specificity of clinical, hemodynamic, and echocardiographic criteria. J Am Coll Cardiol 19: 1145–1153
19. Moursi MH, Bhatnagar SK, Vilakosta S, San Roman JA, Espinal MA, Nanda NC (1996) Transesophageal echocardiographic assessment of papillary muscle rupture. Circulation 94:1003–1009
20. Oh JK, Appleton CP, Hatle LK, Nishimura RA, Seward JB, Tajik AJ (1997) The noninvasive assessment of left ventricular diastolic function with two-dimensional Doppler echocardiography. J Am Soc Echocardiogr 10: 246–270

21. Oliva PB, Hammill SC, Edwards WD (1993) A clinically predictable complication of acute myocardial infarction; report of 70 cases with clinicopathologic correlations. J Am Coll Cardiol 22:720–726
22. Picard MH, Davidhoff R, Sleeper LA, Mendes LA, Thompson CR, Dzavik V, Steingart R, Gin K, White HD, Hocman JS (2003) SHOCK Trial. Echocardiographic predictors of survival and response to early revascularization in cardiogenic shock. Circulation 107:279–284
23. Pieper EPG, Helemans IM, Hamer HPM, Ravelli ACJ, Cheriex EC, Tijssen JGP, Lie KI, Visser CA (1996) Value of systolic pulmonary venous flow reversal and color Doppler jet measurement assessed with transesophageal echocardiography in recognizing severe pure mitral regurgitation (1996) Am J Cardiol 78:444–450
24. Pozzli M, Capomolla S, Sanarico M, Pinna G, Cobelli F, Tavazzi L (1995) Doppler evaluations of left ventricular diastolic filling and pulmonary wedge pressure provide similar prognostic information in patients with systolic dysfunction after myocardial infarction. Am Heart J 129:716–725
25. Smyllie JH, Sutherland GR, Geusken R, Dawkins K, Conway N, Roeland JR (1990) Doppler color flow mapping in the diagnosis of ventricular septal rupture and acute mitral regurgitation after myocardial infarction. J Am Coll Cardiol 15:1449–1455
26. Soufer R, Wohlgelernter D, Vita NA, Amuchestegui M, Sostmann D, Berger HJ, Zaret BL (1985) Intact left ventricular function in clinical congestive heart failure. Am J Cardiol 55:1032–1036
27. Tsuchihashi K, Ueshima K, Uchida T, Oh-Mura N, Kimura K, Owa M, Yoshiyama M, Miyazaki S, Haze K, Kai R, Morii I (2001) Transient left ventricular apical ballooning without coronary artery stenosis: a novel heart syndrome mimicking acute myocardial infarction. J Am Coll Cardiol 38:11–18
28. Webb JG, Sanborn TA, Sleeper LA, Carere RG, Buller CE, Slater JN, Baron KW, Koller PT, Talley JD, Porway M, Hochman JS (2001) Percutaneous coronary intervention for cardiogenic shock in the SHOCK trial registry. Am Heart J 141:964–970
29. Wisbar A, Keim MW, Momper R, Eschenbruch EM, Braun B, Hust MH (2001) Value of repeated multiplane transesophageal echocardiography in a patient with mitral ring abscess and left ventricular pseudoaneurysm. J Am Soc Echocardiogr 14:750–753

FALLBEISPIEL

Akutes Koronarsyndrom nach Koronarographie

Karl Skarvan, Franziska Bernet

Departement Anästhesie und Klinik
für Herz- und Thoraxchirurgie
Universitätsspital Basel

Ein 69-jähriger Mann mit der Vorgeschichte eines Myokardinfarkts vor 6 Jahren leidet seit mehreren Monaten unter belastungsabhängiger Angina pectoris und Atemnot. Die Koronarographie zeigt eine schwere Dreiasterkrankung und eine Hauptstammstenose. Da es während der Koronarographie zur Entwicklung eines Lungenödems kommt, wird der Patient zur Behandlung und Überwachung auf die Intensivstation verlegt. Die notfallmäßig durchgeführte transthorakale Echokardiographie findet eine schlechte linksventrikuläre (LV) Funktion (Auswurffraktion 25–30%), aber eine normale Funktion der linksseitigen Herzklappen. Ein Troponinanstieg und ST-Segment-Senkungen im EKG sprechen für eine anhaltende Ischämie und beginnende Myokardnekrose. Am nächsten Tag unterzieht sich der Patient einer dringlichen aortokoronaren Bypassoperation. Nach Anästhesieeinleitung wird der Kreislauf wieder instabil und muss mit Katecholaminen unterstützt werden. Der Herzindex beträgt 1,8 l min^{-1} m^{-2} und der pulmonalkapilläre Verschlussdruck 17 mmHg.

Zur nochmaligen Beurteilung der linksventrikulären Funktion und der Herzklappen wird unmittelbar nach Anästhesieeinleitung eine erste transösophageale Echokardiographie durchgeführt. Bildsequenzen 1–3 zeigen die linke Kammer in den drei mittösophagealen Standardschnittebenen. In den Bildsequenzen 4–6 wird die Funktion der Mitralklappe mit Farbdoppler dargestellt. Abbildung 1 ist Videosequenz 6 entnommen und zeigt die Mitralklappe im mittösophagealen Längsachsenblick (145°).

Fragen (Antworten auf S. 60)
1. Wie beurteilen Sie die globale und regionale linksventrikuläre Funktion?
2. Wie beurteilen Sie die Beschaffenheit, Beweglichkeit und Funktion der Mitralklappe?
3. Bestimmen Sie den Schweregrad der vorliegenden Störung und versuchen Sie, die mögliche Ursache zu bestimmen.

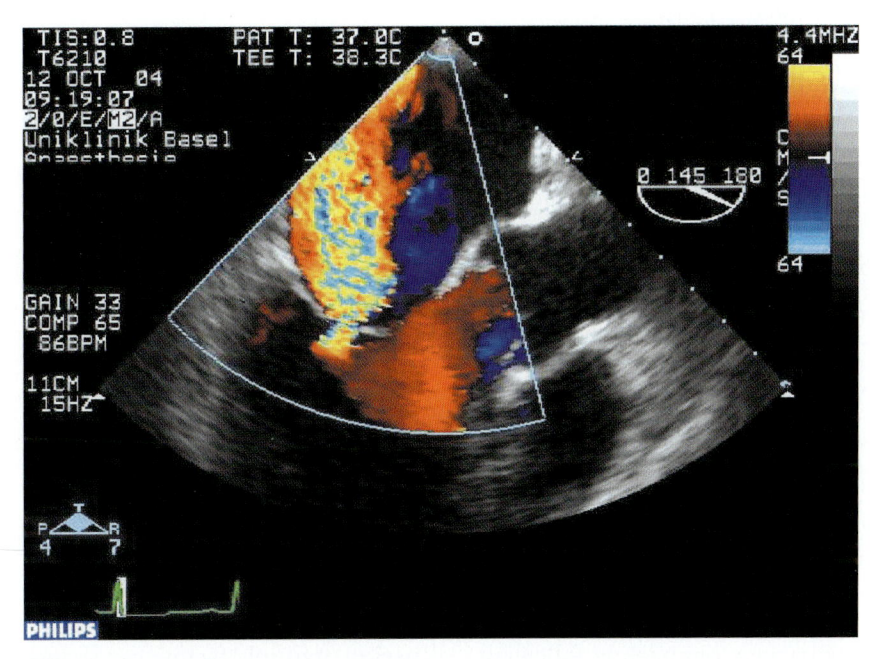

Abb. 1

K. Skarvan
F. Bernet

Ischämische Mitralklappeninsuffizienz

Ischemic mitral regurgitation

▶ **Summary** The ischemic mitral regurgitation is a frequent complication of coronary artery disease and its presence is associated with poor prognosis. It is caused by myocardial ischemia and/or left ventricular remodeling following myocardial infarction, and resulting in displacement of papillary muscles and defective leaflet closure. The ischemic mitral regurgitation varies with changes in left ventricular loading conditions and therefore becomes downgraded by anesthesia. In the perioperative period, multiple factors can induce either a new ischemic mitral regurgitation or increase the severity of a pre-existing one. The echocardiography, particularly the transesophageal technique is essential for diagnosis, quantification and guiding of therapy of the perioperative ischemic mitral regurgitation.

▶ **Key words** Ischemia – mitral regurgitation

▶ **Zusammenfassung** Die ischämische Mitralinsuffizienz ist eine häufige und prognostisch ungünstige Komplikation der koronaren Herzkrankheit. Sie wird verursacht durch Myokardischämie und/oder strukturelle Veränderungen des linken Ventrikels nach Myokardinfarkt, die über Verlagerung der Papillarmuskeln zur Behinderung des Klappenverschlusses führen. Die ischämische Mitralinsuffizienz ist abhängig von Vorlast und Nachlast, deshalb nimmt ihr Schweregrad unter Anästhesie ab. Perioperativ können verschiedene Faktoren eine neue oder eine Verschlechterung einer vorbestehenden ischämischen Mitralinsuffizienz verursachen. Für Diagnose, Quantifizierung sowie Steuerung der Therapie der perioperativen ischämischen Mitralinsuffizienz ist die Echokardiographie, insbesondere die transösophageale Echokardiographie, ausschlaggebend

▶ **Schlüsselwörter** Ischämie – Mitralinsuffizienz

Karl Skarvan (✉) · Franziska Bernet
Departement Anästhesie und
Klinik für Herz- und Thorax-Chirurgie
Universitätsspital Basel
4031 Basel, Switzerland

Einleitung

Im Verlaufe der koronaren Herzkrankheit tritt häufig eine Mitralinsuffizienz auf. In der Regel sind die Mitralsegel dabei morphologisch unverändert und die Regurgitation ist durch einen reversiblen oder irreversiblen Verlust des Myokards sowie einen Umbau der linksventrikulären Geometrie verursacht [1]. Diese Art der Mitralinsuffizienz wird als *funktionelle ischämische Mitralinsuffizienz* bezeichnet. Dies im Gegensatz zur *„organischen"* Mitralinsuffizienz, die durch pathologische, zumeist degenerative oder entzündliche Veränderungen des Klappenapparates bedingt ist [1, 2]. Eine durch Myokardnekrose und Papillarmuskel- oder seltener Chordaruptur verursachte akute Mitralinsuffizienz wird, obwohl „organisch", der ischämischen Mitralinsuffizienz zugeordnet. Von der ischämischen Mitralinsuffizienz zu unterscheiden ist die funktionelle Mitralinsuffizienz, der eine dilatative, nicht-ischämische Kardiomyopathie zugrunde liegt. Dem klinischen Bild entsprechend, lassen sich unabhängig vom Mechanismus der ischämischen Mitralinsuffizienz *akute, subakute und chronische* Formen unterscheiden.

Die klinische Diagnose der ischämischen Mitralinsuffizienz ist unzuverlässig, weil die Intensität des systolischen Geräusches der ischämischen Mitralinsuffizienz mit dem Schweregrad der Läsion nicht übereinstimmt [1, 3]. Deshalb hat sich die Echokardiographie für die Diagnostik und Verlaufskontrolle der ischämischen Mitralinsuffizienz in der Praxis durchgesetzt.

Die chronische ischämische Mitralinsuffizienz

Die chronische ischämische Mitralinsuffizienz beeinflusst nachhaltig das klinische Bild der koronaren Herzkrankheit und ist ein unabhängiger Prädiktor der Mortalität [1, 4]. Die Mortalität steigt mit zunehmendem Schweregrad der ischämischen Mitralinsuffizienz und ihr Einfluss ist unabhängig von Alter und linksventrikulärer Funktion [5, 6]. Es ist allerdings nicht die ischämische Mitralinsuffizienz an sich, sondern der Schweregrad der koronaren Herzkrankheit und der fortschreitende Umbauprozess (Remodeling) der ischämischen Kardiomyopathie, die für die schlechte Prognose verantwortlich sind. Die ischämische Mitralinsuffizienz ist die Folge und nicht die Ursache des Remodelings [7]. In Tabelle 1 sind die wichtigsten Eigenschaften der chronischen ischämischen Mitralinsuffizienz zusammengefasst.

Die ischämische Mitralinsuffizienz gilt auch als unabhängiger Prädiktor für Herzversagen, das bei Patienten nach Myokardinfarkt mit ischämischer Mitralinsuffizienz dreimal häufiger vorkommt als bei vergleichbaren Patienten ohne ischämische Mitralinsuffizienz. Auch hier korreliert das Risiko, ein Herzversagen zu entwickeln mit dem Schweregrad der ischämischen Mitralinsuffizienz [3]. Die ischämische Mitralinsuffizienz ist nicht selten; 30 Tage nach einem akuten Myokardinfarkt konnte sie bei der Hälfte der untersuchten Patienten gefunden werden [3].

Die Frage der simultanen Korrektur der ischämischen Mitralinsuffizienz bei geplanter aortokoronarer Bypassoperation steht weiterhin zur Debatte [1, 2, 8]. Eine erfolgreiche Revaskularisation kann eine ischämische Mitralinsuffizienz mildern oder gar beheben, wobei dies mehrheitlich bei leichteren Formen der ischämischen Mitralinsuffizienz beschrieben wurde [9]. Noch unklar ist der Einfluss der nicht korrigierten ischämischen Mitralinsuffizienz auf die Überlebensrate [10–14]. Fest steht, dass eine präoperativ bestehende mittelschwere oder schwere ischämische Mitralinsuffizienz nach der Revaskularisation bei 40% der Patienten mit unverändertem Schweregrad persistiert [15], weshalb eine schwere ischämische Mitralinsuffizienz zwingend korrigiert werden sollte [2, 8, 16]. Die Frage nach dem optimalen Management einer mäßigen oder mittelschweren (+2 und +3) ischämischen Mitralinsuffizienz bleibt zur Zeit noch offen.

Tab. 1 Charakteristika der chronischen ischämischen Mitralinsuffizienz

- Meistens Folge eines Myokardinfarktes
- Abnormale globale/regionale linksventrikuläre Funktion
- Schweregrad variiert mit der Intensität der Myokardischämie
- Schweregrad abhängig von Vorlast und Nachlast
- Ursache der linksventrikulären Volumenüberlastung
- Ursache oder Verstärkung der pulmonal-arteriellen Hypertension
- Schlechte Prognose

Unter Berücksichtigung des klinischen Bildes sowie der intraoperativen Gegebenheiten obliegt es schließlich dem Herzchirurgen zu entscheiden, ob und in welcher Form eine Behebung der Regurgitation durchgeführt werden sollte. Diese Entscheidung kann sich mit Vorteil auf eine umfassende Untersuchung der Mitralklappe mittels intraoperativer transösophagealer Echokardiographie stützen. Der Standardeingriff zur Korrektur der ischämischen Mitralinsuffizienz ist die restriktive Annuloplastie, wobei ein späteres Wiederauftreten der ischämischen Mitralinsuffizienz nicht immer zuverlässig verhindert werden kann [17]. Vorrangig werden Veränderungen des subvalvulären Apparates und des linken Ventrikels selbst dafür verantwortlich gemacht [18], weshalb zur Zeit neue herzchirurgische Techniken entwickelt werden, die neben dem Mitralannulus auch die subvalvulären Strukturen und die Geometrie des linken Ventrikels anpeilen [19].

Diskrepanz zwischen präoperativen und intraoperativen Befunden

Die funktionelle ischämische Mitralinsuffizienz wird unter Anästhesie durch Veränderungen der Vorlast, Nachlast und unter Umständen auch der Kontraktilität und Beatmung beeinflusst, was zu einem deutlich verringerten Schweregrad der ischämischen Mitralinsuffizienz führen kann. In nicht seltenen Fällen können die intraoperativen Befunde daher zu einer Änderung des ursprünglichen Operationsplans führen [20]. Ein Fallbericht aus der Cleveland Clinic wies früh auf die Gefahr der intraoperativen Unterschätzung der ischämischen Mitralinsuffizienz hin. Es handelte sich um einen Patienten mit instabiler Angina pectoris und schwerer Mitralinsuffizienz, der sich einer aortokoronaren Bypass-Operation unterzogen hatte. Intraoperativ wurde lediglich eine triviale Regurgitation gefunden, mit konsekutivem Verzicht auf eine Mitralklappen-Rekonstruktion. Nach der erfolgreichen Revaskularisation trat die schwere Mitralinsuffizienz jedoch wieder auf [21]. In mehreren Studien wurde anschließend eine Abnahme des Schweregrades der ischämischen Mitralinsuffizienz von mittelschwer zu leicht bei bis 90% der Patienten dokumentiert. Eine Abnahme des Schweregrades um ≥2 Grad trat bei 11% der Patienten auf [15, 22, 23]. Die Veränderungen betreffen die Fläche des Regurgitationsjets, die Breite der Vena contracta sowie die Flussmuster in den Lungenvenen. Eine schwere, zum Beispiel durch Papillarmuskelabriss bedingte Mitralinsuffizienz (Grad 4), bleibt jedoch auch unter Anästhesie unverändert. Eine eindeutige Beziehung zwischen Veränderungen des Schweregrades der ischämischen Mitralinsuffizienz und der Hämodynamik oder der Einstellung des Farbdopplers konnte nicht nachgewiesen werden [23]. Für die intraoperative Untersuchung der Mitralklappenfunktion mittels transösophagealer Echokardiographie (TOE) wird üblicherweise die Zeitspanne zwischen Anästhesieeinleitung und Beginn des extrakorporellen Kreislaufs benutzt. In dieser Zeit änderte sich der Schweregrad der Mitralinsuffizienz mindestens einmal und mindestens um 1 Grad in 90% der Patienten. Die Veränderungen des Schweregrades der ischämischen Mitralinsuffizienz korrelierten zwar mit den Veränderungen des arteriellen Blutdruckes, konnten jedoch nur in 18% der Episoden ausschließlich auf die Veränderungen des Blutdruckes zurückgeführt werden [24].

Zur Zeit wird deshalb allgemein empfohlen, dass sich die Entscheidung zur Intervention an der Mitralklappe auf präoperative und nicht intraoperative Befunde abstützen sollte [16, 23].

Die Rolle der intraoperativen TOE

Die Beeinflussung des Schweregrades der Mitralinsuffizienz durch Anästhesie und Beatmung schmälert nicht die Nützlichkeit der intraoperativen TOE für die Evaluation der Mitralklappe sowie für die zu treffenden Entscheidungen. Die ischämische Mitralinsuffizienz ist keine unveränderliche, sondern eine dynamische Störung, die in ihrer Intensität vom aktuellen Ausmaß der Myokardischämie und der aktuellen medikamentösen Therapie stark schwanken kann. Deshalb ist die Aussage einer einzigen präoperativen Untersuchung, nicht selten mehrere Tage oder sogar Wochen vor der Operation durchgeführt, lediglich für den Tag der Untersuchung gültig und nicht unbedingt für die ganze Wartezeit bis zur Operation. Die wenigsten Patienten mit ischämischer Mitralinsuffizienz werden präoperativ mit Hilfe der TOE untersucht. Die intraoperative TOE kann deshalb noch vor Beginn der Operation neue und detaillierte Erkenntnisse über die Beschaffenheit des Mitralklappenapparates liefern und somit auf das intraoperative chirurgische Vorgehen Einfluss nehmen. Außerdem gibt es immer wieder Patienten, bei denen mittels TOE eine neue, bisher nicht vorhandene oder nicht diagnostizierte ischämische Mitralinsuffizienz gefunden wird. Die Aufgaben der TOE sind in der Tabelle 2 angegeben.

Tab. 2 Aufgaben der intraoperativen TOE in Bezug auf Funktion der Mitralklappe

- Bestätigung oder Widerlegung der präoperativen Diagnose und der ischämischen Ursache der Mitralinsuffizienz
- Quantifizierung der Mitralinsuffizienz
- Lieferung von zusätzlichen Informationen über den Mitralklappenhalteapparat
- Beurteilung der globalen und regionalen linksventrikulären Funktion
- Postoperative Evaluation der Klappenrekonstruktion bzw. der Klappenprothese
- Steuerung des hämodynamischen Managements

Die Beurteilung der Struktur und Funktion der Mitralklappe und des Klappenhalteapparates mittels TOE muss in mehreren Ebenen erfolgen. Folgende Schnittbilder sind erforderlich:
- transgastrische basale Kurzachse,
- ösophagealer Zwei- und Vier-Kammer Blick,
- bikommissuraler Blick und
- ösophageale Längsachse
- evtl. transgastrischer Zwei-Kammerblick (subvalvulärer Apparat!)

Der Regurgitationsjet wird mit Hilfe des Farbdopplers in mehreren Schnittebenen dargestellt. Die Regurgitationsgeschwindigkeit wird mit CW-Doppler und die Flussgeschwindigkeit in den Lungenvenen mit PW-Doppler gemessen.

Mechanismus der akuten ischämischen Mitralinsuffizienz

Die akute ischämische Mitralinsuffizienz tritt als Folge eines akuten Myokardinfarkts oder einer Myokardischämie im Versorgungsgebiet des Ramus circumflexus oder der rechten Koronararterie auf. Dies lässt sich im TOE anhand der schweren Wandmotilitätsstörungen der Unter- und Hinterwand erkennen. Eine ischämisch bedingte partielle oder komplette Ruptur des Papillarmuskels ist ebenfalls eine häufige Ursache der akuten ischämischen Mitralinsuffizienz, die sich dann oft als kardiogener Schock und/oder akutes Lungenödem manifestiert [25]. In seltenen Fällen ist die ischämische Mitralinsuffizienz durch eine Dysfunktion der Vorderwand verursacht [26]. Bei vorbestehender leichter ischämischer Mitralinsuffizienz kann unter Belastung (mit oder ohne Ischämie) über eine Dilatation des Mitralannulus und apikaler Verlagerung der Mitralsegel eine Zunahme der Regurgitationsöffnung und der Insuffizienz erfolgen [27, 28]. Dieser Mechanismus dürfte auch für das akute, durch perioperativen Stress ausgelöste Lungenödem verantwortlich sein. Eine akute ischämische Mitralinsuffizienz kann auch nach misslungener Koronardilatation auftreten [29]. Eine globale Verschlechterung der Myokardkontraktilität, zum Beispiel durch Stunning, kann sowohl eine neue ischämische Mitralinsuffizienz verursachen als auch die Intensität einer vorbestehenden ischämischen Mitralinsuffizienz reduzieren. Im ersten Fall überwiegt die Dilatation des Mitralannulus, im zweiten Fall die schwache systolische Kontraktion und Druckentwicklung.

Die perioperativ auftretende ischämische Mitralinsuffizienz muss rechtzeitig erkannt und unverzüglich behandelt werden, damit die Patienten vor ihren Folgen geschützt werden. Manchmal ist das Auftreten der ischämischen Mitralinsuffizienz in der TOE das erste wahrgenommene Zeichen einer beginnenden Myokardischämie.

Die möglichen Ursachen und Auslöser einer akuten intraoperativen oder früh-postoperativen ischämischen Mitralinsuffizienz sind in Tabelle 3 zusammengefasst und ein illustratives Beispiel wird in Abbildungen 1-4 vorgestellt.

Die Filme 7–8 zeigen die Folgen eines myokardialen Stunnings mit Auftreten einer akuten postoperativen ischämischen Mitralinsuffizienz nach einer aortokoronaren Bypass-Operation. Durch Verlängerung der Reperfusionsphase und Gabe eines Phosphodiesterasehemmers war die ischämische Mitralinsuffizienz komplett reversibel (Film 9).

Tab. 3 Mechanismen der perioperativen ischämischen Mitralinsuffizienz

- Myokardischämie
- Myokardinfarkt
- Inkomplette Revaskularisation
- Myokardiales Stunning
- Volumenüberlastung
- Exzessive Nachlast
- Dynamische Obstruktion des linksventrikulären Ausflusstraktes
- Ventrikuläre Asynchronie

Mechanismus der chronischen ischämischen Mitralinsuffizienz

Ischämische Mitralklappeninsuffizienz Typ III b

Grundsätzlich entsteht die Regurgitation durch Verkürzung der Koaptationszone infolge Verlagerung der Papillarmuskeln in Richtung Ventrikelspitze und hin zur Hinterwand. Diese Verlagerung führt zu einem „Festhalten" („tethering") der Mitralsegel während der Systole und somit zu einer Behinderung der Segelbeweglichkeit Richtung Annulus (Abb. 5). Diese systolische Restriktion der Segelbewegung [2] entspricht dem Typ III b der Klassifikation der Mitralklappenläsionen nach Carpentier.

Da die Segel beziehungsweise ihre Ränder die Ebene des Mitralannulus in der Systole nicht mehr erreichen, entsteht zwischen dieser Ebene und der atrialen Oberfläche der Segel ein virtueller, zeltförmiger Raum. In der zweidimensionalen echokardiographischen Darstellung wird er als eine trianguläre Fläche („tenting area") sichtbar. Die Größe dieser

Abb. 1 Intraoperative transösophageale Echokardiographie, Vier-Kammer-Blick und Farbdoppler. Bei einem Patienten mit KHK, der sich einer aortokoronaren Bypass-Operation unterzog, löste die Sternumlängsspaltung eine neue, akute Mitralinsuffizienz aus. Die Regurgitation war mit einem massiven Anstieg des pulmonal-arteriellen und pulmonal-arteriellen Okklusionsdruckes verbunden. Außerdem traten neue Wandbewegungsstörungen (Akinesie) der Unterwand und der Spitze auf.

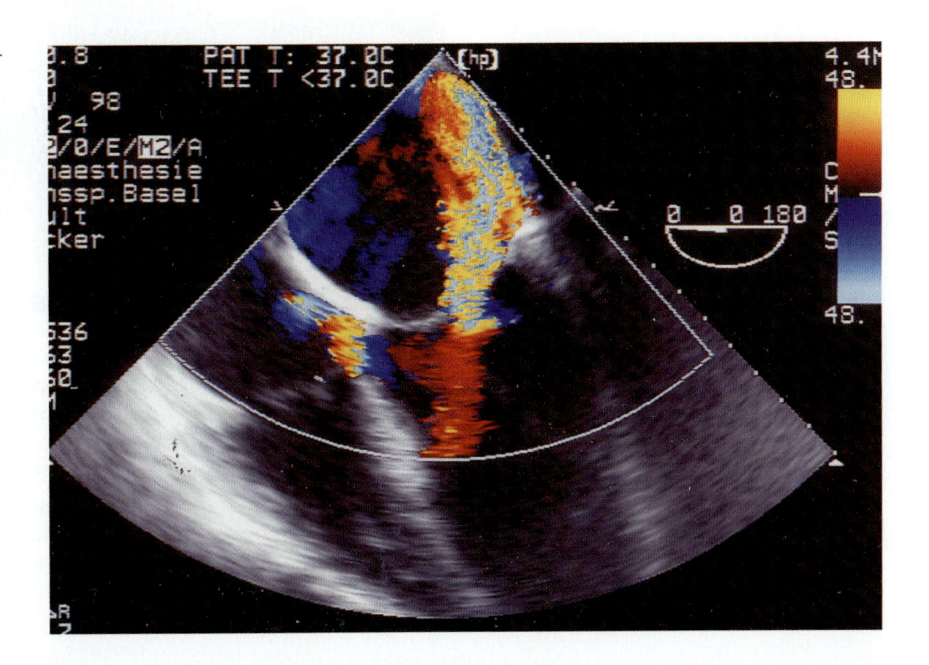

Abb. 2 Der gleiche Patient und die gleiche Situation wie in der Abb. 1. Darstellung der akuten Mitralinsuffizienz mit Farbdoppler im bikommissuralen Blick.

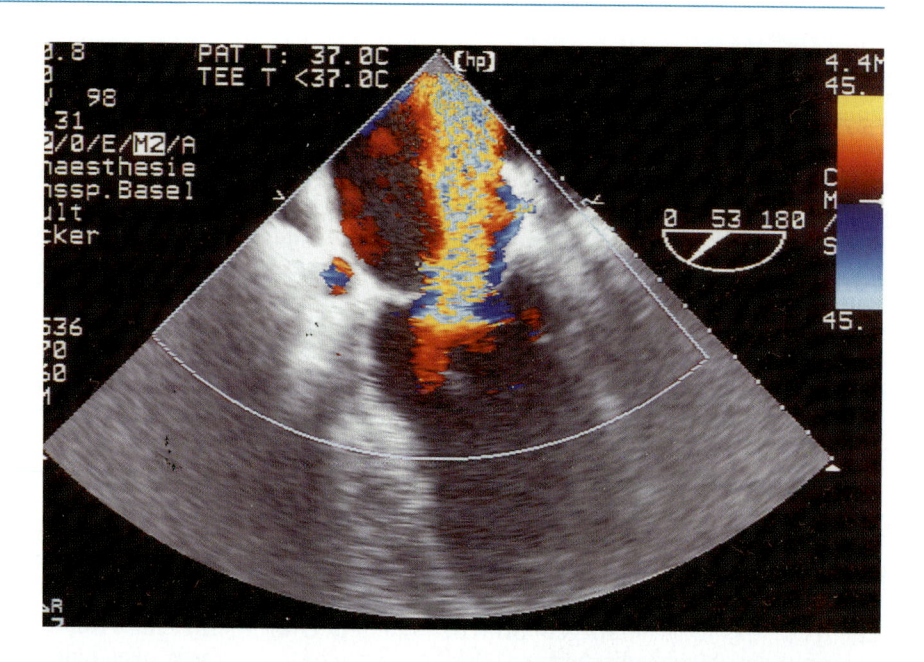

Abb. 3 Derselbe Patient wie in den Abb. 1, Untersuchungsbefund 11 Minuten später. Der Farbdoppler zeigt jetzt eine minimale Mitralisuffizienz und systolischen Vorwärtsfluss in der linken oberen Lungevene. Die Rückbildung der Mitralinsuffizienz und Normalisierung der Druckwerte im kleinen Kreislauf wurde erreicht durch wiederholte Bolusdosen von Nitroglycerin iv. (Gesamtdosis 0,8 mg) und eine anschließende Nitroglyzerininfusion von 200 µg/min. Die Wandbewegungsstörungen bildeten sich ebenfalls zurück.

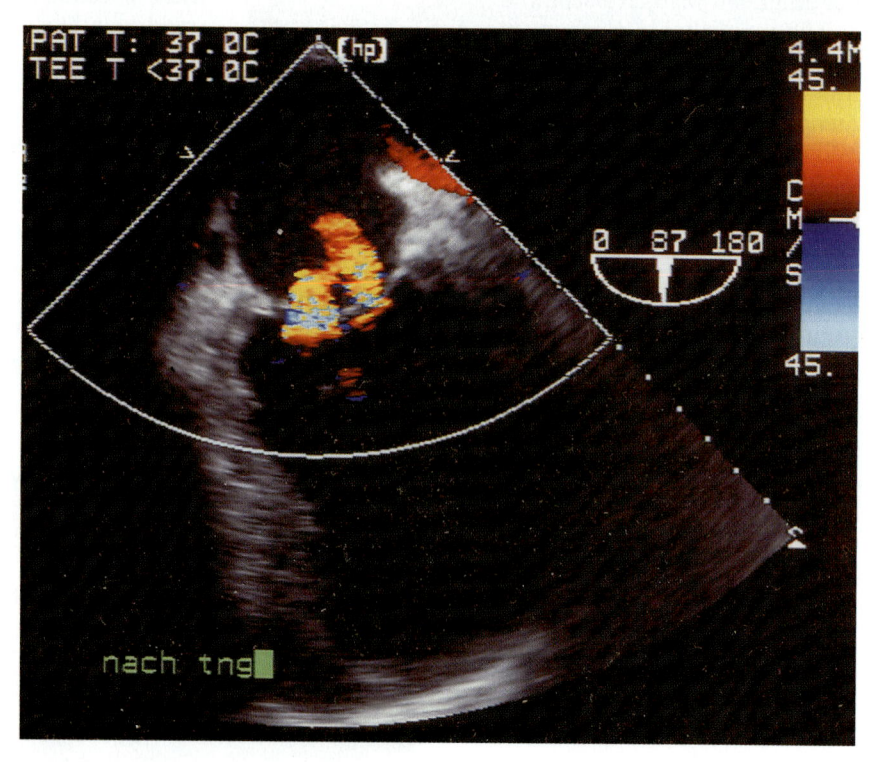

Fläche korreliert mit dem Ausmaß der Verlagerung der Papillarmuskeln und der Koaptationsstörung. Die Distanz zwischen der Spitze des Triangels und der Annulusebene („tenting height") kann ebenfalls zur Quantifizierung der Verlagerung der Papillarmuskel benutzt werden. Unter Umständen kann der apikalwärts gerichtete Zug der Sehnenfäden zu einer sichtbaren trichterförmigen Deformation der Segel führen („hockey stick," „sea-gull," Zeichen). Derjenige Teil des Segels, der weniger stark apikalwärts gezogen wird, kann „prolaps ähnlich" verformt werden [30], wobei das Segel die Annulusebene nicht überragt. Infolge dieser Segeldeformationen können mehrere Regurgitationsjets entstehen.

Neuere Untersuchungen definieren zwei Formen der „Mitralsegelfesselung": *1. Eine symmetrische Form*: bei der symmetrischen Form sind beide Segel gleich betroffen und die Zugrichtung ist hauptsäch-

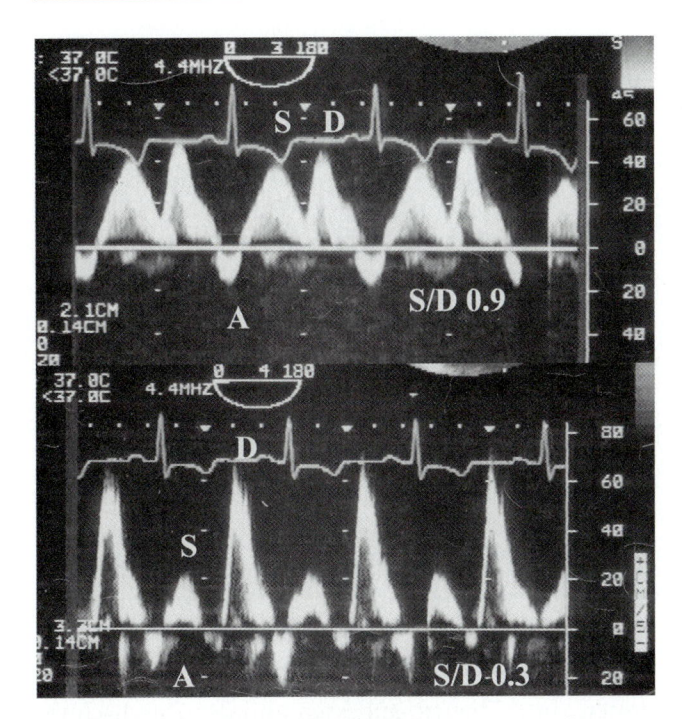

Abb. 4 Aufzeichnungen der Flussgeschwindigkeit in der linken oberen Lungenvene mittels PW-Doppler bei demselben Patienten wie in der Abb 1–3. S = systolische, D = diastolische Vorwärtsgeschwindigkeit, A = retrograde, durch Vorhofkontraktion bedingte Flussgeschwindigkeit. Die obere Aufzeichnung wurde nach Anästhesieeinleitung angefertigt. Sie zeigt ein normales, altersentsprechendes Flussmuster mit einer leichten Dominanz der diastolischen Flussgeschwindigkeit und einem S/D-Quotienten von 0,9. Zur Zeit der akuten Mitralinsuffizienz und des Druckanstiegs im kleinen Kreislauf kam es zu einer deutlichen Abnahme der systolischen Flussgeschwindigkeit und einer spätsystolischen Umkehr der Flussrichtung.

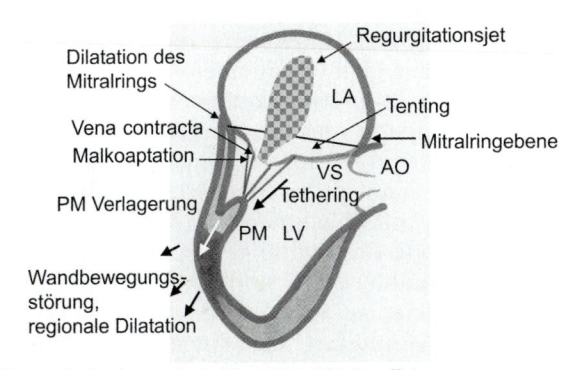

Abb. 5 Mechanismus der ischämischen Mitralinsuffizienz.

lich nach apikal gerichtet. Der Ursprung wie auch die Richtung des Regurgitationsjets liegen zentral.
2. Eine asymmetrische Form: bei der asymmetrischen Form überwiegt die posteriore Zugrichtung bei hauptsächlichem Befall des posterioren Segels. Der Regurgitationsjet ist mehrheitlich nach posterior gerichtet und sein Ursprung ist zentral oder im Bereich der posteromedialen Kommissur lokalisiert [26]. Die asymmetrische Form ist in der Regel Folge eines inferioren Myokardinfarktes, während die symmetrische Form sich meistens nach einem Vorderwandinfarkt entwickelt. Bei der symmetrischen Form ist der Remodelingsprozess viel stärker ausgeprägt und die linksventrikuläre Funktion schlechter als bei der asymmetrischen Form. Die optimale chirurgische Behandlung dieser zwei Formen der ischämischen Mitralinsuffizienz sollte die anatomischen Besonderheiten berücksichtigen. Während einer akuten ischämischen Mitralinsuffizienz kann auch eine Koaptationsstörung innerhalb des posterioren Segels zwischen zentralem und posteromedialem Segment (Scallop) zur Regurgitation beitragen [31]. Diese Malkoaptation ist die Folge einer Dilatation des Annulus, welche die einzelnen Segmente des hinteren Segels auseinander zieht [32].

Bei der chronischen ischämischen Mitralinsuffizienz sind alle oben beschriebenen Veränderungen Folge des Umbauprozesses nach Myokardinfarkt, was als linksventrikuläres Remodeling bezeichnet wird. Dabei findet sich echokardiographisch meistens eine regionale Wandbewegungsstörung im Bereich der Papillarmuskel sowie eine Geometriestörung mit Dilatation des linken Ventrikels durch Umwandlung seiner ellipsoiden Form in eine sphärische Form. Die globale linksventrikuläre Pumpfunktion (Auswurffraktion) ist in der Regel vermindert [33]. Als Resultat der charakteristischen Zunahme des linksventrikulären endsystolischen Volumens wird ein vergrößerter Abstand (>32 mm) zwischen beiden Papillarmuskeln sowie zwischen Annulus und der Wurzel des posteromedialen Papillarmuskels (>64 mm) gemessen [34]. Durch Dilatation des Mitralannulus mit Zunahme des septolateralen Abstands wird eine effiziente Segelkoaptation ebenfalls beeinträchtigt, was häufig mit einer verminderten systolischen Annuluskontraktion verbunden ist [35].

Ischämische Mitralklappeninsuffizienz Typ I und II

Beim Typ I der ischämischen Mitralinsuffizienz handelt es sich um eine isolierte Annulusdilatation, die zum Beispiel nach einem in den basalen Anteilen des linken Ventrikels lokalisierten Myokardinfarkt entsteht.

Der Typ II der ischämischen Mitralinsuffizienz ist charakterisiert durch einen Prolaps des Mitralsegels in den linken Vorhof. Die ihm zugrunde liegende Prolongation oder partielle Ruptur des Papillarmuskels ist in einem solchen Fall ischämisch bedingt [2].

Beurteilung des Schweregrades der Mitralinsuffizienz

Die Quantifizierung der ischämischen Mitralinsuffizienz unterscheidet sich nicht von den übrigen Formen der Mitralinsuffizienz. Die traditionelle Bestimmung des Schweregrades der Mitralinsuffizienz erfolgt mittels Kontrastventrikulographie, wobei die Menge des in den linken Vorhof regurgitierenden Kontrastmittels den Schweregrad der Insuffizienz (+1 bis +4) definiert. Die Befunde der Farbdoppler-Echokardiographie wurden zunächst dieser Einteilung angepasst. Zur semiquantitativen Beurteilung der Mitralinsuffizienz wird das Verhältnis der Länge und Fläche des Regurgitationsjets zur Länge und Fläche des linken Vorhofs herangezogen (Tab. 4). Die Klassifizierung der Mitralinsuffizienz aufgrund der Größe des Regurgitationsjets im Fabdoppler ist nützlich für eine schnelle visuelle Evaluation der Klappenfunktion. Für eine genaue Diagnose und eine Entscheidung in Bezug auf die kardiochirurgische Intervention ist sie jedoch ungenügend. Die Grösse und Form des Jets ist von einer Vielzahl von Faktoren abhängig. Zu diesen Faktoren gehören die Hämodynamik, die linksatriale und linksventrikuläre Funktion sowie die Einstellungen des Farbdopplers (Verstärkung, Filter, Frequenz der Pulsrepetition). Exzentrische Jets, die auf die Wand des linken Vorhofs prallen, erscheinen kleiner als zentrale Jets und können zu einer wesentlichen Unterschätzung des Schweregrades der Mitralinsuffizienz führen, zentral gerichtete Jets hingegen zu einer Überschätzung des Insuffizienzgrads. Deshalb wird heutzutage der quantitativen Dopplermethode der Vorzug gegeben (Tab. 5). Diagnose und Bestimmung des Schweregrades dürfen allerdings nicht auf einem einzigen, wenn auch quantitativen Parameter beruhen; nur wenn mehrere Messungen übereinstimmen, ist das Resultat der echokardiographischen Analyse zuverlässig. Kriterien einer umfassenden Beurteilung der Mitralinsuffizienz, die sowohl die qualitativen als auch die quantitativen Parameter berücksichtigen, sind in den Tabellen 6 und 7 zusammengefasst [36].

Die quantitative Doppler-Methode unterscheidet nicht mehr vier sondern nur noch drei Schweregrade der Mitralinsuffizienz: leicht, mittelschwer und schwer. Gelegentlich ist eine exakte Quantifizierung nicht möglich, so dass Formulierungen wie „leicht bis mittelschwer" und „mittelschwer bis schwer" erlaubt sind. Diese Unterteilung wird durch Angabe von zwei Bereichen der quantitativen Parameter in der Kolonne „Mittelschwer" der Tabelle 7 erleichtert [36].

An der Regurgitationsöffnung wird die **Vena contracta** als kleinster Durchmesser der Basis des Regurgitationsjets gemessen (Abb. 5). Da diese Öffnung meistens nicht rund ist, muss der Durchmesser mindestens in 2 Ebenen gemessen und der Durchschnitt berechnet werden. Die Messungen sollten in Schnittbildern durchgeführt werden, die möglichst senkrecht zur Koaptationslinie stehen. Ungeeignet dazu ist der Zwei-Kammerblick, da die Mitralklappe in dieser Linie geschnitten wird. Eine Vena contracta von < 0,3 cm spricht für eine leichte, eine Vena contracta von > 0,7 cm für eine schwere Mitralinsuffizienz. Bei Werten zwischen 0,3 und 0,6 cm sind weitere quantitative Doppler Messungen angezeigt [37–39].

Die Bestimmung der Fläche der **effektiven Regurgitationsöffnung** (EROA, effective regurgitant orifice area) basiert auf dem Phänomen der proximalen Flusskonvergenz [37]. Dabei kommt es zur progressiven Beschleunigung des regurgitierenden Flusses proximal der Regurgitationsöffnung mit Entstehung konzentrischer hemisphärischer Schalen, die durch gleiche, jedoch mit abnehmendem Abstand von der ERO zunehmende Geschwindigkeit und abnehmende Oberfläche charakterisiert sind (Abb. 6). Im Farbdoppler tritt diejenige Schale in Erscheinung, in der die Flussgeschwindigkeit die eingestellte Nyquist-Grenze gerade überschreitet. Dies verursacht eine Farbumkehr (Aliasing) und ermöglicht dadurch die Darstellung der Schalenoberfläche (Hemisphäre). In der TOE bedeutet dies einen Farbwechsel von rot zu blau. Die Hemisphäre wird als **PISA** bezeichnet (proximal isovelocity surface area).

Die **Regurgitationsflussrate** (RFR) lässt sich wie folgt berechnen:

$$\mathrm{RFR}(\mathrm{cm}^3/\mathrm{s}) = 2\pi r^2 \times V_{alias}$$

(r = Radius der PISA Hemisphäre, V_{alias} = Nyquist-Grenze).

Tab. 4 Schweregrad der Mitralinsuffizienz

		Jetlänge	Jetfläche	Jetfläche/LA Fläche (%)
gering	1+	< ¼ LA	< 4 cm²	10–20
mäßig	2+	bis 1/3 LA	4–6 cm²	20–30
mittelschwer	3+	1/3–2/3 LA	6–8 cm²	30–40
schwer	4+	> 2/3 LA	> 8 cm²	> 40

Tab. 5 Quantitative echokardiographische Parameter der Mitralklappeninsuffizienz

- Breite der Vena contracta
- Regurgitationsflussrate
- Effektive Regurgitationsfläche
- Regurgitationsvolumen
- Regurgitationsfraktion
- Dauer der Regurgitation
- Flussmuster in den Lungenvenen

Ischämische Mitralklappeninsuffizienz

Tab. 6 Qualitative Parameter für die Beurteilung des Schweregrades der Mitralinsuffizienz [36]

	Leicht	Mittelschwer	Schwer
Spezifische Zeichen	Kleiner zentraler Jet, Jetfläche <4 cm² oder <20% der LA-Fläche Keine oder minimale PISA	Zeichen > als leicht, jedoch Kriterien für schwere Mitralinsuffizienz nicht erfüllt	Großer zentraler Jet, Jetfläche >10 cm² (oder > >40% der LA-Fläche) oder exzentrischer Jet Große PISA Systolische Flussumkehr in den Lungenvenen
Unterstützende Zeichen	Dominante systolische Welle in den Lungenvenen Dominante diastolische A-Welle Normaler LA und LV	Intermediäre Zeichen und Befunde zwischen leicht und schwer	Dichtes, trianguläres CW-Doppler Signal der Mitralregurgitation Dominante diastolische E-Welle Vergrößerter LA und LV

LA, linkes Atrium; LV, linker Ventrikel

Tab. 7 Quantitative Parameter für Beurteilung des Schweregrades der Mitralinsuffizienz [36, 42]

	Leicht	Mittelschwer		Schwer
Vena contracta (cm)	<0,3	0,3–0,69		≥0,7
R_{vol} (ml/Herzkontraktion)	<30	30–44	45–59	≥60
RF%	<30	30–39	40–49	≥50
EROA (cm²)	<0,20	0,20–0,29	0,30–0,39	≥0,40
FR vereinfacht (cm³/s)	<10	11–20		>20

R_{vol} = Regurgitationsvolumen, RF = Regurgitationsfraktion, EROA = effektive Regurgitationsöffnungsfläche, FR = vereinfachte proximale Konvergenzflussrate

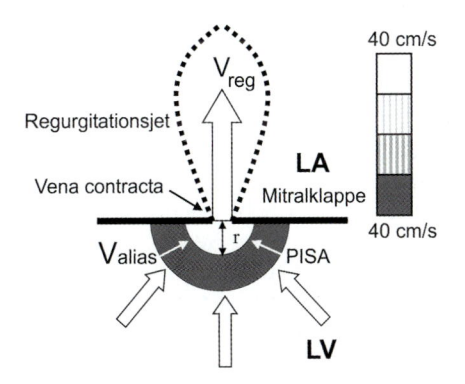

Abb. 6 Schematische Darstellung des Phänomens der proximalen Flusskonvergenz und dessen Anwendung zur Quantifizierung der Mitralinsuffizienz. V_{alias} = Flussgeschwindigkeit, bei der die Farbumkehr (Aliasing) im Farbdoppler auftritt. Sie entspricht in diesem Beispiel der Nyquist-Grenze von 40 cm/s. V_{reg} = maximale Geschwindigkeit des Regurgitationsjets, die mit CW-Doppler gemessen wird. PISA ist die Fläche der hemisphärischen Schale mit der gleichen Geschwindigkeit V_{alias} und dem Radius r.

Bei exzentrischen Jets ist die PISA nicht selten seitlich durch die anliegende Ventrikelwand abgeschnitten. Beide Schenkel der PISA-Basis bilden dann einen Winkel (a) und die Regurgitationsflussrate muss durch Multiplizieren mit $a/180$ korrigiert werden. Gemäß dem Massenerhaltungsgesetz und der daraus abgeleiteten Kontinuitätsgleichung muss die Regurgitationsflussrate gleich groß sein wie das Produkt der Regurgitationsöffnungsfläche (EROA) und der maximalen Regurgitationsgeschwindigkeit (V_{reg}) [38, 40, 41]:

$2 \pi r^2 \times V_{alias} = ERO \times V_{reg}$, folglich

$EROA(cm^2) = 2 \pi r^2 \times V_{alias}/V_{reg}$, beziehungsweise

$EROA = RFR/V_{reg}$.

Die V_{reg} wird mit dem CW-Doppler gemessen.
Das **Regurgitationsvolumen** (RVol) kann als Produkt der EROA und des Geschwindigkeit-Zeit-Integrals (VTI) der V_{reg} berechnet werden:

$RVol (cm^3) = EROA \times VTI\, V_{reg}$.

Die **Regurgitationsfraktion** (RF%) gleicht dann:

RVol/aortales Schlagvolumen

Das aortale Schlagvolumen wird mit Hilfe des PW Dopplers im linksventrikulären Ausflusstrakt als Produkt der Querschnittsfläche des Ausflusstraktes und des Geschwindigkeits-Zeit-Integrals bestimmt. Wenn auf die gleiche Art das mitrale Schlagvolumen gemessen wird, lässt sich das RVol alternativ als Differenz dieser zwei Schlagvolumina bestimmen (volumetrische Doppler-Methode) [36]. Ob ein mittels Thermodilution bestimmtes Schlagvolumen zu diesem Zweck eingesetzt werden kann, ist zur Zeit nicht bekannt.

Aus praktischen Gründen wurde die PISA-Methode vereinfacht. Die **vereinfachte proximale Konvergenzflussrate**, die als $r^2 \times V_{alias}$ berechnet wird [42], korreliert gut mit der Kontrastventrikulographie. Die EROA lässt sich ebenfalls mit minimalem Aufwand als EROA = $r^2/2$ abschätzen (r ist jeweils der Radius von PISA). Diese EROA-Formel setzt voraus, dass die Farbumkehrgeschwindigkeit (V_{alias}) auf 40 cm/s eingestellt ist und der ventrikulo-atriale Druckgradient etwa 100 mmHg und die Regurgitationsgeschwindigkeit dementsprechend etwa 5 m/s beträgt [38].

Im Vergleich mit den nicht-ischämischen Formen der Mitralinsuffizienz verschlechtert bereits eine mittelschwere ischämische Mitralinsuffizienz die Prognose von Patienten mit koronarer Herzkrankheit. Deshalb wird empfohlen, dass bei der ischämischen Mitralinsuffizienz die Doppler-Kriterien entsprechend angepasst und eine ischämische Mitralinsuffizienz mit EROA > 0,20 cm^2, RVol > 30 ml und RF > 30% bereits als schwer beurteilt werden sollte [5].

Es ist ratsam, mit Hilfe der Farbdoppler M-Mode Echokardiographie die **Dauer** der Regurgitation zu messen und sie in Prozent der Dauer des Herzzyklus auszudrücken. Ist die Regurgitation lediglich während eines Teils der Systole vorhanden, müssen RVol und RF% entsprechend korrigiert werden [38].

Das **Flussmuster in den Lungenvenen** verändert sich mit zunehmender Schwere der Mitralinsuffizienz. Da der linke Vorhof in der Systole zum Teil von dem aus dem linken Ventrikel regurgitierenden Blut gefüllt wird und demzufolge der Druck im Vorhof steigt (v Welle), nimmt die systolische Flussrate in den Lungenvenen ab. Die antegrade systolische Flussgeschwindigkeit (S-Welle) wird kleiner (Abb. 4). Bei einer hochgradigen Regurgitation kommt es sogar zur Flussumkehr (Regurgitation erreicht die Lungenvenen) und die S-Welle wird negativ. Bei exzentrischem Jet muss die retrograde Regurgitationswelle allerdings nicht in allen Lungenvenen nachweisbar sein.

Die Evaluation der Mitralklappenfunktion, insbesondere die Quantifizierung mittels Doppler-Farbechokardiographie ist anspruchsvoll und zeitaufwendig. Der Aufwand ist jedoch gerechtfertigt, da der Nachweis einer vorbestehenden oder residualen mittelschweren oder schweren Mitralinsuffizienz unter Bedingungen der Allgemeinanästhesie und mechanischer Beatmung für die intraoperative Entscheidungsfindung des Operateurs sehr wertvoll ist. Beim Befund einer leichten ischämischen Mitralinsuffizienz muss immer an die Möglichkeit gedacht werden, dass eine schwere Mitralinsuffizienz durch Allgemeinanästhesie und Beatmung maskiert werden kann. In dieser Situation ist es oft hilfreich, die Hämodynamik und damit die Klappenbelastung dem Wachzustand des Patienten anzupassen („Mitralklappen Stresstest"). Dies kann unter TOE-Kontrolle durch Volumenzufuhr und Anhebung des arteriellen Druckes mit einem Vasopressor (z. B. Phenylephrin) erreicht werden [1, 8]. Es wird empfohlen, den pulmonal-arteriellen Okklusionsdruck (Wedge-Druck) auf 16–18 mmHg und den arteriellen Mitteldruck auf 100 mmHg anzuheben. Es muss aber beachtet werden, dass die Myokardkontraktilität wegen der negativ-inotropen Wirkung einiger Anästhetika reduziert sein kann und der iatrogen herbeigeführte abrupte Anstieg der Nachlast und der Wandspannung zu einer Verschlechterung der linksventrikulären Funktion, zu einer Ventrikel- und Mitralannulus-Dilatation und sogar zu einer akuten Myokardischämie führen kann. Um die physiologische Situation des wachen Patienten herzustellen, dürfte der Einsatz eines Mittels, das neben der α-1 auch eine β-1-Aktivität aufweist, geeigneter sein.

Schlussfolgerung

Alle in der perioperativen Echokardiographie Tätigen müssen die Existenz der ischämischen Mitralinsuffizienz kennen und die ihr zugrunde liegenden Mechanismen verstehen. Sie müssen die technischen Fähigkeiten und das notwendige Wissen erwerben, die zur korrekten Beurteilung der Mitralklappe und ihrer Funktion mittels TOE erforderlich sind. Die gewonnenen Informationen sind die Basis für eine gezielte Therapie und helfen dem Operateur bei der intraoperativen Entscheidungsfindung.

Antworten zu den Fragen auf Seite 51

1. Aufgrund der visuellen Beurteilung ist die globale linksventrikuläre Funktion deutlich eingeschränkt mit einer Auswurffraktion von 35%. Während die Wandmotilität in den basalen Abschnitten des linken Ventrikels gut erhalten blieb, sind die mittleren Anteile der anterolateralen und anteroseptalen Wand schwer, diejenigen der Hinterwand sowie des Septums leicht hypokinetisch. Die Ventrikelspitze ist mit Ausnahme der Unterwand akinetisch.
2. Der Klappenring ist leicht dilatiert. Beide Segel der Mitralklappe sind zart und in der Diastole normal beweglich. Die systolische Bewegung ist dagegen eingeschränkt und die Segel (insbesondere das vordere) bleiben unterhalb der Mitralringebene („Tenting"). Das vordere Segel zeigt an der Stelle des Ansatzes der sekundären Sehnenfäden eine Krümmung („Hockeystock"-Zeichen).
3. In der Farbdoppler-Echokardiographie sehen wir eine mittelschwere (+3) Mitralinsuffizienz mit einem zentralen, nach posterolateral gerichteten Regurgitationsjet (Vena contracta 4 mm, EROA

0,39 cm²). Dieser Befund entspricht dem Typ III b der Klassifikation nach Carpentier und ist bedingt durch die koronare Herzkrankheit. In der Annahme der Rückbildung der Mitralinsuffizienz nach vollständiger Revaskularisation und Verbesserung der linksventrikulären Funktion wurde auf eine Mitralklappen-Rekonstruktion verzichtet.

Die transthorakale Echokardiographie beim Austritt zeigte eine leichte (+1) Mitralinsuffizienz.

Literatur

1. Iung B (2003) Management of ischaemic mitral regurgitation. Heart 89:459–464
2. Filsoufi F, Salzberg SP, Adams DH (2005) Current management of ischemic mitral regurgitation. The Mount Sinai J Med 72:105–115
3. Bursi F, Enriquez-Sarano M, Nkomo VT, Jacobsen SJ, Weston SA, Meverden RA, Roger VL (2005) Heart failure and death after myocardial infarction in the community. The emerging role of mitral regurgitation. Circulation 111:295–301
4. Enriquez-Sarano, Schaff HV, Frye RL (2003) Mitral regurgitation. What causes the leakage is fundamental to the outcome of valve repair. Circulation 108:253–256
5. Grigioni F, Enriquez-Sarano M, Zehr KJ, Bailey KR, Tajik AJ (2001) Ischemic mitral regurgitation. Circulation 103:1759–1764
6. Ellis SG, Whitlow PL, Raymond RE, Schneider JP (2002) Impact of mitral regurgitation on long-term survival after percutaneous coronary intervention. Am J Cardiol 89:315–318
7. Guy TS, Moainie SL, Gorman JH III, Jackson BM, Plappert T, Enomoto Y, St. John-Sutton M, Edmunds LH, Gorman RC (2004) Prevention of ischemic mitral regurgitation does not influence the outcome of remodeling after posterolateral myocardial infarction. J Am Coll Cardiol 43:377–383
8. Byrne JG, Aklog L, Adams DH (2000) Assessment and management of functional or ischaemic mitral regurgitation. The Lancet 355:1743–1744
9. Christensen JT, Simonet F, Bloch A, Maurice J, Velebit V, Schmuziger M (1995) Should a mild to moderate ischemic mitral valve regurgitation in patients with poor left ventricular function be repaired or not? J Heart Valve Dis 4:484–488
10. Paparella D, Mickleborough LL, Carson S, Ivanov J (2003) Mild to moderate mitral regurgitation in patients undergoing coronary bypass grafting: effects on operative mortality and long-term significance. Ann Thor Surg; 76:1094–1100
11. Trichon BH, Glower DD, Shaw LK, Cabell CH, Anstrom KJ, Felker MG, O'Connor CM (2003) Survival after coronary revascularisation, with and without mitral valve surgery, in patients with ischemic mitral regurgitation. Circulation 108 [suppl II]:II-103–II-110
12. Diodato MD, Moon MR, Pasque MK, Barner HB, Moazami N, Lawton JS, Bailey MS, Guthrie TJ, Meyers BF, Damiano RJ, Jr (2004) Repair of ischemic mitral regurgitation does not increase mortality or improve long-term survival in patients undergoing coronary artery revascularisation: a propensity analysis. Ann Thorac Surg 78:794–799
13. Mallidi HR, Pelletier MP, Lamb J, Desai N, Sever J, Christakis GT, Cohen G, Goldman BS, Fremes SE (2004): Late outcomes in patients with uncorrected mild to moderate mitral regurgitation at the time of isolated coronary artery bypass grafting. J Thor Cardiovasc Surg 127:636–644
14. Lam B-K, Gillinov AM, Blackstone EH, Rajeswaran J, Yuh B, Bhudia SK, McCarthy PM, Cosgrove DM (2005) Importance of moderate ischemic mitral regurgitation. Ann Thor Surg 79:462–470
15. Aklog L, Filsoufi F, Flores KQ, Chen RH, Cohn LH, Nathan NS, Byrne JG, Adams DH (2001) Does coronary artery bypass grafting alone correct moderate ischemic mitral regurgitation? Circulation 104:[suppl I] I-68–75
16. Miller DC (2003) Ischemic mitral regurgitation redux-to repair or to replace? J Thoracic Cardiovasc Surg;125:S 58–61
17. Tahta SA, Oury JH, Maxwell JM, Hiro SP, Duran CM (2002) Outcome after mitral valve repair for functional ischemic mitral regurgitation. J Heart Valve Dis 11:11–8
18. Hung J, Papakostas L, Tahta SA, Hardy BG, Bollen BA, Duran CM, Levine RA (2004) Mechanism of recurrent ischemic mitral regurgitation after annuloplasty. Circulation 110 (suppl II):II-88–II-90
19. Qin JX, Shiota T, McCarthy PM, Asher CR, Hail M, Agler DA, Popovic ZB, Greenberg NL, Smedira NG, Starling RC, Young JB, Thomas JD (2003) Importance of mitral valve repair associated with left ventricular reconstruction for patients with ischemic cardiomyopathy: a real time three-dimensional echocardiographic study. Circulation 108 [supplII]:II-241–II-246
20. Sheikh KH, Bengtson JR, Rankin JS, de Bruin NP, Kisslo J (1991) Intraoperative transesophageal Doppler color flow imaging used to guide patient selection and operative treatment of ischemic mitral regurgitation. Circulation;84:594–604
21. James KB, Marwick T, Cosgrove DM (1992) Underestimation of mitral regurgitation under general anesthesia. (Letter to the editor) J Thorac Cardiovasc Surg104:534–535
22. Bach DS, Deeb MG, Bolling SF (1995) Accuracy of intraoperative transesophageal echocardiography for estimating the severity of functional mitral regurgitation. Am J Cardiol 76:508–512
23. Grewal KS, Malkowski MJ, Piracha AR, Astbury JC, Kramer CM, Dianzumba AR, Reichek N. Effect of general anesthesia on the severity of mitral regurgitation by transesophageal echocardiography Am J Cardiol (2000) 85:199–203
24. Shook D, Nascimben L, Body S, Thompson D, Shernan S (2004) Variability of intraoperative functional mitral regurgitation severity in patients undergoing coronary artery bypass grafting. Anesth Analg 98:SCA 29
25. Braun J, Voigt PG, Versteegh MIM, Dion RAE (2003) Restrictive mitral annuloplasty in refractory cardiogenic shock with acute postinfarction mitral insufficiency and intact papillary muscle. J Thor Cardiovasc Surg 126:284–286

26. Agricola E, Oppizzi M, Maisano F, De Bonis M, Schinkel AFL, Torracca L, Margonato A, Melisurgo G, Alfieri O (2004) Echocardiographic classification of chronic ischemic mitral regurgitation caused by restricted motion according to tethering pattern. Eur J Echocardiography 5:326–334
27. Lancellotti P, Lebrun F, Pierard LA (2003) Determinants of exercise-induced changes in mitral regurgitation in patients with coronary artery disease and left ventricular dysfunction. J Am Coll Cardiol 42:1921–1928
28. Piérard LA, Lancelotti P (2004) The role of ischemic mitral regurgitation in the pathogenesis of acute pulmonary edema. N Engl J Med 351:1627–1634
29. Movahed MR, Balian H, Moraghebi P (2005) Reversible severe ischemic mitral regurgitation and cardiogenic shock as a complication of percutaneous coronary intervention. J Invasive Cardiol 17:104–107
30. Kwan J, Shiota T, Agler DA, Popovic CB, Qin JX, Gillinov MA, Stewart WJ, Cosgrove DM, McCarthy PM, Thomas JD (2003) Geometric differences of the mitral apparatus between ischemic and dilated cardiomyopathy with significant mitral regurgitation. Circulation 107:1135–1140
31. Myrmel T, Lai DT, Lo S, Timek TA, Liang G, Miller DC, Ingels NB, Jr, Daughters GT (2002) Ischemia-induced malcoaptation of scallops within the posterior mitral leaflet. J Heart Valve Dis 11:823–829
32. Lai DT, Tibayan FA, Myrmel T, Timek TA, Dagum P, Daughters GT, Liang D, Ingels NB, Miller DC (2002) Mechanistic insights into posterior mitral leaflet inter-scallop malcoaptation during acute ischemic mitral regurgitation. Circulation 106 (supplI):I-40–I-45
33. Yiu SF, Enriquez-Sarano M, Tribouilloy C, Seward JB, Tajik AJ (2000) Determinants of the degree of functional mitral regurgitation in patients with systolic left ventricular dysfunction. Circulation 102:1400–1406
34. Yu H-Y, Su M-Y, Liap T-Y, Peng HH, Lin F-Y, Tseng W-YI (2004) Functional mitral regurgitation in chronic ischemic coronary artery disease: analysis of geometric alterations of mitral apparatus with magnetic resonance imaging. J Thor Cardiovasc Surg 128:543–555
35. Tibayan FA, Rodriguez F, Zasio MK, Bailey L, Liang D, Daughters GT, Langer F, Ingels NB, Jr, Miller DC (2003) Geometric distortions of the mitral valvular-ventricular complex in chronic ischemic mitral regurgitation. Circulation 108 [supplII]:II-116–II-121
36. Zoghbi WA, Enriquez-Sarano M, Foster E, Grayburn PA, Kraft CD, Levine RA, Nihoyannopoulos P, Otto CM, Quinones MA, Rakowski H, Stewart WJ, Waggoner A, Weissman NJ (2003) Recommendations for evaluation of the severity of native valvular regurgitation with two-dimensional and Doppler echocardiography (American Society of Echocardiography Report). J Am Soc Echocardiogr 16:777–802
37. Hall SA, Brickner ME, Willet DWL, Irani WN, Afridi I, Grayburn PA (1997) Assessment of mitral regurgitation severity by Doppler color flow mapping of the vena contracta. Circulation 95:636–642
38. Thomas JD (2002) Doppler echocardiographic assessment of valvular regurgitation. Heart 88:651–657
39. Irvine T, Li AK, Sahn DJ, Kenny A (2002) Assesment of mitral regurgitation Heart 88 (suppl 4):iv 11–iv 19
40. Enriquez-Sarano M, Miller FA Jr, Hayes SN, Bailey KR, Tajik AJ, Seward JB (1995) Effective mitral regurgitant orifice area: clinical use and pitfalls of the proximal isovelocity surface area method. J Am Coll Cardiol 25:703–709
41. Dujardin KS, Enriquez-Sarano M, Bailey KR, Nishimura RA, Seward JB, Tajik AJ (1997) Grading of mitral regurgitation by quantitative Doppler Echocardiography Circulation 96:3409–3415
42. Chaliki HP, Nishimura RA, Enriquez, Sarano M, Reeder GS (1998) A simplified, practical approach to assessment of severity of mitral regurgitation by Doppler color flow imaging with proximal convergence: validation with concomitant cardiac catheterisation. Mayo Clin Proc 73:929–935

FALLBEISPIEL

Myokardinfarkt nach Mitralklappenrekonstruktion?

H. Tschernich[1], R. Seitelberger[2], M. Hiesmayr[1]

[1] Klinische Abteilung für Herz-, Thorax- und Gefäßchirurgische Anästhesie und Intensivmedizin, Medizinische Universität Wien, Allgemeines Krankenhaus, Währingergürtel 18–20, 1090 Wien, Österreich
[2] Klinische Abteilung für Herz-, Thoraxchirurgie, Medizinische Universität Wien, Allgemeines Krankenhaus, Währingergürtel 18–20, 1090 Wien, Österreich

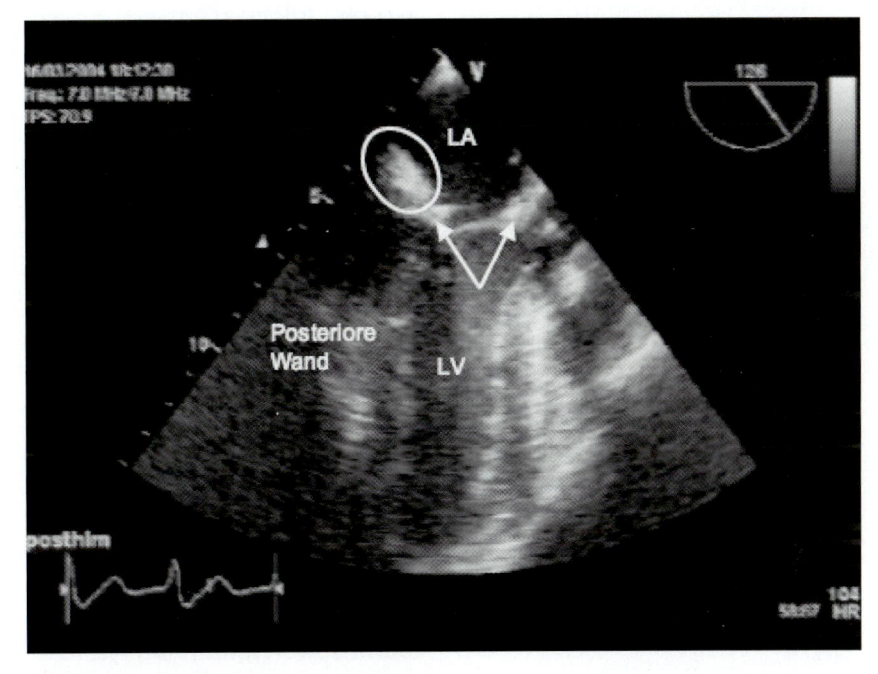

Abb. 1 LA = Linkes Atrium, LV = Linker Ventrikel

Eine 52-jährige Patientin wird mit der Diagnose Mitralklappenprolaps des posterioren Mitralsegels zur operativen Sanierung mittels Mitralklappenrekonstruktion zugewiesen.

In der transösophagealen, Echokardiographie nach Anästhesieeinleitung findet sich ein typischer Prolaps des posterioren Mitralsegels im Bereich P2. Ein Flail mit Abriss eines primären Sehnenfadens kann nicht ausgeschlossen werden. Die Segel wirken generell verdickt, plump. Im Farb-Doppler findet sich ein typischer exzentrischer Jet über das anteriore Mitralsegel bis zum Vorhofdach ziehend; die breite Konvergenzzone und Vena contracta sowie eine systolische Flussumkehr im Pulmonalvenenfluss-Muster weisen auf eine hochgradige Mitralinsuffizienz hin.

Die chirurgische Rekonstruktion erfolgt durch quadranguläre Resektion des Segments P2 und eine Annuloplastik mit einem 26 mm Mitralring.

Das Abgehen von der Herz-Lungen-Maschine ist nur mit deutlicher inotroper Unterstützung möglich. In der echokardiographischen Evaluation findet sich ein suffizientes Rekonstruktionsergebnis, allerdings fällt im mittösophagealen Längsachsenblick eine ausgeprägte Hypo- bis Akinesie der lateralen und posterioren Wand auf. Weiter ist eine ausgeprägte Einstülpung der basalen Wandabschnitte lateral und posterior durch den Mitralring zu erkennen. Im EKG imponieren ST-Hebungen in V4–V6. (s. Abb. 1 und Film 1).

Fragen (Antworten auf S. 76)
1. Welche Struktur ist durch die beiden Pfeile markiert
2. Welche anatomische Struktur verläuft in dem durch den Kreis markierten Areal
3. Ist das Geschehen ein zufälliges, zeitgleiches perioperatives Ereignis?

H. Tschernich
R. Seitelberger
M. Hiesmayr

Untersuchung der Klappenfunktion nach Mitralklappenrekonstruktion

Evaluation of the mitral valve after mitral valve repair

Dr. med. Heinz Tschernich (✉)
Univ.-Prof. Dr. Michael Hiesmayr
Klinische Abteilung für Herz-, Thorax-,
Gefäßanästhesie und Intensivmedizin
AKH Wien
Währingergürtel 18–20
1090 Wien, Austria
Tel.: +43-1-4 04 00-41 09
Fax: +43-1-4 04 00-41 10
E-Mail: tee.tschern@aon.at

Dr. Reinald Seitelberger
Klinische Abteilung für Herz- und Thoraxchirurgie
Univ.-Klinik für Chirurgie
Medizinische Universität Wien

▶ **Summary** Mitral valve disease is characterised by its heterogeneous aetiologies, by a complex anatomy and functionality of the valve, and by the interaction of the valve with the left ventricle. Medical therapy can slow down progression of the clinical symptoms. However, only surgical correction of the diseased mitral valve can improve valvular and ventricular function and the patient's prognosis. Transoesophageal echocardiography has become a vital asset for diagnosing the type and degree of mitral disease, and thus an invaluable aid in planning the surgical procedure. To provide comprehensive information of high quality, the echocardiographer needs a thorough understanding of the anatomy and function of the mitral valve, of pathologic changes leading to mitral regurgitation or stenosis, and of surgical techniques available for mitral valve repair. Transoesophageal echocardiography is not only necessary pre-operatively, but also during the operation: At the beginning of surgery, it provides precise information on the morphology of the diseased mitral valve; and after coming off cardiopulmonary bypass, it enables immediate assessment of the surgical result, thus allowing for prompt surgical correction in the case of an insufficient repair.

▶ **Key words** Transoesophageal echocardiography – mitral valve repair – surgical techniques – mitral regurgitation

▶ **Zusammenfassung** Mitralklappen-Erkrankungen zeichnen sich durch eine heterogene Genese, eine komplexe Anatomie und Funktion der Klappe sowie ihre Interaktion mit dem linken Ventrikel aus. Während eine medikamentöse Therapie das Krankheitsbild in seiner Progression zwar verlangsamen kann, hat nur die chirurgische Sanierung einen günstigen Effekt auf die Prognose. Aufgrund der komplexen (Patho-)physiologie des Klappenapparates weisen rekonstruktive chirurgische Verfahren einen deutlich besseren Effekt auf die Erhaltung der Funktionalität von Klappe und Ventrikel auf. Für eine genaue Diagnosestellung und Planung des chirurgischen Vorgehens hat die transösophageale Echokardiographie einen herausragenden Stellenwert erlangt. Sie verlangt aber vom Untersucher ein hohes Maß an Verständnis für die Anatomie und Funktion der Klappe und der zugrunde liegenden Pathologie sowie Kenntnis der einzelnen chirurgischen Techniken. Die transösophageale

Echokardiographie ist für die genaue Diagnosestellung, die Quantifizierung des Vitiums, die gemeinsame Erarbeitung der Operationsstrategie mit dem Operateur und für die Überprüfung des chirurgischen Ergebnisses die Methode der Wahl.

▶ **Schlüsselwörter** Transösophageale Echokardiographie – Mitralklappenrekonstruktion – chirurgische Techniken – Mitralregurgitation

Einleitung

Mitralklappen-Erkrankungen haben weltweit eine hohe Prävalenz. In Entwicklungsländern sind sie noch heute vor allem rheumatischer Genese und imponieren von ihrer Pathomorphologie als kombinierte Vitien (Stenose und Insuffizienz der Mitralkappe). In Industrieländern hingegen sind vor allem *degenerative Mitralklappen-Erkrankungen* (Mitralklappen-Prolaps, Mitralsegelabriss, Endokarditis) und die im Rahmen der koronaren Herzkrankheit auftretende *ischämische Mitralinsuffizienz (IMI)* zu beobachten [1] (Tab. 1), wie sie im Artikel des Vormonats beschrieben worden ist [39]. Synonym wird der Ausdruck *organisch* für degenerativ und *funktionell* für ischämisch gebraucht. In der industrialisierten Welt ist in den nächsten Jahren aufgrund der zunehmenden Lebenserwartung mit einer Zunahme der degenerativen und ischämischen Mitralinsuffizienz zu rechnen, da sowohl die degenerativen Klappenveränderungen als auch die koronare Herzkrankheit im fortgeschrittenen Alter häufiger einen klinisch relevanten Schweregrad erreichen [2, 3].

Mit zunehmendem Schweregrad der Mitralinsuffizienz (MI) ist eine progressive Abnahme der Lebensqualität und eine Zunahme der Mortalität verbunden. Weil die medikamentöse Therapie gegenüber der frühen chirurgischen Therapie eine deutlich höhere Morbidität und Mortalität aufweist, sollte spätestens beim ersten Auftreten von Symptomen die chirurgische Korrektur erfolgen.

Rekonstruktive chirurgische Techniken zur Korrektur von Klappenvitien stellen einen wichtigen Fortschritt in der Klappenchirurgie der letzten Jahrzehnte dar. Die Vorteile einer Herzklappen-Rekonstruktion liegen auf der Hand: keine Zerstörung der komplexen Klappenphysiologie durch Einsetzen einer künstlichen (mechanischen oder biologischen) Prothese, Erhaltung der Ventrikelgeometrie und damit der Funktionalität des linken Ventrikels, keine begrenzte Lebensdauer der Klappe wie bei prothetischem Klappenersatz, sowie geringeres Risiko von Komplikationen wie Endokarditis, Hämolyse und – weil keine dauerhafte Antikoagulation notwendig ist – Blutungen.

Morphologie und Pathomechanismus eines Klappenvitiums stellen bei der Rekonstruktion hohe Anforderungen an den Chirurgen. Dies gilt aufgrund ihrer Komplexität besonders für die Mitralklappe und hat die Entwicklung zahlreicher verschiedener, maßgeschneiderter Rekonstruktiontechniken notwendig gemacht. Die Auswahl der optimalen Rekonstruktionstechnik in einer gemeinsamen Beurteilung und Bewertung durch den Chirurgen und den versierten Echokardiographeur ist für den Erfolg des Eingriffs entscheidend.

Eine erfolgreiche Rekonstruktion ist wesentlich vom fundamentalen Verständnis des Chirurgen für die spezielle und auch ganz individuelle Pathofunktionalität des Klappenvitiums abhängig. Grundlage dafür ist eine umfassende und genaue echokardiographische Evaluation zur Abklärung der Morphologie des Klappenapparates und der beteiligten Herzhöhlen sowie des zugrunde liegenden Pathomechanismus. Diese Abklärung erfordert echokardiographische Untersuchungen sowohl präoperativ als auch intraoperativ durch eine intraoperative transösophageale Echokardiographie (TEE).

Rekonstruktive Techniken haben zum Ziel, die pathologisch veränderte Klappe wieder der physiologischen Funktionalität nahe zu bringen. Aufgrund der veränderten Segelmorphologie kann jedoch nicht immer ein ideales Ergebnis erreicht werden. Daher ist es wichtig, Zielparameter für den Erfolg der Rekonstruktion zu kennen und die allenfalls noch vorhandene oder neu aufgetretene Pathomorphologie und -funktionalität in einer genauen Evaluation nach Abgang von der Herzlungenmaschine (HLM) zu evaluieren. Schlussendlich muss der Untersucher die relevanten Komplikationen der Klappenrekonstruktionen kennen, gehört es doch zu seinen wichtigen Aufgaben, deren Auftreten echokardiographisch auszuschließen oder allenfalls zu diagnostizieren.

Tab. 1 Inzidenz und Genese von Mitralklappenerkrankungen [1]

Rheumatisch	20%
Degenerativ	50%
Ischämisch	17%
Infektion	8%
Andere	5%

Mitralinsuffienz – Lebensqualität, Morbidität und Mortalität

Die Mitralklappeninsuffizienz ist charakterisiert durch ein dynamisches Krankheitsbild. Eine progrediente Mitralinsuffizienz ist – mit interindividuell zeitlicher Variabilität – gekennzeichnet durch eine zunehmende Volumenbelastung des linken Ventrikels (LV) und einen zunehmenden Durchmesser des Annulus und der effektiven Regurgitationsöffnung (ERO) [4].

In einer 1999 von Grigioni et al. [5] publizierten Arbeit fand sich bei Patienten mit Mitralsegelabriss eine lineare Rate an plötzlichen Todesfällen von 1,8% pro Jahr. Avierinos et al. [6] konnten zeigen, das die mittel- bis höhergradige Mitralinsuffizienz bei asymptomatischem (!) Mitralklappen-Prolaps einen primären Risikofaktor für kardiovaskuläre Mortalität darstellt. Zu einer häufigen Komplikation der chronischen Mitralinsuffizienz zählt das Vorhofflimmern, das Ausdruck der Volumen- und Drucküberlastung des linken Atrium (LA) ist und seinerseits zur Progression der kardialen Dysfunktion beiträgt. So konnte Grigioni et al. in einer Publikation 2002 [7] nachweisen, dass es bei Patienten mit signifikanter organischer Mitralinsuffizienz mit einer jährlichen Rate von etwa 5% zum Auftreten von Vorhofflimmern kommt, was wiederum mit einem hohen Risiko für Herzinsuffizienz oder kardiogenen Tod assoziiert ist.

Mitralinsuffizienz – medikamentöse Therapie oder chirurgische Intervention?

Da jede chirurgische Therapie ein perioperatives Risiko aufweist, stellt sich die Frage nach dem besten therapeutischen Procedere: medikamentös oder chirurgisch, und wenn chirurgische: wann?

In einer 1996 publizierten Untersuchung fanden Ling et al. [8], dass eine medikamentöse Therapie bei organischer Mitralinsuffizienz mit einer erhöhten Morbidität und Mortalität verbunden ist und Patienten, die nicht einer chirurgischen Sanierung zugeführt werden, innerhalb von 10 Jahren versterben; umgekehrt war die chirurgische Therapie mit einer reduzierten Mortalitätsrate verbunden. Weiters konnten Ling et al. 1997 [9] nachweisen, dass eine frühe chirurgische Intervention mit einer geringeren Inzidenz später kardiovaskulärer Todesfälle verbunden ist.

Die kardiale Funktion zum Zeitpunkt der chirurgischen Intervention spielt ebenfalls eine wichtige Rolle: Enriques-Sarano et al. [10] fanden, dass größere präoperative enddiastolische und endsystolische Durchmesser Prädiktoren für die postoperative Funktion nach chirurgischer Korrektur der MI darstellen. Dalrymple-Hay et al. [11] konnten den Zusammenhang zwischen präoperativer Zunahme der linksventrikulären Größe und Abnahme der Funktion und Verschlechterung der Überlebensrate nach chirurgischer Intervention aufzeigen. Und Matsumura et al. [12] demonstrierten, dass die präoperative Auswurfsfraktion und der endsystolische Durchmesser gute Prädiktoren der postoperativen linksventrikulären Funktion sind und zogen die Schlussfolgerung, dass eine Verschlechterung in diesen Parametern eine Indikation zur chirurgischen Intervention darstellt.

Mitralklappen-Ersatz oder Mitralklappen-Rekonstruktion?

Der Mitralklappenapparat stellt eine funktionelle Einheit bestehend aus Segel, Ring, Sehnenfäden, Papillarmuskel und angrenzenden Venktrikelwänden dar und er unterstützt seinerseits als ein „inneres Stabilisierungsgerüst" den linken Ventrikel. Wird dieses in seiner Kontinuität in Mitleidenschaft gezogen, sind weitreichende Änderungen der Ventrikelgeomtrie und -funktionalität die Folge.

Bei der Mitralklappen-Rekonstruktion wird die komplexe Klappenphysiologie wieder hergestellt und damit die Pumpfunktion des Ventrikels erhalten. Im Gegensatz dazu findet sich bei Patienten mit Mitralklappen-Ersatz und damit Durchtrennung des subvalvulären Apparates eine signifikante Reduktion der Auswurffraktion (EF) in Ruhe und unter Belastung und eine signifikante Erhöhung der linksventrikulären Wandspannung; außerdem nimmt der Ventrikel unter Belastung eine deutlich kugelförmigere Gestalt an [13]. Zu den weiteren Nachteilen des mechanischen Klappenersatzes zählen wegen der lebenslang notwendigen Antikoagulation mit Coumarin ein lineares jährliches Blutungsrisiko von 1–2% [14] sowie eine jährliche Thromboembolie-Rate von 2–3%; das Thromboembolie-Risiko besteht auch nach Einsetzen einer Bioprothese [14, 15]. Im Gegensatz dazu ist nach Klappenrekonstruktionen aufgrund der nicht notwendigen Antikoagulation kein erhöhtes Blutungsrisiko gegeben, und auch Pannusbildungen und Thromboembolie-Risiko sind selbst bei Ringannuloplastik vernachlässigbar. Schließlich besteht ein altersabhängiges Risiko für verstärkte Abnützung an Bioprothesen besonders bei jungen Patienten [16], das ebenso wie das Risiko endokarditischer Episoden oder von Hämolyse an einer rekonstruierten Klappe nicht von wesentlicher Bedeutung ist.

Gibt es in der Prognose signifikante Unterschiede zwischen Mitralklappen-Rekonstruktion und Mitralklappen-Ersatz? Im Vergleich weisen die einzelnen Entitäten Mitralklappen-Prolaps [17], infektiöse Mitralinsuffizienz [18] und ischämische Mitralinsuffizienz [19, 20] für die rekonstruktive chirurgische Therapie eine bessere Prognose hinsichtlich Mortalität auf.

Chaudhry et al. [21] untersuchten 2004, welche Faktoren mit der Entscheidung zum Mitralklappen-Ersatz oder zur Mitralklappen-Rekonstruktion assoziiert waren. Sie fanden, dass höheres Alter, schlechtere NYHA-Klasse und Herzinsuffizienz Prädiktoren eines Klappenersatzes waren, ebenso wie echokardiographisch eine Kalzifizierung des anterioren Mitralrings. Faktoren, die zur Entscheidung Mitralklappen-Rekonstruktion führten, waren jüngeres Alter, echokardiographisch größere Sehnenfadenlänge, größere Länge des posterioren Mitralsegels und zunehmende Größe des Mitralannulus.

Mitralklappenkorrektur – ein kurzer historischer Rückblick

Die ersten Anfänge der rekonstruktiven Mitralklappen-Chirurgie starteten in den 1950ern, zu einer Zeit, als die Herzlungenmaschine noch nicht entwickelt war. Sie erstreckten sich auf Verfahren zur Kommissurotomie mit Hilfe verschiedener Instrumente als auch der Finger des Chirurgen zur Wiedereröffnung verlöteter Kommissuren am schlagenden Herzen. In den frühen 1960ern wurden mechanische Klappenprothesen erstmals implantiert, und in den späten 1960ern kamen die ersten Bioprothesen aus Xenograftgewebe zum Einsatz [22].

1969 schließlich berichtete Carpentier erstmals von einem Verfahren zur Rekonstruktion von stenotischen oder insuffizienten Mitralklappenvitien, dessen Basis die Ringannuloplastik war [23]. In den darauf folgenden Jahren entwickelte er eine große Anzahl chirurgischer Techniken, maßgeschneidert auf die Rekonstruktion der verschiedenen möglichen Pathologien [24]. Größere Verbreitung fand die rekonstruktive Mitralklappenchirurgie allerdings erst in den 80er Jahren, und auch im ausklingenden 20. Jahrhundert wurde in den USA gerade erst jede 3. Mitralklappen-Korrekturoperation mit Hilfe einer rekonstruktiven Technik durchgeführt [25].

Tab. 2 Pathoanatomische Substrate von degenerativen Mitralklappenvitien [26]

Posteriore Sehnenfadenruptur	49%
Elongierte Sehnenfäden	24%
Dilatierter Annulus	16%
Anteriore Sehnenfadenruptur	6%
Anteriore und posteriore Sehnenfadenruptur	5%

Tab. 3 Chirurgische Rekonstruktionstechniken

1. Ring-Annuloplastik
2. Segmentresektion
3. Sehnenfadenverkürzung
4. Sehnenfadentransfer
5. Ersatz durch künstlichen Sehnenfaden
6. „Edge to edge"-Methode – Korrektur nach Alfieri
7. Vernähung von Kommissuren
8. Perikard-Patch
9. Ringverschiebeplastik

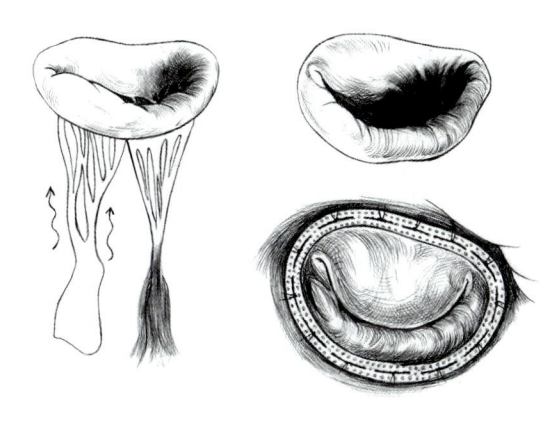

Abb. 1 Ringannuloplastik

Mitralklappen-Rekonstruktion – chirurgische Techniken

Degenerative Mitralklappen-Erkrankungen haben verschiedene pathoanatomische Substrate, die für die entsprechende Pathofunktionalität und Symptomatik verantwortlich sind (Tab. 2) [26]. Seit Beginn der rekonstruktiven Mitralklappenchirurgie wurden verschiedene chirurgische Techniken zur Korrektur von Mitralklappenvitien entwickelt (Tab. 3):

1. Ringannuloplastik

Diese ist die am meisten angewendete Rekonstruktionstechnik. Mit Hilfe eines Rings wird der Mitralannulus auf eine normale Größe reduziert. Sie wird entweder als alleinige Technik zur Rekonstruktion eingesetzt (Ringdilatation, ischämische Mitralinsuffizienz mit Restriktion des posterioren Mitralsegels), oder begleitend bei fast allen übrigen Rekonstruktionstechniken zur Stabilisierung des Mitralrings [23, 27].

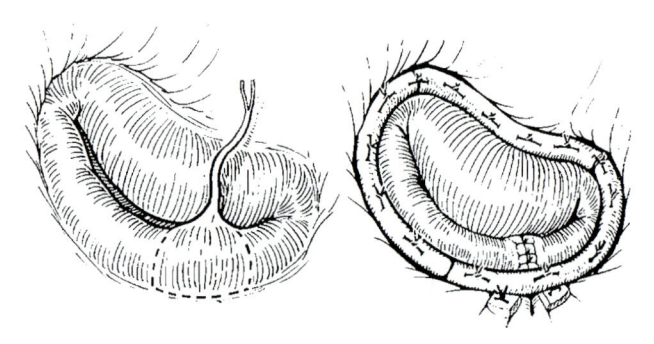

Abb. 2 Segmentresektion – posteriores Mitralsegel

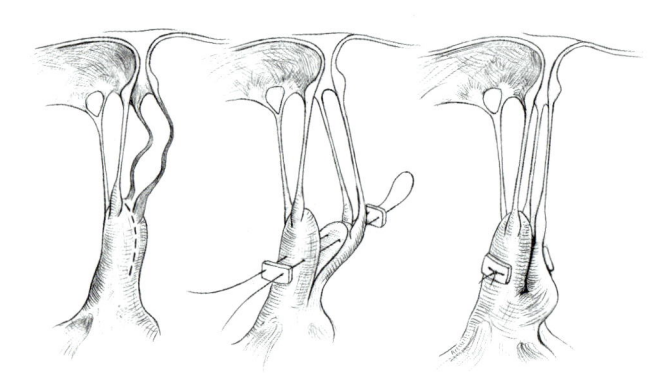

Abb. 4 Sehnenfadenverkürzung

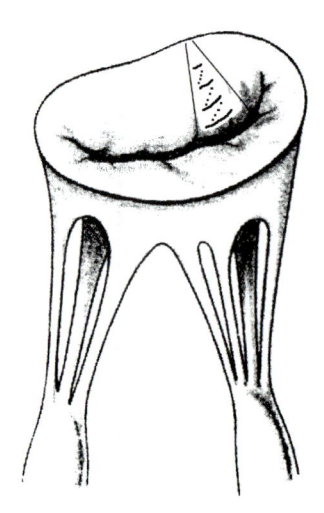

Abb. 3 Plikatur – anteriores Mitralsegel

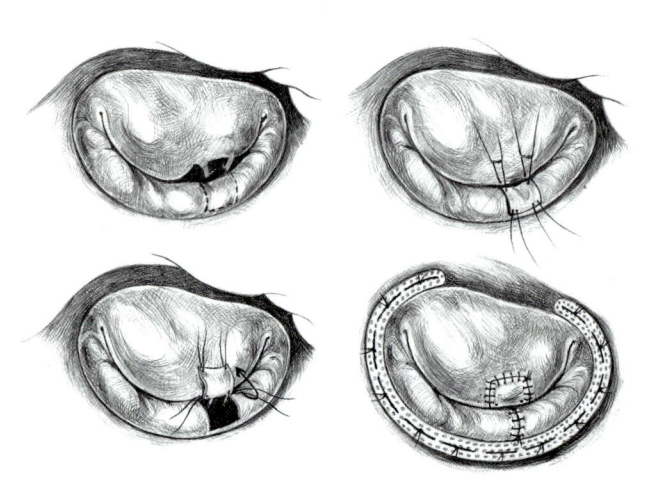

Abb. 5 Sehnenfadentransfer

Es kommen verschiedene Arten von Ringprothesen zur Anwendung: der starre Ring (Carpentier-Ring), der flexible Ring (Duran Ring) oder ein Band (Cosgrove, Taylor, Duran) (Abb. 1, Filmsequenz 1).

2. Segmentresektion („leaflet resection")

Eine Segmentresektion kommt typischerweise zur Anwendung als quadranguläre Resektion des posterioren mittleren Segmentes (P2) bei einem Prolaps in diesem Bereich. Der betroffene Teil wird reseziert und es wird eine Plikatur des korrespondierenden Teils des Annulus durchgeführt. Anschließend wird eine Ringannuloplastik durchgeführt. Die Segmentresektion ist eine einfache Prozedur mit annähernd 100% chirurgischem Erfolg [28] (Abb. 2). In den letzten Jahren wurde eine Variante, bei welcher der betroffene Teil nicht mehr reseziert sondern plikiert wird, zur Korrektur eines Mitralklappen-Prolaps des anterioren Mitralsegels entwickelt [29] (Abb. 3).

3. Verkürzung von Sehnenfäden („chordal shortening")

Es wurde eine Anzahl von Verkürzungstechniken entwickelt, häufig einsetzbar ist die „sliding plasty". Dabei wird der Papillarmuskelkopf längs gespalten und das betroffene Segment mit den elongierten Chordae apexwärts versetzt gegen die 2. Hälfte des Kopfes wieder angenäht [30–32] (Abb. 4).

4. Transfer von Sehnenfäden („chordal transfer")

Basisnahe Chordae oder Chordae vom freien Rand werden zu jenem Teil transferiert, der den locus minoris resistentiae darstellt. Als „Flip-over"-technik wird die bewährte Variante bezeichnet, bei der ein Segment vom posterioren Segel mit normalen Sehnenfäden reseziert und an der atrialen Oberfläche des anterioren Mitralsegels reinseriert wird [33] (Abb. 5).

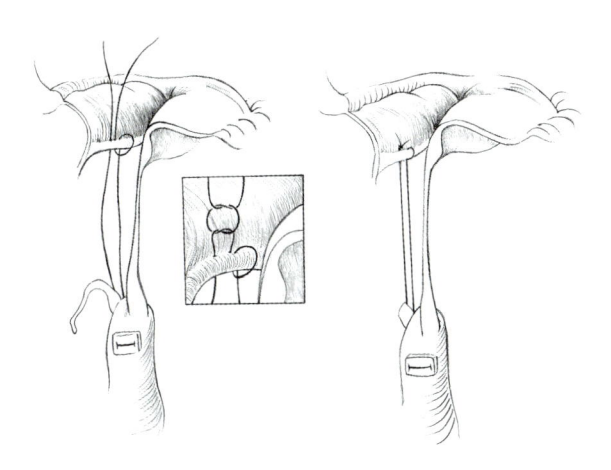

Abb. 6 Ersatz durch künstlichen Sehnenfaden

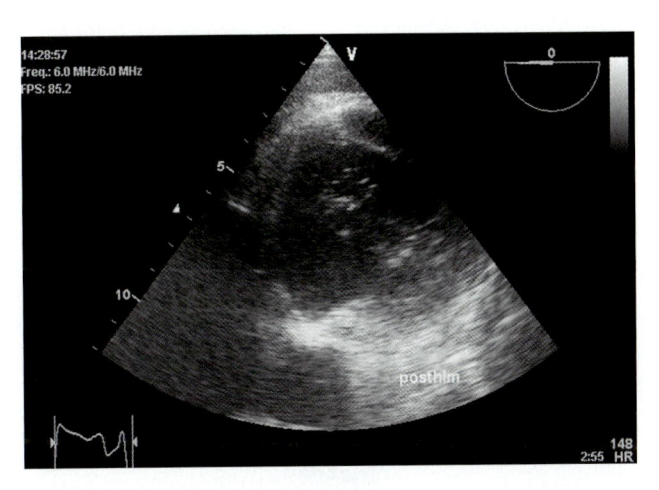

Abb. 8 „Edge to edge"-Methode – Echobild: basaler transgastrischer Kurzachsenblick, anterolaterale, posteromediale Kommissur, zentrale Naht, 2 Neo-Klappenöffnungen

5. Ersatz durch künstliche Sehnenfäden („chordal replacement")

Rupturierte oder elongierte Sehnenfäden können durch GoreTex-Fäden ersetzt werden. Dabei hat sich gezeigt, dass diese vom Bindegewebe überzogen werden und eine Haltbarkeit von über 14 Jahren erreichen [34] (Abb. 6).

6. „Edge to edge"-Methode (Korrektur nach Alfieri)

Bei dieser Methode wird zwischen dem zentralen anterioren und posterioren Mitralsegel eine Naht gesetzt, es entstehen aus einer Klappenöffnungsfläche zwei Öffnungen [35, 36] (Abb. 7, 8; Filmsequenz 2).

7. Vernähung von Kommissuren („commissural closure")

Dabei werden als einfache Rekonstruktionstechnik bei Insuffizienzen einer Kommissur die peripheren Anteile der Kommissuren miteinander vernäht.

8. Perikard-Patch

Ein Perikard-Patch kommt zur Deckung von Perforationen eines Mitralsegels im Rahmen von Endokarditiden zur Anwendung.

9. Ringverschiebeplastik („annular slide plasty")

Nach Resektion des betroffenen kommissuralen Segments werden anteriores und posteriores Mitralsegel an der Basis abgelöst, aufeinander zu rotiert und am Mitralring reinseriert, um eine neue Kommissur zu bilden. Zusätzlich erfolgt eine Stabilisierung mit einem artifiziellen Ring [28] (Abb. 9).

Echokardiographie bei Mitralklappen-Rekonstruktion – Standard-Schnittebenen und Untersuchungsgang

Die komplexe dreidimensionale Geometrie der Mitralklappe macht eine genaue Evaluierung in mehreren TEE-Standardschnitten unbedingt erforderlich, um Morphologie und Pathomechanismus sowie Schweregrad der Insuffizienz exakt erfassen zu können. Basis eines TEE-Untersuchungsganges stellt das

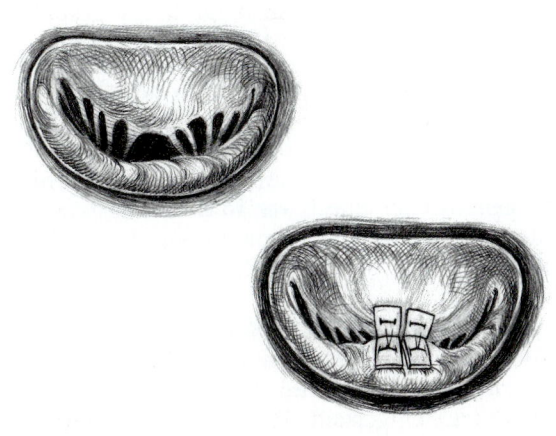

Abb. 7 „Edge to edge"-Methode – Korrektur nach Alfieri

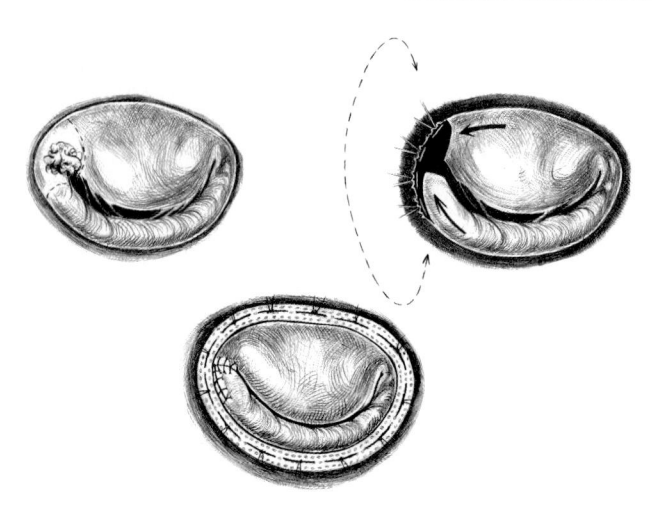

Abb. 9 Ringverschiebeplastik

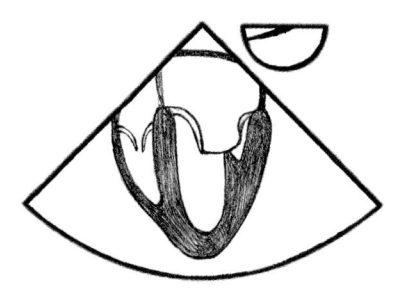

Abb. 11 Mittösophagealer 4-Kammerblick

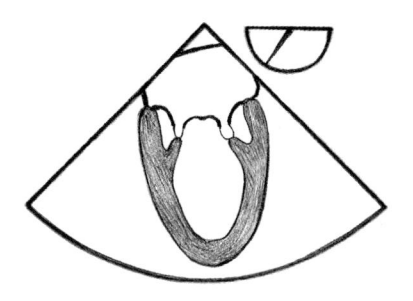

Abb. 12 Mittösophagealer mitral-kommissuraler Schnitt

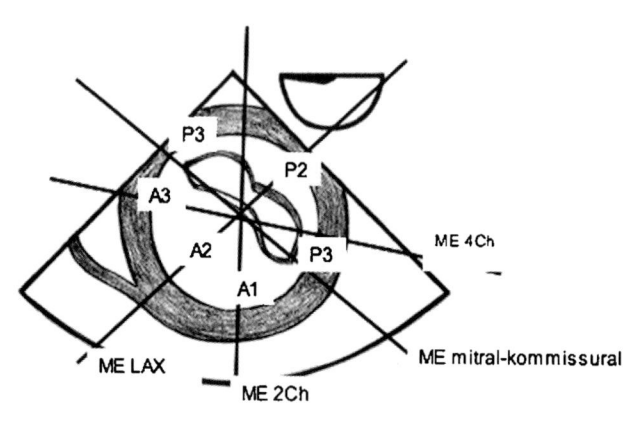

Abb. 10 Schnittebenen zur Evaluation der Mitralklappe

20 Schnittebenenmodell nach Shanewise et al. dar [37]. Für die räumliche Zuordnung der einzelnen Klappenanteile hat sich dabei die Nomenklatur nach Carpentier bewährt. Diese unterteilt beide Mitralsegel in je 3 Abschnitte: A1, A2, A3 und P1, P2, P3 (Abb. 10).

Folgende Schnitte sollten obligat zur Evaluierung herangezogen werden:

Mittösophagealer 4-Kammerblick
Der mittösophageale 4-Kammerblick sollte in Retroflexion eingestellt werden, entscheidend ist die Rotation um 10–15°; der linksventrikulären Ausflusstrakt rotiert dabei aus der Schnittebene heraus. Dies ist notwendig, um die anterolaterale Kommissur der Mitralklappe beurteilen zu können. Zur Darstellung kommen dann A3, A2, A1 (durch die Schnittführung durch das großflächige vordere Mitralsegel) und P1.

Evaluiert werden kann die Koaptation zwischen A1 und P1 (Abb. 11).

Mittösophagealer mitral-kommissuraler Schnitt
Der mittösophageale mitral-kommissurale Schnitt kommt durch Rotation um 60–70° (ausgehend vom mittösophagealen 4-Kammerblick) zur Darstellung. Dabei wird die Schnittebene durch beide Kommissuren gelegt und die Mitralklappe spannt sich in ihrer ganzen Koaptationslänge auf. Abgebildete Klappenabschnitte sind P3, posteromediale Kommissur, A2 (bzw. A1, A3), anterolaterale Kommissur, A1 (Abb. 12).

Mittösophagealer 2-Kammerblick
Der mittösophageale 2-Kammerblick wird durch Rotation um 90° (ausgehend von jener Gradanzahl, mit der der mittösophageale 4-Kammerblick dargestellt werden konnte) eingestellt. Beurteilt wird in diesem Schnitt die posteromediale Kommissur. Die Schnittführung geht wieder durch variable Anteile von A1, A2 und A3, sowie P3. Es koaptieren A3 und P3 (Abb. 13).

Mittösophagealer Langachsen-Schnitt
Der mittösophageale Langachsen-Schnitt wird durch Rotation um 120° (ausgehend vom mittösophagealen 4-Kammerblick) eingestellt. Dieser Schnitt dient zur Evaluierung der mittleren Abschnitte der Mitralklap-

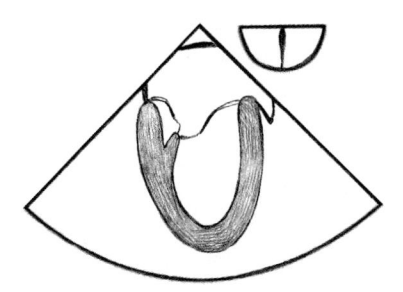

Abb. 13 Mittösophagealer 2-Kammerblick

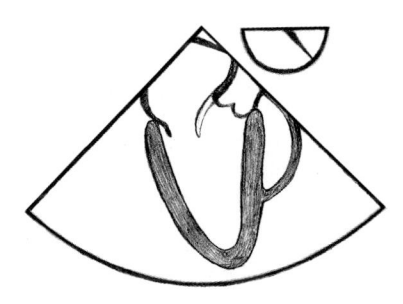

Abb. 14 Mittösophagealer Langachsenschnitt

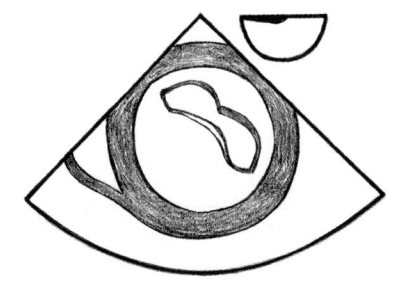

Abb. 15 Transgastrischer basaler Kurzachsenschnitt

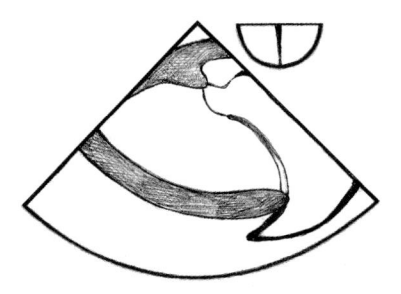

Abb. 16 Transgastrischer 2-Kammerblick

pe (A2, P2), sowie der räumlichen Beziehung zwischen vorderem Mitralsegel und linksventrikulärem Ausflusstrakt (Abb. 14).

Transgastrischer basaler Kurzachsenschnitt
Der transgastrische basale Kurzachsenschnitt kommt durch Vorschieben der Echosonde bis in den Magen, Anteflexion und Rotation um 10–15° zur Darstellung. In diesem Schnitt kann die Mitralklappe in ihrer Aufsicht in allen Abschnitten eingesehen werden. Es können Koaptation, räumliche Zuordnung von Insuffizienzjets im Farbdoppler und Klappenöffnung beurteilt werden (Abb. 15).

Transgastrischer 2-Kammerblick
Der transgastrische 2-Kammerblick wird durch Rotation um 90° (ausgehend vom transgastrischen basalen Kurzachsenblick) eingestellt. Er eignet sich zur Evaluation der posteromedialen Kommissur und des subvalvulären Klappenapparates einschließlich der ventrikulären Strukturen, insbesondere bei starker Verkalkung des Klappenapparates oder Vorhandensein artefizieller Strukturen mit starker Schallauslöschung (Mitralring) (Abb. 16).

In der rekonstruktiven Mitralklappen-Chirurgie ist die intraoperative transösophageale Echokardiographie aufgrund ihrer hohen Genauigkeit für die Identifikation der Pathoanatomie und -funktionalität unerlässlich für die chirurgische Planung und die Beurteilung des chirurgischen Resultates unmittelbar nach Rekonstruktion [38].

Die echokardiographische Beurteilung der Mitralklappe erfolgt sowohl qualitativ als auch quantitativ. Wie bei jeder Mitralklappen-Untersuchung stellt die zweidimensionale Methodik (2D-Mode) die Basis der qualitativen Beurteilung dar. Beurteilt werden die Größe der linksseitigen Herzhöhlen, systolische und diastolische Ventrikelfunktion, Klappen- und Klappenringmorphologie, subvalvulärer Apparat und angrenzende Ventrikelabschnitte, Klappenbewegung sowie Koaptationmechanik und -dynamik. In den meisten Fällen erlaubt bereits die 2D-Untersuchung die Diagnosestellung des zugrunde liegenden Pathomechanismus. Ergänzt wird die qualitative Beurteilung durch Beurteilung des Farbdopplers. Bei dieser Methodik tragen Durchtritt und Richtung des Farbdoppler-Jets zur Klärung des Pathomechanismus bei.

Zur semiquantitativen Klappenbeurteilung kann der Farbdoppler (Länge und Fläche des Jets in Relation zu Länge und Fläche des linken Vorhofs) herangezogen werden. Diese Möglichkeit zur raschen Beurteilung ist jedoch für eine genaue Quantifizierung der Mitralinsuffizienz unzureichend, da verschiedene Faktoren Darstellung und Ausprägung des Jets in großem Ausmaß beeinflussen können. Zu diesen Faktoren gehören kardiozirkulatorische Faktoren wie die Druckverhältnisse in linkem Vorhof und linker Kammer, ihre Funktion, Vorlast, Nachlast und Richtung des Jets in Bezug auf angrenzende Wände sowie ultraschall-physikalische Faktoren wie Farbver-

Tab. 4 Qualitative und quantitative Parameter zur Beurteilung der Mitralinsuffizienz

	Gering	Mittelgradig	Schwer
Strukturelle Parameter			
LA-Größe	Normal	Normal-dilatiert	Dilatiert
LV-Größe	Normal	Normal-dilatiert	Dilatiert
Klappensegel/ subvalvulärer Apparat	Normal oder abnormal	Normal oder abnormal	Abnormal Segelabriss Papillarmuskelabriss
Doppler Parameter			
Farbdoppler-Jetfläche	Kleiner zentraler Jet, Jetfläche <4 cm² oder <20% der LA-Fläche	Zeichen >als leicht, jedoch Kriterien für schwere MI nicht erfüllt	Großer zentraler Jet, Jetfläche >10 cm² (oder ≫40% der LA-Fläche) oder exzentrischer Jet
Mitralfluss – PW-Doppler	Dominante A-Welle	Variabel	Dominante E-Welle E>1,2 m/s
Jetkontur – CW-Doppler	Parabolisch	Noch parabolisch	Triangulär
Pulmonalvenenfluss – PW-Doppler	Dominante S-Welle	Abgeflachte S-Welle („systolic blunting")	Retrograde S-Welle („systolic reversal")
Quantitative Parameter			
Vena contracta (cm)	<0,3	0,3–0,69	≥0.7
Rvol (ml/Herzschlag)	<30	30–44 / 45–59	≥60
RF%	<30	30–39 / 40–49	≥50
EROA (cm²)	<0,20	0,20–0,29 / 0,30–0,39	≥40
FR vereinfacht (cm³/s)	<10	11–20	>20

LA = linkes Atrium; LV = linker Ventrikel; MI = Mitralinsuffizienz; PW = „pulsed wave"; CW = „continuous wave"; Rvol = Regurgitationsvolumen; RF = Regurgitationsfraktion; EROA = Effektive Regurgitationsöffnung; FR = vereinfachte proximale Konvergenzrate

stärkung, Pulsrepetition und damit Nyquist-limit, Filter und zeitliche Auflösung.

Eine genaue Quantifizierung der Mitralinsuffizienz erfolgt heute doppler-echokardiographisch durch Einsatz des kontinuierlichen Dopplers (CW-Doppler), des gepulsten Dopplers (PW-Doppler) und des Farbdopplers. Beurteilt werden dabei *Vena contracta und Konvergenzzone, effektive Regurgitationsöffnung, Regurgitationsflussrate, Regurgitationsvolumen und Regurgitationsfraktion, vereinfachte proximale Konvergenzflussrate* und das *Pulmonalvenen-Flussmuster* (Tab. 4) [39, 40]. Eine abschließende Einschätzung des Schweregrades ist erst in Zusammenschau mehrerer – wenn nicht aller – genannter Parameter zulässig, und erst die Schlüssigkeit in der Interpretation mehrerer Parameter gestattet eine verlässliche Aussage (Tab. 5) [40].

Eine Quantifizierung der **Stenosekomponente** ist insbesondere nach Rekonstruktion der Mitralklappe zur Überprüfung einer etwaigen Überkorrektur wichtig, aber auch bei der Beurteilung kombinierter Mitralvitien. Dazu eignen sich der *transmitrale Gradient*, die *Planimetrie* der Klappenöffnungsfläche, die *Berechnung der Klappenöffnung* mit Hilfe der Kontinuitätsgleichung unter Einbeziehung einer Referenzklappe, sowie *Flowkonvergenz* und *Druck-Halbwertszeit* („pressure half-time').

Der maximale instantane und mittlere transmitrale Gradient sind einfach zu erhebende Parameter, die eine zuverlässige Einschätzung der Stenosekomponente der Klappe erlauben. Allerdings muss beachtet werden, dass dieser Gradient beeinflussbar ist durch hämodynamische Parameter wie Herzfrequenz, Herzzeitvolumen, Mitralinsuffizienz, Aorteninsuffizienz und diastolische Ventrikelfunktion sowie durch technische Parameter wie dem Winkelfehler, falls Dopplerschallstrahl und Blutflussrichtung nicht parallel verlaufen.

Die Planimetrie der Klappenöffnung an der engsten Stelle zeigt eine hervorragende Korrelation mit der anatomischen Öffnungsfläche. Sie wird jedoch mit zunehmend schlechter werdenden Schallbedingungen oder Artefakten durch iatrogenes Material (z. B. Ringprothese) immer ungenauer.

Die Quantifizierung der Klappenöffnung mit Hilfe der Kontinuitätsgleichung unter Einbeziehung einer Referenzklappe ist eine verlässliche Methode, solange nicht eine Insuffizienz der Mitralklappe oder der Referenzklappe besteht. Mit ihrer Hilfe lässt sich die effektive – aber nicht die anatomische – Klappenöff-

Tab. 5 Echokardiographische und Doppler-Parameter zur Beurteilung der Mitralinsuffizienz: Einsatzmöglichkeit, Vorteile, Limitationen

	Einsatz, Vorteile	Limitationen
Strukturelle Parameter LA- und LV-Größe	Vergrößerung sensitiv für chronische signifikante MI; normale Größe schließt eine signifikante chronische MI aus	Vergrößerung auch bei anderen Krankheitsbildern; normal bei akuter signifikanter MI
Klappensegel/ subvalvulärer Apparat	Segelabriss und Papillarmuskelabriss spezifisch für signifikante MI	Nicht auf andere Pathologien umlegbar
Doppler Parameter Farbdoppler-Jetfläche	Einfach und rasch, gut anwendbar für geringe oder schwere MI mit zentralem Jet, räumliche Interpretation des Jets	Sehr variabel bei Änderungen der Hämodynamik oder der technischen Einstellungen; Signifikante Unterschätzung von exzentrischen, wandständigen Jets
Vena contracta-Weite	Einfach, quantitativ, gut anwendbar für geringe oder schwere MI	Nicht anwendbar bei multiplen Jets; mittelgradige MI nur durch Bestätigung durch andere Parameter quantifizierbar, kleine Werte → großer %Fehler
PISA	Quantitativ; vorhandene Flusskonvergenz bei Standard-Nyquist limit von 50–60 cm/s = signifikante MI; EROA (Schweregrad d. Läsion) und Rvol (Volumenbelastung) quantifizierbar	Fehler bei exzentrischen Jets; nicht valid bei multiplen Jets
Flussquantifizierung: PW-Doppler	Quantitativ, valid bei multiplen und exzentrischen Jets; EROA, RF (Schweregrad d. Läsion) und RVol (Volumenbelastung) quantifizierbar	Flussmessungen über die MV bei verkalktem Ring oder Mitralsegeln weniger genau; nicht valid bei Vorhandensein einer signifikanten AR (Messung über die PV möglich)
Jetprofil: CW-Doppler	Einfach	Qualitativ, unterstützender Parameter
Mitralfluss: PW-Doppler	Einfach; A-Wellen-Dominanz schließt schwere MI aus	Einfluss durch LA-Druck, LV-Relaxation, Mitralklappen-Öffnungsfläche, Vh-Flimmern; nicht quantitativ; unterstützender Parameter
Pulmonalvenenfluss: PW-Doppler	Einfach, retrograder systolischer Fluss spezifisch für schwere MI	Einfluss durch LA-Druck, Vh-Flimmern; nicht valid, wenn Jetrichtung direkt in die Pulmonalvene

LA = linkes Atrium; LV = linker Ventrikel; MI = Mitralinsuffizienz; PISA = „proximal isovelocity surface area"; EROA = Effektive Regurgitationsöffnung; Rvol = Regurgitationsvolumen; PW = „pulsed wave"; CW = „continuous wave"; RF = Regurgitationsfraktion

nung berechnen. Effektive und anatomische Klappenöffnung sind immer dann diskrepant, wenn Fluss und Volumen durch Regurgitationsfluss und -volumen verfälscht werden.

Schließlich lässt sich die Klappenöffnungsfläche mit Hilfe der ‚pressure half-time' (PHT) berechnen gemäß der Formel: Mitralklappen-Öffnungsfläche = 220/PHT. Es gilt aber zu beachten, dass die PHT ebenfalls durch Faktoren beeinflusst wird, die den Gradienten zwischen den beiden Herzhöhlen beeinflussen (Druck und Compliance des linken Vorhofs, Vorhofflimmern, Aorteninsuffizienz, Herzfrequenz). Verglichen mit der 2D-Planimetrie wird die Klappenöffnungsfläche deshalb bei Berechnung mit Hilfe der PHT eher unterschätzt [41, 42] (Filmsequenzen 3, 4).

Intraoperative TEE-Untersuchung der Mitralklappe nach chirurgischer Rekonstruktion

Prinzipiell folgt diese den gleichen Kriterien und wird unter Einsatz gleicher Methoden durchgeführt wie die initiale TEE-Untersuchung vor chirurgischer Sanierung.

Was gilt es im Speziellen zu beachten?

Die chirurgische Korrektur ist keine „exakte Wissenschaft". Das Ergebnis ist einerseits abhängig von der Qualität der präoperativen TEE-Diagnostik vor Einsatz der Herzlungenmaschine und einer guten Interaktion und Kommunikation zwischen Echokardiographeur und Chirurg, andererseits von den individuelle anatomischen Gegebenheiten (Kalzifizierung von Klappe, Klappenring und subvalvulärem Apparat, oder anatomischer Gegebenheiten wie der Größe der Vorhöfe räumlicher Platz für den Chirurgen zum Operieren). Es wird deshalb nicht in jedem Fall möglich sein, ein ideales Rekonstruktionsergebnis zu erreichen (Filmsequenz 5).

Primär geht es um die Klärung der Frage, ob das Rekonstruktionsergebnis ausreichend ist oder ob eine zweite extrakorporale Kreislaufzeit zur Verbesserung der Rekonstruktion notwendig erscheint. Bei dieser Entscheidung sind der präoperative Befund und der Allgemeinzustand des Patienten inklusive seines Willens zur körperlichen Ausbelastung ebenso entscheidend wie die Einschätzung, ob die Klappe technisch noch besser rekonstruierbar ist. Die Entscheidung wird auch beeinflusst von der Frage, ob ein Klappenersatz eine Alternative darstellt und ob der kardiozirkulatorische Zustand des Patienten eine zweite extrakorporale Kreislaufzeit bei vertretbarem Risiko erlaubt.

Generell sollte gelten, dass bei einer Reduktion der Mitralinsuffizienz um zwei Schweregrade von einem erfolgreichen Rekonstruktionsergebnis gesprochen werden kann, und dass in jüngeren Altersklassen und bei körperlicher (sportlicher) Fitness des Patienten nach Möglichkeit ein ideales Rekonstruktionsergebnis angestrebt werden sollte. Umgekehrt kann bei höherem Alter und/oder Herzinsuffizienz eine mittelgradige Verbesserung aufgrund der intraoperativen Nutzen-Risikoabwägung akzeptiert werden.

Einfach in der Einschätzung des Operationserfolges sind nur die beiden Extreme: schwere persistierende oder aggravierte Mitralinsuffizienz einerseits und keine bzw. minimale Rest-Insuffizienz andererseits. Die Quantifizierung einer persistierenden Mitralinsuffizienz mittleren Ausmaßes dagegen gelingt nur in Zusammenschau aller oben genannten Methoden und Parameter.

Zur Quantifizierung werden die selben Methoden herangezogen wie sie bei der Erstevaluation angewandt wurden. Es muss aber auch hier beachtet werden, dass die Lastverhältnisse des anästhesierten Patienten fundamental anders sind als im Wachzustand, und dass dadurch der Ausprägungsgrad der Mitralinsuffizienz eher unterschätzt wird. In dieser Situation kann es notwendig sein, die Lastverhältnisse an jene im Wachzustand durch Gabe von Vasopressoren anzupassen (Mitralklappen-Stresstest) [43].

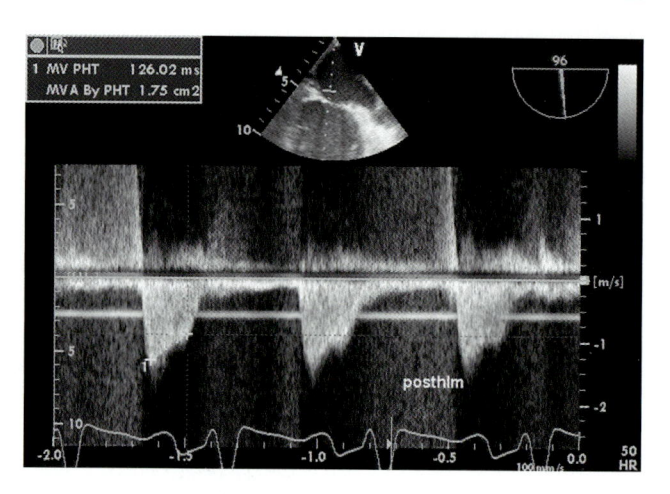

Abb. 17 CW-Dopplerprofil durch Mitralklappe nach „Alfieri-Korrektur": Kalkulation der „pressure half time"

Ist das Rekonstruktionsergebnis insuffizient, gilt es folgende Fragen zu klären: was ist der nun zugrunde liegende Pathomechanismus, und welche chirurgische Technik ist zur Korrektur geeignet? Ist eine Rekonstruktion möglich oder sollte auf ein Ersatzverfahren (mechanische oder Bioprothese) umgestellt werden?

Wichtig für die Klappenevaluation nach Korrektur ist der Ausschluss einer neu aufgetretenen Stenose. Dies ist deshalb besonders wichtig, da die Ringannuloplastik Basis fast aller Rekonstruktionstechniken ist und die Überkorrektur der Klappenöffnung eine chirurgisch bewusst herbeigeführte Situation ist, um die Klappe funktionell zu „unikuspidalisieren". Das bedeutet, dass der Klappenschluss nur durch die Schlussbewegung des vorderen Mitralsegels erzielt wird, während das hintere Mitralsegel nur mehr als Widerlager dient (Filmsequenzen 6, 7). Mittlere Gradienten erlauben – unter Berücksichtigung der oben genannten Limitation – eine rasche Beurteilung des Vorwärtsflusses durch die Mitralklappe. Wie bei nativen Mitralklappen gilt, dass der mittlere Gradient < 5 mmHg liegen sollte. Kommt die PHT zur Kalkulation der Klappenöffnungsfläche zum Einsatz, muss bei der Interpretation berücksichtigt werden, dass die intraoperative PHT die Klappenöffnung signifikant unterschätzt [44] (Abb. 17).

Echokardiographie – chirurgische Komplikationen und mögliche Irrtümer

Neben den beiden schon genannten Hauptproblemen nach Mitralklappen-Ersatz – Restinsuffizienz und Stenose durch Überkorrektur – sind nach Mitralklappen-Rekonstruktion an möglichen chirurgischen Komplikationen die *neu auftretende ischämisch bedingte regionale Wandbewegungsstörung* in der lateralen und posterioren Wand, die *Obstruktion im linksventrikulären Ausflusstrakt* und *erhöhte Gradienten nach Alfieri-Korrektur* anzuführen.

Regionale Wandbewegungsstörungen in der lateralen und posterioren Wand nach Mitralklappen-Rekonstruktion mit Annuloplastik sind normalerweise ischämisch bedingt und deuten auf eine Ischämie im Stromgebiet der Arteria circumflexa hin. Diese Komplikation ist bedingt durch die räumliche Beziehung zwischen Mitralring und dem Verlauf der Arteria circumflexa und entsteht entweder durch eine direkte Läsion der Koronararterie durch tief gesetzte Ringnähte oder indirekt durch Verziehung der Arterie bei sehr klein gewähltem Klappenring (Filmsequenzen 8–10).

Die *Obstruktion des linksventrikulären Ausflusstrakts* ist ein funktionelles und dynamisches Problem. Sie ist nicht immer nur durch den Venturi-Effekt (besonders bei hypertrophem Septum) bedingt, sondern kann auch durch anatomische Besonderheiten des Mitralklappenapparats und der Papillarmuskels verursacht werden. So bringt eine nach anterior verlagerte Malposition des anterolateralen Papillarmuskels die Mitralklappe in eine enge räumliche Beziehung zum linksventrikulären Ausflusstrakt. Dies kann zum Auftreten von SAM ("systolic anterior motion") führen, einer systolischen Bewegung des anterioren Mitralsegels in Richtung des linksventrikulären Ausflusstrakts. Dadurch entstehen einerseits eine Flussbeschleunigung und ein hoher Gradient im linksventrikulären Ausflusstrakt, andererseits eine Mitralinsuffizienz. Maslow et al. [45] konnten zeigen, dass Patienten mit erhöhtem Risiko für das Auftreten von SAM nach Mitralklappen-Rekonstruktion im TEE identifiziert werden können: bei diesen Patienten ist das Verhältnis zwischen der Länge des anterioren und des posterioren Segels zugunsten des posterioren Segels verschoben und die Distanz zwischen Koaptationspunkt und Septum ist verringert.

Die von Seiten der Gradienten und Klappenöffnungsfläche am kritischsten zu beurteilende Rekonstruktionstechnik ist sicherlich die Alfieri-Korrektur ("edge to edge repair"). Dabei werden anteriores und posteriores Mitralsegel im Bereich A2/P2 durch eine Naht miteinander verbunden. Dadurch entsteht dabei eine völlig neue Klappenöffnungsstruktur, die aus zwei Öffnungen besteht. Mit Hilfe der Planimetrie konnten Kinnaird et al. [46] zeigen, dass die Klappenöffnungsfläche durch diese Rekonstruktionstechnik signifikant reduziert wird (von $8,5 \pm 1,9$ cm^2 auf $3,8 \pm 0,9$ cm^2). Ermittelt man die Klappenöffnungsfläche mit Hilfe der Druckhalbwertszeit (PHT), so unterschätzt man die Mitralklappen-Öffnungsfläche systematisch ($3,8 \pm 0,9$ cm^2 mit Planimetrie versus $2,9 \pm 0,9$ cm^2 mit Hilfe der PHT) (Abb. 17). Allerdings kam es bei der überwiegenden Anzahl der Patienten zu keiner Zunahme des mittleren Druckgradienten auf > 5 mmHg.

Schlussfolgerung

Die perioperative transösophageale Echokardiographie hat für die Mitralklappen-Rekonstruktion einen herausragenden Stellenwert erlangt, bietet sie doch die Möglichkeit einer extensiven Diagnostik zur Klärung der Pathoanatomie und -funktionalität des Klappenvitiums. In Kenntnis der einzelnen chirurgischen Rekonstruktionstechniken und unter standardisiertem Vorgehen kann der erfahrene Untersucher dem Operator eine wertvolle Hilfestellung für die Operationsplanung als auch die unmittelbare Überprüfung des Rekonstruktionsergebnisses bieten.

- **Filmsequenz 1:** Annuloplastik – mittösophagealer 2-Kammerblick: der Mitralring ist als echodichte Struktur an der atrioventrikulären Grenze erkennbar.

- **Filmsequenz 2:** "Edge to edge"-Methode, basaler TG-Kurzachsenschnitt. Erkennbar sind anterolaterale, posteromediale Kommissur, zentrale Naht, 2 Neo-Klappenöffnungen.

- **Filmsequenz 3:** mittösophagealer 4-Kammerblick: Sehnenfadenabriss des anterioren Mitralsegels – "flail leaflet" im Bereich von A1/A2.

- **Filmsequenz 4:** mittösophagealer 4-Kammerblick: "flail leaflet" im Bereich von A1/A2; Farbdoppler: breiter, exzentrischer Jet, an der lateralen Vorhofswand bis ans Vorhofdach reichend. Breite Vena contracta und Konvergenzzone: hochgradige Mitralinsuffizienz.

- **Filmsequenz 5:** mittösophagealer 4-Kammerblick: nach Korrektur mit quadrangulärer Resektion und Annuloplastik. Überkorrektur mit zu kleinem Ring, Einziehung der atrioventrikulären Ebene, daraus resultierende Restriktion des posterioren Mitralsegels.

- **Filmsequenz 6:** mittösophagealer Langachsenschnitt. Annuloplastik, Mitralring in korrekter Position. Gut erkennbar ist die "Unikuspidalisierung" der Klappe, d.h. der Klappenschluss wird durch das anteriore Mitralsegel bewerkstelligt, das posteriore Mitralsegel wirkt nur als Widerlager.

- **Filmsequenz 7:** mittösophagealer Langachsenschnitt. Annuloplastik, Mitralring in korrekter Position. "Unikuspidalisierung" der Klappe im Farbdoppler, keine Restinsuffizienz.

- **Filmsequenz 8:** mittösophagealer 4-Kammerblick nach Korrektur mit quadrangulärer Resektion und Annuloplastik. Überkorrektur mit zu kleinem Ring, Einziehung der atrioventrikulären Ebene, regionale Wandbewegungsstörung der Lateralwand (Hypokinesie).
- **Filmsequenz 9:** mittösophagealer Langachsenschnitt nach Korrektur mit quadrangulärer Resektion und Annuloplastik. Überkorrektur mit zu kleinem Ring, Einziehung der atrioventrikulären Ebene, regionale Wandbewegungsstörung der posterioren Wand (Akinesie).
- **Filmsequenz 10:** transgastrischer Kurzachsenschnitt nach Korrektur mit quadrangulärer Resektion und Annuloplastik. Ischämie im Stromgebiet der Arteria circumflexa, Hypo- bis Akinesie von lateral bis inferior reichend.

Antworten zu den Fragen auf S. 63

1. Die beiden Pfeile markieren eine echodichte, artifizielle Struktur am atrioventrikulären Übergang. Es handelt sich dabei um einen prothetischen Mitralring, der für die Annuloplastik implantiert wurde.
2. Das durch einen Kreis markierte Areal befindet sich ebenfalls am atrio-ventrikulären Übergang. Es handelt sich um das Gefäßbett der Arteria circumflexa, die in einer Vielzahl von Fällen auch im Querschnitt darstellbar ist.
3. Wie schon im Rahmen der Komplikationen besprochen, handelt es sich nicht um ein zufälliges, zeitgleiches Ereignis, sondern um eine Myokardischämie im Stromgebiet der Arteria circumflexa. Am Echobild zu erkennen ist auch eine relativ prominente Gewebseinstülpung durch den Mitralring. Es dürfte hier zur Verziehung und damit zur Flussbehinderung in der Arteria circumflexa gekommen sein. Die Wandbewegungsstörung persistierte auch nach Implatation eines größeren Rings und schließlich einer mechanischen Mitralklappe. Die Patientin benötigte eine temporäre zirkulatorische Unterstützung mittels ECMO, und der betroffene Wandabschnitt erholte sich erst im Verlaufe der ersten vier postoperativen Tage.

Literatur

1. Spencer FC, Galloway AC, Grossi EA et al (1998) Recent developments and evolving techniques of mitral valve reconstruction. Ann Thorac Surg 65:307–313
2. Foot DK, Lewis RP, Pearson TA et al (2000) Demographics and cardiology, 1950–2050. J Am Coll Cardiol 35: 1067–1081
3. Northrup WF (2005) Mitral valve repair: we must do a better job. Curr Cardiol Rep 7:391–397
4. Enriquez-Sarano M, Schaff HV, Frye RL (1999) Progression of mitral regurgitation. A prospective doppler echocardiographic study. J Am Coll Cardiol 34:1137–1144
5. GrigionI F, Ennriquez-Sarano M, Ling LH et al (1999) Sudden death in mitral regurgitation due to flail leaflet. J Am Coll Cardiol 34:2078–2085
6. Averinos JF, Gersh BJ, Melton LJ 3rd et al (2002) Natural history of asymptomatic mitral valve prolapse in the community. Circulation 106:1355–1361
7. Grigioni F, Averinos J, Ling LH et al (2002) Atrail fibrillation complicating the course of degenerative mitral regurgitation. Determinants and long-term outcome. J Am Coll Cardiol 40:84–92
8. Ling LH, Enriquez-Sarano M, Seward JB et al (1996) Clinical outcome of mitral regurgitation due to flail leaflet. N England J Med 335:1417–1423
9. Ling LH, Enriquez-Sarano M, Seward JR et al (1997) Early surgery in patients with mitral regurgitation due to flail leaflets. Circulation 96:1819–1825
10. Enriquez-Sarano M, Tajik AJ, Schaff HV et al (1994) Echocardiographic prediction of left ventricular function after correction of mitral regurgitation: results and clinical implications. J Am Coll Cardiol 24:1436–1543
11. Dalrymple-Hay MJR, Bryant M, Jones RA et al (1997) Degenerative mitral regurgitation: when should we operate? Ann Thorac Surg 66:1579–1584
12. Matsumura T, Ohtaki E, Tanaka K et al (2003) Echocardiographic prediction of left ventricular dysfunction after mitral valve repair for mitral regurgitation as anindicator to decide the optimal timing of repair. J Am Coll Cardiol 42:458–463
13. Tischler MD, Cooper KA, Rowen M et al (1994) Mitral valve replacement versus mitral valve repair. A Doppler and quantitative stress echocardiographic study. Circulation 89:132–137
14. Grunkemeier GL, Wu Y (2003) "Our complication rates are lower than theirs": statistical critique of heart valve comparisons. J Thorac Cardiovasc Surgery 125:290–300
15. Grunkemeier GL, Li H-H, Naftel DC et al (2000) Long-term performance of heart valve prostheses. Curr Probl Cardiol 25:73–156
16. Rahimtoola SH (2003) Choice of prosthetic heart valve vor adult patients. J Am Coll Cardiol 41:893–904
17. Mohty D, Orszulak TA, Schaff HV et al (2001) Very long-term survival and durability of mitral valve repair for mitral valve prolapse. Circulation 104:(Suppl):I-1–I-7

18. Wilhelm MJ, Tavakoli R, Schneeberger K et al (2004) Surgical treatment of infective mitral valve endocarditis. J Heart Valve Dis 13:754–759
19. Thourani VH, Weintraub WS, Guyton RA et al (2003) Outcomes and long-term survival for patients undergoing mitral valve repair versus replacement. Effect of Age and Concomitant Coronary Artery Bypass Grafting. Circulation 108:298
20. Reece TB, Tribble CG, Ellman PI et al (2004) Mitral repair is superior to replacement when associated with coronary artery disease. Ann Surg 239:671–675; discussion 675–677
21. Chaudhry FA, Upadya SP, Singh VP et al (2004) Identifying patients with degenerative mitral regurgitation for mitral valve repair and replacement: a transesophageal echocardiographic study. J Am Soc Echocardiogr 17:988–994
22. Spencer FC (1997) The development of valvular heart surgery over the past 50 years (1947–1997): Personal recollections. Ann Thorac Surg 64:1549–1554
23. Carpentier A, Deloche A, Dauptain J et al (1983) A new reconstructive operation for correction of mitral and tricuspid insufficiency. J Thorac Cardiovasc Surg 61:1–13
24. Carpentier A (1983) Cardiac valve surgery – the "French correction". J Thorac Cardiovasc Surg 86:323–337
25. Savage EB, Furguson TB Jr, DiSeva VJ (2003) Use of mitral valve repair: analysis of contemporary United States experience reported to the society of thoracic surgeons national cardiac database. Ann Thorac Surg 75:820–825
26. Gillinov AM, Cosgrove DM, Blackstone EU et al (1998) Durability of mitral valve repair for degenerative disease. J Thorac Cardiovasc Surg 116:734–743
27. Braunberger E, Deloche A, Berrebi A et al (2001) Very long-term results (more than 20 years) of valve repair with Carpentier's techniques in non-rheumatic mitral valve insufficiency. Circulation 104(Suppl):I-8–I-11
28. Grossi EA, Galloway AC, Kallenbach K et al (1998) Early results of posterior leaflet folding plasty for mitral valve reconstruction. Ann Thorac Surg 65:1057–1059
29. Seitelberger R, Bialy J, Gottardi R et al (2004) Triangular plication of the anterior mitral leaflet: a new operative technique. Ann Thorac Surg 78:e36–37
30. Philips MR, Daly RC, Schaff HV et al (2000) Repair of anterior leaflet mitral valve prolapse: chordal replacement versus chordal shortening. Ann Thorac Surg 69:25–29
31. Dreyfus GD, Bahrami T, Alayle N et al (2001) Reapair of anterior leaflet prolapse by papillary muscle repositioning: a new surgical option. Ann Thorac Surg 71:1464–1470
32. Fundarò P, Moneta A, Villa E et al (2001) Chordal plication and free edge remodeling for mitral anterior leaflet prolapse repair: 8-year follow-up
33. Smedira NG, Selman R, Cosgrove DM et al (1996) Repair of anterior leaflet prolapse: chordal transfer is superior to chordal shortening. J Thorac Cardiovasc Surg 112:287–292
34. Junjiro, K, Yoshikado S, Ko B et al (2000) Ten-year experience of chordal replacement with expanded Polytetrafluoroethylene in mitral valve repair. Circulation 102(Suppl):III-30–III-34
35. Maisano F, Schreuder JF, Oppizzi M et al (2000) The double-orifice technique as a standardized approach to treat mitral regurgitation due to severe myxomatous disease: surgical technique. European Journal of Cardio-thoracic Surgery 17:201–205
36. Lorusso R, Borghetti V, Totaro P et al (2001) The double-orifice technique for mitral valve reconstruction: predictors of postoperative outcome. European Journal of Cardio-thoracic Surgery 20:583–589
37. Shanewise JS, Cheung AT, Aronson S et al (1999) ASE/SCA guidelines for performing a comprehensive intraoperative multiplane transesophageal echocardiography examination: recommendations of the American society of echocardiography council for intraoperative echocardiography and the society of cardiovascular anesthesiologists task force for certification in perioperative transesophageal echocardiography. Anesth Analg 89:870–884
38. Enriquez-Sarano M, Freeman WK, Tribouilloy CM et al (1999) Functional anatomy of mitral regurgitation. Accuracy and outcome implications of transesophageal echocardiography. J Am Coll Cardiol 34:1129–1136
39. Skarvan K, Bernet F (2005) Ischämische Mitralklappeninsuffizienz. Intensivmed 42:603–613
40. Zoghbi WA, Enriquez-Sarano M, Foster E, Grayburn PA, Kraft CD, Levine RA, Nihoyannopoulos P, Otto CM, Quinonen MA, Rakowski H, Stewart WJ, Waggoner A, Weissman NJ (2003) Recommendations for evaluation of the severity of native valvular regurgitation with two-dimensional and doppler echocardiography (American Society of Echocardiography Report). J Am Soc Echocardiogr 16:777–802
41. Nakatani S, Masuyama T, Kodama K et al (1988) Value and limitations of Doppler echocardiography in the quantification of stenotic mitral valve area: comparison of the pressure half-time and continuity equation methods. Circulation 77:78–85
42. Flachskampf FA, Weyman AE, Gillum L et al (1990) Aortic regurgitation shortens doppler presure half-time in mitral stenosis: clinical evidence, in vitro simulation, and theoretical analysis. J Am Coll Cardiol 16:396–404
43. Byrne JG, Aklog L, Adams DH (2000) Assessment and management of functional or ischaemic mitral regurgitation. The Lancet 355:1743–1744
44. Poh KK, Hong EC, Yang H et al (2005) Transesophageal echocardiography during mitral valve repair underestimates mitral valve area by pressure half-time calculation. Int J Cardiol [Epub ahead of print]
45. Kinnaird TD, Munt BI, Ignaszewski AP et al (2003) Edge-to-edge repair for functional mitral regurgitation: an echocardiographic study of the hemodynamic consequences. J Heart Valve Dis 12:280–286
46. Maslow AD, Regan MM, Haering JM et al (1999) Echocardiographic predictors of left ventricular outflow tract obstruction and systolic anterior motion of the mitral valve after mitral valve reconstruction for myxomatous valve disease. J Am Coll Cardiol 34:2096–2104
47. Tschernich H, Seitelberger R, Hiesmayr M (2005) Myokardinfarkt nach Mitralklappenrekonstruktion? Intensivmed 42:614

FALLBEISPIEL

Echokardiographische Abklärung des Patienten mit akutem Thoraxschmerz auf der Notfallstation

H. Eggebrecht, B. Plicht,
T. Buck, R. Erbel

Dr. Holger Eggebrecht
Klinik für Kardiologie
Westdeutsches Herzzentrum Essen
Universitätsklinikum Essen
Hufelandstraße 55
45122 Essen, Germany
Tel.: +49-201/723-4888
Fax: +49-201/723-5480
E-Mail: holger.eggebrecht@uni-essen.de

Eine 75-jährige Patientin stellt sich akut mit stärksten Brust- und Rückenschmerzen vor. Die Beschwerden strahlen bis in den Bauch aus und sind von Übelkeit und Erbrechen begleitet. In der Vorgeschichte sind bei der Patientin als kardiovaskuläre Risikofaktoren lediglich eine arterielle Hypertonie sowie ein Nikotinabusus bekannt.

Bei der Untersuchung liegt der Blutdruck bei 180/100 mmHg. Der weitere internistische Untersuchungsstatus ist unauffällig, insbesondere bestehen keine Herzgeräusche oder Pulsdefizite.

Nach elektrokardiographischem und laborchemischem Ausschluss eines akuten Myokardinfarktes wird bei persistierenden starken Schmerzen zunächst eine transthorakale (TTE) und dann eine transösophageale Echokardiographie (TEE) durchgeführt. Es zeigt sich eine gute systolische Pumpfunktion des mäßig hypertrophierten linken Ventrikels in der TTE. Es besteht lediglich eine leichtgradige Aortenklappeninsuffizienz. Hämodynamisch relevante Herzklappenvitien liegen dagegen nicht vor. Eine relevante Rechtsherzbelastung kann ebenso ausgeschlossen werden. Die Aorta ascendens ist allenfalls diskret erweitert. Bei Untersuchung der Aorta descendens zeigt die TEE den in Abbildung 1 und Film 9 dargestellten Befund.

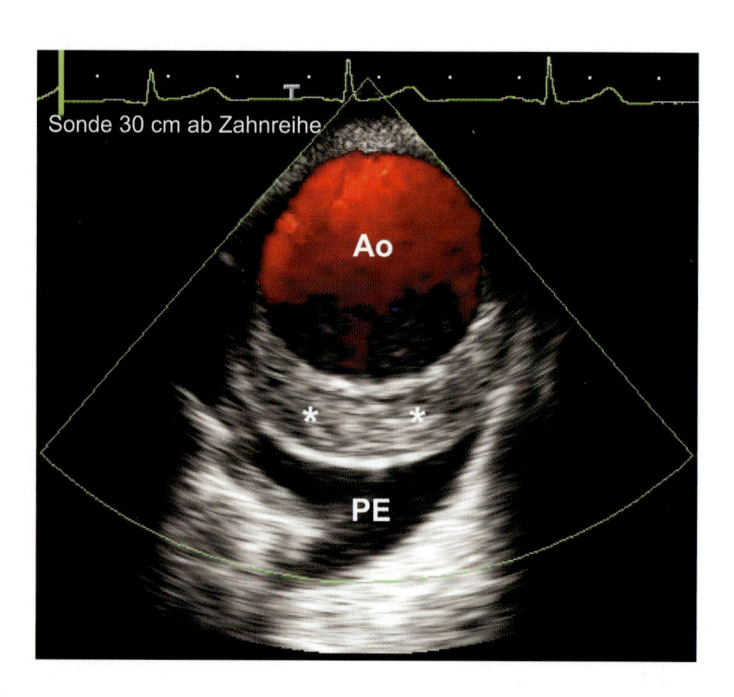

Abb. 1

Fragen (Antworten auf S. 90)
1. Worum handelt es sich bei der in der Abbildung dargestellten Wandverdickung der Aorta descendens (Sternchen)?
   a. Inflammatorische Wandverdickung bei Aortitis
   b. Intramurale Einblutung der Aorta
   c. Teilhrombosiertes Aortenaneurysma
   d. Aortendissektion mit thrombosiertem falschem Lumen

2. Wie lautet Ihre Diagnose?
   a. Akute Aortitis
   b. Akute Stanford Typ A-Aortendissektion
   c. Akute Stanford Typ B-Aortendissektion
   d. Akutes intramurales Hämatom der Aorta descendens
   e. Symptomatisches Aortenaneurysma

3. Welche weitere Maßnahme ist erforderlich?
   a. umgehende Operation mit Ersatz der thorakalen Aorta descendens
   b. intensivmedizinische Überwachung und strenge Einstellung des Blutdruck mit einem Zielwert <120/80 mmHg
   c. notfallmäßige endovaskuläre Aortenstentgraftimplantation
   d. weitere Diagnostik mittels Computertomographie oder MRT

H. Eggebrecht
B. Plicht
T. Buck
R. Erbel

Echokardiographische Abklärung des Patienten mit akutem Thoraxschmerz auf der Notfallstation

Role of echocardiography in acute chest pain syndromes

▶ **Summary** Acute chest pain is a very frequent symptom in clinical emergency medicine. Chest pain syndromes are caused by a variety of disorders. Rapid and reliable identification of acute life-threatening cardiovascular diseases such as acute coronary syndrome, aortic dissection or pulmonary embolism is pivotal for patient's prognosis. Echocardiography allows for bedside evaluation of even unstable patients and provides important, life-saving diagnostic information within minutes. Echocardiography is particularly useful for the evaluation of patients with acute aortic syndrome. Because of the excellent sensitivity and specificity of transesophageal echocardiography, its findings are sufficient to provide the indication for emergency thoracotomy and replacement of the aorta. However, the potential of echocardiography for the evaluation of emergency patients with acute chest pain syndromes has to be critically considered in the view of its inherent limitations (e.g., operator dependence).

▶ **Key words**
Echocardiography –
chest pain –
aortic dissection – pulmonary embolism

▶ **Zusammenfassung** Akute Thoraxschmerzen sind ein häufiges Problem in der klinischen Notfallmedizin und können durch eine Vielzahl sehr unterschiedlicher Krankheitsbilder bedingt sein. Für Prognose und Verlauf ist es entscheidend, Patienten mit akut lebensbedrohlichen kardiovaskulären Erkrankungen wie akutes Koronarsyndrom, Aortendissektion oder Lungenembolie rasch und zuverlässig zu identifizieren. Die Echokardiographie besitzt dabei einen überaus wichtigen klinischen Stellenwert. Sie kann auch bei instabilen Patienten bettseitig durchgeführt werden und häufig binnen Minuten richtungweisende, oft lebensrettende diagnostische Information liefern. Den höchsten Stellenwert für die Notfalldiagnostik besitzt die Echokardiographie in der Diagnostik des akuten Aortensyndroms. Aufgrund der hervorragenden diagnostischen Genauigkeit genügt ein Befund der transösophagealen Echokardiographie als Indikation zur notfallmäßigen Thorakotomie und chirurgischem Ersatz der Aorta. Bei allen Möglichkeiten der modernen echokardiographischen Diagnostik müssen allerdings die Limitationen der Methode (z. B. Untersucherabhängigkeit) kritisch berücksichtigt werden.

▶ **Schlüsselwörter**
Echokardiographie –
Thoraxschmerz –
Aortendissektion –
Lungenembolie

Dr. Holger Eggebrecht (✉)
Dr. Björn Plicht
Priv.-Doz. Dr. Thomas Buck
Prof. Dr. Raimund Erbel
Klinik für Kardiologie
Schwerpunkt Aortenerkrankungen
Westdeutsches Herzzentrum Essen
Universitätsklinikum Essen
Hufelandstraße 55
45122 Essen, Germany
Tel.: +49-201/723-4888
Fax: +49-201/723-5480
E-Mail: holger.eggebrecht@uni-essen.de

Einleitung

Die Abklärung akuter Thoraxschmerzen ist ein häufiges Problem in der klinischen Notfallmedizin. Es wird geschätzt, dass ein Fünftel aller stationären Aufnahmen einer internistischen Notfallstation aufgrund von akuten Brustschmerzen erfolgen [1]. Thoraxschmerzen können durch eine Vielzahl sehr unterschiedlicher Krankheitsbilder bedingt sein [2]. Sie können Ausdruck eines akuten Koronarsyndroms oder von lebensbedrohlichen Erkrankungen der großen thorakalen Gefäße sein, sie können aber auch durch funktionelle Beschwerden oder weniger bedrohliche, nicht kardiovaskuläre Krankheiten bedingt sein. Entsprechend stellt die differentialdiagnostische Abklärung von Patienten mit akutem Thoraxschmerz unverändert eine große Herausforderung an den Notfallmediziner dar. Vorrangiges Ziel der Notfalldiagnostik ist die rasche und zuverlässige Identifizierung von Patienten mit akut lebensbedrohlichen Erkrankungen, die tatsächlich eine intensive Überwachung und umgehende Behandlung benötigen. Patienten mit nicht akut lebensbedrohlichen Ursachen sind verlässlich abzugrenzen, um unnötige Krankenhausaufnahmen und damit verbundene Kosten zu vermeiden.

Aufgrund der relativen Häufigkeit der koronaren Herzerkrankung kommt dem sicheren Ausschluss bzw. der raschen Bestätigung eines akuten Koronarsyndroms vorrangige Bedeutung im Hinblick auf die Prognose des Patienten zu [3]. Ein bei Patienten mit akutem Thoraxschmerz nicht richtig erkannter Myokardinfarkt geht, bei fälschlicher Entlassung von der Notfallstation, mit einer Verdopplung der Sterblichkeit einher [4]. Neben einer kardialen Ursache werden thorakale Schmerzsyndrome häufig durch akute Erkrankungen der Aorta verursacht [5, 6]. In einer Notaufnahme wird schätzungsweise auf 80 bis 300 Fälle mit akutem Koronarsyndrom ein Fall mit akutem Aortensyndrom diagnostiziert. Unter den Differentialdiagnosen des Thoraxschmerzes ist das akute Aortensyndrom nach dem akuten Koronarsyndrom, aber vor der Lungenembolie, die häufigste akut lebensbedrohende Erkrankung [6].

Die gezielte Anamnese einschließlich der genauen Beurteilung von Intensität und Charakter des Thoraxschmerzes erlaubt in vielen Fällen bereits eine Verdachtsdiagnose. Häufig ist es hilfreich, das kardiovaskuläre Risikoprofil des Patienten und somit die Vortestwahrscheinlichkeit für das Vorliegen einer koronaren Herzerkrankung abzuschätzen. Neben der körperlichen Untersuchung, die vor allem nicht-kardiale, z. B. vertebragene Ursachen des Thoraxschmerz beurteilen kann, stützt sich die Akutdiagnostik vor allem auf die Elektrokardiographie (EKG) und verschiedene laborchemische Marker zum Nachweis herzmuskelspezifischer Enzyme. Die ischämiebedingte Freisetzung der kardialen Marker ist jedoch verzögert, so dass ein sicherer Infarktausschluss auch bei initial unauffälligem EKG erst nach einer Latenzzeit von 4–6 Stunden möglich ist. Auch die konventionelle Röntgenthorax-Untersuchung besitzt einen wichtigen Stellenwert in der Abklärung von Patienten mit unklaren Thoraxschmerzen. Diese radiologische Untersuchung kann rasch Auskunft über verschiedene Pathologien innerhalb des Lungenparenchyms und deren Umgebung geben. Für die Diagnostik des akuten Koronarsyndroms sowie der Lungenembolie ist die Röntgenthorax-Untersuchung dagegen zumeist wenig hilfreich. Bei Patienten mit akuter Aortenerkrankung wird eine Mediastinalverbreiterung im Röntgenthorax-Untersuchung nur in 40–50% der Fälle gefunden [7].

Mit der Echokardiographie steht eine rasch durchführbare, relativ günstige und weit verbreitete Bildgebungsmodalität zur Verfügung, die eine bettseitige Untersuchung des Herzens sowie der großen thorakalen Gefäße auch bei instabilen Patienten erlaubt. Bei Patienten mit schweren thorakalen Schmerzen, akuter Ruhedyspnoe oder im unklaren Schock kann die echokardiographische Untersuchung häufig binnen Minuten richtungweisende, oft lebensrettende diagnostische Information liefern. Auch für die rasche Identifizierung von Patienten mit lebensbedrohlichen kardiovaskulären Erkrankungen ist die Echokardiographie in Rahmen der Notfallabklärung besonders hilfreich. Ziel der vorliegenden Übersichtsarbeit ist es, die Möglichkeiten, aber auch die Limitationen der transthorakalen und transösophagealen Echokardiographie für die Abklärung von Patienten mit akuten Thoraxschmerzen auf der Notfallstation darzustellen.

Echokardiographie bei akutem Koronarsyndrom

Die echokardiographische Diagnostik bei Verdacht auf ein akutes Koronarsyndrom zielt vornehmlich auf die Beurteilung der regionalen und globalen Funktion des linken Ventrikels [8, 9]. Neu aufgetretene regionale Kinetikstörungen im Sinne einer Akinesie, Hypokinesie oder Dyskinesie können, auch bei nichtdiagnostischem EKG, Hinweise auf eine akute Myokardischämie geben (Abb. 1; Filmsequenz 1). Allerdings können akut aufgetretene und vorbestehende Wandbewegungsstörungen, z. B. nach vorangegangenem Myokardinfarkt, echokardiographisch nicht unterschieden werden [9]. Bei Patienten mit akutem Myokardinfarkt kann die Echokardiographie wichtige Informationen liefern über die Funktion des Herzens, über das Ausmaß des Infarkts sowie etwaige Kompli-

Abb. 1 Transthorakales Echokardiogramm eines Patienten mit akutem ST-Hebungsinfarkt und schwerer Akinesie der Vorderwand (Pfeile; links: diastolisches Bild, rechts: systolisches Bild)

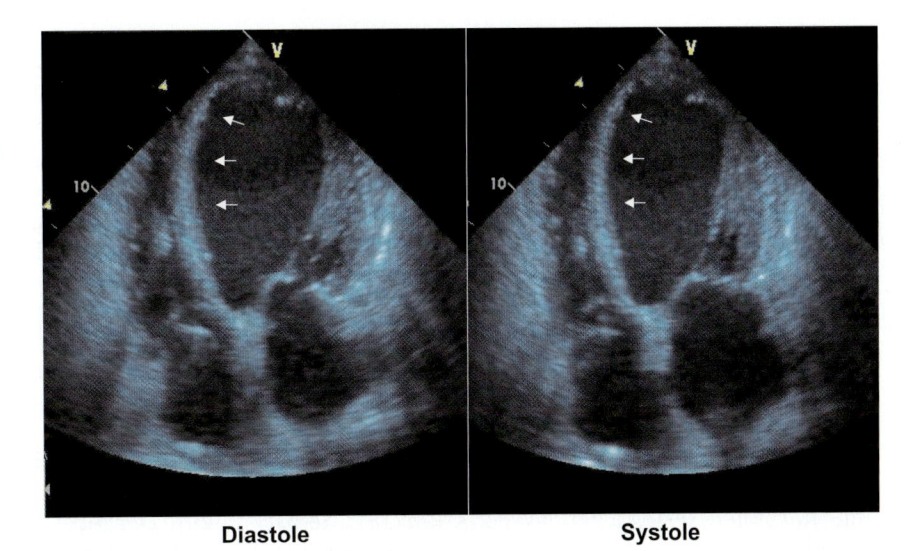

Diastole Systole

Tab. 1 Einteilung der Wandbewegungsstörungen

Score	Wandbewegung	Definition
0	Hyperkinesie	Verstärkte systolische endokardiale Einwärtsbewegung und Wanddickenzunahme
1	Normal	Normale systolische endokardiale Einwärtsbewegung und Wanddickenzunahme
2	Hypokinesie	Reduzierte systolische endokardiale Einwärtsbewegung und Wanddickenzunahme
3	Akinesie	Fehlende systolische endokardiale Einwärtsbewegung und Wanddickenzunahme
4	Dyskinesie	Systolische Auswärtsbewegung bei fehlender Wanddickenzunahme. Häufig in Kombination mit myokardialer Wandausdünnung und Fibrose

kationen (z. B. Ventrikelseptumruptur, Papillarmuskelruptur mit schwerer, sekundärer Mitralklappeninsuffizienz, Pseudoaneurysmabildung, Rechtsherzinfarkt) [10]. Daher sollten möglichst alle Patienten mit akutem Myokardinfarkt vor der weitergehenden (invasiven) Therapie eine kurze echokardiographische Untersuchung erhalten.

Die Wandbewegungsanalyse lässt sich mithilfe der modernen Echokardiographiegeräte unter Verwendung von sog. „harmonic imaging" bei >90% der Patienten von transthorakal in ausreichender Qualität durchführen. Nur in sehr seltenen Fällen ist bei Patienten mit fehlendem transthorakalem Schallfenster eine transösophageale Untersuchung zur Beurteilung der linksventrikulären Funktion erforderlich. Grundsätzlich sollte die Beurteilung standardisiert anhand des von der American Heart Association und des American College of Cardiology vorgeschlagenen 16-Segment-Modells des linken Ventrikels erfolgen [10]. Dabei wird die jeweilige regionale Wandbewegung entsprechend der in Tabelle 1 dargestellten Wandbewegungen klassifiziert. Um einen Wandbewegungsindex zu erhalten, werden die jeweilige Segmentscores addiert und die resultierende Summe durch die Anzahl der visualisierten Segmente dividiert. Bei globaler Normokinesie ist der Wandbewegungsindex definitionsgemäß gleich 1 und erhöht sich bei pathologischer Wandbewegung.

Verschiedene Untersuchungen konnten eine hohe diagnostische Sensitivität der Wandbewegungsanalyse von 94–98% und einen hohen negativen prädiktiven Wert von ca. 95% für eine kardiale Ursache des akuten Thoraxschmerz nachweisen [9]. Ist also keine Wandbewegungsstörung vorhanden, ist das Vorliegen eines akuten Koronarsyndroms unwahrscheinlich, so dass andere Ursachen diskutiert werden müssen. Spezifität und positiver prädiktiver Wert der Echokardiographie für das Vorliegen eines akutes Koronarsyndrom sind dagegen mit 31–50% vergleichsweise niedrig [9].

In Ergänzung zum EKG und positiven Troponinnachweis kann die echokardiographische Wandbewegungsanalyse bei Patienten mit akuten Thoraxschmerzen neben diagnostischen Informationen auch wichtige prognostische Informationen liefern [11]. Fleischmann und Mitarbeiter [12] fanden, dass das Risiko für schwerwiegende kardiovaskuläre Ereignisse innerhalb von 30 Tagen bei Patienten mit akuten Thoraxschmerzen und Vorliegen eines erhöhten Wandbewegungsindex deutlich erhöht ist. Muscholl et al. [13] konnten in einer Studie bei 132 konsekutiven Patienten mit Brustschmerzen und nicht-diagnostischem EKG zeigen, dass die transthorakale Echokardiographie (TTE) zur Beurteilung der Prognose anderen diagnostischen Verfahren wie EKG und Troponintest sogar überlegen war. Die prognostische Aussagekraft der Echokardiographie lässt sich durch Kombination von Wandbewegungsanalyse und myokardialer Perfusionsanalyse mittels Kontrastmittelechokardiographie noch steigern [14]. Allerdings ist die Kontrastmittelechokardiographie ein technisch und apparativ aufwändiges Verfahren, das für die Notfallabklärung nur an wenigen Zentren angeboten wird [15].

Neben der regionalen Wandbewegungsanalyse ist auch die Beurteilung der globalen systolischen Funktion des linken Ventrikels für die Prognoseabschätzung wichtig. Patienten mit eingeschränkter Globalfunktion haben ein deutlich erhöhtes Risiko für schwerwiegende kardiovaskuläre Ereignisse im Vergleich zu Patienten mit akuten Thoraxschmerzen und normaler systolischer LV-Funktion [8]. Selbst die subjektive Abschätzung der globalen LV-Funktion mittels der neuerdings verfügbaren portablen Echokardiographiegeräte scheint für die Identifizierung von Patienten mit akutem Koronarsyndrom in der Notfallstation geeignet. In einer kürzlich publizierten Studie untersuchten Weston et al. [16] die Wertigkeit der portablen Echokardiographiegeräte bei 150 Patienten mit akutem Thoraxschmerz. Die Inzidenz eines Myokardinfarkts betrug bei Patienten mit normaler systolischer LV-Funktion 2,5% im Vergleich zu 20% bei reduzierter LV-Funktion (p=0,002). Der negative prädiktive Wert der sog. „Hand-held"-Echokardiographie lag bei 91%. Die zunehmende Verbreitung der portablen Echokardiographiegeräte könnte die Einsatzmöglichkeiten der Echokardiographie bei Patienten mit akutem Thoraxschmerz daher deutlich erweitern.

Eine weitere Anwendungsmöglichkeit der Echokardiographie in der Notfalldiagnostik ist die Dobutamin-Stressechokardiographie zur Stratifizierung von Patienten mit akuten Thoraxschmerzen. Trippi und Mitarbeiter [17] untersuchten 163 Patienten, die bei elektrokardiographischem oder laborchemischem Ausschluss eines akuten Myokardinfarkts aus der Notfallstation entlassen werden sollten, mittels Dobutamin-Stressechokardiographie. Der negative prädiktive Wert der Stressechokardiographie war 98,5% bei lediglich 2 falsch-negativen Befunden.

Echokardiographie bei akutem Aortensyndrom

Das vergangene Jahrzehnt hat wichtige Fortschritte in der Diagnostik und im Management von akuten Erkrankungen der Aorta erbracht [6]. Neu ist dabei das Konzept des akuten Aortensyndroms, das ein zunehmend einheitliches diagnostisches und therapeutisches Vorgehen ermöglicht [18]. Bei optimalem Management ist heutzutage ein Überleben von 80% der Patienten mit akutem Aortensyndrom möglich. Dennoch versterben bis heute 80% der Betroffenen, da die Diagnose nicht in vivo gestellt wird [6]. Daher muss bei allen Patienten, die sich mit akuten Thoraxschmerzen vorstellen, nach Ausschluss einer akuten Myokardischämie an ein Aortensyndrom gedacht werden [18].

Um eine zuverlässige und aussagekräftige echokardiographische Untersuchung der Aorta zu erreichen, muss die Aorta möglichst in allen Abschnitten, d.h. Aorta ascendens, Aortenbogen, Aorta descendens und Aorta abdominalis dargestellt und beurteilt werden [19]. Die TTE kann im parasternalen Langachsenschnitt die Aortenklappe und die Aorta ascendens in ihrem Anfangsteil über 2–3 cm darstellen [20]. Der Aortenbogen, der proximale Abschnitt der Aorta descendens thorakalis (Aortenisthmus) sowie der Abgang der linken Arteria subclavia kann mittels TTE in der suprasternalen Anlotung vor allem bei jüngeren Patienten eingesehen werden. Bei älteren Patienten ist dagegen oftmals eine Darstellung aufgrund einer Interposition der Lunge nicht möglich. Ein eventuell bestehender Pleuraerguss kann ausgenutzt werden, um die Aorta descendens thorakalis in ihrem mittleren Abschnitt von einer paravertebralen Anlotposition einzusehen. Zur Darstellung der abdominellen Aorta descendens kann der Echokardiographieschallkopf im Sinne einer Oberbauchsonographie eingesetzt werden. So kann die Aorta abdominalis sowohl in der Quer- als auch in der Längsachse dargestellt werden.

Trotz der vielfältigen Anlotpositionen ist die zuverlässige Beurteilung der Aorta alleine aufgrund der TTE schwierig. Entsprechend ist die diagnostische Genauigkeit für die Detektion von Aortenerkrankungen nur mäßig (Sensitivität 59–85%, Spezifität 63–96%) [18]. Die transösophageale Echokardiographie (TEE) hat die Diagnostik von Aortenerkrankungen in dieser Hinsicht wesentlich verbessert und kann die thorakale Aorta mit weitaus höherer Bildqualität und Detailauflösung darstellen [21–25]. Entsprechend sind Sensitivität und Spezifität der TEE mit 88–99% bzw. 95–98% deutlich höher [18]. Allerdings sind der Aortenbogen sowie der abdominelle Bereich der Aorta der Untersuchung mittels TEE nicht zugänglich und werden daher als „blinder Fleck" der TEE bezeichnet. Die Genauigkeit der Diagnosestellung mittels TEE ist von der Erfahrung des jeweiligen Untersuchers abhängig. Zudem wird die Diagnostik durch Artefakte erschwert. Schon im Normalfall ist das Aortenlumen nicht völlig echofrei, so dass vor allem durch Reverberationsartefakte das Vorliegen einer Dissektionsmembran vorgetäuscht werden kann. Vor allem in der Aorta ascendens kommen häufig Artefakte vor, so

Tab. 2 Neue Einteilung der Aortendissektion nach Svensson

Klasse-1-Dissektion	Klassische Aortendissektion mit wahrem und falschem Lumen
Klasse-2-Dissektion	Intramurales Hämatom
Klasse-3-Dissektion	Umschriebene Dissektion
Klasse-4-Dissektion	Penetrierendes Aortenulkus
Klasse-5-Dissektion	Iatrogene/traumatische Transsektion/Dissektion

dass es hier zu falsch-positiven Befunden kommen kann [26]. Bei unklarem Befund sollten daher alternative bildgebende Verfahren wie Computer-Tomographie (CT) oder Magnetresonanz-Tomographie (MRT) eingesetzt werden. Allerdings sind auch diese Verfahren nicht frei von Artefakten. So können z.B. Pulsationsartefakte der klappennahen Aorta ascendens im CT eine Dissektionsmembran vortäuschen.

Das akute Aortensyndrom beinhaltet ein klinisches Erscheinungsbild, dem verschiedene, ursächlich heterogene, akut lebensbedrohende Erkrankungen der thorakalen Aorta zu Grunde liegen [6]. Neben der klassischen Aortendissektion mit Ausbildung eines wahren und falschen Lumens (Klasse-1-Dissektion) werden heute gemäß einer von Svensson vorgeschlagenen Einteilung das intramurale Hämatom (Klasse-2-Dissektion), die umschriebene Dissektion (Klasse-3-Dissektion), das penetrierende Aortenulkus (Klasse-4-Dissektion) sowie die traumatische/iatrogene Dissektion (Klasse-5-Dissektion) als pathologische Varianten bzw. Vorläufer der klassischen Aortendissektion unterschieden [18]. Neben der Svensson-Einteilung, welche die pathologisch-anatomische Form der Dissektion beschreibt, wird die Stanford-Klassifikation zur Beschreibung des Ausmaßes bzw. Lokalisierung der Dissektion benutzt. Seltener kommt heutzutage die DeBakey-Klassifikation zur Anwendung, die drei Typen unterscheidet. Entsprechend der Stanford-Klassifikation wird jede Beteiligung der Aorta ascendens als Typ A klassifiziert [27]. In der Regel breitet sich die Typ-A-Dissektion nach distal aus, betrifft auch die deszendierende Aorta und reicht häufig bis in die Beckenetage. Die alleinige und ausschließliche Beteiligung der deszendierenden Aorta wird als Typ B nach Stanford eingeteilt [27]. Diese Einteilung ist von wichtiger klinisch-prognostischer Bedeutung, da im Grundsatz jede Typ-A-Dissektion eine hohes Risiko für eine akute Ruptur trägt und daher eine Indikation zur notfallmäßigen Operation mit chirurgischem Ersatz der Aorta ascendens darstellt [18]. Bei Vorliegen einer Typ-B-Dissektion ist dagegen zumeist die medikamentöse Therapie mit strenger Blutdruckeinstellung ausreichend, während chirurgische Maßnahmen für Komplikationen vorbehalten bleiben [28]. Als neuartige Therapiealternative steht zudem für Patienten mit alleiniger Beteiligung der deszendierenden Aorta die endovaskuläre Aortenstentgraftimplantation zur Verfügung [29].

■ Klassische Aortendissektion (Klasse 1-Dissektion)

Die klassische Aortendissektion ist die häufigste und bedrohlichste Variante des akuten Aortensyndroms [18]. Es handelt sich um die Längsspaltung des Gefäßes mit Ausprägung eines falschen Lumens in der mittleren Wandschicht. Die Inzidenz der akuten Aortendissektion wird mit 5–15 pro 100 000 Einwohner und Jahr bzw. mit 10–20 auf 1 Million Einwohner angegeben. Hierbei sind – mit Ausnahme des Marfan-Syndroms – vor allem Patienten im Alter zwischen 50 und 70 Jahren mit einer 3:1-Bevorzugung des männlichen Geschlechts betroffen. Aufgrund der hohen Akutletalität von 1–2% pro Stunde in den ersten 48 Stunden nach Schmerzbeginn ist das vorrangige Ziel der echokardiographischen Untersuchung bei Verdacht auf Aortendissektion die unverzügliche, aggressive Klärung der Diagnose [6]. Ein wichtiger Vorteil der TEE im Vergleich zu anderen schnittbildgebenden Verfahren (z.B. CT, MRT) ist, dass sie auch beim instabilen Patienten ohne Umlagerung unmittelbar bettseitig oder auch direkt im Operationssaal und ohne Kontrastmittelbelastung durchgeführt werden kann. Die Diagnose der Aortendissektion stützt sich auf den Nachweis der beweisenden Dissektionsmembran, welche die aortale Gefäßbahn in ein wahres Lumen (TL-true lumen) und ein falsches Lumen (FL) aufteilt (Abb. 2, 3; Filmsequenzen 2, 3). Die Unterscheidung zwischen TL und FL kann mitunter schwierig sein. Das TL stellt sich zumeist schmaler als das FL dar. Mit der systolischen Pulswelle erweitert sich das TL; das TL ist dann durch die Dissektionsmembran konvexbogig zum FL abgegrenzt. Diastolisch kann es, vor allem bei akuter Dissektion, zu einer Kompression des TL durch das FL bis hin zum vollständigen Kollaps des wahren Lumens mit konsekutiven Malperfusionssyndrom kommen [30]. Der Fluss ist im FL meist vermindert, so dass sich hier Spontankontrast bis hin zu einer (Teil-)Thrombosierung zeigen kann (Abb. 4; Filmsequenz 4).

Nach der Diagnosestellung ist es vorrangiges Ziel der echokardiographischen Untersuchung, die Ausdehnung bzw. Lokalisierung der Dissektion gemäß der Stanford-Klassifikation zu erheben. Ein weiteres Ziel der echokardiographischen Untersuchung ist die Lokalisierung intimaler Einrissstellen (sog. Entrys). Bei Typ-A-Dissektion liegt das Entry zumeist unmittelbar oberhalb des Klappenrings. Bei Typ-B-Aortendissektion findet sich ein Entry typischerweise in enger Beziehung zum Abgang der linken Arteria

Abb. 2 Transösophageale Echokardiographie bei akuter Typ A-Aortendissektion (Langachsenschnitt bei 120°). Die deutlich mit dem Blutstrom undulierende Dissektionsmembran (Pfeil) beginnt unmittelbar distal der Aortenklappe. Im falschen Lumen zeigt sich spontaner Echokontrast als Ausdruck des verzögerten Flusses (TL = wahres Lumen; FL = falsches Lumen)

Abb. 3 Entsprechende Darstellung der disseziierten Aorta ascendens im Kurzachsenschnitt bei 0°. Die Dissektionsmembran (Pfeil) stellt sich als dünne, mit dem Blutstrom stark undulierende Membran dar. Im falschen Lumen zeigt sich spontaner Echokontrast als Ausdruck des verzögerten Flusses (TL = wahres Lumen; FL = falsches Lumen)

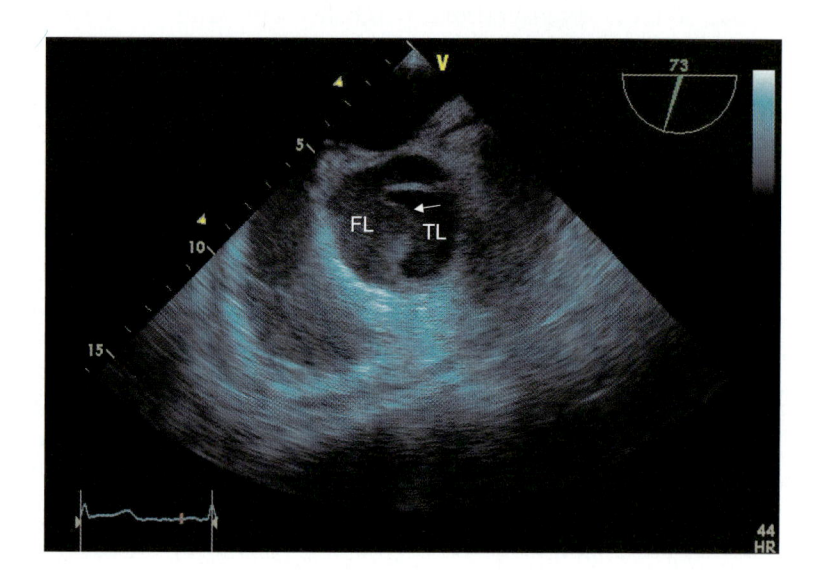

subclavia, d.h. im Bereich des Isthmus aortae. Häufig sind jedoch multiple Kommunikationen vorhanden. Neben der Diagnosesicherung sollte die TEE-Untersuchung auch die linksventrikuläre Funktion sowie die Aortenklappe mitbeurteilen. Diese kann als bikuspide Klappe angelegt sein. Durch die Dissektion kann es zu einer Störung der Geometrie des Aortenbulbus kommen mit Maladaptation der Klappentaschen und konsekutiver Aortenklappeninsuffizienz. In bis zu 70% der Patienten wird bei Typ-A-Aortendissektion eine Aortenklappeninsuffizienz gefunden [18]. Die Darstellung des Pathomechanismus der Aortenklappeninsuffizienz ist insbesondere für die Planung der chirurgischen Therapie wichtig, da die klappenerhaltende Operation dem Klappenersatz im Hinblick auf die Langzeitergebnisse vorzuziehen ist [18]. Ein Perikarderguss muss als unmittelbares Alarmzeichen einer drohenden Ruptur bzw. einer bereits erfolgten, gedeckten Ruptur gewertet werden. Der Perikarderguss sollte ohne Tamponadezeichen nicht perkutan entlastet werden. Ebenso muss ein begleitender Pleuraerguss als Alarmzeichen für eine drohende Ruptur gewertet werden (Abb. 5; Filmsequenz 5).

Intramurales Hämatom (Klasse-2-Dissektion)

Das intramurale Hämatom entsteht durch akute Blutung aus rupturierten, zumeist hypertensiv vorgeschädigten vasa vasorum der Aortenmedia [31]. Das intramurale Hämatom zeigt keine Kommunikation mit dem wahren Lumen und kann sich über die gesamte Aorta erstrecken. Die Blutung entsteht ful-

Abb. 4 Transösophageale Echokardiographie bei subakuter Typ-B-Aortendissektion mit farbdoppler-echokardiographischer Darstellung einer Kommunikation (sog. Entry) zwischen wahrem (TL) und falschen Lumen (FL) bei 30 cm ab Zahnreihe. Aufgrund des verzögerten Flusses zeigt sich im falschen Lumen eine Teilthrombosierung

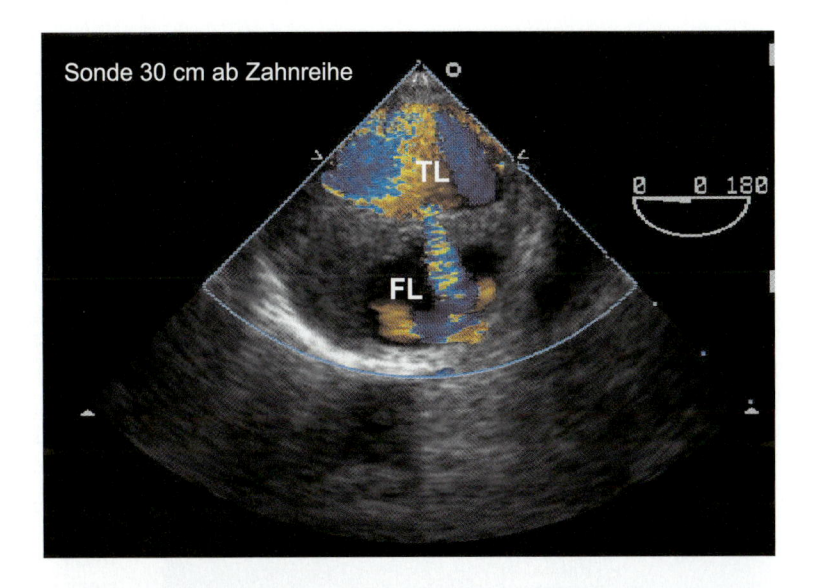

Abb. 5 Transösophageale Echokardiographie bei akuter Typ-B-Aortendissektion. Das falsche Lumen (FL) ist frei perfundiert. Die Dissektionslamelle zeigt eine deutliche Mobilität. Begleitend zeigt sich ein linksseitiger Pleuraerguss (PE), der als Alarmzeichen für eine drohende Perforation gewertet werden muss

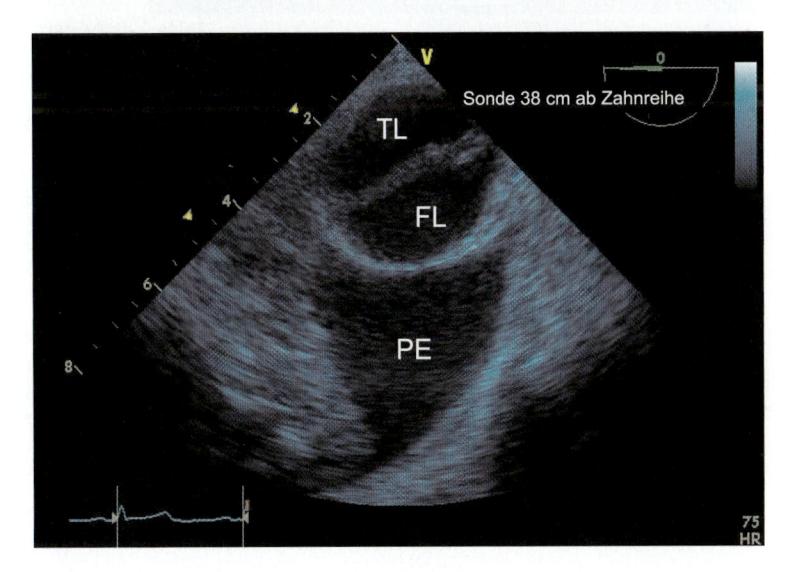

minant, verursacht heftigste Schmerzen und wird deshalb auch als „Apoplexie der Aorta" bezeichnet. Typische Komplikation des intramuralen Hämatoms ist die Ruptur der Aorta, die meist bei Lokalisation in der Aorta aszendens auftritt (Typ A). Diese Komplikation entwickelt sich oft durch Voranschreiten des intramuralen Hämatoms zur klassischen Dissektion. Die Prävalenz des intramuralen Hämatoms bei Patienten mit akutem Aortensyndrom wird auf 10–30% geschätzt [6].

Charakteristisches Zeichen des intramuralen Hämatoms in der echokardiographischen Untersuchung ist die im Querschnitt zumeist sichelförmige, hämatombedingte Verdickung der Aortenwand >5 mm, wie sie sich im TEE-Befund der 75-jährigen Patientin mit akuten Thoraxschmerzen eindrücklich dargestellt (Abb. 6; Filmsequenz 6). Häufig finden sich echoarme Zonen in der Wandverdickung als Zeichen der akuten Einblutung. Definitionsgemäß lässt sich farbdoppler-echokardiographisch keine Kommunikation dieser echoarmen Zonen mit dem Aortenlumen darstellen. Da das intramurale Hämatom aber relativ häufig zur offenen, klassischen Dissektion voranschreitet, muss auf eine beginnende Dissektion besonders geachtet werden. Die Abgrenzung des intramuralen Hämatoms gegen komplizierte atherosklerotische Plaques bzw. gegen murale Thrombusbildung oder Aortendissektion mit thrombosiertem falschem Lumen kann schwierig sein. Die lumenseitige Oberfläche atherosklerotischer Plaques ist häufig unregelmäßig, während das intramurale Hämatom lumenseitig glatt begrenzt ist. Zudem erstreckt sich das in-

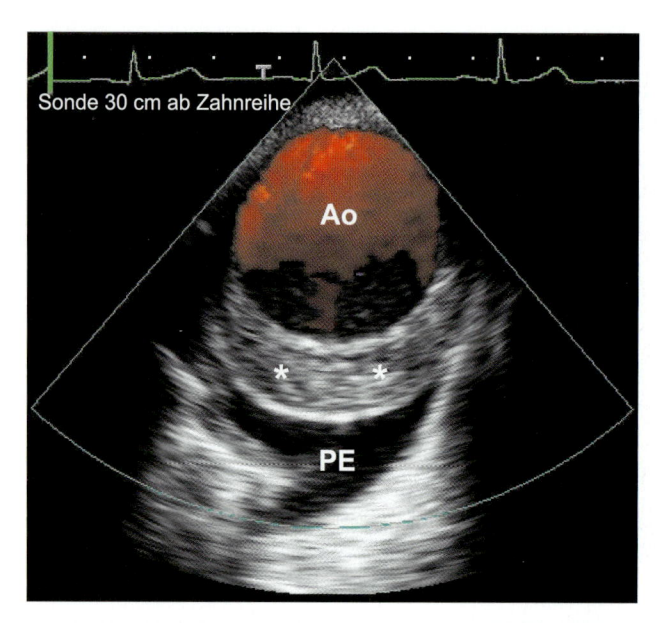

Abb. 6 Transösophageale Echokardiographie bei einer 75-jährigen Patientin mit akutem intramuralem Hämatom der deszendierenden Aorta (Sternchen). Auch hier zeigt sich ein linksseitiger Pleuraerguss (PE), der als Alarmzeichen gewertet werden muss

tramurale Hämatom zumeist relativ konstant über ein längeres Aortensegment. Zur Abgrenzung gegen muralen Thrombus ist die Lokalisierung der Intima hilfreich. Bei intramuralem Hämatom kommt es aufgrund der Wandeinblutung zu einer Verlagerung der sklerosierten/verkalkten Intima nach zentral, d. h. lumenwärts („luminal displacement of intimal calcium"). Dagegen ist die Intima bei muralem Thrombus zur adventitiellen Seite hin verlagert. Dies lässt sich im dargestellten Fallbericht in der Vorschau dieses Artikels sehr gut nachvollziehen.

Umschriebene Dissektion (Klasse-3-Dissektion)

Die umschriebene Dissektion spielt in der klinischen Praxis eine eher untergeordnete Rolle. Sie wird häufig erst intraoperativ und dann vor allem bei Patienten mit Marfan-Syndrom gefunden [18]. Makroskopisch zeigt sich ein sternförmiger oder linearer Einriss der Aortenwand, der thrombusbedeckt ist [18]. Ein solcher Einriss kann zu einer klassischen Dissektion mit Ausbildung eines falschen Lumens führen, aber auch spontan abheilen. Die echokardiographische Diagnostik der umschriebenen Dissektion ist häufig sehr schwierig. Die Diagnose gelingt meist nur mithilfe der Angiographie; charakteristisch ist hier die umschriebene Auswölbung des Aortenlumens durch den Einriss (sog. „Bulging").

Penetrierendes Aortenulkus (Klasse-4-Dissektion)

Aortale Plaques können durch progrediente Erosion ein zentrales Ulkus entwickeln, das sich bei Penetration der Membrana elastica interna in die Aortenmedia und Adventitia ausdehnen kann [32]. Komplikationen beinhalten die eher seltene Progression zur Dissektion, die Entstehung rasch progredienter Pseudoaneurysmata oder die (gedeckte) Aortenruptur. Aortenrupturen wurden im Zusammenhang mit penetrierenden Aortenulzera sogar häufiger beobachtet als bei klassischer Typ-B-Aortendissektion [33]. Bei Arrosion von vasa vasorum der Aortenmedia durch das Ulkus kann es zu einer intramuralen Einblutung kommen [6, 32]. Diese Blutung ist im Gegensatz zum eigentlichen intramuralen Hämatom meist lokalisiert. Ein penetrierendes Aortenulkus entsteht zumeist nur bei massiver Aortensklerose und manifestiert sich deshalb häufig erst jenseits der siebten Lebensdekade. Zumeist finden sich penetrierende Aortenulzera in der deszendierenden Aorta thorakalis. Ulzera der Aorta ascendens sind prognostisch ungünstig, treten aber sehr selten auf.

Echokardiographisch stellen sich penetrierende Aortenulzera typischerweise als ulkusartige Krater dar (Abb. 7; Filmsequenz 7). In der Regel besteht eine begleitende, ausgeprägte Atherosklerose der Aorta. Pseudoaneurysmen haben häufig eine pilzartige Konfiguration in der Longitudinalachse, so dass in der Kurzachse eine Dissektion vorgetäuscht werden kann. Daher sollte die Beurteilung immer in mindestens zwei Ebenen erfolgen.

Iatrogene/traumatische Transsektion/Dissektion (Klasse-5-Dissektion)

Durch stumpfe Thoraxtraumen, aber auch bei schweren Dezelerationstraumen oder Stürzen aus großer Höhe kann es zu Verletzungen der Aorta kommen. Diese Verletzungen betreffen meist die Region des Aortenisthmus, die aufgrund der anatomischen Gegebenheiten den höchsten Scherkräften ausgesetzt ist, können aber auch die Aorta ascendens betreffen [18]. Dissektionen der Aorta können aber auch iatrogen bedingt sein und im Rahmen von diagnostischen Herzkatheteruntersuchungen oder Koronarinterventionen, Angioplastie bei Aortenisthmusstenose, nach Anlage einer intraaortalen Ballonpumpe oder im Rahmen herzchirurgischer Eingriffe auftreten [18].

Das echokardiographische Spektrum der traumatischen Aortenverletzung reicht von der intimalen Abschilferung („intimal laceration") über eine intramurale Einblutung (Abb. 8) oder Dissektion bis hin

Abb. 7 Transösophageale Echokardiographie bei einem Patienten mit penetrierendem Aortenulkus (s. Pfeile). Weiterhin zeigen sich deutliche Zeichen einer verkalkenden Aortensklerose

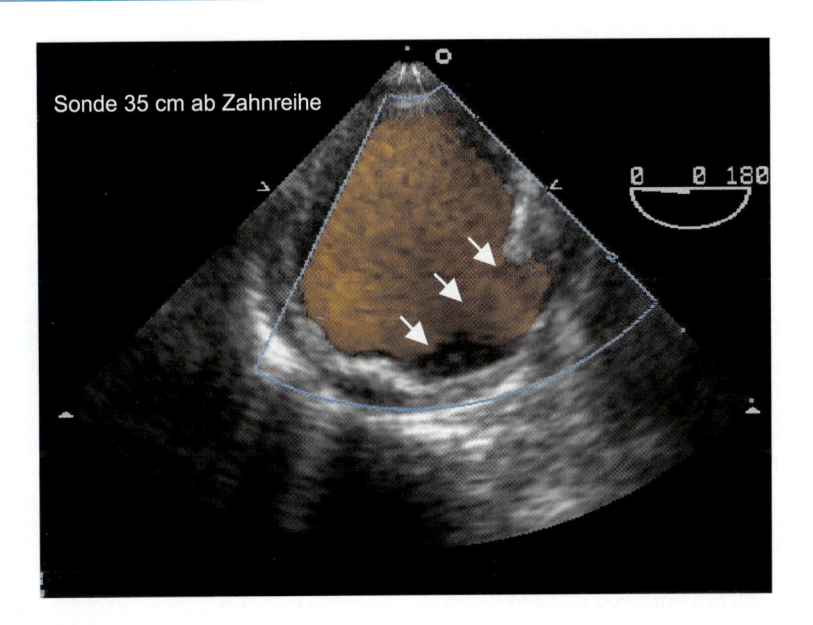

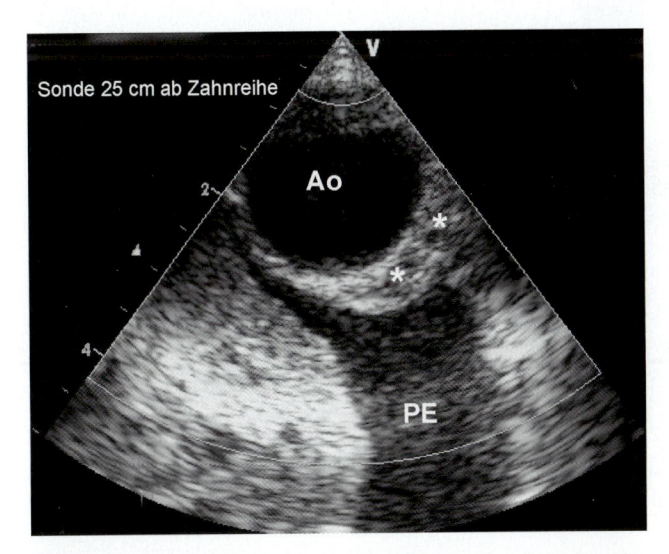

Abb. 8 Traumatisch bedingte intramurale Einblutung der deszendierenden Aorta (Sternchen) im Bereich des Isthmus aortae nach Sturz aus großer Höhe (transösophageale Echokardiographie). Bei thorakaler Begleitverletzung zeigt sich ein linksseitiger Pleuraerguss

zur kompletten Zerreißung der Aorta (Transsektion). Typisch ist der Nachweis echogener Massen, die in das Aortenlumen hineinragen. Häufig findet sich zudem ein mediastinales Hämatom [34].

Echokardiographie bei fulminanter Lungenembolie

Echokardiographisch lässt sich die Lungenembolie anhand indirekter Zeichen, bei zentraler Lungenembolie aber auch durch direkte Darstellung des Embolus nachweisen. In der klinischen Notfalldiagnostik eignet sich die Echokardiographie vor allem zur Diagnosebestätigung bei Patienten mit hoher Vortestwahrscheinlichkeit für das Vorliegen einer Lungenembolie [35]. Bei „kleineren", d. h. hämodynamisch weniger relevanten Lungenembolien ist der echokardiographische Befund dagegen häufig normal, so dass bei entsprechendem Verdacht auf eine kontrastverstärkte Computertomographie bzw. Ventilations-/Perfusionsszintigraphie zurückgegriffen werden muss.

Vor allem bei fulminanter Lungenembolie kommt es aufgrund der akuten Erhöhung des pulmonalarteriellen Druck zu einer akuten Rechtsherzbelastung, die sich echokardiographisch bereits häufig von transthorakal nachweisen lässt (Abb. 9). Als echokardiographische Zeichen der Lungenembolie gelten: Hypokinesie insbesondere im Bereich der freien Wand des rechten Ventrikels (RV) bei erhaltener Kontraktion des RV-Apex (sog. McConnell-Zeichen), RV-Dilatation (enddiastolischer RV-Durchmesser >30 mm oder Verhältnis von rechtsventrikulären zu linksventrikulärem enddiastolischen Durchmessers >1), paradoxe Bewegung des interventrikulären Septums, deutliche Trikuspidalklappeninsuffizienz sowie fehlender Kollaps der erweiterten Vena cava inferior bei Inspiration [36]. Der systolische pulmonalarterielle Druck lässt sich mithilfe der continuous-wave (CW) Dopplerechokardiographie abschätzen. Bei akuter fulminanter Lungenembolie kann es aber auch zu einem akuten Rechtsherzversagen ohne Nachweis einer pulmonalarteriellen Hypertonie kommen. Zukünftig könnte die Bestimmung von Biomarkern (z. B. brain natriuretic peptide, BNP) die Diagnose des Rechtsherzversagens verbessern. Es konnte gezeigt werden, dass bei Patien-

Abb. 9 Transthorakale Echokardiographie bei akuter, fulminanter Lungenembolie. Es zeigt sich eine deutliche Rechtsherzbelastung mit massiver Dilatation des rechten Ventrikels (RV) und einem Verhältnis linker Ventrikel (LV) zu RV < 1 (LA = linker Vorhof; RA = rechter Vorhof)

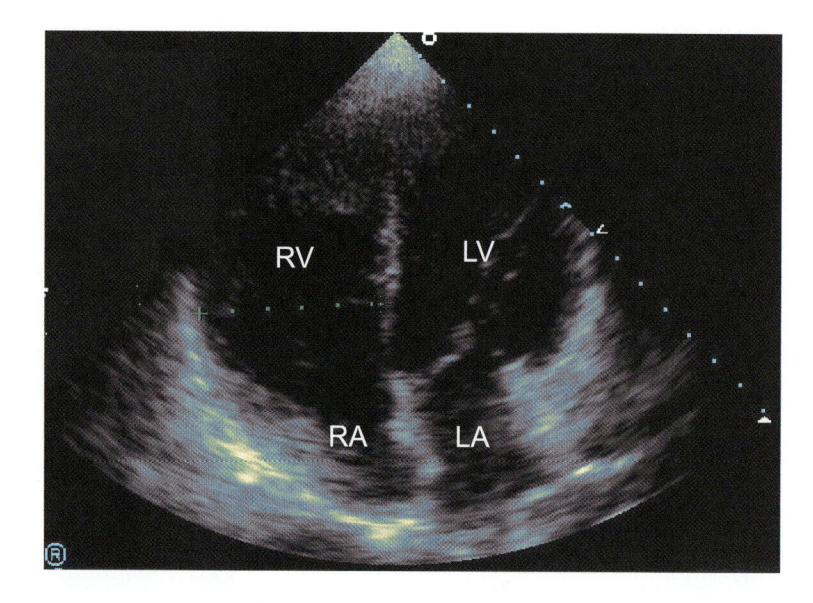

Abb. 10 Direkter Nachweis eines zentralen Lungenembolus (Pfeile) in der rechten Pulmonalarterie (rPA) mittels TEE (Ao = Aorta ascendens; VCS = Vena cava superior)

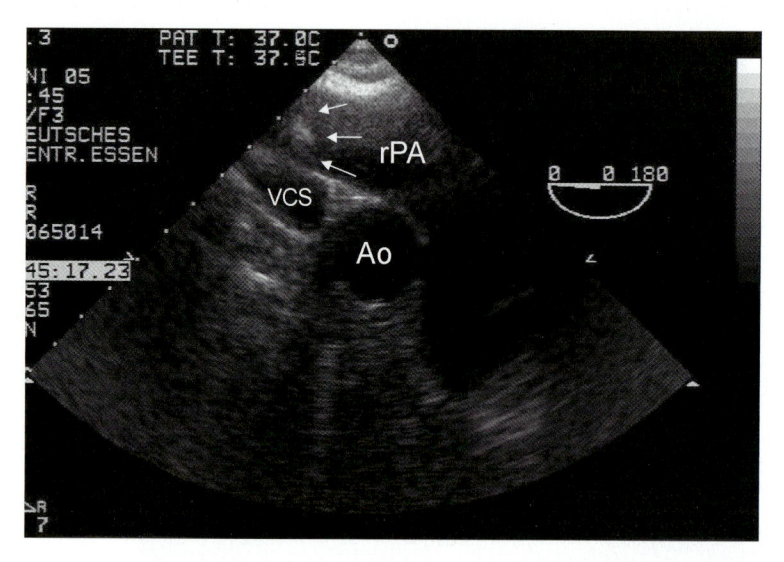

ten mit akuter Lungenembolie bereits vor der echokardiographisch nachweisbaren RV-Erweiterung ein Anstieg des BNP zu verzeichnen ist [37].

Mithilfe der suprasternalen TTE sowie der TEE kann der Lungenembolus bei zentraler Lage insbesondere in der rechten Lungenarterie für die Diagnosestellung beweisend direkt dargestellt werden [38, 39] (Abb. 10; Filmsequenz 8). Die Darstellung eines Embolus in der linken Lungenarterie ist durch Überlappung mit dem linken Hauptbronchus dagegen deutlich schwieriger.

Neben Diagnostik kann die Echokardiographie auch zur Risikostratifizierung und Prognoseabschätzung von Patienten mit akuter Lungenembolie genutzt werden. Ein echokardiographisch nachgewiesenes oder drohendes Rechtsherzversagen, das bei 40–70% der Patienten mit akuter Lungenembolie gefunden wird, gilt dabei als unabhängiger Risikoprädiktor [36]. In einer Untersuchung von Ribeiro et al. war das Risiko für ein Versterben im Krankenhaus bei Patienten mit akuter Lungenembolie und Rechtsherzdysfunktion 6fach erhöht im Vergleich zu Patienten mit normaler Funktion des rechten Herzens [40]. Nach wie vor ist allerdings nicht klar, ob Patienten mit echokardiographischer Rechtsherzbelastung, die hämodynamisch stabil sind, thrombolytisch behandelt werden sollen. Unterschiedliche Definitionen der Rechtsherzdysfunktion mögen dazu beitragen, dass bislang ein positiver Effekt der Thrombolyse bei Patienten mit Rechtsherzbelastung und hämodynamischer Stabilität nicht nachgewiesen werden konnte. Ein kürzlich von Wacker und Wacker beschriebener echokardiographischer Score, der eine einheitlichere Abschätzung des Schweregrads der Rechtsherzdysfunktion ermöglicht,

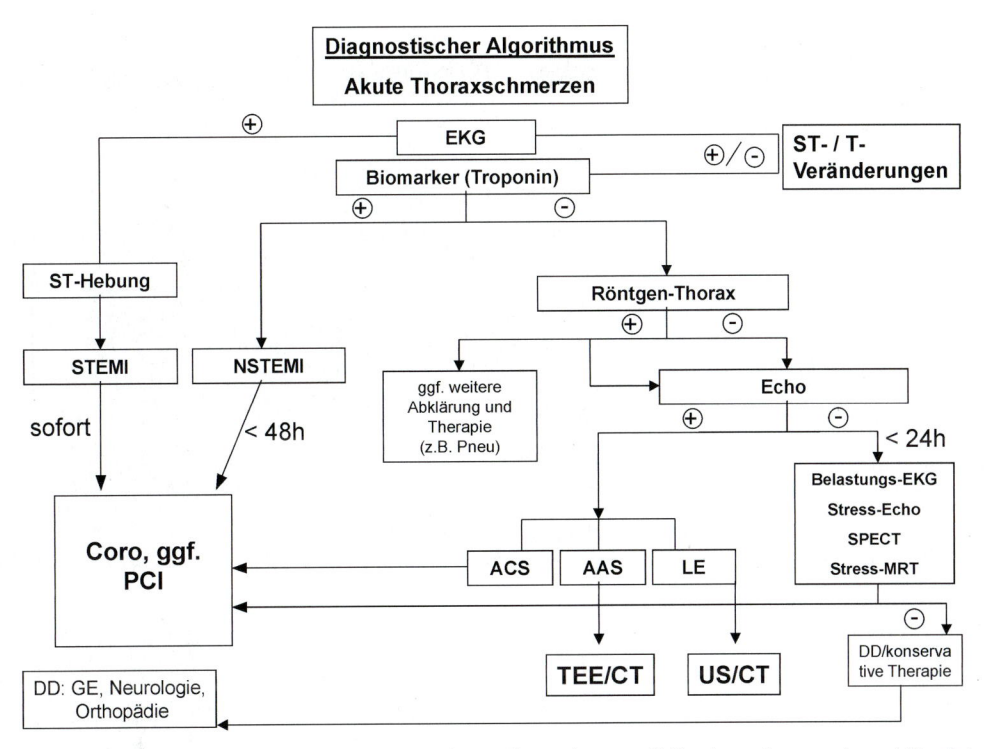

Abb. 11 Diagnostischer Algorithmus zur Abklärung von Patienten mit akuten Thoraxschmerzen (AAS = akutes Aortensyndrom; ACS = akutes Koronarsyndrom; LE = Lungenembolie; GE = Gastroenterologie)

erscheint prognoserelevant im Hinblick auf die Krankenhaussterblichkeit und die 6-Monats-Sterblichkeit zu sein [41]. Allerdings fehlen bislang ausreichende prospektive Daten, um eine Therapieeskalation einzig auf dem echokardiographischen Nachweis einer Rechtsherzdysfunktion zu begründen.

Neben der Rechtsherzdysfunktion zeigen zudem ein persistierender pulmonalarterieller Hochdruck, ein offenes Foramen ovale > 4 mm sowie flottierende Thromben im RV ein erhöhtes Risiko an [36]. Patienten mit intrakardialen Thrombemboli sollten thrombolysiert werden, insbesondere bei Nachweis eines offenen Foramen ovale; alternativ kommt ggf. die operative Thrombembolektomie in Betracht [41].

Zusammenfassung

Die Echokardiographie auf der Notfallstation besitzt in der Abklärung von Patienten mit akuten Thoraxschmerzen einen überaus wichtigen klinischen Stellenwert (Abb. 11). Sowohl bei Verdacht auf akutes Koronarsyndrom als auch Lungenembolie liefert die Echokardiographie wichtige diagnostische und prognostische Informationen. In der Abklärung des akuten Koronarsyndroms eignet sich die echokardiographische Diagnostik vor allem zur Ausschlussbestätigung. Bei akutem Myokardinfarkt liefert die Echokardiographie wichtige Informationen über Funktion des Herzens sowie Ausmaß und Komplikationen des Infarkts. Bei Lungenembolie liegt der Wert der Echokardiographie vor allem in der raschen Bestätigung der Diagnose bei Patienten mit hoher Vortestwahrscheinlichkeit. Das Potenzial der Echokardiographie für die Entscheidung zur Therapieeskalation muss in zukünftigen Studien weiter untersucht werden. Den höchsten Stellenwert für die Notfalldiagnostik besitzt die Echokardiographie in der Abklärung des akuten Aortensyndroms. Aufgrund der hervorragenden diagnostischen Genauigkeit kann einzig auf dem Befund der TEE die Indikation zur notfallmäßigen Thorakotomie und chirurgischem Ersatz der Aorta gestellt werden. Bei allen Möglichkeiten der modernen echokardiographischen Diagnostik müssen allerdings die Limitationen der Methode (z. B. Untersucherabhängigkeit) kritisch berücksichtigt werden.

● **Filmsequenz 1:** Transthorakales Echokardiogramm eines Patienten mit akutem ST-Hebungsinfarkt und schwerer Akinesie der Vorderwand (Pfeile; links: diastolisches Bild, rechts: systolisches Bild).

● **Filmsequenz 2:** Transösophageale Echokardiographie bei akuter Typ-A-Aortendissektion (Langachsenschnitt bei 120°). Die deutlich mit dem Blutstrom undulierende Dissektionsmembran (Pfeil) beginnt unmittelbar distal der Aortenklappe. Im falschen Lumen zeigt sich spontaner Echokontrast als Ausdruck des verzögerten Flusses (TL = wahres Lumen; FL = falsches Lumen).

● **Filmsequenz 3:** Entsprechende Darstellung der dissezierten Aorta ascendens im Kurzachsenschnitt bei 0°. Die Dissektionsmembran (Pfeil) stellt sich als dünne, mit dem Blutstrom stark undulierende Membran dar. Im falschen Lumen zeigt sich spontaner Echokontrast als Ausdruck des verzögerten Flusses (TL = wahres Lumen; FL = falsches Lumen).

● **Filmsequenz 4:** Transösophageale Echokardiographie bei subakuter Typ-B-Aortendissektion mit farbdoppler-echokardiographischer Darstellung einer Kommunikation (sog. Entry) zwischen wahrem (TL) und falschen Lumen (FL) bei 30 cm ab Zahnreihe. Aufgrund des verzögerten Flusses zeigt sich im falschen Lumen eine Teilthrombosierung.

● **Filmsequenz 5:** Transösophageale Echokardiographie bei akuter Typ-B-Aortendissektion. Das falsche Lumen (FL) ist frei perfundiert. Die Dissektionslamelle zeigt eine deutliche Mobilität. Begleitend zeigt sich ein linksseitiger Pleuraerguss (PE), der als Alarmzeichen für eine drohende Perforation gewertet werden muss.

● **Filmsequenz 6:** Transösophageale Echokardiographie bei einer 75-jährigen Patientin mit akutem intramuralem Hämatom der deszendierenden Aorta (Sternchen). Auch hier zeigt sich ein linksseitiger Pleuraerguss (PE), der als Alarmzeichen gewertet werden muss.

● **Filmsequenz 7:** Transösophageale Echokardiographie bei einem Patienten mit penetrierendem Aortenulkus (s. Pfeile). Weiterhin zeigen sich deutliche Zeichen einer verkalkenden Aortensklerose.

● **Filmsequenz 8:** Direkter Nachweis eines zentralen Lungenembolus (Pfeile) in der rechten Pulmonalarterie (rPA) mittels TEE (Ao = Aorta ascendens; VCS = Vena cava superior).

● **Filmsequenz 9:** Wandverdickung der thorakalen Aorta descendens bei einer akuten Wandeinblutung (entspricht der Abbildung im Fallbericht „Echokardiographische Abklärung des Patienten mit akutem Thoraxschmerz auf der Notfallstation" auf S. 78.

Antworten zu den Fragen auf S. 78

1. Die in Abbildung 1 mittels Sternchen dargestellte Wandverdickung entspricht einer akuten Wandeinblutung der thorakalen Aorta descendens (s.a. Filmsequenz 9).
2. Die korrekte Diagnose lautet: „Akutes intramurales Hämatom der Aorta descendens"
3. Hinsichtlich der weiteren Maßnahmen ist zunächst die intensivmedizinische Überwachung sowie strenge Blutdruckeinstellung der Patientin indiziert. Bei erneuten Beschwerden sollte umgehend eine Kontrolluntersuchung mittels TEE oder CT durchgeführt werden. Da das intramurale Hämatom häufig zu einer offenen Dissektion oder Ruptur voranschreitet, kann daher eine Aortenstentgraftimplantation oder ein chirurgischer Ersatz der descendierenden Aorta angezeigt sein.

Literatur

1. Sigusch HH, Figulla HR (2005) State of the art diagnosis and therapy of acute chest pain. Dtsch Med Wochenschr 130:1145–1149
2. Trappe HJ, Perings C (2005) Acute chest pain. Med Klin 100:462–470
3. Kurz K, Katus HA, Giannitsis E (2005) Acute chest pain. Internist 46:957–964
4. Pope JH, Aufderheide TP, Ruthazer R, Woolard RH, Feldman JA, Beshansky JR, Griffith JL, Selker HP (2000) Missed diagnoses of acute cardiac ischemia in the emergency department. N Engl J Med 342:1163–1170
5. von Kodolitsch Y, Schwartz AG, Nienaber CA (2000) Clinical prediction of acute aortic dissection. Arch Intern Med 160:2977–2982
6. von Kodolitsch Y, Baumgart D, Eggebrecht H, Diekmann C, Jakob H, Meinertz T, Erbel R (2003) Das akute Aortensyndrom. Dtsch Ärztebl 100:A326–A333
7. von Kodolitsch Y, Nienaber CA, Dieckmann C, Schwartz AG, Hofmann T, Brekenfeld C, Nicolas V, Berger J, Meinertz T (2004) Chest radiography for the diagnosis of acute aortic syndrome. Am J Med 116:73–77
8. Sabia P, Afrookteh A, Touchstone DA, Keller MW, Esquivel L, Kaul S (1991) Value of regional wall motion abnormality in the emergency room diagnosis of acute myocardial infarction. A prospective study using two-dimensional echocardiography. Circulation 84:I85–I92
9. Autore C, Agati L, Piccininno M, Lino S, Musaro S (2000) Role of echocardiography in acute chest pain syndrome. Am J Cardiol 86:41G–42G
10. Greaves SC (2002) Role of echocardiography in acute coronary syndromes. Heart 88:419–425
11. Romano S, Dagianti A, Penco M, Varveri A, Biffani E, Fedele F, Dagianti A (2000) Usefulness of echocardiography in the prognostic evaluation of non-Q-wave myocardial infarction. Am J Cardiol 86:43G–45G
12. Fleischmann KE, Lee TH, Come PC, Goldman L, Cook EF, Caguoia E, Johnson PA, Albano MP, Lee RT (1997) Echocardiographic prediction of complications in patients with chest pain. Am J Cardiol 79:292–298

13. Muscholl MW, Oswald M, Mayer C, von Scheidt W (2002) Prognostic value of 2D echocardiography in patients presenting with acute chest pain and non-diagnostic ECG for ST-elevation myocardial infarction. Int J Cardiol 84:217–225
14. Kaul S, Senior R, Firschke C, Wang XQ, Lindner J, Villanueva FS, Firozan S, Kontos MC, Taylor A, Nixon IJ, Watson DD, Harrell FE (2004) Incremental value of cardiac imaging in patients presenting to the emergency department with chest pain and without ST-segment elevation: a multicenter study. Am Heart J 148:129–136
15. Kaul S (2002) Myocardial contrast echocardiography in acute myocardial infarction: room for improvement in performance and interpretation. Eur J Echocardiogr 3:87–88
16. Weston P, Alexander JH, Patel MR, Maynard C, Crawford L, Wagner GS (2004) Hand-held echocardiographic examination of patients with symptoms of acute coronary syndromes in the emergency department: the 30-day outcome associated with normal left ventricular wall motion. Am Heart J 148:1096–1101
17. Trippi JA, Lee KS, Kopp G, Nelson DR, Yee KG, Cordell WH (1997) Dobutamine stress tele-echocardiography for evaluation of emergency department patients with chest pain. J Am Coll Cardiol 30:627–632
18. Erbel R, Alfonso F, Boileau C, Dirsch O, Eber B, Haverich A, Rakowski H, Struyven J, Radegran K, Sechtem U, Taylor J, Zollikofer C, Klein WW, Mulder B, Providencia LA (2001) Diagnosis and management of aortic dissection. Eur Heart J 22:1642–1681
19. Erbel R, Engberding R, Daniel W, Roelandt J, Visser C, Rennollet H (1989) Echocardiography in diagnosis of aortic dissection. Lancet 1:457–461
20. Erbel R, Mohr-Kahaly S, Oelert H, Iversen S, Jakob H, Thelen M, Just M, Meyer J (1992) Diagnostic goals in aortic dissection. Value of transthoracic and transesophageal echocardiography. Herz 17:321–337
21. Erbel R, Mohr-Kahaly S, Rennollet H, Brunier J, Drexler M, Wittlich N, Iversen S, Oelert H, Thelen M, Meyer J (1987) Diagnosis of aortic dissection: the value of transesophageal echocardiography. Thorac Cardiovasc Surg 2:126–133
22. Erbel R, Borner N, Steller D, Brunier J, Thelen M, Pfeiffer C, Mohr-Kahaly S, Iversen S, Oelert H, Meyer J (1987) Detection of aortic dissection by transoesophageal echocardiography. Br Heart J 58:45–51
23. Erbel R, Oelert H, Meyer J, Puth M, Mohr-Katoly S, Hausmann D, Daniel W, Maffei S, Caruso A, Covino FE (1993) Effect of medical and surgical therapy on aortic dissection evaluated by transesophageal echocardiography. Implications for prognosis and therapy. The European Cooperative Study Group on Echocardiography. Circulation 87:1604–1615
24. Nienaber CA, Spielmann RP, von Kodolitsch Y, Siglow V, Piepho A, Jaup T, Nicolas V, Weber P, Triebel HJ, Bleifeld W (1992) Diagnosis of thoracic aortic dissection. Magnetic resonance imaging versus transesophageal echocardiography. Circulation 85:434–447
25. Nienaber CA, von Kodolitsch Y, Nicolas V, Siglow V, Piepho A, Brockhoff C, Koschyk DH, Spielmann RP (1993) The diagnosis of thoracic aortic dissection by noninvasive imaging procedures. N Engl J Med 328:1–9
26. Erbel R, Eggebrecht H, Baumgart D, Schmermund A, Barkhausen J, Ruhm S, Herold U, Jakob H (2004) Aortic dissection and intramural hematoma: is the TEE the last word? Acute aortic syndrome. Herz 29:443–447
27. Crawford ES, Svensson LG, Coselli JS, Safi HJ, Hess KR (1989) Surgical treatment of aneurysm and/or dissection of the ascending aorta, transverse aortic arch, and ascending aorta and transverse aortic arch. Factors influencing survival in 717 patients. J Thorac Cardiovasc Surg 98:659–673
28. Eggebrecht H, Schmermund A, von Birgelen C, Naber CK, Bartel T, Wenzel RR, Erbel R (2005) Resistant hypertension in patients with chronic aortic dissection. J Hum Hypertens 19:227–231
29. Eggebrecht H, Herold U, Kuhnt O, Schmermund A, Bartel T, Martini S, Lind A, Naber CK, Kienbaum P, Kuhl H, Peters J, Jakob H, Erbel R, Baumgart D (2005) Endovascular stent-graft treatment of aortic dissection: determinants of post-interventional outcome. Eur Heart J 26:489–497
30. Eggebrecht H, Baumgart D, Dirsch O, Erbel R (2003) Percutaneous balloon fenestration of the intimal flap for management of limb threatening ischaemia in acute aortic dissection. Heart 89:973
31. von Kodolitsch Y, Nienaber CA (1998) Intramural hemorrhage of the thoracic aorta: diagnosis, therapy and prognosis of 209 in vivo diagnosed cases. Z Kardiol 87:797–807
32. von Kodolitsch Y, Nienaber CA (1998) Ulcer of the thoracic aorta: diagnosis, therapy and prognosis. Z Kardiol 87:917–927
33. Eggebrecht H, Baumgart D, Schmermund A, Herold U, Hunold P, Jakob H, Erbel R (2003) Penetrating atherosclerotic ulcer of the aorta: treatment by endovascular stent-graft placement. Curr Opin Cardiol 18:431–435
34. Bruch C, Baumgart D, Gorge G, Pink R, Schaar J, Schonfelder B, Markgraf G, Olivier L, Drochner D, Kabatnik M, Erbel R (1998) Aortic rupture after blunt chest trauma. Rapid diagnosis using transesophageal echocardiography when radiographic and computed tomographic findings are unclear. Dtsch Med Wochenschr 123:244–249
35. Roy PM, Colombet I, Durieux P, Chatellier G, Sors H, Meyer G (2005) Systematic review and meta-analysis of strategies for the diagnosis of suspected pulmonary embolism. BMJ 331:259
36. Goldhaber SZ (2002) Echocardiography in the management of pulmonary embolism. Ann Intern Med 136:691–700
37. Altintop L, Yardan T, Cander B, Findik S, Yilmaz O (2005) An increase of BNP levels in massive pulmonary embolism and the reduction in response to the acute treatment. Resuscitation 65:225–229
38. Erbel R, Drozdz J, Ge J, Gorge G, Meyer J, Wittlich N, Thelen M (1994) Imaging methods in cardiology. Acute and chronic pulmonary hypertension. Internist 35:1039–1055
39. Nixdorff U, Erbel R, Drexler M, Meyer J (1988) Detection of thromboembolus of the right pulmonary artery by transesophageal two-dimensional echocardiography. Am J Cardiol 61:488–489
40. Ribeiro A, Lindmarker P, Johnsson H, Juhlin-Dannfelt A, Jorfeldt L (1999) Pulmonary embolism: one-year follow-up with echocardiography doppler and five-year survival analysis. Circulation 99:1325–1330
41. Wacker P, Wacker R (2005) Thrombolytic therapy in acute pulmonary embolism. Herz 30:261–268
42. Eggebrecht H, Plicht B, Buck T, Erbel R (2005) Echokardiographische Abklärung des Patienten mit akutem Thoraxschmerz auf der Notfallstation. Intensivmed 42:697

FALLBEISPIEL

Patientin mit unklarer Sepsis auf der Intensivstation

Arnheid Kessel-Schaefer,
Peter Buser, André Linka

Klinik für Kardiologie
Universitätsspital Basel
Petersgraben 4
4031 Basel, Schweiz

Martin Siegemund

Klinik für Intensivmedizin
Universitätsspital Basel
Petersgraben 4
4031 Basel, Schweiz

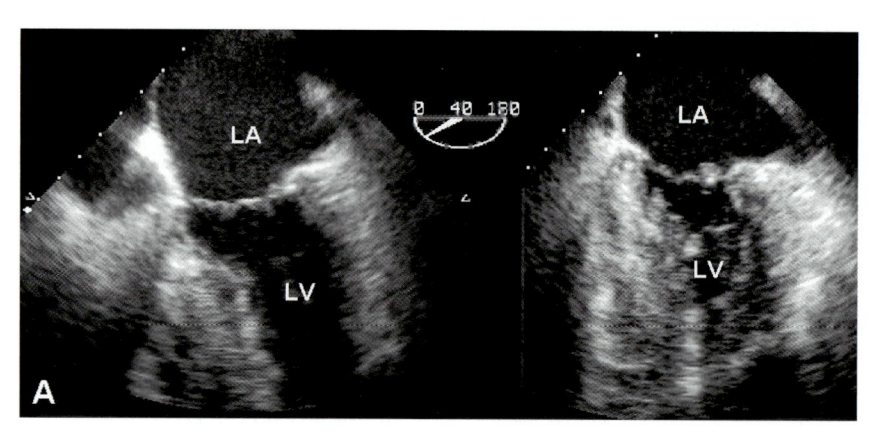

Abb. 1 Mittoesophageale Schnittebene bei 40° in Systole. A: Erstuntersuchung; B: Verlaufsuntersuchung 7 Tage später. LA = linker Vorhof; LV = linker Ventrikel

Eine 67-jährige, peradipöse Patientin (BMI 51 kg/m^2) mit Fieber und starken Schmerzen im Lendenwirbelsäulenbereich wird in einem auswärtigen Krankenhaus unter der Verdachtsdiagnose einer Spondylodiscitis analgetisch und antibiotisch therapiert. Der Allgemeinzustand verschlechtert sich jedoch innerhalb weniger Tage, so dass sie bei zunehmender Somnolenz und Zeichen einer Sepsis auf unsere Intensivstation verlegt wird.

Im klinischen Status imponiert ein 3/6-Holosystolikum mit Punctum Maximum über der Herzspitze. Das Labor zeigt eine normale Leukozyten-Gesamtzahl mit deutlicher Linksverschiebung und eine ausgeprägte CRP-Erhöhung von 356 mg/l (Norm < 10 mg/l). Alle entnommenen 6 Blutkulturen weisen am Folgetag ein Wachstum von Streptococcus agalactiae vor. Das Magnetresonanz-Tomogramm (MRT) des Schädels zeigt eine punktförmige frische Ischämie im linksseitigen hochfrontalen Marklager, und das MRT der Wirbelsäule ergibt keinen Anhalt für eine Spondylodiscitis.

Bei klinischem Verdacht auf eine infektiöse Endokarditis wird eine transthorakale Echokardiographie durchgeführt, die jedoch von sehr mäßiger Bildqualität ist (beatmete, massiv adipöse Patientin in Rückenlage). Am Folgetag wird eine transösophageale Echokardiographie (TEE; Abb. 1A und Filmsequenzen 1–2) vorgenommen. In den anschließenden 5 Tagen kommt es unter erreger-adaptierter Fortsetzung der Antibiose zu einer deutlichen Besserung der Infektparameter und des Bewusstseinszustands.

Ein am 8. Tag auftretender AV-Block III erfordert die Einlage einer temporären Schrittmacher-Sonde. Zusätzlich erfolgt eine TEE-Verlaufsuntersuchung (Abb. 1B; Filmsequenzen 3–5). (s. http://www.steinkopff.springer.de/echo/43-1/kessel.htm)

Fragen (Antworten auf S. 97)
1. Wie beurteilen Sie die echokardiographischen Befunde
   – der ersten TEE-Untersuchung (Abb. 1A; Filmsequenzen 1–2)?
   – der zweiten TEE-Untersuchung (Abb. 1B; Filmsequenzen 3–5)?
2. Wie ist der Stellenwert der Echokardiographie in der Endokarditis-Diagnostik?
3. Wann sollte bei Sepsis bzw. unklarem Fieber eine Echokardiographie durchgeführt werden?
4. Sollte die Untersuchung transthorakal und/oder transösophageal erfolgen?
5. Wann sind Verlaufs-Echokardiographien indiziert?

● **Filmsequenz 1:**
Mittoesophageale Schnittebene bei 40°. Erstuntersuchung.

● **Filmsequenz 2:**
Farbdoppler-Echokardiogramm, mittoesophagealer Longitudinalschnitt des linken Ventrikels. Erstuntersuchung.

● **Filmsequenz 3:**
Mittoesophageale Schnittebene bei 40°. Verlaufsuntersuchung.

● **Filmsequenz 4:**
Mittoesophageales Zweikammer-Bild (73°). Verlaufsuntersuchung.

● **Filmsequenz 5:**
Farbdoppler-Echokardiogramm, mittoesophagealer Longitudinalschnitt des linken Ventrikels. Verlaufsuntersuchung.

A. Kessel-Schaefer
M. Siegemund
P. Buser
A. Linka

Sepsis auf der Intensivstation

Endokarditis als Differentialdiagnose!

Dr. med. Arnheid Kessel-Schaefer
Priv.-Doz. Dr. med. André Linka (✉)
Prof. Dr. med. Peter Buser
Klinik für Kardiologie
Petersgraben 4
4031 Basel, Schweiz
Tel.: +41-61 26/5 25 25
Fax: +41-61 26/5 45 98
E-Mail: alinka@uhbs.ch

Dr. med. Martin Siegemund
Klinik für Kardiologie
und Klinik für Intensivmedizin
Universitätsspital Basel
Petersgraben 4
4031 Basel, Schweiz

Endocarditis as a possible cause for septicemia in the intensive care unit

▶ **Summary** Sepsis is a common problem in intensive care patients. Early diagnosis of infective endocarditis is crucial and may improve patients' prognosis. The introduction of echocardiography has revolutionized the detection and management of this disease. Thus, echocardiography was quickly incorporated into international guidelines. The indication to perform an echocardiography, however, solely depends on clinical criteria which still remain the most important tools to make proper diagnosis. In suspected native valve endocarditis, transthoracic echocardiography is often sufficient for further management, especially in right heart endocarditis. Despite advances in modern medicine, the diagnosis of infective endocarditis remains challenging. The clinical picture is changing due to various reasons such as earlier presentation and changing profile of the patients and a shift of the infective agents. Collaboration between practitioners, cardiologists, infectiologists, and heart surgeons is essential.

▶ **Key words** Endocarditis – echocardiography – sepsis

▶ **Zusammenfassung** Sepsis ist ein häufiges Krankheitsbild der Intensivstation. Eine zugrunde liegende infektiöse Endokarditis muss früh in differentialdiagnostische Überlegungen miteinbezogen werden, da dies die Prognose des Patienten entscheidend beeinflussen kann. Die Einführung der Echokardiographie in das diagnostische Instrumentarium führte in den 90er Jahren zu einer deutlichen Verbesserung der Krankheitserkennung. Die Indikation zur Echokardiographie richtet sich ausschließlich nach dem anamnestischen und klinischen Bild des Patienten. Bei Patienten mit nativen Klappen und Verdacht auf eine infektiöse Endokarditis ist bei guter Bildqualität häufig eine transthorakale Echokardiographie (TTE) ausreichend aussagefähig, insbesondere bei Verdacht auf eine Rechtsherzendokarditis. Die Diagnosestellung der infektiösen Endokarditis bleibt jedoch weiterhin eine besondere Herausforderung. Gründe hierfür sind neben dem häufig atypischen klinischen Erscheinungsbild ein Wandel des Patienten- und Erregerprofils. Eine konstruktive Zusammenarbeit zwischen Internisten/Kardiologen, Infektiologen und Herzchirurgen auch im weiteren Therapieverlauf ist obligat.

▶ **Schlüsselwörter** Endokarditis – Echokardiographie – Sepsis

Einleitung

Relevante Infektionen sind bei Patienten auf der Intensivstation häufig. Eine kürzlich veröffentlichte Multizenterstudie fand bei 21,1% von insgesamt 14364 intensivmedizinischen Patienten zum Zeitpunkt der Aufnahme auf die Intensivstation eine Infektion [11]. Führend waren hierbei Infekte der Lunge, des Gastrointestinaltrakts und der Harnwege sowie endovaskuläre Infekte mit Septikämie. In ca. 82% dieser Patienten bestand eine Sepsis oder ein septischer Schock. Insgesamt liegt die Inzidenz einer schweren Sepsis auf der Intensivstation bei ca. 10% [13].

Verlässliche Häufigkeitsangaben für eine mit der Sepsis assoziierte Endokarditis fehlen. Bezogen auf die Gesamtbevölkerung stellt die infektiöse Endokarditis ein seltenes Krankheitsbild dar. Angaben zur Inzidenz in Europa und den USA variieren zwischen 15 und 60 Fällen auf 1 Mio. Einwohner [15]. In den USA stellt die infektiöse Endokarditis mit einer jährlichen Neuerkrankungszahl von 15000 bis 20000 nach Urosepsis, Pneumonie und intraabdomineller Sepsis die vierthäufigste Ursache für lebensbedrohliche Infektionen dar [1]. Das oft unspezifische klinische Erscheinungsbild erschwert die Diagnosestellung, welche häufig erst einige Wochen nach dem Auftreten erster Symptome erfolgt. Diese diagnostische Latenz mit entsprechend verzögerter Einleitung einer adäquaten Therapie ist eine Erklärung für die international anhaltend hohe Letalitätsrate – in Deutschland bis zu 18% [2]. Überdies nehmen akute Verlaufsformen zu, bedingt durch einen Wandel des Patienten-Profils (vermehrt immuninkompetente Patienten, i.v.-Drogenabhängige, höheres Lebensalter, Klappenprothesen, nosokomiale Infekte) und des Erregerspektrums [8].

Eine infektiöse Endokarditis früh in differentialdiagnostische Überlegungen mit einzubeziehen ist daher entscheidend für die Prognose des Patienten.

Die Echokardiographie in der Diagnosestellung der Endokarditis

Die Diagnosestellung der infektiösen Endokarditis erfolgte über lange Zeit lediglich auf der Grundlage klinischer Untersuchungsergebnisse. Die 1981 veröffentlichten Von-Reyn-Kriterien [19] berücksichtigten neu zusätzlich Blutkulturen und histopathologische Befunde, um eine Endokarditis den Kategorien „definitiv", „wahrscheinlich", „möglich" oder „verworfen" zuzuordnen. Sie erzielten so eine Sensitivität von ca. 50%. Erst mit der Einführung der Duke-Kriterien 1994 erhielt die Echokardiographie offiziell einen entscheidenden diagnostischen Stellenwert und hiermit ging ein Anstieg der Sensitivität auf 80% einher [4]. Mit dem Ziel einer weiteren Erhöhung der Sensitivität insbesondere bei Vorliegen negativer Blutkulturen (bei ca. 10% aller Patienten mit infektiöser Endokarditis), Staphylococcus aureus-assoziierten Bakteriämien oder positiver Q-Fieber Serologie wurden im Jahr 2000 von Li et al. zusätzliche Modifikationen vorgenommen [12]. Diese modifizierten Duke-Kriterien gelten derzeit als die sensitivsten diagnostischen Parameter bei infektiöser Endokarditis, welche gleichzeitig eine hohe Spezifität und einen hohen negativen prädiktiven Wert besitzen (Tab. 1 und 2).

Als positive echokardiographische Kriterien für eine infektiöse Endokarditis gelten gemäß Duke-Kriterien: 1) hoch mobile intrakardiale Massen an Herzklappe oder klappentragenden Strukturen, im Bereich von Regurgitationsjets oder auf implantiertem Material (unter Ausschluss einer anderen anatomischen Erklärung), 2) eine auf Abszess verdächtige Höhle oder 3) eine neu aufgetretene Dehiszenz einer Klappenprothese. Kenntnisse der Anamnese und Klinik des Patienten sind für die Anwendung dieser Kriterien wesentlich.

Tab. 1 Modifizierte Duke-Kriterien [9] (vorgenommene Modifikationen in kursiver Schrift)

Major-Kriterien
Positive Blutkulturen
• Endokarditistypische Erreger in 2 separaten Blutkulturen
• *Staph. aureus – Bakteriämie*
• *Positive Blutkultur oder positive Serologie für Coxiella burnetii*
• Persistierend positive Blutkulturen mit einem Erreger, der potenziell Ursache einer infektiösen Endokarditis sein kann

Positive Q-Fieber-Serologie

Endokardiale Beteiligung
• Positiver Echokardiographie-Befund
• Neu aufgetretene Klappeninsuffizienz

Minor-Kriterien
Prädisponierende Herzkrankung oder i.v.-Drogenabusus
Fieber >38 °C
Vaskuläre Phänomene
Immunologische Phänomene
Mikrobiologischer Hinweis (nicht einem Major-Kriterium entsprechend)
Echokardiographischer Verdacht (nicht einem Major-Kriterium entsprechend, z.B. Klappenverdickung) – *entfällt als Kriterium*

Tab. 2 Kategorien der infektiösen Endokarditis gemäß der modifizierten Duke-Kriterien (Modifikationen in kursiver Schrift)

Definitiv
- Pathologische Kriterien erfüllt
  (histologischer oder direkter bakteriologischer Nachweis); oder
- 2 Major-Kriterien; oder
- 1 Major-Kriterium und 3 Minor-Kriterien; oder
- 5 Minor-Kriterien

Möglich
- *1 Major-Kriterium und 1 Minor-Kriterium; oder*
- *3 Minor-Kriterien*

Ausgeschlossen
- Sichere alternative Diagnose
- Rückbildung der Symptome ≤4 Tage nach Beginn der Antibiotika-Therapie
- Chirurgisch oder autoptisch keine histologische oder bakteriologische Evidenz

Tab. 3 Kriterien für die klinische Diagnose der infektiösen Endokarditis

Hohe Wahrscheinlichkeit
Persistierend positive Blutkulturen plus eins der folgenden Kriterien:
- neues Regurgitationsgeräusch
- vorbestehende Herzkrankheit und vaskuläre Phänomene (Petechien, Splinter-Hämorrhagien etc.)

oder

Negative oder intermittierend positive Blutkulturen plus alle der folgenden Kriterien:
- Fieber >38 °C
- neues Regurgitationsgeräusch
- vaskuläre Phänomene

Mittlere Wahrscheinlichkeit
Persistierend positive Blutkulturen plus eins der folgenden Kriterien:
- vorbestehende Herzkrankheit
- vaskuläre Phänomene

oder

Negative oder intermittierend positive Blutkulturen plus alle der folgenden Kriterien:
- Fieber >38 °C
- vorbestehende Herzkrankheit
- vaskuläre Phänomene

oder

Streptococcus viridans: mindestens 2 positive Blutkulturen ohne einen extracardialen Fokus und Fieber

Niedrige Wahrscheinlichkeit
Keine der obigen Klassifikationen anwendbar

oder

Ersichtliche alternative Diagnose aber Endokarditis nicht ausgeschlossen

Wann ist eine Echokardiographie indiziert?

Gemäß den Empfehlungen der Europäischen Gesellschaft für Kardiologie sollte bei jedem Patient mit klinischen Verdachtskriterien für eine infektiöse Endokarditis – auch bei niedriger Wahrscheinlichkeit – eine transthorakale Echokardiographie (TTE) durchgeführt werden [9]. Wie auch im „Scientific Statement" der American Heart Association wird kein Verdachtslevel angegeben, ab der eine Echokardiographie indiziert ist [1]. Vor einer unkritischen und letztlich kostenineffizienten Überbeanspruchung der Echokardiographie als Screening-Methode ist jedoch – wie viele Studien belegen – zu warnen [7, 10, 14, 18]! Die Validität eines diagnostischen Verfahrens korreliert mit der Vortest-Wahrscheinlichkeit der nachzuweisenden Erkrankung. So nimmt die Sensitivität der TTE bei Populationen mit niedriger Wahrscheinlichkeit für eine infektiöse Endokarditis (z. B. Patienten nur mit Fieber und/oder Herzgeräusch) signifikant ab. Nachgewiesen wurde auch, dass das Ergebnis einer TTE bei diesen Patienten keinen Einfluss auf nachfolgende therapeutische Entscheidungen hat [10]. Wiederholt wird daher gefordert, eine Echokardiographie nur bei Patienten mit einem intermediären oder hohen klinischen Verdacht auf eine infektiöse Endokarditis anzuwenden (Tab. 3 [19]). Greaves et al. konnten bei ihrem Patientenkollektiv feststellen, dass in Abwesenheit von fünf Kriterien (=vaskulitische/embolische Phänomene, zentraler Venenzugang, i.v.-Drogenabusus, prothetischer Klappenersatz und positive Blutkulturen) die Wahrscheinlichkeit für einen echokardiographischen Endokarditis-Nachweis bei 0% liegt [6].

Echokardiographisches Vorgehen bei Verdacht auf infektiöse Endokarditis

Primär wird bei Patienten mit nativen Herzklappen die Durchführung einer TTE empfohlen. Erhebt ein erfahrener Untersucher bei Endokarditis-Verdacht einen negativen TTE-Befund, so entscheiden gemäß Richtlinien der europäischen Gesellschaft für Kardiologie einerseits das klinische Bild und andererseits die transthorakale Bildqualität über das weitere Vorgehen. Ist die Bildqualität gut und der klinische Verdacht als gering einzustufen, so sind vorrangig andere Diagnosen abzuklären. Bei hohem klinischen Verdacht trotz eines negativen TTE-Befundes sowie bei eingeschränkter Bildqualität (in bis zu 20% der Erwachsenen) ist eine transösophageale Echokardiographie (TEE) indiziert.

Eine Ausnahme bilden Patienten mit rechtskardialer Endokarditis. Aufgrund der topographischen Nähe zur vorderen Thoraxwand besitzt die TTE – eine gute Bildqualität vorausgesetzt – eine so hohe Sensitivität, dass mit einer zusätzlichen TEE kaum eine höhere diagnostische Ausbeute erzielt werden kann [16]. Somit sollte z. B. bei i.v. Drogenabhängigen mit rechtskardialem Endokarditis-Verdacht und meist ausgezeichneten transthorakalen Schallbedingungen eine TEE nicht routinemäßig zum Einsatz kommen.

Tab. 4 Indikationen zur TEE bei infektiöser Endokarditis bzw. Endokarditis-Verdacht

- Klinischer Verdacht auf eine infektiöse Endokarditis bei Patienten mit prothetischen Herzklappen
- Eingeschränkte Bildqualität der TTE und mindestens intermediärer klinischer Verdacht auf eine infektiöse Endokarditis
- Negative TTE trotz hohem klinischen Verdacht
- „Verdächtige" TTE
- Verdacht auf begleitende Komplikationen (z. B. bei aggressivem Erreger, zögerlicher oder fehlender klinischer Besserung, hämodynamischer Verschlechterung)
- Vor einem geplanten operativen Eingriff

Darüber hinaus konnten Endokarditis-Studien wiederholt zeigen, dass bei guter Bildqualität TTE und TEE eine hohe Übereinstimmung in der Beurteilung nativer Herzklappen aufweisen [3]. Für den Nachweis bzw. Ausschluss von Vegetationen wiesen Lindner et al. eine Übereinstimmung von 96% nach, für die Warscheinlichkeitsbeurteilung einer Endokarditis eine Übereinstimmung von 83% [14]. In dieser Studie profitierten insbesondere Patienten, die eine „verdächtige" TTE zeigten, von einer zusätzlichen TEE. Ist auch der TEE-Befund negativ, der klinische Endokarditis-Verdacht aber weiterhin hoch, sollte die TEE innerhalb einer Woche respektive je nach klinischem Verlauf wiederholt werden.

Eine TEE ist auch dann indiziert, wenn bei positiver TTE zusätzlich der Verdacht auf begleitende Komplikationen besteht wie z. B. eine perivalvuläre Infektausbreitung mit Abszess- oder Fistelbildung oder eine Klappenperforation. Die TEE bietet hierfür eine signifikant höhere Sensitivität. So zeigte eine kürzlich veröffentlichte Studie, dass die TTE lediglich zwei von insgesamt sieben mittels TEE diagnostizierten perivalvulären Abszessen zuverlässig identifizieren konnte [3]. Die Durchführung einer TEE ist auch vor einem geplanten operativen Eingriff erforderlich, damit die Infektausbreitung genau untersucht werden kann.

Eine Sonderstellung besitzen Patienten nach prothetischem Klappenersatz. Bei diesen Patienten ist bereits bei niedrigem klinischem Verdacht auf eine infektiöse Endokarditis primär neben der TTE die zusätzliche Durchführung der sensitiveren TEE indiziert. Reverberationen und Schallabschwächung durch das prothetische Material können aber insbesondere bei mechanischen Prothesen in Aortenposition auch die Abbildungsqualität und damit die Aussagefähigkeit der TEE stark beeinträchtigen. Die Indikationen für eine TEE bei Patienten mit Verdacht auf eine infektiöse Endokarditis bzw. mit gesicherter infektiöser Endokarditis sind in Tabelle 4 zusammengefasst.

Starre Regeln für echokardiographische Verlaufsuntersuchungen existieren nicht. Wir empfehlen sie bei persistierender Bakteriämie unter adäquater Therapie, hämodynamischer Verschlechterung sowie bei Auftreten von Begleitkomplikationen wie embolischen Ereignissen oder AV-Blockierungen. In jedem Fall ist eine abschließende Kontroll-Echokardiographie nach Therapieende durchzuführen.

Besprechung des Fallberichts auf S. 92

Klinisch bestand bei der geschilderten Patientin der hochgradige Verdacht auf eine infektiöse Endokarditis. Da die TTE nicht aussagekräftig war, erfolgte eine TEE. Diese Untersuchung (Abb. 1 A, Film 1) wurde bei intubierter Patientin in Rückenlage durchgeführt. Es zeigte sich eine normale systolische Funktion beider exzentrisch hypertrophierter Ventrikel. Mitral- und Aortenklappe waren leicht sklerosiert, und es bestand eine beginnend mittelschwere Mitralinsuffizienz (Abb. 2 A, Film 2) und eine minime Aorteninsuffizienz. An Mitral- und Aortenklappe waren keine Vegetationen nachweisbar. Trikuspidal- und Pulmonalklappe waren – soweit beurteilbar – ebenfalls frei von Vegetationen. Insgesamt bestanden keine Anhaltspunkte für endokarditische Veränderungen.

Bei klinisch weiterhin hochgradigem Verdacht auf eine infektiöse Endokarditis trat am 8. Tag ein AV-Block III. auf. Da dieser auch Indikator sein konnte für eine perivalvuläre Infektausweitung einer Endokarditis, wurde die Indikation zur erneuten TEE (Abb. 1 B, Film 3–4) gestellt. Überraschend zeigte sich eine ca. 1 cm große, inhomogene, mäßig mobile Struktur am freien, vorhofseitigen Rand des posterioren Mitralsegels. Überdies waren mehrere ovaläre, mäßig echoreiche, mobile Raumforderungen im anteroseptalen und subaortalen Bereich der linksventrikulären Wand nachweisbar. Die Mitralinsuffizienz erwies sich jetzt als beginnend schwer (Abb. 2 B, Film 5).

Aufgrund der klinischen Befunde wurde eine atypische, subvalvulär lokalisierte Endokarditis mit zusätzlicher intraventrikulärer Thrombenbildung diagnostiziert. Hätte die Patientin nicht das klinische Bild einer Endokarditis gezeigt, hätten differentialdiagnostisch auch andere Erkrankungen mit in Betracht gezogen werden müssen, z. B. Autoimmunerkrankungen, Koagulopathien und Tumoren.

Am 10. Tag trat eine plötzliche Bewusstseinsstörung auf und computertomographisch wurde ein cerebraler Infarkt nachgewiesen. Es bestand der dringende Verdacht auf eine septische Embolie mit beginnender Cerebritis. Am Folgetag kam es zur Kreislaufinsuffizienz mit tödlichem Ausgang.

Die anschließende Autopsie ergab eine polypöse Mitralklappen-Endokarditis mit Übergreifen auf das

Abb. 1 Mittoesophageale Schnittebene bei 40° in Systole. **A**: Erstuntersuchung, kein Anhalt für Vegetationen im Klappen- oder Herzwandbereich. **B**: Verlaufsuntersuchung 7 Tage später mit Raumforderungen an der anteroseptalen Wand des linken Ventrikels (kleine Pfeile) und am posterioren Mitralsegel (großer Pfeil). LA = linker Vorhof; LV = linker Ventrikel

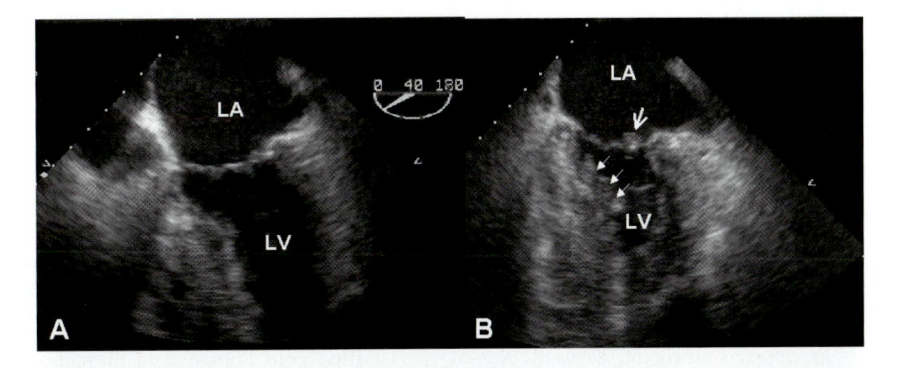

Abb. 2 Farbdoppler-Echokardiogramm, mittoesophagealer Longitudinalschnitt des linken Ventrikels in Systole. **A**: Erstuntersuchung, beginnend mittelschwere Mitralinsuffizienz. **B**: Verlaufsuntersuchung, beginnend schwere Mitralinsuffizienz. Die Pfeile markieren jeweils die Vena contracta. LA = linker Vorhof; LV = linker Ventrikel

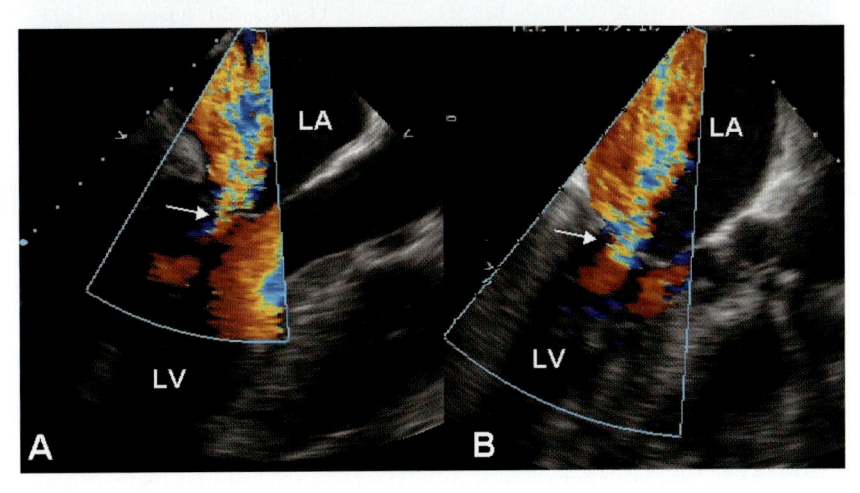

perivalvuläre Endokard. Die echokardiographisch identifizierten intraventrikulären Raumforderungen waren nicht mehr auffindbar. Es fanden sich jedoch Thromboembolien in Nieren, Milz, Lunge und Großhirn.

- **Film 1:**
Mittoesophageale Schnittebene bei 40°. Erstuntersuchung, kein Anhalt für Vegetationen im Klappen- oder Herzwandbereich.

- **Film 2:**
Farbdoppler-Echokardiogramm, mittoesophagealer Longitudinalschnitt des linken Ventrikels. Erstuntersuchung, beginnend mittelschwere Mitralinsuffizienz.

- **Film 3:**
Mittoesophageale Schnittebene bei 40°. Verlaufsuntersuchung, hoch mobile Raumforderungen an der anteroseptalen Wand des linken Ventrikels.

- **Film 4:**
Mittoesophageales Zweikammer-Bild (73°). Zusätzliche, mäßig mobile Raumforderung am vorhofseitigen posterioren Mitralsegel.

- **Film 5:**
Farbdoppler-Echokardiogramm, transoesophagealer Longitudinalschnitt des linken Ventrikels. Beginnend schwere Mitralinsuffizienz.

Antworten zu den Fragen auf S. 92

Die umfassenden Antworten hierzu sind den theoretischen Ausführungen bzw. der Besprechung des Falls zu entnehmen. Angeführt ist hier nur eine kurze Antwort bzw. ein Verweis auf die entsprechende Textstelle.

1. Die erste TEE-Untersuchung ergibt keinen Anhalt für floride endokarditische Veränderungen. Die Folgeuntersuchung zeigt ausgedehnte mobile Raumforderungen an der anteroseptalen Wand des linken Ventrikels sowie eine zusätzliche kugelige Struktur am posterioren Mitralsegel. Differentialdiagnosen: atypisch lokalisierte endokarditische Vegetationen, Thromben, Autoimmunerkrankung.

2./3. Der Stellenwert der Echokardiographie in der Endokarditis-Diagnostik bzw. die Indikationen für eine Echokardiographie sind im Abschnitt „Wann ist eine Echokardiographie indiziert?" und in Tabelle 3 dargelegt.

4./5. Der relative Stellenwert von transthorakaler bzw. transösophagealer Echokardiographie ist im Abschnitt „Echokardiographisches Vorgehen bei Verdacht auf infektiöse Endokarditis" und in Tabelle 4 dargelegt. Daselbst sind auch die Indikationen für Verlaufs-Echokardiographien besprochen.

Literatur

1. Bayer AS, Bolger AF, Taubert KA, Wilson W, Steckelberg J, Karchmer AW, Levison M, Chambers HF, Dajani AS, Gewitz MH, Newburger JW, Gerber MA, Shulman ST, Pallasch TJ, Gage TW, Ferrieri P (1998) AHA Scientific Statement. Diagnosis and management of infective endocarditis and its complications. Circulation 98:2936–2948
2. Benetka O, Block M, Sangha O, Praetorius F, Gottwik M, Uebis R, Neuhaus KL, v Essen R (1999) On behalf of the ALKK, Arbeitsgemeinschaft Leitender Kardiologischer Krankenhausärzte. Clinical course of infective endocarditis in the late nineties: preliminary results of the ALKK endocarditis registry [abstract]. Eur Heart J 20(Suppl):362
3. Chirillo F, Pedrocco A, De Leo A, Bruni A, Totis O, Meneghetti P, Stritoni P (2005) Impact of harmonic imaging on transthoracic echocardiographic identification of infective endocarditis and its complications. Heart 91:329–333
4. Durack DT, Lukes AS, Bright DK (1994) New criteria for diagnosis of infective endocarditis: utilization of specific echocardiographic findings. Duke Endokarditis Service. Am J Med 96:200–209
5. Erbel R, Rohmann S, Drexler M, Mohr-Kahaly S, Gerharz CD, Iversen S, Oelert H, Meyer J (1988) Improved diagnostic value of echocardiography in patients with infective endocarditis by transesophageal echocardiography: a prospective study. Eur Heart J 9:43–53
6. Greaves K, Mou D, Patel A, Celermajer DS (2003) Clinical criteria and the appropriate use of transthoracic echocardiography for the exclusion of infective endocarditis. Heart 89:273–275
7. Heidenreich PA, Frederick AM, Brijeshwar M, Chou TM, Foster E, Schiller NB, Owens, DK (1999) Echocardiography in patients with suspected endocarditis: a cost-effectiveness analysis. Am J Med 107:198–208
8. Hoen B, Alla F, Selton-Suty C, Beguinot I, Bouvet A, Briancon S, Casata JP, Danchin N, Delahaye F, Etienne J, Le Moing V, Leport C, Mainardi JL, Ruimy R, Vandenesch F (2002) Association pour l'Etude et la Prevention de l'Endocardite Infectieuse (AEPEI) Study Group. Changing profile of infective endocarditis: results of a 1-year survey in France. JAMA 288:75–81
9. Horstkotte D, Follath F, Gutschik E, Lengyel M, Oto A, Pavie A, Soler-Soler J, Thiene G, v Graevenitz A – the Task Force on infective endocarditis of the European Society of Cardiology (2004) Guidelines on prevention, diagnosis and treatment of infective endocarditis. Executive summary. Eur Heart J 25:267–276
10. Kuruppu JC, Corretti M, Mackowiak P, Roghmann MC (2002) Overuse of transthoracic echocardiography in the diagnosis of native valve endocarditis. Arch Intern Med 162:1715–1720
11. Le Gall JR, Alberti C, Brun Buisson C (2004) Epidemiology of infection and sepsis in intensive care unit patients [abstract, article in French]. Bull Acad Natl Med 188:1115–1125
12. Li JS, Sexton DJ, Mick N, Nettles R, Fowler VG, Ryan T, Bashore T, Corey GR (2000) Proposed modifications to the Duke criteria for the diagnosis of infective endocarditis. Clin Infect Dis 30:633–638
13. Linde-Zwirble WT, Angus DC (2004) Severe sepsis epidemiology: sampling, selection and society. Crit Care 8:222–226
14. Lindner JR, Case RA, Dent JM, Abbott RD, Scheld M, Kaul S (1996) Diagnostic value of echocardiography in suspected endocarditis. An evaluation based on the pretest probability of disease. Circulation 93:730–736
15. Mourvillier B, Trouillet JL, Timsit JF, Baudot J, Chastre J, Régnier B, Gibert C, Wolff M (2004) Infective endocarditis in the intensive care unit: clinical spectrum and prognostic factors in 228 consecutive patients. Intensive Care Med 30:2046–2052
16. San Roman JA, Vilacosta I, Zamorano JL, Almeria C, Sanchez-Harguindey L (1993) Transesophageal echocardiography in right-sided endocarditis. J Am Coll Cardiol 21:1226–1230
17. Shively BK, Gurule FT, Roldan CA, Leggett JH, Schiller NB (1991) Diagnostic value of transoesophageal compared with transthoracic echocardiography in infective endocarditis. J Am Coll Cardiol 18:391–397
18. Thangaroopan M, Choy JB (2005) Is transesophageal echocardiography overused in the diagnosis of infective endocarditis? Am J Cardiol 95:295–297
19. Von Reyn CF, Levy BS, Arbeit RD, Friedland G, Crumpacker CS (1981) Infective endocarditis: an analysis based on strict case definitions. Ann Intern Med 94:505–518
20. Kessel-Schaefer A, Buser P, Linka A (2006) Patientin mit unklarer Sepsis auf der Intensivstation. Intensivmed 43:78

FALLBEISPIEL

Akute kardiale Dekompensation 12 Jahre nach Korrektur-Operation eines angeborenen Herzfehlers

H.-G. Kehl, Ch. Schmidt,
T. D. T. Tjan, D. Stege, J. Vogt,
P. K. Zahn

Dr. med. H. G. Kehl · D. Stege · J. Vogt
Klinik und Poliklinik
für Kinderheilkunde – Kardiologie
UKM
Albert-Schweitzer-Str. 33
48149 Münster, Germany
Tel.: 02 51 / 83-4 77 52
Fax: 02 51 / 83-4 95 93
E-Mail: kehl@uni-muenster.de

Ch. Schmidt · P. K. Zahn
Klinik und Poliklinik für Anästhesie
und operative Intensivmedizin

T. D. T. Tjan
Klinik und Poliklinik
für Thorax-, Herz- und Gefäßchirurgie

Kasuistik

Ein 17-jähriger Patient erleidet beim Freizeit-Walking eine Synkope. Ein herbeigerufener Notarzt stellt bei dem somnolenten Patienten eine monomorphe ventrikuläre Tachykardie mit einer Herzfrequenz von ca. 210/min fest. Durch sofortige Kardioversion wird ein Sinusrhythmus mit breiten QRS-Komplexen und häufigen monomorphen ventrikulären Extrasystolen erreicht. Daraufhin erfolgt eine einmalige intravenöse Applikation von 300 mg Amiodaron (4 mg/kg). Aufgrund seiner eingeschränkten Bewusstseinslage (Glasgow-Coma Scale < 8) wird der Patient noch vor dem Transport zur Klinik orotracheal intubiert und kontrolliert beatmet. Eine alte mediane Sternotomienarbe lässt an eine vorangegangene Operation denken. Die begleitende Freundin bestätigt eine mehr als 10 Jahre zurückliegende Herzoperation wegen eines angeborenen Herzfehlers. In der Klinik kann an Hand vorhandener Unterlagen eine Pulmonalatresie mit Ventrikelseptumdefekt als Vitium cordis in Erfahrung gebracht werden. Operativ war im Neonatalalter zunächst ein zentraler aortopulmonaler Shunt angelegt worden. Im Alter von 1 Jahr erfolgte eine erste Korrektur-Operation mit Verschluss des Ventrikelseptumdefekts und Implantation eines klappenlosen Conduits vom rechten Ventrikel zur Pulmonalbifurkation; dieser wurde im Alter von 5 Jahren gegen einen größeren klappentragenden Homograft ausgetauscht. Die Untersuchungsqualität der transthorakalen Echokardiographie ist sehr limitiert, die TEE ermöglicht eine bessere Darstellung. Der Ventrikelseptumdefekt mit ehemals überreitender Aorta zeigt sich durch den Patch gut verschlossen, die Aortenklappe nur geringgradig insuffizient (Abb. 1 und Filmsequenz 1). Auffallend ist eine ausgeprägte Hypertrophie des rechten Ventrikels (Abb. 2 und Filmsequenz 2) und der nur schlecht einsehbare rechtsventrikuläre Ausflusstrakt (Abb. 3), über dem im konventionellen Doppler ein Gradient von 45 mmHg bestimmbar ist.

Fragen (Antworten auf S. 118)
1. Ist die ausgeprägte rechtsventrikuläre Hypertrophie bei dieser Anamnese normal, oder kann ein Zusammenhang mit der akuten Symptomatik des Patienten gesehen werden?
2. Warum ist die Abbildungsqualität des rechtsventrikulären Ausflusstraktes und der Pulmonalarterie so schlecht?

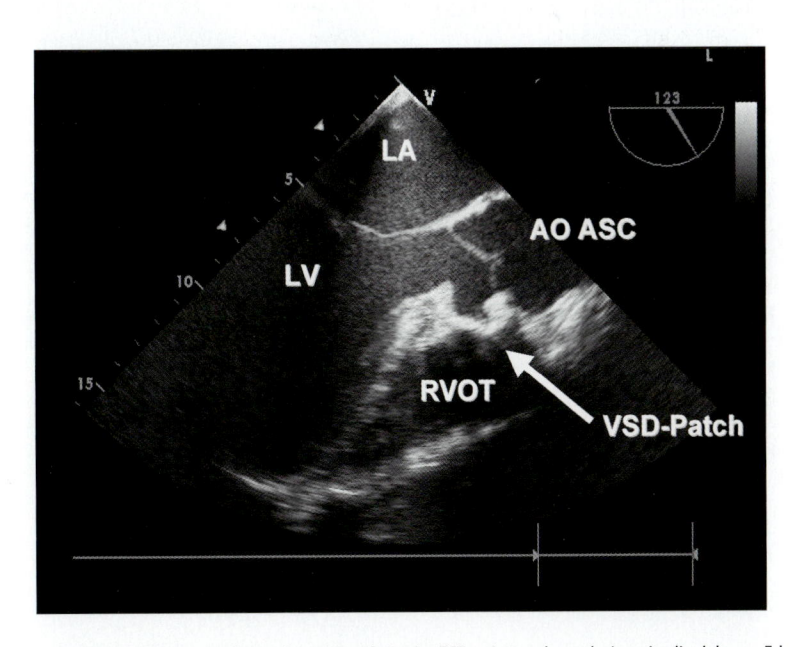

Abb. 1 Linksventrikulärer Ausflusstrakt mit Patch in der TEE, mittösophageale Longitudinalebene. Erkennbar ist noch der ehemals konotrunkale Ventrikelseptumdefekt mit überreitender Aorta. AO ASC: Aorta ascendens, RVOT: rechtsventrikulärer Ausflusstrakt, *LA*: linkes Atrium, *LV*: linker Ventrikel

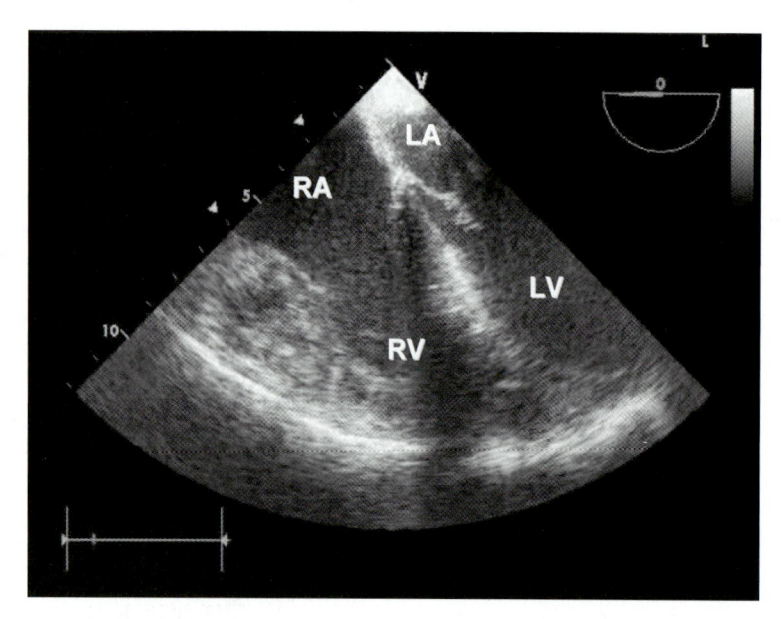

Abb. 2 Hypertrophe Muskulatur des rechten Ventrikels in der TEE, mittösophageale Transversalebene

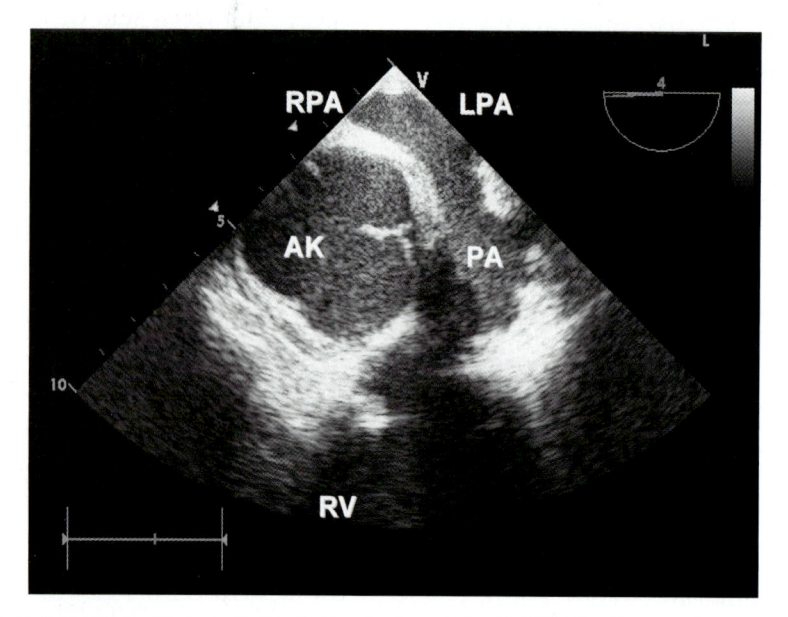

Abb. 3 Schlecht einsehbarer rechtsventrikulärer Ausflusstrakt in der TEE, hohe ösophageale Transversalebene. *AK*: Aortenklappe, *PA*: Pulmonalarterie, *RPA*: rechter Pulmonalarterien-Hauptast, *LPA*: linker Pulmonalarterien-Hauptast, *RV*: rechter Ventrikel

3. Welche Relevanz hat der über dem rechtsventrikulären Ausflusstrakt bestimmte Dopplergradient?
4. Welches diagnostische Procedere erscheint hinsichtlich der akuten klinischen Symptomatik und der aktuellen echokardiographischen Befunde sinnvoll?

H.-G. Kehl
C. Schmidt
T. D. T. Tjan
H. H. Scheld
H. K. van Aken
P. K. Zahn

Kongenitale Herzvitien im Erwachsenenalter

Perioperative Echokardiographie für notfallmäßige und elektive nicht-kardiochirurgische Operationen

Congenital heart defects in adults. The role of echocardiography during the perioperative period

▶ **Summary** Congenital heart disease (CHD) occurs in 0.4–0.9% of newborn infants. In Germany approximately 6500 infants per year are born with a CHD and approximately 5500 children can expect to live into adulthood. Therefore, in the near future an increasing number of adults with CHD will be treated by anaesthesiologists for cardiac and non-cardiac surgeries. Echocardiography is the mainstay in diagnosis of most patients with CHD and useful for monitoring cardiac function. During surgery, transoesophageal echocardiography can provide real-time assessment of ventricular function, intracardiac shunting, preload and valve function. After a brief review of the epidemiology and pathophysiology of different CHD defects, this article focuses on the role of echocardiography for cardiac monitoring of adult patients with CHD. The different uses of transthoracic and transoesophageal echocardiography are also discussed.

▶ **Key words** Echocardiography – grown-up congenital heart disease – intracardiac shunting – cardiac function

▶ **Zusammenfassung** Angeborene Herz- und Gefäßfehler treten bei 0,4–0,9% aller neugeborenen Kinder auf. Von den in Deutschland pro Jahr geborenen 6500 Kindern mit Herz- und Gefäßmissbildungen werden ca. 5500 das Erwachsenenalter erreichen. Diese Zahlen machen deutlich, dass die Wahrscheinlichkeit, Patienten im Erwachsenenalter mit einem Herz- und Gefäßfehler anästhesiologisch für eine chirurgische Intervention betreuen zu müssen, künftig deutlich größer wird. Die meisten angeborenen Herzfehler werden mit Hilfe der Echokardiographie diagnostiziert. Besonders die transösophageale Echokardiographie bietet die Möglichkeit, auch intraoperativ kontinuierlich wichtige kardiale Parameter wie die linksventrikuläre Funktion, Vorlast, intrakardiale Shunts und die Klappenfunktion zu beurteilen. Im Rahmen dieses Artikels sollen epidemiologische und pathophysiologische Grundlagen angeborener Herzvitien kurz dargestellt und die Rolle der Echokardiographie bei der Überwachung von Patienten mit angeborenen Vitien erläutert werden. Dabei werden auch die unterschiedlichen Indikationen für die Anwendung der transthorakalen und der transösophagealen Echokardiographie besprochen.

Priv.-Doz. Dr. med. P. K. Zahn (✉)
C. Schmidt · H. K. van Aken
Klinik für Anästhesiologie
und operative Intensivmedizin
UKM
Albert-Schweitzer-Str. 33
48149 Münster, Germany
Tel.: 0251/83-47255
Fax: 0251/83-88704
E-Mail: schmerz@uni-muenster.de

H.-G. Kehl
Klinik und Poliklinik für Kinderheilkunde
– Kardiologie

T. D. T. Tjan · H. H. Scheld
Klinik und Poliklinik für Thorax-,
Herz und Gefäßchirurgie

▶ **Schlüsselwörter**
Echokardiographie – kongenitale Herzvitien im Erwachsenenalter – intrakardiale Shunts – kardiale Funktion

Epidemiologie kongenitaler Herz-Gefäßmissbildungen

Angeborene Herz- und Gefäßfehler treten mit einer Prävalenz von 4–9 Fällen pro 1000 lebend geborener Kinder (0,4–0,9%) auf. Weltweit sind dies 1,5 Millionen Neuerkrankungen pro Jahr [42, 44]. In Deutschland werden jährlich ca. 6500 Kinder mit einem funktionell bedeutsamen Herzfehler geboren [33]. Im Vordergrund stehen dabei azyanotische Vitien [20, 29, 39] wie der Ventrikelseptumdefekt (35%), der Vorhofseptumdefekt (9%) und der persistierende Ductus arteriosus Botalli (8%). Zyanotische Herzfehler sind z. B. die Fallot'sche Tetralogie (5%) und die Transposition der großen Arterien (4%). Aufgrund deutlich verbesserter diagnostischer Möglichkeiten, weiter entwickelter und verbesserter chirurgischer Behandlungsverfahren, neuer Interventionsmöglichkeiten mit Katheterverfahren und einer modernen anästhesiologischen sowie intensivmedizinischen perioperativen Betreuung erreichen heute mehr als 85% der betroffenen Kinder das Erwachsenenalter. Das bedeutet, dass ca. 5500 der in Deutschland pro Jahr geborenen Kinder mit Herz- und Gefäßvitien das Erwachsenenalter erreichen werden, 4200 Patienten mit einer einfachen und 1300 Patienten mit einer komplexen Anomalie [34]. Bereits jetzt steigt die Zahl der Erwachsenen mit angeborenem Herzfehler pro Jahr um ca. 2000 bis 3000. Nach erfolgreicher Therapie im Kindesalter können diese Patienten mit einer durchschnittlichen Lebenserwartung von über 60 Jahren rechnen [13, 15, 20, 33].

Diese Zahlen zeigen, dass die Wahrscheinlichkeit, Patienten im Erwachsenenalter mit einem Herz- und Gefäßfehler anästhesiologisch für kardiochirurgische oder nicht-kardiochirurgische Eingriffe betreuen zu müssen, von Jahr zu Jahr größer wird [56].

Insgesamt setzt sich das komplexe Patientenklientel aus drei Gruppen zusammen [8, 39]:
- Patienten, die sich einer definitiven chirurgischen Versorgung des kongenitalen Vitiums im Kindesalter unterzogen haben (anatomische Korrekturoperation),
- Patienten, deren Herz- und Gefäßmissbildung einer palliativen Intervention unterzogen worden ist und
- Patienten mit Herz- und Gefäßmissbildungen, die therapeutisch noch nicht angegangen worden sind.

Die Betreuung dieser Patienten stößt meist auf ein organisatorisches Dilemma. Für die primäre korrigierende oder palliative operative Versorgung des kongenitalen Herzvitiums stehen zwar an den entsprechenden Zentren spezialisierte Kinderkardiologen und Kardiochirurgen sowie Anästhesisten zur Verfügung: Müssen sich diese Patienten später aber einem nicht-kardiochirurgischen Eingriff unterziehen, wird dieser Eingriff häufig in Kliniken durchgeführt, deren ärztliches und pflegerisches Personal nicht über entsprechende Erfahrungen im Umgang mit dieser Patientengruppe verfügt. Was für die operative Versorgung dieser Patientengruppe gilt, trifft in gleicher Weise für die Behandlung internistischer Erkrankungen zu [8]. Aber auch für den mit der anästhesiologischen Versorgung kongenitaler Herzvitien vertrauten Anästhesisten stellt die perioperative Betreuung von Erwachsenen mit einem nicht oder nur palliativ versorgten Herzvitium eine große Herausforderung dar [32, 39]. Die perioperative Mortalität von Patienten mit angeborenen Herzfehlern ist bei nicht-kardiochirurgischen Eingriffen mit 6% sehr hoch [6]. Dies rechtfertigt die Forderung, dass erwachsene Patienten mit angeborenen Herz- und Gefäßmissbildungen intraoperativ von in dieser Problematik besonders geschulten Anästhesisten zusammen mit erfahrenen Kardiologen betreut werden sollten. Ausschlaggebend für die hohe perioperative Mortalität sind die anatomischen Restläsionen mit ihren hämodynamischen Konsequenzen und die gehäuft auftretenden sekundären Herzrhythmusstörungen (siehe Tab. 1).

Die Echokardiographie, besonders die transösophageale Echokardiographie, nimmt beim intraoperativen Management erwachsener Patienten mit einem angeborenen Herzfehler eine äußerst wichtige Stellung ein [51]. Im folgenden Artikel sollen nach einer kurzen Beschreibung des vorliegenden Herzvitiums die echokardiographische Vorgehensweise und Befunderhebung beschrieben werden. Dabei sollen wichtige Besonderheiten der intraoperativen Betreuung dieser Patienten besprochen und der Stellenwert der transthorakalen (TTE) und transösophagealen Echokardiographie (TEE) aufgezeigt werden.

Unsere Kasuistik „Akute kardiale Dekompensation 12 Jahre nach Korrektur-Operation eines angeborenen Herzfehlers" aus Heft 3/2006 wird am Ende dieses Artikels besprochen.

Tab. 1 Typische Restläsionen und Folge-Zustände bei angeborenen Herzfehlern abhängig vom ursprünglichen Herz-Gefäßvitium (modifiziert nach [33, 48])

Herz-Gefäßvitium	Rest-Zustände	Folge-Zustände
Pulmonal/Aortenstenose	Restgradient Ventrikeldysfunktion	Klappeninsuffizienz
Aorteninsthmusstenose (Coarctatio Aortae)	Restgradient Arterieller Hypertonus Bicuspide Aortenklappe	Re-/Reststenose Aortenaneurysma
Vorhofseptumdefekt	Rest-Shunt rechtsventrikuläre Dysfunktion	Rhythmusstörungen
Ventrikelseptumdefekt	Rest-Shunt Pulmonale Hypertonie	Rhythmusstörungen Reiz-Überleitungsstörungen Trikuspidalinsuffizienz
Fallot'sche Tetralogie	Restgradient Rest-Defekte	Pulmonalinsuffizienz Rechtsventrikuläres Ausflusstraktaneurysma Rhythmusstörungen Reiz-Überleitungsstörungen

Azyanotische Herzvitien

Vorhofseptumdefekt (ASD)

Epidemiologie und Anatomie (Abb. 1 A)

Vorhofseptumdefekte stellen etwa 8–10% aller angeborenen Herzfehler dar, von den erst im Erwachsenenalter diagnostizierten Vitien sind es sogar über 30%. Die Prävalenz ist deutlich höher beim weiblichen als beim männlichen Geschlecht [37]. Defekte des Vorhofseptums im Bereich der Fossa ovalis (Ostium secundum Defekt, ASD II) stellen mit ca. 75% die häufigste Form der ASD dar [10, 40]. Andere Formen des ASD sind im Bereich des unteren Vorhofseptums am Übergang zu den Atrio-Ventrikularklappen (Ostium primum Defekt, ASD I) oder im Bereich der Einmündung der oberen Hohlvene in den rechten Vorhof lokalisiert (Sinus venosus Defekt). Der Sinus venosus Defekt ist fast immer mit einer Fehlmündung der rechten oberen Lungenvene, meist in die Vena cava superior, vergesellschaftet [9].

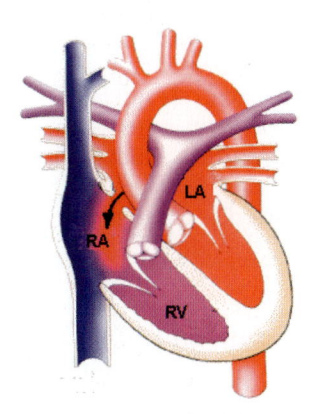

Abb. 1 A Vorhofseptumdefekt. RA: rechter Vorhof, RV: rechter Ventrikel, LA: linker Vorhof

Pathophysiologie

Aufgrund der im Vergleich zum linken Ventrikel größeren Compliance des rechten Ventrikels ist der Füllungsdruck im linken Vorhof höher als im rechten Vorhof. Der resultierende Druckgradient verursacht einen Blutfluss über den ASD aus dem linken in den rechten Vorhof. Unabhängig von der anatomischen Lokalisation des ASD wird die Ausprägung dieses Links-Rechts-Shunts von der Größe des Defektes und der relativen Compliance beider Ventrikel bestimmt [37]. Ein kleiner ASD (< 5 mm) führt zu einem kleinen, hämodynamisch nicht relevanten Links-Rechts-Shunt, während ein ASD von > 20 mm ausgeprägte hämodynamische Veränderungen nach sich zieht [10, 21]. Wichtigste Konsequenz des Links-Rechts-Shunts ist eine Zunahme der Lungendurchblutung mit einem sich in zunehmendem Alter entwickelnden sekundären pulmonalen Hypertonus. Allerdings scheint eine Fixierung des pulmonalen Hypertonus bei Patienten mit ASD erst nach dem 40. Lebensjahr aufzutreten und nur selten werden pulmonal-vaskuläre Widerstände > 500 dynes·s·cm^{-5} (> 6 Wood·m^2; Norm: 80 bis 120 dynes·s·cm^{-5} bzw. 1–1,5 Wood·m^2) gemessen [39]. Folgen der aus dem ASD resultierenden Volumenüberlastung sind die Dilatation des rechten Vorhofs, des rechten Ventrikels und der Pulmonalgefäße [5, 10, 37]. Die vermehrte Volumenarbeit hat weiter eine rechtsventrikuläre Hypertrophie zur Folge, die erhebliche Ausmaße annehmen kann. Konsequenterweise führt die Zunahme der Muskelmasse des rechten Ventrikels zu einer Verminderung der Compliance, die dann letztlich eine Shunt-

Umkehr (Rechts-Links-Shunt, RL-Shunt) bewirken kann. Am Ende der Kette steht immer eine Dekompensation des rechten Ventrikels.

Ohne operative Therapie ist die natürliche Lebenserwartung der betroffenen Patienten auf etwa 50 Jahre reduziert [37]; Patienten, die vor dem 25. Lebensjahr operiert werden, haben eine normale Altersentwicklung und Lebenserwartung [39]. Während ein ASD ohne rechtsventrikuläre Hypertrophie und mit nur mäßig erhöhtem pulmonalen Blutfluss in einigen Zentren nicht korrigiert wird, sehen die meisten Zentren eine Operationsindikation bei Patienten, deren pulmonaler Blutfluss um mehr als 30–50% gegenüber dem Systemblutfluss erhöht ist ($Q_P/Q_S > 1,5$) [35]. Eine Indikation zum ASD-Verschluss besteht nicht mehr, wenn bereits ein irreversibler pulmonaler Hypertonus vorliegt [52]. In diesen seltenen Fällen ist eine Herz-Lungentransplantation zu erwägen.

Neben den hämodynamischen Veränderungen kann es bei einem ASD als Folge einer paradoxen Embolie zu gravierenden neurologischen Komplikationen kommen [38]. Die American Heart Association empfiehlt deshalb bei allen Patienten unter 45 Jahren, die einen zerebralen Insult erlitten haben, eine Echokardiographie zum Ausschluss eines ASD durchzuführen [1, 49].

Bei Patienten mit nicht korrigiertem ASD, die älter als 40 Jahre sind, stehen zusammengefasst folgende pathophysiologische Veränderungen im Vordergrund:
- rechtsventrikuläre Hypertrophie, rechtsventrikuläre Dysfunktion und Gefahr der Dekompensation des rechten Ventrikels
- erhöhter pulmonalvaskulärer Blutfluss mit resultierendem erhöhten pulmonalvaskulären Widerstand
- Möglichkeit einer paradoxen Embolie und
- begleitende Herzrhythmusstörungen.

Echokardiographie (Abb. 1 B–C, Filmsequenz 1)

Ein typischer echokardiographischer Befund beim ASD ist die deutliche Vergrößerung des rechten Vorhofs und rechten Ventrikels. Dieser Befund ist oft begleitet von mäßigen, sog. relativen Pulmonalstenosen, die das Ausmaß der Rechtsherzvergrößerung nicht erklären können. Der Defekt selbst ist bei zentraler Lage im Bereich der Fossa ovalis (ASD II) bereits mittels TTE gut lokalisierbar, ebenso auch bei Ostium primum Defekten (ASD I). Sinus venosus Defekte sind mit TTE oft nicht mit hinreichender Sicherheit darstellbar, hingegen gelingt dies gut mittels TEE. Der Vier-Kammerblick in der mittleren transösophagealen Position erlaubt bei allen ASD eine wesentlich detailliertere Darstellung als die TTE, insbesondere hinsichtlich des genauen Ausmaßes, der Lagebeziehung zum Sinus venosus und den Pulmonalvenen und begleitender atrio-ventrikulärer Klappeninsuffizienzen. Restdefekte nach operativer Korrektur werden sehr selten beobachtet und sind meistens hämodynamisch unbedeutend. Bedeutsame Vergrößerungen der rechten Herzseite müssen an bisher nicht entdeckte zusätzliche Läsionen denken lassen.

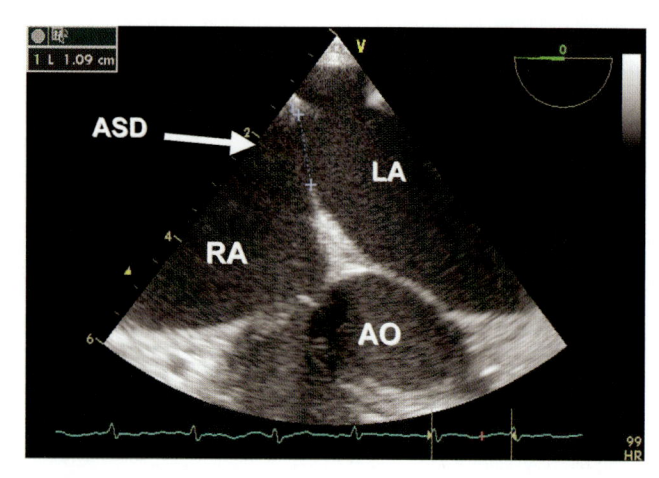

Abb. 1 B Vorhofseptumdefekt (ASD) in der TEE im mittösophagealem Transversalblick. RA: rechter Vorhof, LA: linker Vorhof, AO: Aorta

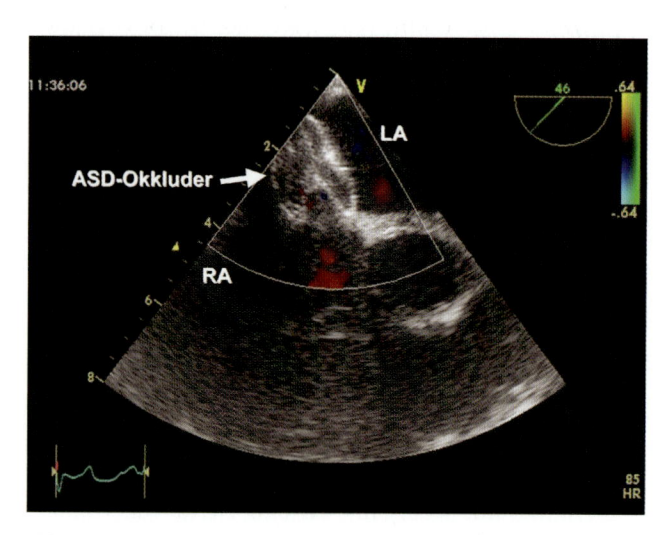

Abb. 1 C Vorhofseptumdefekt (ASD) nach interventionellem Verschluss mit ASD-Amplatzer-Okkluder in der TEE im mittösophagealem Transversalblick. RA: rechter Vorhof, LA: linker Vorhof

Ventrikelseptumdefekt (VSD)
Epidemiologie

Der isolierte VSD stellt mit über 30% die häufigste Herzfehlbildung bei Säuglingen und Kindern dar

[10]. Seit langer Zeit ist die Möglichkeit eines Spontanverschlusses eines VSD im frühen Kindesalter bekannt. Etwa 50% der VSD heilen so spontan aus. Die Wahrscheinlichkeit eines Spontanverschlusses ist gering, wenn der Defekt größer ist als der Radius der aszendierenden Aorta oder wenn das Kind älter als 2 Jahre ist [2, 10].

Anatomie (Abb. 2 A)

Es werden grundsätzlich 5 Typen des VSD unterschieden [37, 40].
a. Defekte im Bereich des membranösen Ventrikelseptums mit Angrenzung an das septale Segel der Trikuspidalklappe (70%). Da diese Defekte meist größer sind als das eigentliche membranöse Septum, werden sie als perimembranöse Defekte bezeichnet.
b. Einzelne oder multiple („swiss cheese" Typ) Defekte im muskulären Anteil des Ventrikelseptums (20%).
c. Defekte des Ventrikelseptums im Bereich der Ausflusstrakte beider Ventrikel mit Lücken unterhalb der Aorten- oder Pulmonalklappe („doubly committed" VSD, 5%). Bei diesen Defekten findet sich häufig ein Prolaps des nicht-koronaren oder rechts-koronaren Aortenklappensegels in den Bereich des VSD hinein, mit resultierender Aortenklappeninsuffizienz.
d. Lücken im Bereich der Einlassteile der Ventrikels (AV-Kanal-Typ; 5%). Der Befund wird häufig bei Patienten mit Down-Syndrom beobachtet und führt unbehandelt oft in kurzer Zeit zu einer Fixierung des pulmonal-vaskulären Hypertonus [2].
e. Direkte Verbindung zwischen dem linken Ventrikel und dem rechten Vorhof (Gerbode-Defekt).

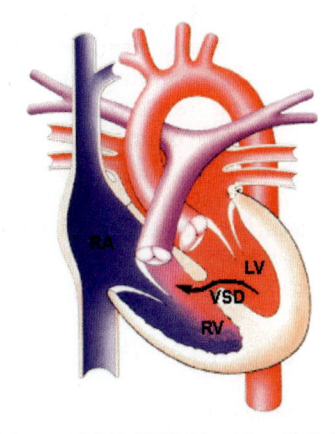

Abb. 2 A Ventrikelseptumdefekt (VSD). RA: rechter Vorhof, RV: rechter Ventrikel, LV: linker Ventrikel

Pathophysiologie

Die pathophysiologischen Konsequenzen ergeben sich aus der Größe des VSD und den Druckunterschieden zwischen beiden Ventrikeln. Der ventrikuläre Druckgradient wiederum resultiert aus der Relation des Systemwiderstandes zum pulmonal-vaskulären Widerstand. Anfangs besteht aufgrund der höheren Treibkraft des linken Ventrikels immer ein Links-Rechts-Shunt. Anders als beim ASD führen die initial bestehenden großen Druckgradienten auch schon bei Vorliegen eines kleinen VSD zu einer signifikanten Volumenbelastung des Herz-Kreislaufsystems. Bei großem VSD ist der pulmonale Blutfluss in den ersten Lebenswochen so hoch, dass es zu einer Linksherzinsuffizienz kommen kann. Die hämodynamischen Folgen der Volumenüberlastung sind die Dilatation des linken Vorhofs, linken Ventrikels und pulmonalen Gefäßbetts [10]. Im chronischen Verlauf bewirken dann aktive proliferative Prozesse in den Pulmonalgefäßen – insbesondere im Endothel und in der medianen Muskelschicht – durch anatomische Verengung der Gefäßlumina einen weiter ansteigenden pulmonal-vaskulären Widerstand (pulmonal-vaskuläres Remodeling) [37, 46]. Übersteigt der pulmonal-vaskuläre Widerstand schließlich den systemischen Widerstand, kommt es zur so genannten Eisenmenger-Reaktion, d.h. zur Shunt-Umkehr (Rechts-Links-Shunt) und dadurch zur Entwicklung einer zentralen Zyanose. Die Eisenmenger Reaktion entwickelt sich bei Patienten mit einem signifikanten VSD meist gegen Ende der zweiten Lebensdekade [2]. Von Schwangerschaften ist bei bestehender Eisenmenger-Reaktion dringlich abzuraten, da die mütterliche Sterblichkeit unter der Geburt bis zu 50% betragen kann [46].

Patienten mit einem spontan verschlossenen VSD oder einem sehr kleinen VSD haben eine normale Lebenserwartung. Allerdings haben auch Patienten mit kleinem VSD ein deutlich erhöhtes Risiko für eine Endokarditis. Deshalb ist bei operativen Eingriffen eine Antibiotika-Prophylaxe indiziert [2]. Patienten mit großem VSD haben eine deutlich reduzierte Lebenserwartung. Kidd und Mitarbeiter [34] haben eine 25-Jahres Überlebensrate von 82,3% ermittelt. 50% der Patienten, die einen subarteriellen Defekt besitzen, entwickeln bis zum 8. Lebensjahr eine Aortenklappeninsuffizienz, unbehandelt sind es bis zum 20. Lebensjahr bereits 87% [41].

Echokardiographie (Abb. 2 B–C, Filmsequenz 2–3)

Typisch für einen VSD ist die Vergrößerung des linken Vorhofs und des linken Ventrikels. Die Anwendung des Farbdopplers erleichtert die Lokalisation der unterschiedlichen VSD. Die Zuordnung des VSD

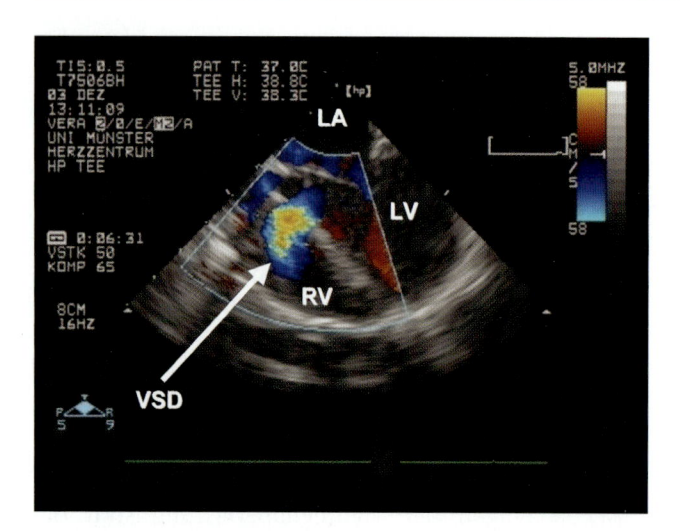

Abb. 2 B Ventrikelseptumdefekt (VSD) in der TEE im mittösophagealem Transversalblick. Die Farbdoppler-Darstellung zeigt den Links-Rechts-Shunt. RV: rechter Ventrikel, LA: linker Vorhof, LV: linker Ventrikel

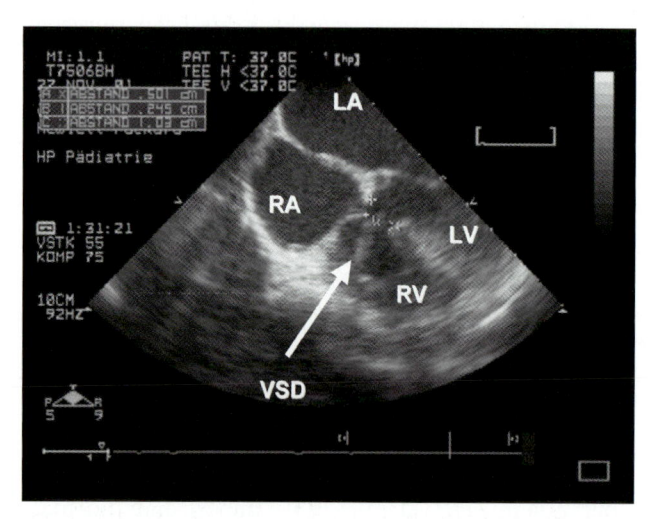

Abb. 2 C Ventrikelseptumdefekt (VSD) in der TEE im mittösophagealem Transversalblick. Der perimembranöse Defekt ist teilweise durch akzessorisches Gewebe gedeckt. RA: rechter Vorhof, RV: rechter Ventrikel, LA: linker Vorhof, LV: linker Ventrikel

zu den verschiedenen Typen gelingt meist mit der TTE; eine detailliertere Beurteilung ist in der Regel mit der TEE im mittleren transösophagealen 4-Kammerblick möglich. Dies trifft insbesondere für die häufigste Form des perimembranösen VSD zu, bei dem es oft durch akzessorisches Gewebe des Trikuspidalklappenapparates zu einem Teilverschluss des Defektes kommt. In der gleichen Position können auch Defekte im Einlassteil und Gerbode-Defekte gefunden werden. Muskuläre Defekte erfordern meist eine Rotation der TEE-Sonde in der transversalen Achse. Zur Bestimmung des wahren Ausmaßes dieser muskulären Defekte ist aber die Anlotung auch in den Längsachsenschnitten erforderlich; dabei finden sich nicht selten multiple muskuläre Defekte. Ebenfalls in der Längsachse werden subpulmonale Defekte aufgespürt. Wichtig für die hämodynamische Beurteilung ist die zuverlässige Bestimmung des transventrikulären Dopplergradienten. Dafür muss eine Anlotung aus verschiedenen Winkeln mit TTE und TEE vorgenommen werden, weil nur so eine sichere Abschätzung des klinisch bedeutsamen Druckes möglich ist. Nach Korrekturoperationen finden sich häufig kleinere Restdefekte im Bereich der Patchränder. Diese sind meist ohne hämodynamische Relevanz, erkennbar an normalen Größenrelationen der rechten Herzseite, können aber gelegentlich Ausgangspunkt für eine Endokarditis sein.

Offener Ductus arteriosus Botalli/persistierender Ductus arteriosus Botalli (PDA)

Epidemiologie

Normalerweise kommt es innerhalb weniger Stunden nach der Geburt durch die veränderten Widerstandsverhältnisse im kleinen Kreislauf und die angestiegene arterielle Sauerstoffsättigung zur aktiven Einengung des Lumens des Ductus arteriosus Botalli. Funktionell ist der Ductus arteriosus innerhalb weniger Tage verschlossen. Die folgenden fibrösen Umbauvorgänge obliterieren in den nächsten drei Wochen den Ductus endgültig. Es kommt so zur Ausbildung des Ligamentum arteriosum [10, 37]. Ein persistierender Ductus arteriosus kommt bei ca. 10–12% aller Herz- und Gefäßmissbildungen vor [10]. Die Inzidenz ist bei Frühgeburten mit bis zu 75% deutlich höher und ein spontaner Verschluss während der späteren Entwicklung ist sehr unwahrscheinlich [37].

Anatomie (Abb. 3 A)

Der Ductus arteriosus Botalli verbindet das distale Ende des Aortenbogens mit der Pulmonalisbifurkation bzw. mit der linken Pulmonalarterie. Über diese Kurzschlussverbindung wirft der rechte Ventrikel präpartal sein Ejektionsvolumen unter fast vollständiger Umgehung des Lungenkreislaufs in die deszendierende Aorta aus. Nach der Geburt entfalten sich die Lungen und der pulmonale Gefäßwiderstand sinkt deutlich, weshalb das Blut nun über die pulmonale Strombahn zum linken Herzen fließt [9, 37].

Pathophysiologie

Die pathophysiologischen Konsequenzen eines offenen Ductus arteriosus Botalli hängen von seinem Querdurchmesser ab. Obwohl ein kleiner persistie-

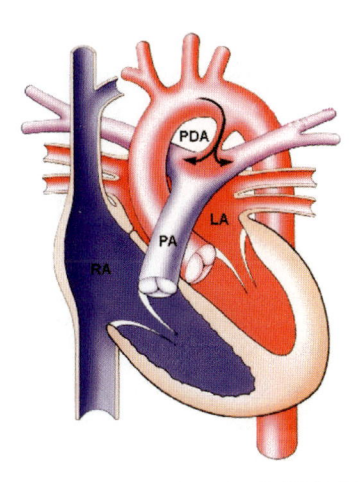

Abb. 3 A Persistierender Ductus arteriosus Botalli (PDA). RA: rechter Vorhof, PA: Pulmonalarterie, LA: linker Vorhof

Echokardiographie (Abb. 3 B–C, Filmsequenz 4)

Die echokardiographische Darstellung eines persistierenden Ductus arteriosus Botalli gelingt am Besten mittels TTE im zweiten Interkostalraum linksseitig. Der Farbdoppler-Modus ermöglicht ein schnelles Auffinden des persistierenden Ductus arteriosus Botalli und erleichtert die Bestimmung des Gradienten zwischen Aorta und Arteria pulmonalis. Diese Bestimmung ist wichtig, da niedrige aorto-pulmonale Gradienten für eine pulmonale Hypertension hinweisend sind. In der TEE gelingt die Darstellung eines persistierenden Ductus arteriosus Botalli nicht immer, und eine Quantifizierung des maximalen Dopp-

render Ductus arteriosus Botalli hämodynamisch unbedeutend ist und keine Einschränkung der Lebenserwartung erwarten lässt, ist das Endokarditis-Risiko erhöht und erfordert deshalb im Rahmen bestimmter Interventionen oder operativer Eingriffe eine Antibiotika-Prophylaxe [10, 21]. Ein großer offener Ductus arteriosus Botalli führt aufgrund eines signifikanten Links-Rechts-Shunts zur chronischen Volumenüberlastung des linken Herzens und letztlich zur Linksherzinsuffizienz. Wie bei allen Vitien mit Links-Rechts-Shunt kann der vermehrte Blutfluss in der Lungengefäßbahn sekundär zur Erhöhung des pulmonal-vaskulären Widerstandes führen und so einen pulmonalen Hypertonus mit allen seinen Konsequenzen verursachen.

Etwa 30% aller Patienten mit einem nicht verschlossenen, hämodynamisch relevanten Ductus arteriosus Botalli versterben an den Folgen einer Linksinsuffizienz und/oder eines pulmonalen Hypertonus im Alter von etwa 40 Jahren; etwa 70% der Betroffenen haben eine Lebenserwartung bis 60 Jahre [47]. Besonders häufig und prognostisch relevant ist ein persistierender Ductus arteriosus Botalli bei Frühgeborenen und kranken Neugeborenen. In diesen Situationen kann sich nicht nur eine Linksherzinsuffizienz mit konsekutiver Minderversorgung der peripheren Organe ausbilden, sondern auch rasch ein Rechts-Links-Shunt mit akuter Hypoxie einstellen.

Bei Früh- und Neugeborenen kann es gelingen, einen signifikanten offenen Ductus arteriosus Botalli durch intravenöse Applikation eines Prostaglandinsynthesehemmers (z. B. Indometacin oder Ibuprofen) zu verschließen. Für ältere Kinder besteht neben der Option des operativen Verschlusses über eine linksseitige Thorakotomie inzwischen auch die Möglichkeit, den offenen Ductus arteriosus Botalli mittels interventioneller Kathetertechniken anzugehen [37].

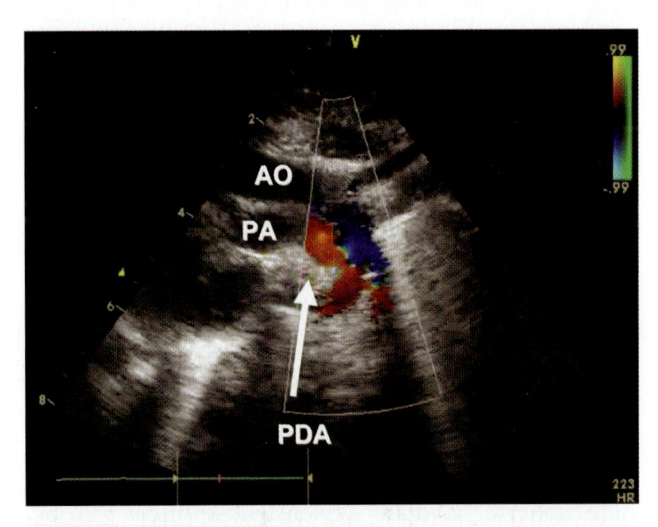

Abb. 3 B Persistierender Ductus arteriosus Botalli (PDA) in der TTE vom Jugulum. Erkennbar ist im Farbdoppler der Links-Rechts-Shunt zur Pulmonalarterie (PA). AO: Aorta

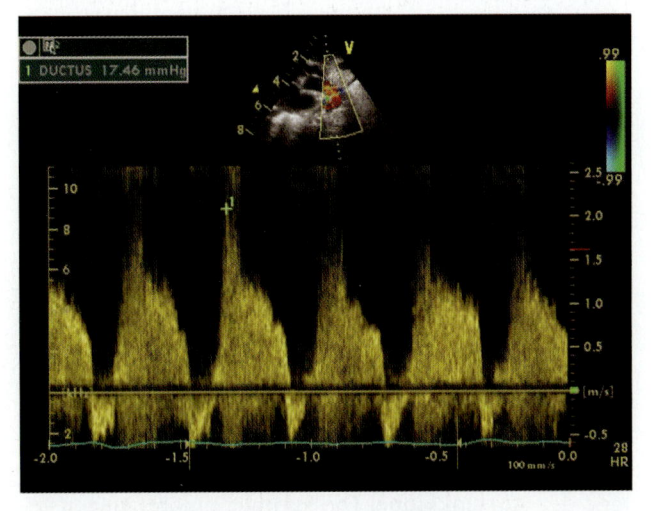

Abb. 3 C Persistierender Ductus arteriosus Botalli. In der TTE vom Jugulum ist im konventionellen Doppler der Links-Rechts-Shunt zur Pulmonalarterie erkennbar. Der geringe aorto-pulmonale Druckgradient weist auf einen erhöhten pulmonalarteriellen Druck hin

lergradienten ist wegen der vorgegebenen Lokalisation der transösophagealen Sonde oft nicht möglich. Indirekte Zeichen eines hämodynamisch relevanten persistierenden Ductus arteriosus Botalli in der TTE und TEE sind wie beim Ventrikelseptumdefekt ein vergrößerter linker Vorhof und linker Ventrikel. Restshunts sind nach Durchtrennung des Ductus arteriosus Botalli extrem selten, nach einfacher Ligatur werden sie gelegentlich beobachtet.

■ Aortenstenose

Epidemiologie

Etwa 3–5% aller angeborenen Herzfehler sind Aortenstenosen. Kinder männlichen Geschlechts sind vierfach häufiger betroffen als Mädchen [9]. Kausal liegt einer symptomatischen Aortenstenose bei Patienten, die jünger als 60 Jahre sind, sehr oft eine bikuspide Anlage der Aortenklappe zugrunde (zwei Klappentaschen sind verwachsen). Etwa 2–3% der Gesamtbevölkerung besitzen eine solche bikuspide Aortenklappe. Von diesen Patienten weisen 20% zusätzliche Herz- und Gefäßmissbildungen auf, meist einen persistierenden Ductus arteriosus Botalli oder eine Aortenisthmusstenose [54]. Klinisch symptomatisch werden in den ersten Lebensjahren nur ca. 10–15% der Patienten [10, 12].

Anatomie

Eine isolierte valvuläre Aortenstenose findet sich bei dysplastischer Anlage der Aortenklappe. Dabei kann es sich entweder um kommissurale Verwachsungen handeln oder aber um eine bikuspide oder monokuspide Ausbildung der Klappe. Neben der valvulären Aortenstenose gibt es sowohl subvalvuläre als auch supravalvuläre Aortenstenosen. Subvalvuläre Aortenstenosen entstehen durch unterschiedliche Hindernisse im linksventrikulären Ausflusstrakt. Sie werden in 3 Kategorien eingeteilt [9]:
1. Fibröse subvalvuläre Stenosen
2. Fibromuskuläre subvalvuläre Stenosen
3. Tunnelförmige subvalvuläre Stenosen durch diffuse fibromuskuläre Einengung des linksventrikulären Ausflusstrakts.

Die Kategorien 1 und 2 stellen mit 70–80% die häufigsten Formen der subvalvulären Aortenstenose dar.

Bei der supravalvulären Aortenstenose besteht meist eine ringförmige Einengung im Bereich des sinu-tubulären Übergangs der Aorta bei normaler Anlage der Aortenklappe. Die supravalvuläre Aortenstenose tritt oft im Kontext des Williams-Beuren-Syndroms (hypoplastische Aorta ascendens, Pulmonalstenose, sonstige Gefäßanomalien) in Erscheinung.

Tab. 2 Schweregrad der Aortenstenose

Schweregrad	Klappenöffnungsfläche (cm^2)	Systolischer Druckgradient (mmHg)
Leicht (I)	>1,5	<40
Mittel (II)	1,0–1,5	40–80
Schwer (III)	<1,0	80–120
Kritisch (IV)	<0,75	>120

Pathophysiologie

Obwohl in früher Kindheit bikuspide Aortenklappen nicht notwendigerweise zu einer Stenose mit ventrikulo-aortalem Gradienten führen, so treten dennoch sehr früh Verdickungen und Verkalkungen der beiden Klappensegel auf, die zur Immobilisation der Klappenflächen führen können. Bei Erwachsenen wird eine Aortenstenose erst bei einer Aortenklappenöffnungsfläche von weniger als 1 cm^2 (Norm: 3–4 cm^2) hämodynamisch relevant (siehe Tab. 2). Die hämodynamische Konsequenz der Aortenstenose besteht in der Erhöhung der Auswurf-Impedanz mit chronischer linksventrikulärer Druckbelastung und Entwicklung einer linksventrikulären Hypertrophie [10]. Patienten mit hämodynamisch relevanter kongenitaler Aortenstenose entwickeln die klassische Symptom-Trias bestehend aus Angina pectoris (Hypertrophie-Ischämie), Synkope und Herzinsuffizienz. Patienten mit diesen Symptomen haben eine deutlich verringerte Lebenserwartung. Asymptomatische Patienten sollten für Risikoeingriffe zeitnah hämodynamisch evaluiert werden und eine Endokarditis-Prophylaxe erhalten [10, 12].

Echokardiographie (Abb. 4 A–D)

Die Art der Aortenstenose kann sowohl mit TTE als auch mit TEE klassifiziert werden. Rezidive nach Resektion von fibrösen und fibromuskulären subvalvulären Aortenstenosen werden nicht selten beobachtet. Nach Klappenkommisurotomie bestehen oft mäßige Stenosierungen, die meist bis zum Abschluss des somatischen Wachstums toleriert werden, bevor ein definitiver Ersatz mit einer Kunstklappe durchgeführt wird. Hämodynamisch relevante Stenosen zeigen eine relevante Hypertrophie des linken Ventrikels und eventuell sekundär eine Mitralklappeninsuffizienz. Quantitative Bestimmungen des Dopplergrandienten können in der TTE am Besten aus dem apikalen 2-Kammerblick und 5-Kammerblick sowie von jugulär durchgeführt werden. Die Quantifizierung einer Aortenstenose mittels TEE erfordert ebenfalls eine Doppleranlotung mit möglichst geringem Winkel zum Blutfluss. Dafür haben sich die Anlotung des linksventrikulären Ausflusstraktes in der

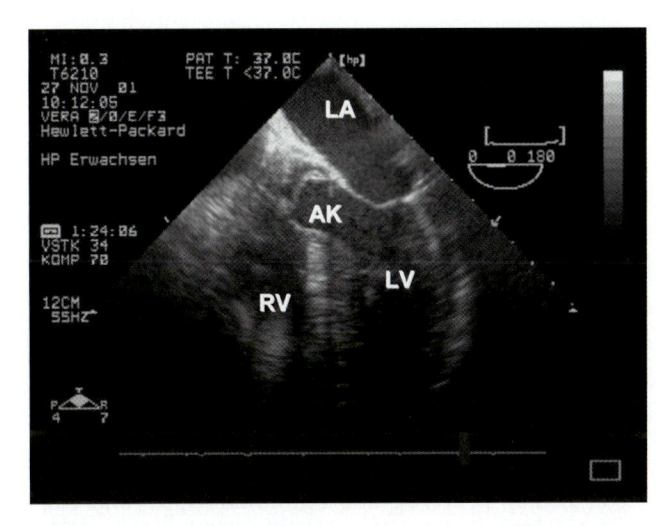

Abb. 4 A Valvuläre Aortenstenose mit systolischer Domstellung der Aortenklappe (AK) in der TEE im mittösophagealem Transversalblick. RV: rechter Ventrikel, LA: linker Vorhof, LV: linker Ventrikel

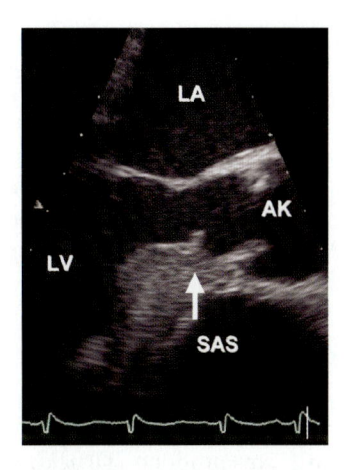

Abb. 4 C Subvalvuläre Aortenstenose (SAS) in der TEE aus mittösophagealer Longitudinalebene mit deutlicher fibröser Einengung des linksventrikulären Ausflusstraktes. LA: linker Vorhof, LV: linker Ventrikel, AK: Aortenklappe

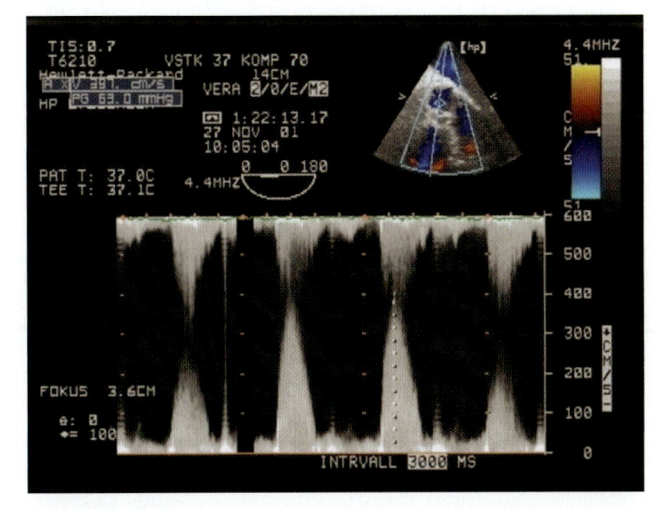

Abb. 4 B Valvuläre Aortenstenose mit konventionellem Doppler in der gleichen Aufnahmeebene wie Abb. 4A, das Doppler-Samplevolumen wurde in Höhe der Aortenklappe positioniert. Erkennbar ist ein auf den Schallkopf gerichteter Fluss (siehe kleines Vorschaubild) mit hoher Geschwindigkeit der einen hohen Druckgradienten von über 60 mmHg abschätzen lässt. Das Maximum des Dopplergradienten kann nur durch viele Messungen aus verschiedenen Blickwinkeln gefunden werden, da es bei valvulären Aortenstenosen häufig zu exzentrischen Jets kommt

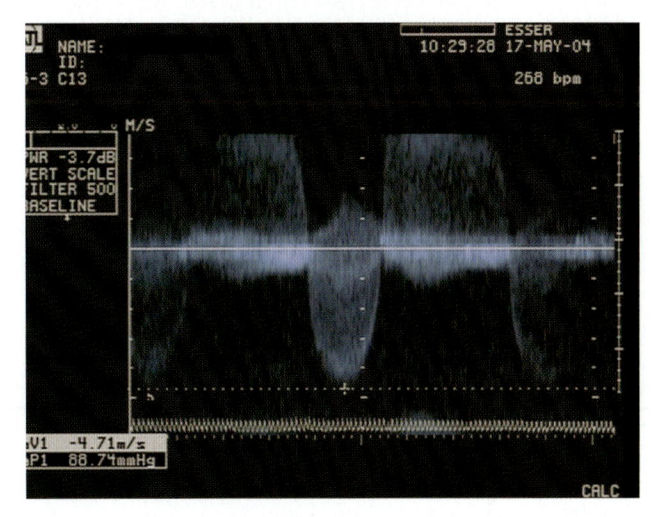

Abb. 4 D Kombiniertes Aortenvitium. TTE aus apikalem Blick mit konventionellem Doppler

transgastralen Längsachse und von tief transgastral bewährt. Da die Doppleruntersuchung prinzipbedingt den instantanen Gradienten bestimmt, sind die gemessenen Druckwerte höher als die in der Tabelle angegebenen ‚peak-to-peak' Gradienten (siehe Tab. 2). Aorteninsuffizienzen zeigen sich nach Aortenklappen-Kommissurotomie und Klappenersatz mittels Homograft bzw. nach Ross-Operation meist als zentrale Regurgitation.

Pulmonalstenose (PS)

Epidemiologie und Anatomie

Pulmonalstenosen sind mit einem Anteil von 10–12% aller Herz-Gefäßmissbildungen relativ häufig. Pulmonalstenosen können valvulären, subvalvulären, supravalvulären oder peripher-vaskulären Ursprungs sein sowie durch eine Kombination dieser Veränderungen entstehen [57]. Die bei weitem häufigste Ursache der Pulmonalstenose (>90%) ist eine valvuläre Obstruktion durch verschmolzene Klappenkommissuren (bikuspide oder unikuspide Klappen) oder eine Klappendysplasie (besonders häufig im Zusammenhang mit einem Noonan-Syndrom). Valvuläre Pulmonalstenosen sind meist isolierte Läsionen mit intaktem Ventrikelseptum. Subvalvuläre

Pulmonalstenosen entwickeln sich dagegen oft sekundär oder sie sind assoziiert mit einem Ventrikelseptumdefekt wie bei der Fallot'schen Tetralogie. Supravalvuläre Pulmonalstenosen sind häufig mit einer Rötelnembryopathie oder einem Noonan- oder Williams-Beuren-Syndrom kombiniert. Oft treten sie sekundär nach operativer Korrektur einer Fallot'scher Tetralogie oder einer Transposition der großen Arterien auf [9, 58].

Pathophysiologie

Im Vordergrund der valvulären Pulmonalstenose steht die erhöhte Nachlast des rechten Ventrikels und die damit verbundene Druckbelastung. Bei höhergradigen Pulmonalstenosen ist der rechte Ventrikel nicht mehr in der Lage, einen adäquaten Fluss in der Pulmonalarterie aufrecht zu erhalten. Folgen sind eine reduzierte rechtsventrikuläre Auswurfleistung mit system-venöser Kongestion, eine reduzierte linksventrikuläre Vorlast und ein sinkendes Herzminutenvolumen [9, 10]. Gleichzeitig steigen durch die rechtsventrikuläre Insuffizienz das enddiastolische Volumen und der enddiastolische Druck im rechten Ventrikel an. Die erhöhten Füllungsdrücke des rechten Ventrikels bedingen eine diastolische Verlagerung des interventrikulären Septums zur linken Seite, was zu einer zusätzlichen Beeinträchtigung der linksventrikulären Füllung führt (ventrikuläre Interdependenz). Die erhöhten rechtsventrikulären Füllungsdrücke sowie das verminderte Herzzeitvolumen ziehen eine Abnahme des koronaren Blutflusses nach sich und münden letztlich in eine Ischämie des rechten Ventrikels. Ein Rechtsherzversagen ist die definitive Konsequenz der geschilderten pathophysiologischen Abläufe [10, 25].

Patienten mit einer geringgradigen Pulmonalstenose ohne klinische Symptome haben eine normale Lebenserwartung und bedürfen keiner interventionellen oder operativen Versorgung. Allerdings sollten auch diese Patienten für chirurgische Eingriffe einer Antibiotika-Prophylaxe unterzogen werden [57]. Höhergradige Pulmonalstenosen werden wenn möglich interventionell mit Ballonvalvuloplastie therapiert oder einer chirurgischen Behandlung (Kommissurotomie) zugeführt [10, 25].

Echokardiographie

Die Klassifizierung einer Pulmonalstenose ist mittels TTE gut möglich. Erkennbar werden beispielsweise dysplastisch verdickte Pulmonalklappenblätter und/oder Stenosierungen am sinu-tubulären Übergang der Pulmonalarterie. Auch mit TEE kann man solche Differenzierungen vornehmen. Die Beurteilung des genauen Ausmaßes einer *subvalvulären* Pulmonalstenose gelingt am Besten mit der TEE in der hohen Transversalebene und der Longitudinalachse aus der mittleren transösophagealen Position. Vorteilhaft gegenüber der TTE ist die genauere Darstellung der Obstruktion in Bezug zur Pulmonalklappe und bessere Analyse der meist systolisch zunehmenden Einengung (dynamische Stenose) durch hypertrophierte Muskelbündel im rechtsventrikulären Ausflusstrakt. Allerdings ist eine Quantifizierung der Pulmonalstenose durch TTE besser zu erreichen, da die Winkelfehler bei Doppleruntersuchungen mit der TEE limitierend sind. Wie bei der Quantifizierung der Aortenstenose zeigen die instantanen Gradienten in der Doppler-Untersuchung höhere Werte als die ‚peak-to-peak' ermittelten Gradienten (Tab. 3) invasiver Verfahren.

Tab. 3 Schweregrade der Pulmonalstenose [modifiziert nach (25)]

Schweregrad	Klappenöffnungsfläche (cm^2)	Druckgradient (mmHg)	Systolischer RV Druck (mmHg)
Mild	2–1	< 50	<75
Moderat	1–0,5	50–80	75–100
Schwer	<0,5	>80	>100

RV: rechtsventrikulärer

■ Aortenisthmusstenose (Coarctatio aortae, CoA)

Epidemiologie und Anatomie (Abb. 5 A)

Bei ca. 5–8% aller kongenitalen Herz- und Gefäßmissbildungen handelt es sich um eine Aortenisthmusstenose. Männliche Patienten sind bis zu fünfmal häufiger betroffen als weibliche Patienten. Die frühkindliche Form geht als prä- oder juxtaduktale

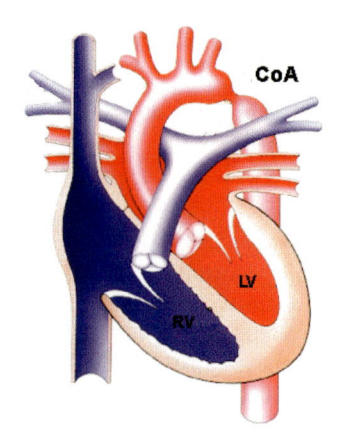

Abb. 5 A Aortenisthmusstenose (CoA). RV: rechter Ventrikel, LV: linker Ventrikel

Aortenisthmusstenose meist mit einem persistierenden Ductus arteriosus Botalli einher [9, 20, 57]. Die Aortenisthmusstenose kann auch Teil eines so genannten Shone-Komplexes sein und tritt dann zusammen mit anderen Linksobstruktionen, z. B. an der Mitralklappe, im linksventrikulären Ausflusstrakt oder an der Aortenklappe in Erscheinung. Bekannt sind auch Kombinationen mit anderen Vitien wie einer bikuspiden Aortenklappe, einem Ventrikelseptumdefekt, Aneurysmen des Circulus Willisi oder dem Turner-Syndrom (15–20% der Patientinnen) [3, 9, 10, 47].

Anatomisch weist die Aortenisthmusstenose in der Regel eine leistenförmige zirkuläre Mediaverdickung auf. Als Ursache vermutet man versprengtes Gewebe des Ductus arteriosus Botalli, das durch seine postnatale Kontraktion und Fibrosierung die Obstruktion des distalen Aortenbogens am Übergang zur deszendierenden thorakalen Aorta bewirkt [9, 57]. Als Folge einer höhergradigen Aortenisthmusstenose bildet sich ein zunehmender Kollateralkreislauf aus. Bei einer späten operativen Korrektur können solche Kollateralen eine bedeutsame Blutungsquelle darstellen.

Pathophysiologie

Im Vordergrund steht eine Druckbelastung des linken Ventrikels mit linksventrikulärer Hypertrophie. Es wird ein arterieller Hypertonus der oberen Körperhälfte bei gleichzeitig niedrigen poststenotischen Drücken (untere Extremitäten) beobachtet [10]. In diesem Zusammenhang bilden sich über Aa. intercostales und die Aa. thoracicae internae Kollateralkreisläufe zwischen oberer und unterer Körperhälfte aus. Komplikationen einer Aortenisthmusstenose sind also arterielle Hypertonie der oberen Körperhälfte, links-ventrikuläre Herzinsuffizienz, Aortendissektion und infektiöse Endokarditis [10, 57]. Weiterhin haben die Patienten ein erhöhtes Risiko für zerebrovaskuläre Ereignisse wie die Ruptur intrazerebraler Aneurysmen und eine Prädisposition für die Entwicklung einer koronaren Herzkrankung. Etwa 70% aller mehr als 40-jährigen Patienten mit einer unbehandelten Aortenisthmusstenose haben eine ausgeprägte Herzinsuffizienz; 90% aller Patienten mit Aortenisthmusstenose sterben bis zum 60. Lebensjahr. Bei Kindern wird die Stenose nach Möglichkeit reseziert und End-zu-End anastomosiert. Beim Erwachsenen sollte eine chirurgische Intervention mit Kunststoff-Gefäßinterponat durchgeführt werden, wenn der Ruhegradient mehr als 30 mm Hg beträgt [10, 14, 24, 31, 47]. Alternativ dazu werden zunehmend Patienten interventionell mit Ballondilatation und Stentimplantation therapiert.

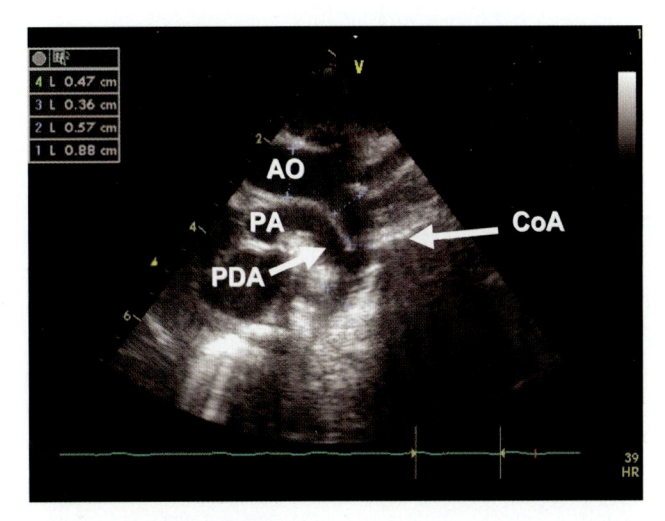

Abb. 5 B Präduktale Aortenisthmusstenose (CoA). TTE vom Jugulum, erkennbar ist die starke Kaliberminderung im distalen Aortenbogen gegenüber der Aorta ascendens nach Abgang der supraaortalen Gefäße. Der Ductus arteriosus Botalli ist noch weit offen. AO: Aorta, PA: Pulmonalarterie

Echokardiographie (Fig. 5B, Filmsequenz 5–6)

Die echokardiographische Darstellung einer Aortenisthmusstenose ist die Domäne der TTE. Es lässt sich hinreichend genau die Lokalisation der maximalen Einengung in Bezug zu den supraaortalen Ästen angeben. Die Quantifizierung der Stenose wird mit einer Anlotung des Dopplersignals aus dem Jugulum vorgenommen. Mit TEE kann in der Längsachse oft noch eine Einengung des Lumens der Aorta nachgewiesen werden, der Farbdoppler zeigt auch regelhaft ein turbulentes Flussmuster in diesen Gefäßabschnitten; eine genaue Quantifizierung des Druckgradienten einer Aortenisthmusstenose gelingt jedoch wegen des großen, im Ausmaß nicht sicher bestimmbaren Winkelfehlers prinzipbedingt nicht.

Zyanotische Herz-Gefäßmissbildungen

Fallot'sche Tetralogie

Epidemiologie und Anatomie (Abb. 6A)

Die Fallot'sche Tetralogie ist der häufigste zyanotische Herzfehler bei Erwachsenen.

Folgende anatomische Veränderungen charakterisieren die Fallot'sche Tetralogie
a. konotrunkaler Ventrikelseptumdefekt
b. eine über dem Ventrikelseptumdefekt reitende Aorta, die systolisch Blut aus beiden Ventrikeln aufnimmt
c. valvuläre (15%), infundibuläre (25%) oder periphere Pulmonalstenose und
d. eine Hypertrophie des rechten Ventrikels.

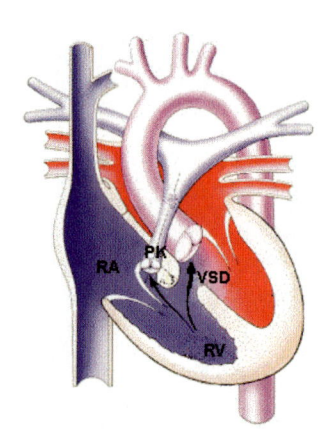

Abb. 6 A Fallot'sche Tetralogie. RA: rechter Vorhof, RV: rechter Ventrikel, PK: Pulmonalklappe, VSD: Ventrikelseptumdefekt

Bei etwa 10% der Patienten besteht zusätzlich ein Vorhofseptumdefekt, bei 25% ein rechter Aortenbogen und bei 10% liegen Anomalien der Koronararterien vor [11, 20, 57]. Ohne chirurgische Korrektur sterben die meisten Patienten schon während der Kindheit. Die spontanen Überlebensraten betragen 66% für das erste Lebensjahr und 40% bis zum dritten Jahr. Nach 20 Jahren leben nur noch 11% der Fallot-Patienten und nur 3% erreichen ein Alter von 40 [11, 43].

Pathophysiologie und Intervention

Die Hämodynamik des Vitiums wird entscheidend beeinflusst vom Ausmaß der Obstruktion des rechtsventrikulären Ausflusstrakts. Im Gegensatz zur isolierten Pulmonalstenose führt der koexistierende große Ventrikelseptumdefekt immer zu einem Druckausgleich zwischen rechtem und linkem Ventrikel [43, 57]. Über diesen Ventrikelseptumdefekt entwickelt sich bei den meisten Patienten mit Fallot'scher Tetralogie infolge der ausgeprägten Obstruktion des rechtsventrikulären Ausflusstrakts ein deutlicher Rechts-Links-Shunt. Abhängig vom Schweregrad der Reduktion der Lungenperfusion entwickelt sich eine Hypoxämie mit Zyanose [11, 20]. Da die Obstruktion des rechtsventrikulären Ausflusstrakts in der Regel eine nur geringe dynamische Komponente aufweist und in erster Annäherung als fixiert betrachtet werden kann, ist die Größe des Rechts-Links-Shunts und damit das Ausmaß der Hypoxämie hauptsächlich abhängig vom system-vaskulären Widerstand [27, 57]. Ein Absinken des system-vaskulären Widerstands, z.B. induziert durch eine Stress-Situation mit erhöhtem Herzzeitminutenvolumen, durch Fieber oder durch Baden in warmem Wasser, führt zu einer Zunahme des Rechts-Links-Shunts mit konsekutiver Abnahme der Lungendurchblutung und Zunahme der Hypoxämie und Zyanose [9, 11, 27, 57]. Besonders bei Kindern mit einer infundibulären Pulmonalstenose treten solche hypoxämischen Anfälle (sog. Tet-spells) auf. Tet-spells haben einen potenziell lebensbedrohlichen Charakter: Unruhe – Hyperventilation – schwere Zyanose – Bewusstlosigkeit. Eine Erhöhung des system-vaskulären Widerstands durch Kauer- oder Hockstellung begünstigt in einer solchen Situation die Lungendurchblutung, die durch die Relation der Widerstände im großen und kleinen Kreislauf determiniert ist. Das Einnehmen dieser für die Patienten typischen Körperhaltung ist deshalb geeignet, den hypoxämischen Anfall zu terminieren. Auch die Gabe eines rasch wirksamen Sedativums oder von Morphin kann in der Akutsituation hilfreich sein, da mit der Behandlung des Unruhezustandes eine Reduktion des Sauerstoffbedarfs einhergeht. Allerdings kann mit der Applikation eines Sedativums auch ein weiterer Abfall des SVR verbunden sein und damit eine weitere Exazerabation der Symptome. In solchen Situationen ist auch die Gabe von Alpha-Adrenorezeptor-Agonisten zu erwägen. Im Erwachsenenalter treten akute hypoxämische Anfälle nicht mehr auf, es besteht aber immer eine ausgeprägte Ruhe- und Belastungsdyspnoe.

Favorisiert wird heute die primär korrigierende Operation, die elektiv um den 6. Lebensmonat herum durchgeführt wird. Bei ausgeprägter Zyanose oder nach hypoxämischem Anfall kann der Eingriff gegebenenfalls aber auch vorverlegt werden [18]. Unter Einsatz der Herz-Lungenmaschine erfolgen ein Patchverschluss des Ventrikelseptumdefekts, eine Resektion oder Spaltung der infundibulären Pulmonalstenose und eine Dilatation der Pulmonalklappe gegebenenfalls mit transanulärer Patch-Erweiterungsplastik des rechtsventrikulären Ausflusstrakts [11, 36]. Das perioperative Letalitätsrisiko der korrigierenden Operation einer Fallot'sche Tetralogie liegt für Kinder unter 3%, für Erwachsene zwischen 2,5–8,5% [11, 19, 22, 36, 43, 57]. Die Lebenserwartung operierter Patienten ist gegenüber der Normalpopulation nur geringgradig verringert (30 Jahre Überlebensrate von 90%). Gründe für die Verringerung sind das vermehrte Auftreten von ventrikulären Arrhythmien und Vorhofflimmern. Darüber hinaus kann es zur Entwicklung einer signifikanten Pulmonalinsuffizienz mit rechtsventrikulärer Insuffizienz kommen. Sowohl Patienten nach operativer Korrektur als auch nicht operativ versorgte Patienten sollten für chirurgische Eingriffe eine antibiotische Endokarditisprophylaxe erhalten [19, 21, 39, 43, 57].

■ Echokardiographie (Abb. 6 B–D)

Ziel der Echokardiographie ist eine genaue und vollständige Beschreibung der möglichen kardialen Lä-

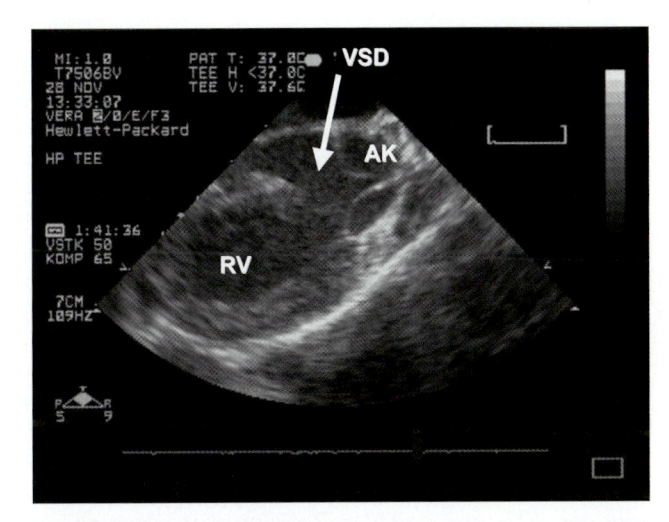

Abb. 6 B Fallot'sche Tetralogie. TEE aus mittösophagealer Longitudinalebene, die eine über dem Ventrikelseptumdefekt (VSD) reitender Aorta zeigt. RV: rechter Ventrikel, AK: Aortenklappe

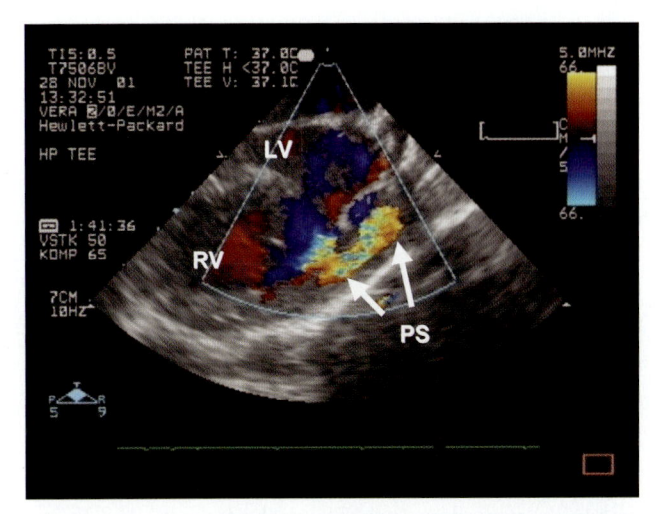

Abb. 6 D Fallot'sche Tetralogie mit infundibulärer und valvulärer Pulmonalstenose (PS) in der TEE aus mittösophagealer Longitudinalebene. Erkennbar wird im Farbdoppler eine hämodynamisch relevante Obstruktion im gesamten rechtsventrikulären Ausflusstrakt. RV: rechter Ventrikel, LV: linker Ventrikel

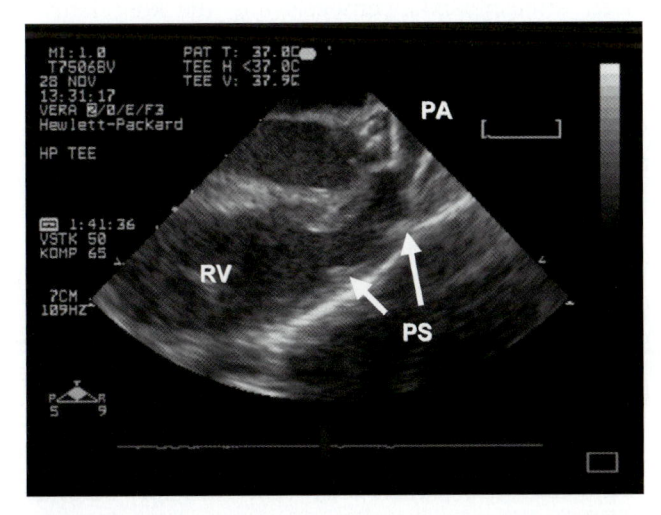

Abb. 6 C Fallot'sche Tetralogie mit infundibulärer und valvulärer Pulmonalstenose (PS) in der TEE aus mittösophagealer Longitudinalebene. RV: rechter Ventrikel, PA: Pulmonalarterie

sionen. Sowohl in der TTE als auch mit TEE findet sich meist ein großer konotrunkaler, das heißt ein bis an die Aortenklappe reichender Ventrikelseptumdefekt. Meist besteht über dem Ventrikelseptumdefekt ein biphasischer Shunt mit geringem Druckgradienten, variierend mit dem Ausmaß der Pulmonalstenose. Stenosen im rechtsventrikulären Ausflusstrakt müssen systematisch am Beginn und im Verlauf des Infundibulums, an der Pulmonalklappe, am sinutubulären Übergang und im weiteren Verlauf der Pulmonalarterie gesucht werden. Wie bei der isolierten Pulmonalstenose gelingt die genauere anatomische Darstellung mit der TEE in der mittleren transösophagealen Position in der Transversal- und Longitudinalebene, die Quantifizierung allerdings wird besser durch Verwendung der TTE erreicht. Vor einer korrigierenden Operation muss auch der Verlauf der Koronararterien genau dargestellt werden, da diese den rechtsventrikulären Ausflusstrakt kreuzen können. Restläsionen nach operativer Korrektur kommen als Defekte im Bereich des Ventrikelseptums und als Reststenosen im gesamten rechtsventrikulären Ausflusstraktes vor; meist besteht zusätzlich eine Pulmonalinsuffizienz mit konsekutiver Rechtsherzvergrößerung. Gelegentlich kann im postoperativen Langzeitverlauf zusätzlich eine Aortenklappeninsuffizienz gefunden werden.

Ebstein-Anomalie der Trikuspidalklappe

Epidemiologie

Dieser Herzfehler tritt nur bei 1:20 000 Lebendgeborenen auf und ist mit unter 1% der kongenitalen Herz- und Gefäßmissbildungen ein seltenes Vitium. Bei der Ebstein-Anomalie handelt es sich um eine Malformation der Trikuspidalklappe. Sie ist dadurch gekennzeichnet, dass das posteriore und septale Segel der Klappe zwar am anatomischen Anulus inserieren, aber in unterschiedlichem Ausmaß mit der Wand des rechten Ventrikels und dem interventrikulären Septum fibrös verwachsen sind [9, 11]. Funktionell betrachtet kommt es durch die Missbildung also zu einer so genannten Atrialisation eines Teils des rechten Ventrikels [4]. Meist bringt diese Adhäsion der Trikuspidalklappe eine schwere Insuffizienz mit sich, in seltenen Fällen kann aber auch eine Stenose-Symptomatik sowohl an der Trikuspidalklappe als auch an der Pulmonalklappe dominieren.

Pathophysiologie und Intervention

Patienten mit einer geringen Dislokation der Trikuspidalklappe haben eine nur wenig beeinträchtigte Klappenfunktion. Patienten mit einer schweren Trikuspidalsegel-Malformation weisen jedoch in der Regel eine ausgeprägte Insuffizienz, manchmal auch eine akzessorische Stenose auf Trikuspidalklappenniveau auf. In jedem Fall resultiert ein deutlich erhöhtes Druckniveau im rechten Vorhof. Mehr als 80% der Patienten mit Ebstein-Anomalie haben zusätzlich einen Vorhofseptumdefekt oder ein offenes Foramen ovale, so dass ein ausgeprägter Rechts-Links-Shunt mit klinisch sichtbarer Zyanose auftritt [11]. Der interatriale Defekt wirkt wie ein Überdruckventil, das den rechten Ventrikel zumindest teilweise von der Insuffizienz-bedingten Volumen-Überlastung und/oder der Stenose-bedingten Druck-Überlastung abschirmt, dies allerdings auf Kosten einer zentralen Zyanose mit all ihren Konsequenzen. Die Volumen- und/oder Druckbelastung der rechten Herzseite führt über die interventrikuläre Dependenz aber auch zu einer weiterführenden Beeinträchtigung insbesondere der diastolischen Füllung des linken Ventrikels. Charakteristische Symptome und mit dem Outcome assoziierte Parameter bei Erwachsenen mit Ebstein-Anomalie sind supraventrikuläre Tachykardien, Kardiomegalie, Zyanose und Herzinsuffizienz [11]. Besonders die Tachykardien können zu einer deutlichen Befundverschlechterung führen, da sie eine zunehmende Hypoxämie bis zur Bewusstlosigkeit im Gefolge haben können. Etwa 20% der Patienten weisen anatomisch präformierte multiple aberrante Leitungsbahnen auf, über die paroxysmale ventrikuläre Tachykardien als Makro-Reentry-Phänomene (z.B. WPW-Syndrom) ausgelöst werden können. Aufgrund der interatrialen Verbindung (offenes Foramen ovale, Vorhofseptumdefekt) mit Rechts-Links-Shunt besteht ein erhöhtes Risiko von paradoxen arteriellen Thromboembolien aus dem Bereich des dilatierten Vorhofs und atrialisierten rechten Ventrikels.

Bei sehr ausgeprägten Befunden werden die Patienten bereits im frühen Säuglingsalter oder Kleinkindesalter symptomatisch. Meist gelingt bei diesen Patientengruppen keine biventrikuläre Korrektur; deshalb erfolgt meist eine Kreislauftrennung nach Fontan (Konnektion von oberer und unterer Hohlvene mit den Pulmonalarterien) oft in zwei Teilschritten: Glenn-Anastomose (obere bi-direktionale cavopulmonale Anastomose) und Fontan-Komplettierung. In weniger ausgeprägten Befunden wird eine Korrektur der Trikuspidalklappe angestrebt. Bei milden oder mäßiggradigen Ausprägungen der Ebstein-Anomalie hat sich gezeigt, dass eine konservative Therapie ähnlich gute Ergebnisse aufweist wie eine korrigierende chirurgische Therapie. Bei älteren Patienten wird auf eine palliative Operation verzichtet und primär ein Trikuspidalklappenersatz durch eine biologische Kunstklappe angestrebt [19, 43].

Die intrauterine Letalität und die unmittelbar postpartale Letalität ist mit 85 bzw. 75% sehr hoch. Ohne palliativ-operative Korrektur liegt die mittlere Lebenserwartung im Bereich von 13 Jahren. Diese Zahlen kontrastieren dramatisch zu denen von Patienten, die erst im Erwachsenenalter symptomatisch werden: hier liegt die 10- bis 20-Jahres-Überlebensrate bei etwa 90% [11, 20].

Echokardiographie

Die Anatomie der Trikuspidalklappe kann bereits mit der TTE aus apikaler Position gut eingeschätzt werden, die TEE erlaubt jedoch in der Regel eine wesentlich genauere Abbildung der Ebsteinschen-Anomalie. Besonders die typische Adhärenz des septalen Tricuspidalklappensegels und die konsekutive, funktionelle Vergrößerung des rechten Atriums kann mit dem transversalen 4-Kammerblick der TEE gut erfasst werden. Beide Untersuchungsverfahren zeigen mittels Farbdoppler die Art der Trikuspidalklappeninsuffizienz (septal, zentral, multipel). Obwohl die TTE normalerweise den geringeren Winkelfehler für quantitative Doppleruntersuchungen ermöglicht, sind die oft exzentrischen Jets der Trikuspidalklappeninsuffizienz bei der Ebstein-Anomalie gelegentlich mit der TEE noch besser erfassbar. Mögliche Obstruktionen des rechtsventrikulären Ausflusstraktes können mit der TEE ebenfalls besser dargestellt werden. Gezielt gesucht werden muss nach Rechts-Links-Shunts auf Vorhofebene, da sie meist mit einer Ebstein-Anomalie vergesellschaftet sind.

Postoperativ finden sich sehr variable Befunde abhängig von der Art der vorangegangenen Operation. Die Befunde variieren von einer guten Mobilisierung aller drei Trikuspidalklappenblätter mit nur geringer Klappeninsuffizienz bis zu ausgeprägten Befunden, bei denen funktionell nur noch ein Klappensegel zur Verfügung steht, oft mit höhergradiger Klappeninsuffizienz einhergehend. Gelegentlich findet man im Bereich des Trikuspidalklappenanulus eine Verstärkung durch einen Kunststoffring, der als solcher mit TTE und TEE leicht gefunden werden kann. In solchen Fällen sollte gezielt nach adhärenten Thromben gefahndet werden, was mit der TEE mit höherer diagnostischer Sicherheit gelingt. Bei Patienten, die eine Fontan-Operation erhalten haben, wurde in der Regel die Trikuspidalklappe operativ verschlossen und eine breite Kommunikation zwischen rechtem und linkem Atrium angelegt (zur Vermeidung einer systemischen atriovenösen Insuffizienz und zum Abfluss des koronar-venösen Blutes).

Diese Verhältnisse können mit der TEE leicht überprüft werden. Schwieriger ist die Darstellung der Konnektionsverhältnisse der Systemvenen zur Pulmonalarterie; zu deren exakten Erfassung bedarf es oft der genauen Kenntnis des Operationsverfahrens und eines erfahrenen Untersuchers.

Transposition der großen Arterien

Epidemiologie und Anatomie (Abb. 7 A)

Mit 10% ist die Transposition der großen Arterien das häufigste zyanotische kongenitale Vitium im Neugeborenenalter. Normalerweise ist eine Transposition der großen Arterien nicht mit extrakardialen Fehlbildungen vergesellschaftet [9, 11]. In über 60% der Fälle liegt die Aorta rechts vor der Pulmonalarterie. In diesen Fällen spricht man von einer dextro-Transposition. Die Transposition der großen Arterien ist bei 30% der Patienten mit einem Ventrikelseptumdefekt kombiniert, bei 10% mit einer Aortenisthmusstenose und bei weiteren 10% mit seltenen Missbildungen wie Obstruktionen der Pulmonalgefäße [11, 23, 57].

Pathophysiologie

Im Falle einer Transposition der großen Arterien sind der kleine und der große Kreislauf nicht in Serie, sondern parallel geschaltet. Sauerstoffarmes venöses Blut gelangt durch den rechten Vorhof über den rechten Ventrikel direkt in die Aorta. Arterialisiertes pulmonal-venöses Blut fließt vom linken Vorhof über den linken Ventrikel in die Arteria pulmonalis und erreicht über den Lungenkreislauf erneut die linke Herzseite [9, 11, 55]. Patienten mit einer Transposition der großen Arterien überleben daher nur aufgrund des Bestehens mindestens einer Kurzschlussverbindung zwischen großem und kleinem Kreislauf. Postpartal shuntet das Blut entweder über einen offenen Ductus arteriosus Botalli mit bi-direktionalem Shunt oder über ein persistierendes offenes Foramen ovale. Auch ein Ventrikelseptumdefekt kann als Kurzschluss zu einer Durchmischung von venösem und arterialisiertem Blut beitragen. Die arterielle Sauerstoffsättigung hängt dabei vor allem von der Größe der anatomischen Shuntverbindungen ab [9, 11, 26, 55], daneben auch vom Volumenfluss im Lungenkreislauf. Die Praxis zeigt immer wieder, dass eine gute Mischung beider Kreisläufe und dadurch eine ausreichende system-arterielle Oxygenierung nur gegeben ist, wenn mindestens zwei Shuntmöglichkeiten vorliegen (Prinzip Milchdose: besserer Fluss bei zwei Öffnungen). Besonders bei Neugeborenen mit Transposition der großen Arterien und intaktem Ventrikelseptum ist deshalb häufig die notfallmäßige Schaffung einer ausreichend großen Vorhoflücke durch eine Ballon-Atrioseptostomie nach Rashkind notwendig. In jedem Fall unerlässlich ist die Gabe von Prostaglandinen, um die Durchgängigkeit des Ductus arteriosus Botalli zu gewährleisten. Sowohl die Atrioseptostomie als auch die Prostaglandingabe ermöglichen ein Überleben des Säuglings bis zur definitiven operativen Versorgung, die heutzutage als anatomische Korrekturoperation (arterieller Switch) zumeist zwischen dem 5. und 10. Lebenstag durchgeführt wird; die Operationsletalität beträgt 4–5%. Bei der ateriellen Switch-Operation (Umsetzung der großen Arterien) erfolgt eine Durchtrennung der großen Gefäße oberhalb des Niveaus der Taschenklappen und der Abgänge der Koronararterien. Danach erfolgt die Anastomosierung mit dem funktionell korrekten Gefäßstumpf unter Neueinpflanzung der Koronargefäße in die Neo-Aortenwurzel (ehemaliger proximaler Pulmonalis-Hauptstamm). Säuglinge mit Transposition der großen Arterien und progressiver Hypoxämie ohne Korrekturoperation haben innerhalb der ersten sechs Lebensmonate eine hohe Letalitätsrate von etwa 90% [23]. Patienten nach erfolgreicher Switch-Operation haben wahrscheinlich eine fast normale Lebenserwartung. Vor der Ära der Switch-Operation sind Kinder mit Transposition der großen Arterien palliativen operativen Maßnahmen, zumeist einer Vorhofumkehr (nach Mustard oder nach Senning) unterzogen worden. Langzeituntersuchungen dieser Patienten zeigten, dass bis zum Alter von 45 Jahren etwa 25–65% der Betroffenen eine kongestive Herzinsuffizienz entwickelten [23, 30]. Ursächlich für die Herzinsuffizienz ist bei Palliationen nach den genannten Verfahren der als Systemventrikel fungierende RV, der der chronischen Konfrontation mit der systemischen Auswurf-Impedanz nicht gewachsen ist

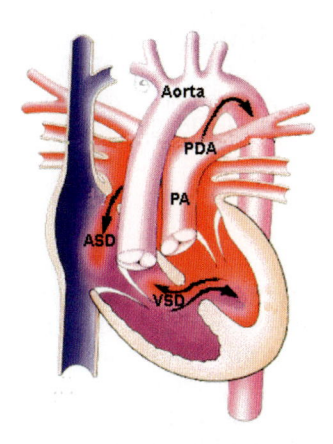

Abb. 7 A Transposition der großen Arterien, persistierender Ductus arteriosus Botalli (PDA). PA: Pulmonalarterie, ASD: Vorhofseptumdefekt; VSD: Ventrikelseptumdefekt

[11]. Allerdings zeigt auch die arterielle Switch-Operation im Langzeitverlauf Probleme: Entwicklung supravalvulärer Pulmonal- oder Aortenstenosen durch Narbenbildung im Anastomosenbereich, Dysfunktion der Neo-Aortenklappe und insbesondere Herzrhythmusstörungen (z. B. ventrikuläre Tachykardien, atrioventrikuläre Blockbilder). Bengel und Mitarbeiter [7] berichteten über einen eingeschränkten koronaren Blutfluss, wahrscheinlich aufgrund von Kinking und Narbenbildung im Bereich des Ostiums der reimplantierten Koronargefäße. Allerdings lassen sich auch belastungsabhängige pektanginöse Beschwerden nachweisen, ohne dass morphologische Strömungshindernisse im Verlauf der Koronararterien angiographisch nachgewiesen werden können. Die kausale Ursache solcher ischämischer Beschwerden ist bisher nicht aufgeklärt.

Echokardiographie (Abb. 7 B)

Echokardiographische Untersuchungen von erwachsenen Patienten mit einer isolierten Transposition der großen Arterien werden immer postoperativ sein. Die heute favorisierte Korrektur mittels arterieller Switch-Operation findet sich zurzeit bei erwachsenen Patienten noch selten. Neben eventuellen Restläsionen nach Verschluss eines Ventrikelseptumdefekts oder eine sekundäre Insuffizienz der Neo-Aortenklappe sind vor allem supravalvuläre Aorten- und Pulmonalstenosen als Folge der Gefäßanastomosen zu erwarten, die am besten mittels TTE quantifiziert werden können. Der überwiegende Teil der Patienten hatte eine Operation mit Umkehrungen der system- und pulmonalvenösen Blutflüsse auf Vorhofebene nach Mustard oder nach Senning. Da der rechte Ventrikel bei diesen Patienten als Systemventrikel arbeitet, finden sich häufig eine Trikuspidalklappeninsuffizienz, die mit TEE im Vier-Kammerblick in der mittleren transösophagealen Position und mit TTE von apikal detektiert werden kann. Wichtig ist bei solchen Befunden die Beurteilung der globalen Pumpleistung des rechten Ventrikels, weil die Trikuspidalklappeninsuffizienz auch ein Hinweis auf eine myokardiale Insuffizienz sein kann. Die Beurteilung der umgekehrten venösen Flussverhältnisse auf Vorhofebene (pulmonalvenöser Abfluss zur Trikuspidalklappe, systemvenöser Fluss zur Mitralklappe) erfordert die genaue Kenntnis des Operations-Berichts und entsprechende Erfahrungen mit solchen Patienten und ist oft auch nur im Kontext mit klinischen Befunden und zusätzlichen Untersuchungsverfahren (Angiokardiographie, MRT) möglich.

■ Eisenmenger Reaktion

Epidemiologie und Anatomie:

Der Eisenmenger-Komplex oder die Eisenmenger-Reaktion wird auch als „irreversible pulmonary vascular obstructive disease" bezeichnet. Eine Eisenmenger-Reaktion entwickelt sich bei Vitien mit ausgeprägtem primären Links-Rechts-Shunt wie z. B. bei 10–15% aller Patienten mit unbehandeltem Ventrikelseptumdefekt [9, 11, 15, 57]. Der Links-Rechts-Shunt führt zu einem hohen pulmonalen Blutfluss und initial flussbedingtem Hochdruck im pulmonalen Gefäßbett [16, 17]. Folge des primär funktionellen Hochdrucks sind eine sekundäre Hypertrophie von Intima und Media der Pulmonalarterien mit konsekutivem weiterem Anstieg des Gefäßwiderstandes aufgrund einer Verminderung des Gefäßinnendurchmessers (so genanntes vaskuläres Remodeling) [15, 50, 57]. Übersteigt der pulmonal-arterielle Druck den Systemdruck dauerhaft, kommt es zur Shunt-Umkehr: aus einem ursprünglichen Links-Rechts-Shunt wird ein Rechts-Links-Shunt mit zentraler Zyanose.

Pathophysiologie

Die Eisenmenger Reaktion ist eine besondere Form des Rechts-Links-Shunts, die durch Shunt-Umkehr aus einem Vitium mit primärem Links-Rechts-Shunt entstanden ist und zu Hypoxämie und Zyanose bei primär nicht zyanotischen Herzvitien führt [45]. Entscheidend für die Entwicklung dieser Shunt-Umkehr sind der Grad und die Dauer des pulmonalen Hochdrucks [11, 16, 17, 28, 50, 57].

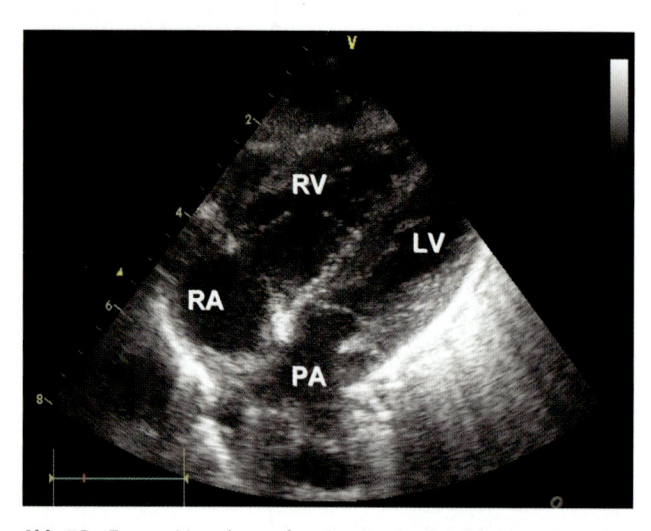

Abb. 7 B Transposition der großen Arterien in der TTE mit subkostalem Blick. Erkennbar ist die Fehlkonnektion der Pulmonalarterie (PA, an der Bifurkation identifizierbar), die aus dem linken Ventrikel (LV) entspringt. RA: rechter Vorhof, RV: rechter Ventrikel

Patienten mit einer Eisenmenger-Reaktion haben aufgrund des anatomisch fixierten pulmonalen Hypertonus die Adaptationsfähigkeit an plötzliche Änderungen der Hämodynamik völlig verloren und eine operative Korrekturmöglichkeit ist daher nicht mehr gegeben [11, 53]. Als operative ultima ratio bleibt für einige wenige Patienten mit schwerer Eisenmenger-Reaktion und Hinweise auf eine schlechte Prognose (Synkopen, Rechtsherzinsuffizienz, schwere Hypoxämie) nur die kombinierte Herz-und Lungentransplantation. Patienten mit leichter bis mittelschwerer Eisenmenger-Reaktion haben unter einer konservativen Therapie eine 10-Jahres-Lebenserwartung von 80% und eine 25-Jahres-Lebenserwartung von 40% [11, 27, 28, 57].

Echokardiographie (Abb. 8 A–B, Filmsequenz 7)

Patienten mit einer Eisenmenger-Reaktion zeigen echokardiographisch ein deutlich verdicktes Myokard des rechten Ventrikels, die Wandstärken können abhängig vom pulmonalvaskulären Widerstand auch über jener des linken Ventrikels liegen. Häufig ist nicht nur die Pulmonalarterie dilatiert, sondern auch der rechte Ventrikel und der rechte Vorhof. Ein linkskonvexes Ventrikelseptum, am besten in der TTE in den Kurzachsenschnitten nachweisbar, ist ein starker Hinweis für einen massiv erhöhten rechtsventrikulären Druck. Da das pulmonalarterielle Druckniveau dieser Patienten in der Regel langsam gestiegen ist, entwickelt sich oft nur eine überraschend geringe, meist schmalbasige zentrale Insuffizienz der Pulmonal- und Trikuspidalklappe. Wichtig ist daher eine genaue Bestimmung der Gradienten an den insuffizienten Klappen mit dem konventionellen Doppler. Oft erlauben erst mehrfache Messungen mit genauer Platzierung des Dopplerstrahls eine zuverlässige Bestimmung des wahren Ausmaßes der pulmonalarteriellen Druckerhöhung. Wichtig ist die Erfassung eventueller zusätzlicher pulmonalvenöser Obstruktionen (Filmsequenz 8). Patienten mit Zyanose haben oft einen Rechts-Links-Shunt auf Vorhofebene, der mit der TEE im Vier-Kammerblick in der mittleren transösophagealen Position am besten diagnostiziert werden kann.

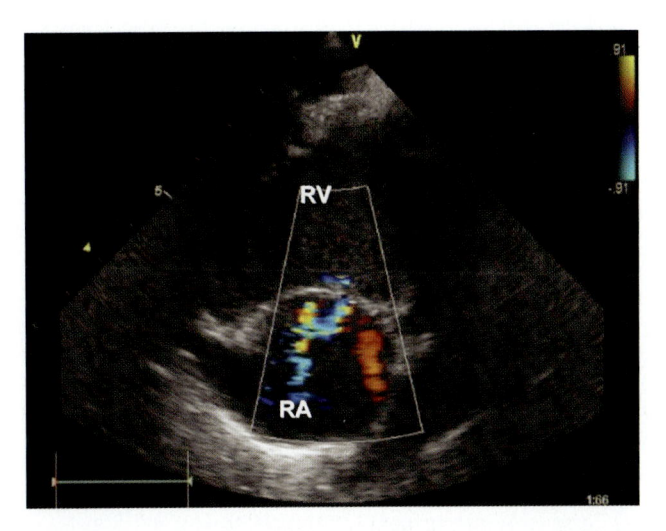

Abb. 8 A Tricuspidalinsuffizient bei Eisenmenger Reaktion mit geringem exzentrischem Jet in der TTE von apikal. RA: rechter Vorhof, RV: rechter Ventrikel

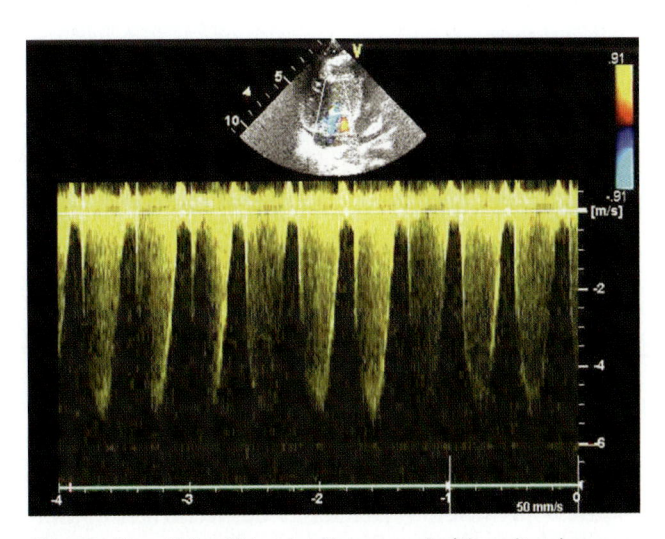

Abb. 8 B Tricuspidalinsuffizient bei Eisenmenger-Reaktion mit geringem exzentrischem Jet in der TTE von apikal. Der konventionelle Doppler zeigt einen maximalen Fluss von 5,5 m/s entsprechend einem Gradienten von 121 mmHg, der somit einen über dem Systemdruck liegenden rechtsventrikulären Druck abschätzen lässt

- **Filmsequenz 1:** TEE Transversalebene in Ösophagusmitte; erkennbar sind beide Vorhöfe (linkes Atrium rechts im Bild) mit den angrenzenden atrio-ventrikulären Klappen. Die Farbdoppler-Darstellung zeigt einen breiten Links-Rechts-Shunt ohne Flussbeschleunigung über einen großen ASD II.

- **Filmsequenz 2:** TEE Transversalebene in Ösophagusmitte; erkennbar sind beide Vorhöfe am oberen Bildrand (linkes Atrium rechts im Bild) und Abschnitte beider Ventrikel auf Höhe des linksventrikulären Ausflusstraktes. Die Farbdoppler-Darstellung zeigt einen Links-Rechts-Shunt mit turbulentem Fluss als Hinweis für einen hohen Gradienten über einem perimembranösen Ventrikelseptumdefekt.

- **Filmsequenz 3:** TEE Longitudinalebene in Ösophagusmitte; erkennbar ist der linksventrikuläre Ausflusstrakt mit Aorten- und Mitralklappe, die eine normale fibröse Kontinuität aufweisen. Die echogene Struktur mit Schallschatten unterhalb der Aortenklappe zeigt ein mit Kathetertechnik eingebrachtes Coilsystem, mit dem ein perimembranöser Ventrikelseptumdefekt verschlossen wurde. In der Farbdoppler-Darstellung ist kein relevanter Rest-Shunt erkennbar.

- **Filmsequenz 4:** TTE Longitudinalebene aus dem Jugulum; in dieser Farbdoppler-Sequenz des Aortenbogens erkennt man unterhalb der Abgänge der supraaortalen Äste eine tubuläre Gefäßstruktur mit einem umgekehrt zum Fluss in der Aorta verlaufenden Blutstrom, der bis zur Arteria pulmonalis verfolgt werden kann. Der so nachweisbare Links-Rechts-Shunt ist das echokardiographische Bild eines hämodynamisch relevanten offenen Ductus arteriosus Botalli.

- **Filmsequenz 5:** TTE Longitudinalebene aus dem Jugulum; dargestellt ist in dieser zweidimensionalen Darstellung der Aortenbogen mit Abgang der supraaortalen Äste. Erkennbar ist im Aortenisthmus eine hochgradige Einengung des Gefäßlumens.

- **Filmsequenz 6:** TTE Longitudinalebene aus dem Jugulum; der Farbdoppler-Modus der gleichen Untersuchungssequenz wie Filmsequenz 5 zeigt in Übereinstimmung mit der zweidimensionalen Darstellung im Bereich der Lumeneinengung des Aortenisthmus einen turbulenten Fluss als Hinweis für eine hämodynamisch relevante Obstruktion.

- **Filmsequenz 7:** TEE Transversalebene in Ösophagusmitte; erkennbar sind beide Ventrikel (rechter Ventrikel links im Bild) und die angrenzenden atrio-ventrikulären Klappen. Die Farbdoppler-Darstellung zeigt den Fluss über die Trikuspidalklappe, die eine schmalbasige Insuffizienz mit hohem Gradienten aufweist. Die hypertrophe Muskulatur des rechten Ventrikels insbesondere an der Lateralwand und der hohe Gradient der Trikuspidalinsuffizienz sind echokardiographisch eindeutige Hinweise für eine pulmonale Hypertonie.

- **Filmsequenz 8:** TEE Transversalebene im mittleren bis oberen Ösophagus; dargestellt ist die Konnektion der rechten oberen Pulmonalvene zum linken Vorhof. Die Farbdoppler-Darstellung zeigt in der Pulmonalvene einen noch laminären Fluss, der direkt an der Konnektion zum linken Atrium turbulent wird als Hinweis auf eine lokale Obstruktion.

- **Filmsequenz 9:** Valvuläre und supravalvuläre Pulmonalstenose eines klappentragenden Homografts in Pulmonalposition im Farbdoppler; TEE in der Longitudinalebene in Ösophagusmitte.

Antworten zu den Fragen auf S. 99

1. Obwohl bei dem Patienten bis zum Zeitpunkt des operativen Verschlusses des Ventrikelseptumdefekts in beiden Ventrikeln das gleiche Druckniveau bestand, ist wegen der Dauer der zurückliegenden Operation eine derartige Hypertrophie nicht zu erwarten sondern vielmehr als Kompensation eines weiterhin erhöhten rechtsventrikulären Druckes anzusehen. In solchen Fällen sollte gezielt nach einer möglichen Insuffizienz der Trikuspidalklappe gefahndet werden, deren quantitative Bestimmung Hinweise auf den rechtsventrikulären Druck liefert. Die ventrikuläre Tachykardie kann durch die Narben am Ventrikelseptumdefekt-Patch und im Bereich der Ventrikulotomie bedingt sein aber auch allein durch den erhöhten rechtsventrikulären Druck im Zusammenhang mit der körperlichen Anstrengung des Patienten.

2. Die Abbildungsqualität des rechtsventrikulären Ausflusstraktes wird durch Verkalkungen des Homografts verschlechtert, welche entsprechende Schallschatten im Echo verursachen. Diese Verkalkungen sind das Korrelat der dennoch detektierbaren valvulären und supravalvulären Pulmonalstenosen (Abb. 9), die den stark turbulenten Fluss in der Pulmonalarterie verursachen (Abb. 10 und Filmsequenz 9).

3. Der ermittelte Dopplergradient über dem rechtsventrikulären Ausflusstrakt kann nur im Zusammenhang mit den Untersuchungsbedingungen und der aktuellen Hämodynamik des Patienten beurteilt werden. Im konkreten Fall kann wegen der Geometrie des rechtsventrikulären Ausflusstraktes der Doppler-Gradient nur mit Winkelfehler bestimmt werden, dessen Ausmaß durch die multiplen Stenosen unkalkulierbar ist. Der ermittelte Gradient (Abb. 11) ist sicher unterschätzt, im Zusammenhang mit der systemarteriellen Hypotonie des Patienten muss die tatsächliche Obstruktion des rechtsventrikulären Ausflusstraktes als relevant eingeschätzt werden.

4. Bei dem Patienten ist eine invasive Diagnostik mittels Herzkatheteruntersuchung indiziert. Es konn-

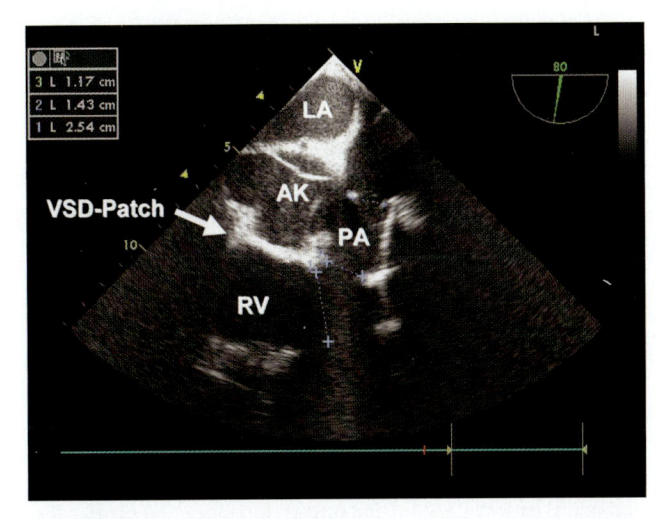

Abb. 9 Valvuläre und supravalvuläre Pulmonalstenose mit Schallschatten durch Verkalkungen eines klappentragenden Homografts in Pulmonalposition. Zustand mehr als 10 Jahre nach Korrektur-Operation einer Pulmonalatresie mit Ventrikelseptumdefekt (VSD); TEE in der mittösophagealen Longitudinalebene. AK: Aortenklappe, PA: Pulmonalarterie, LA: linkes Atrium, RV: rechter Ventrikel

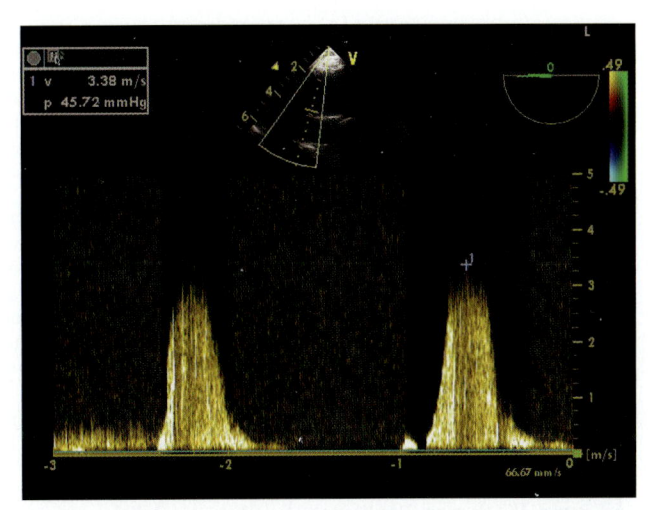

Abb. 11 Beschleunigter Fluss in der Pulmonalarterie, unter Berücksichtigung des untersuchungstechnisch nicht vermeidbaren Winkelfehlers und der bekannten systemarteriellen Hypotonie ist er als Ausdruck einer hämodynamisch relevanten supravalvulären Pulmonalstenose einzuschätzen; TEE in der hochösophagealen Transversalebene

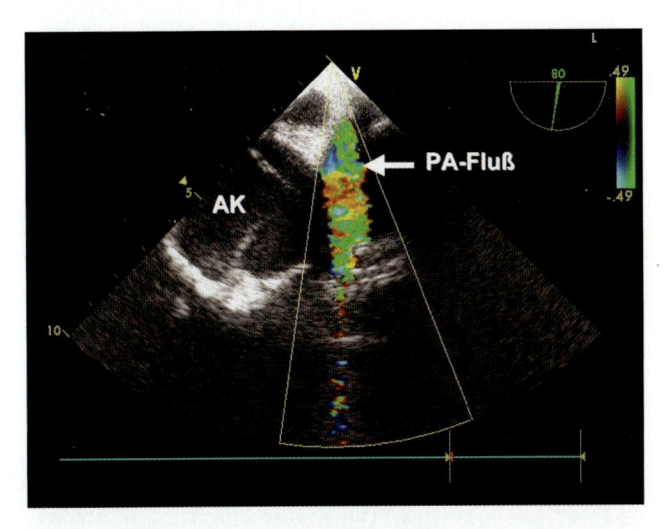

Abb. 10 Valvuläre und supravalvuläre Pulmonalstenose des klappentragenden Homografts in Pulmonalposition im Farbdoppler; TEE in der mittösophagealen Longitudinalebene. AK: Aortenklappe, PA: Pulmonalarterie

te dabei schon in der nativen Durchleuchtung eine ausgeprägte Verkalkung des Homografts festgestellt werden; es bestätigte sich der TEE-Befund multipler Obstruktionen im rechtsventrikulären Ausflusstrakt mit einem Gesamtgradienten von 62 mmHg. Ein zusätzliches elektrophysiologisches Mapping zeigte keine leicht auslösbare ventrikuläre Tachykardie im Bereich des Ventrikelseptumdefekt-Patches und der Narben im rechtsventrikulären Ausflusstrakt. Die an Hand des TEE-Befundes vermutete Notwendigkeit einer operativen Therapie wurde durch die invasive Diagnostik bestätigt.

Literatur

1. Amarenco P (2005) Patent foramen ovale and the risk of stroke: smoking gun guilty by association? Heart 91: 441–443
2. Ammash NM, Warnes CA (2001) Ventricular septal defects in adults. Ann Intern Med 135:812–824
3. Apitz J (2002) Pädiatrische Kardiologie. Darmstadt: Steinkopff
4. Augustin N (2002) Chirurgische Therapie des Morbus Ebstein. In: Barankay A, Lorenz H-P, eds. Interdisziplinäre Versorgung angeborener Herzfehler. Balingen: Spitta Verlag:201–207
5. Barankay A, Lorenz H-P (2002) Interdisziplinäre Versorgung angeborener Herzfehler. Balingen: Spitta
6. Baum VC, Barton DM, Gutgesell HP (2000) Influence of congenital heart disease on mortality after noncardiac surgery in hospitalized children. Pediatrics 105:332–335
7. Bengel FM, Hauser M, Duvernoy CS et al (1998) Myocardial blood flow and coronary flow reserve late after anatomical correction of transposition of the great arteries. J Am Coll Cardiol 32:1955–1961
8. Bhat AH, Sahn DJ (2004) Congenital heart disease never goes away, even when it has been treated: the adult with congenital heart disease. Curr Opin Pediatr 16:500–507
9. Borth-Bruhns T, Eichler A (2004) Pädiatrische Kardiologie. Berlin: Springer
10. Brickner ME, Hillis LD, Lange RA (2000) Congenital heart disease in adults. First of two parts. N Engl J Med 342:256–263
11. Brickner ME, Hillis LD, Lange RA (2000) Congenital heart disease in adults. Second of two parts. N Engl J Med 342:334–342
12. Carabello BA, Crawford FA (1997) Valvular heart disease. N Engl J Med 337:32–41
13. Chessa M, Cullen S, Deanfield J et al (2004) The care of adult patients with congenital heart defects: a new challange. Ital Heart J 5:178–182
14. Connolly HM, Huston J, Brown RD et al (2003) Intracranial aneurysms in patients with coarctation of the aorta: a prospective magnetic resonance angiography study of 100 patients. Mayo Clin Proc 78:1491–1499
15. Daliento L, Mazzotti E, Mongillo E et al (2002) Life expectancy and quality of life in adult patients with congenital heart disease. Ital Heart J 3:339–347
16. Daliento L, Rebellato L, Angelini A et al (2002) Fatal outcome in Eisenmenger syndrome. Cardiovasc Pathol 11:221–228
17. Daliento L, Somerville J, Presbitero P et al (1998) Eisenmenger syndrome. Factors relating to deterioration and death. Eur Heart J 19:1845–1855
18. Davlouros PA, Karatza AA, Gatzoulis MA, Shore DF (2004) Timing and type of surgery for severe pulmonary regurgitation after repair of tetralogy of Fallot. Int J Cardiol 97:91–101
19. Deanfield J, Thaulow E, Warnes C et al (2003) Management of grown up congenital heart disease. Eur Heart J 24:1035–1084
20. Findlow D, Doyle E (1997) Congenital heart disease in adults. Br J Anaesth 78:416–430
21. Galli KK, Myers LB, Nicolson SC (2001) Anesthesia for adult patients with congenital heart disease undergoing noncardiac surgery. Int Anesthesiol Clin 39:43–71
22. Giannopoulos NM, Chatzis AC, Bobos DP et al (2004) Tetralogy of Fallot: influence of right ventricular outflow tract reconstruction on late outcome. Int J Cardiol 97:87–90
23. Graham TP, Bernard YD, Mellen BG et al (2000) Long-Term outcome in congenitally corrected Transposition of the great arteries. J Am Coll Cardiol 36:255–261
24. Hamdan MA, Maheschwari S, Fahey JT, Hellenbrand WE (2001) Endovascular stents for coarctation of the aorta: initial results and intermediate-term follow up. J Am Coll Cardiol 38:1518–1523
25. Hayes CJ, Gersony WM, Driscoll DJ (1993) Second natural history study of congenital heart defects: results of treatment of patients with pulmonary valvular stenosis. Circulation 87:I28–I37
26. Hennes O, Breucking E (2003) [Anaesthesia in an adult patient with a congenitally corrected transposition of the great arteries]. Anasthesiol Intensivmed Notfallmed Schmerzther 38:609–612
27. Hess J (2002) Pathophysiologie der Rechtsobstruktion. In: Barankay A, Lorenz H-P, eds. Interdisziplinäre Versorgung angeborener Herzfehler. Balingen: Spitta, S 142–153
28. Hopkins WE (2005) The remarkable right ventricle of patients with Eisenmenger syndrome. Coronary Artery Disease 16:19–25
29. Jordan SC, Scott O (1989) Heart Disease in Paediatrics. 3rd ed. Oxford: Butterworth Heinneman
30. Kaemmerer H (2002) Der erwachsene Patient mit kompletter Transposition der großen Gefäße. In: Barankay A, Lorenz H-P, eds. Interdisziplinäre Versorgung kongenitaler Herzfehler. Balingen: Spitta, S 389–394
31. Kaemmerer H (2003) Aortic coarctation and interrupted aortic arch. In: Gatzoulis MA, Webb GD, Daubeney PEF, eds. Diagnosis and Management of Adult Congenital Heart Disease. St. Louis: Churchill Livingstone, S 253–264
32. Kaemmerer H, Fratz S, Bauer U et al (2003) Emergency hospital admissions and three-year survival of adults with and without cardiovascular surgery for congenital cardiac disease. J Thorac Cardiovasc Surg 126: 1048–1052
33. Kaemmerer H, Hess J (2005) [Adult patients with congenital heart abnormalities: present and future]. Dtsch Med Wochenschr 130:97–101
34. Kidd L, Driscoll DJ, Gersony WM et al (1993) Second natural history of congenital heart defects. Results of treatment of patients with ventricular septal defects. Circulation 87:I38–I51
35. Konstaninides S, Geibel A, Olschewski M (1995) A comparison of surgical and medical therapy for atrial septal defect in adults. N Engl J Med 333: 469–473
36. Kostolny M, Mazzitelli D, Lange R (2002) Chirurgische Therapie der Fallot'schen Tetralogie/Pulmonalatresie mit VSD. In: Barankay A, Lorenz H-P, eds. Interdisziplinäre Versorgung angeborener Herzfehler. Balingen: Spitta, S 180–187
37. Lange R, Kostolny M (2002) Chirurgische Therapie der Links-rechts-Shunt-Vitien. In: Barankay A, Lorenz H-P, eds. Interdisziplinäre Versorgung angeborener Herzfehler. Balingen: Spitta, S 71–81
38. Lechat P, Mas JL, Lascault G (1988) Prevalence of patent foramen ovale in patients with stroke. N Engl J Med 318:1148–1152
39. Lovell AT (2004) Anaesthetic implications of grown-up congenital heart disease. Br J Anaesth 93:129–139
40. Masani ND (2001) Transoesophageal echocardiography in adult congenital heart disease. Heart 86:30–40
41. Momma K, Toyama K, Takao A et al (1984) Natural history of subarterial infundibular ventricular septal defect. Am Heart J 108:1312–1317
42. Moodie DS (1994) Adult congenital heart disease. Curr Opin Cardiol 9: 137–142

43. Moodie DS (2001) Diagnosis and management of congenital heart disease in the adult. Cardiol Rev 9:276–281
44. Moons P, De Geest S, Budts W (2002) Comprehensive care for adults with congenital heart disease: expanding roles for nurses. Eur J Cardiovasc Nursing 1:23–28
45. Niwa K, Perloff JK, Kaplan S et al (1999) Eisenmenger Syndrome in adults: Ventricular Septal Defect, Truncus Arteriosus, Univentricular Heart. J Am Coll Cardiol 34:223–232
46. Perloff JK (1991) Pregnancy in congenital heart disease: the mother and the fetus. In: Perloff JK, Child JS, eds. Congenital Heart Disease in Adults. Philadelphia: WB Saunders, S 124–140
47. Perloff JK (1998) Survival patterns without cardiac surgery or interventional catheterization: a narrowing base. In: Perloff JK, Childs JS, eds. Congenital Heart Disease in Adults. Philadelphia: WB Saunders, S 15–53
48. Perloff JK, Warnes CA (2001) Challenges posed by adults with repaired congenital heart disease. Circulation 103:2637–2643
49. Pinto FJ (2005) When and how to diagnose patent foramen ovale. Heart 91:438–440
50. Qu JZ (2004) Congenital heart disease with right-to-left shunts. Int Anesthesiol Clin 42:59–72
51. Shanewise JS, Cheung AT, Aronson S et al (1999) ASE/SCA guidelines for performing a comprehensive intraoperative multiplane transesophageal echocardiography examination: recommendations of the American Society of Echocardiography Council for Intraoperative Echocardiography and the Society of Cardiovascular Anesthesiologists Task Force for Certification in Perioperative Transesophageal Echocardiography. Anesth Analg 89:870–884
52. Steele PM, Fuster V, Cohen M et al (1987) Isolated atrial septal defect with pulmonary vascular obstructive disease – long -term follow-up and prediction of outcome after surgical correction. Circulation 76:1037–1042
53. Suan C, Cerro J, Ojeda R, Garcia-Perla JL (1996) [Anesthesia for the surgery of delayed postoperative stenosis in the pulmonary suture in children with corrected transposition of the great vessels with Jatene's technique]. Rev Esp Anestesiol Reanim 43:333–337
54. Subramanian R, Olson LJ, Edwards WD (1984) Surgical pathology of pure aortic stenosis: a study of 374 cases. Mayo Clin Proc 59:683–690
55. Vogt M (2002) Echokardiographie komplexer Herzfehler – Transposition der großen Gefäße, kongenital korrigierte Transposition. In: Barankay A, Lorenz H-P, eds. Interdisziplinäre Versorgung kongenitaler Herzfehler. Balingen: Spitta, S 339–345
56. Williams WG (2005) Surgical outcomes in congenital heart disease: expectations and realities. Eur J Cardiothorac Surg 27:937–944
57. Wu JC, Child JS (2004) Common congenital heart disorders in adults. Curr Probl Cardiol 29:641–700
58. Zalzstein E, Moes CA, Musewe NN, Freedom RM (1991) Spectrum of cardiovascular anomalies in Williams-Beuren syndrome. Pediatr Cardiol 12: 219–223
59. Kehl HG, Schmidt Ch, Tjan TDT, Stege D, Vogt J, Zahn PK (2006) Akute kardiale Dekompensation 12 Jahre nach Korrektur-Operation eines angeborenen Herzfehlers. Intensivmed 43:241–242

Weiterführende Literatur und hilfreiche Links im Internet

Bücher

1. Barankay A, Lorenz HP (2002) Interdisziplinäre Versorgung angeborener Herzfehler. Spitta
2. Allen HD, Gutgesell HP, Clark EB (2001) Moss and Adams' Heart Disease in Infants, Children and Adolescents, 2 Vols. Lippincott Williams & Wilkins
3. Apitz J (2002) Pädiatrische Kardiologie; Steinkopff
4. Park MK (2003) The Pediatric Cardiology Handbook. Mosby
5. Gersony W, Rosenbaum M (2002) Congenital heart disease adult. McGraw-Hill
6. Gatzoulis M, Webb G, Daubeney P (2003) Diagnosis and management of adult congenital heart disease. Churchill Livingstone
7. Gatzoulis M, Swan L, Therrien J, Pantely G (2005) Adult congenital heart disease: A practical guide. Blackwell Publishing
8. Andropoulos DB, Stayer SA, Russell IA (2004) Anesthesia for congenital heart disease. Futura Publishing
9. Schumacher G, Hess J, Bühlmeyer K (2001) Klinische Kinderkardiologie. Springer, Berlin
10. Perloff JK (2003) Clinical Recognition of Congenital Heart Disease. Saunders (W.B.) Co Ltd

Weiterführende Links im Internet

anesthesia.stanford.edu
www.cachnet.org (Canadian adult congenital heart network)
www.achaheart.org (Adult congenital heart association)
www.acc.org/clinical/bethesda/beth32/dirindex.htm (Proceedings of the 32nd Bethesda Conference)
www.childrenshospital.org (Boston Adult Congenital Heart (BACH) and Pulmonary Hypertension Service)
www.clevelandclinic.org (Cleveland Clinic Heart Center)
http://www.guch.org.uk/ (The Grown Up Congenital Heart Patients Association – GUCH)
http://www.echocath.com/ (Pediatric Echocardiography and Catheterization Home Page)
http://www.kompetenznetz-angeboreneherzfehler.de/ (Kompetenznetz angeborene Herzfehler)

Akute hämodynamische Instabilität bei einem Patienten mit linksventrikulärem Assist Device

Joachim Mathias Erb

Institut für Anästhesiologie
Deutsches Herzzentrum Berlin
Augustenburger Platz 1
13353 Berlin, Germany

Ein 63-jähriger Patient mit dilatativer Kardiomyopathie und dialysepflichtiger Niereninsuffizienz befindet sich einen Tag nach Implantation eines pulsatilen linksventrikulären Assist Devices (LVAD) auf der Intensivstation. Er ist sediert, intubiert und beatmet mit einer FiO_2 von 0,4. Unter Katecholamintherapie mit 0,2 µg/kg/min Adrenalin wird bei moderater rechtsventrikulärer Insuffizienz ein mittels Thermodilution gemessenes Herzzeitvolumen von 5,8 l/min erreicht, das LVAD zeigt einen Fluss von 5,5 l/min an. Der postoperative Verlauf war bislang unauffällig, eine Nachblutung besteht nicht.

Eine halbe Stunde nach Beginn der Hämodialyse fällt der arterielle Mitteldruck im Verlauf von 10 min von 75 auf 65 mmHg ab, bevor das LVAD plötzlich Alarm anzeigt. Die LVAD Flussrate ist auf 2,3 l/min gefallen. Eine Erhöhung der Pumpfrequenz und Einstellung von Pumpensog zur Verbesserung der Füllung zeigen keinen Erfolg. Im Verlauf dieser Maßnahmen fällt auf, dass der Patient zyanotisch wird und die SpO_2 auf 88% abfällt. Eine sofortige Erhöhung der FiO_2 auf 1,0 zeigt keine Wirkung.

Der sich nach Einführen einer transösophagealen Echosonde bei der Einstellung des mittösophagealen Vierkammerblicks ergebende Echobefund ist in Abbildung 1 und Filmsequenz 1 dargestellt.

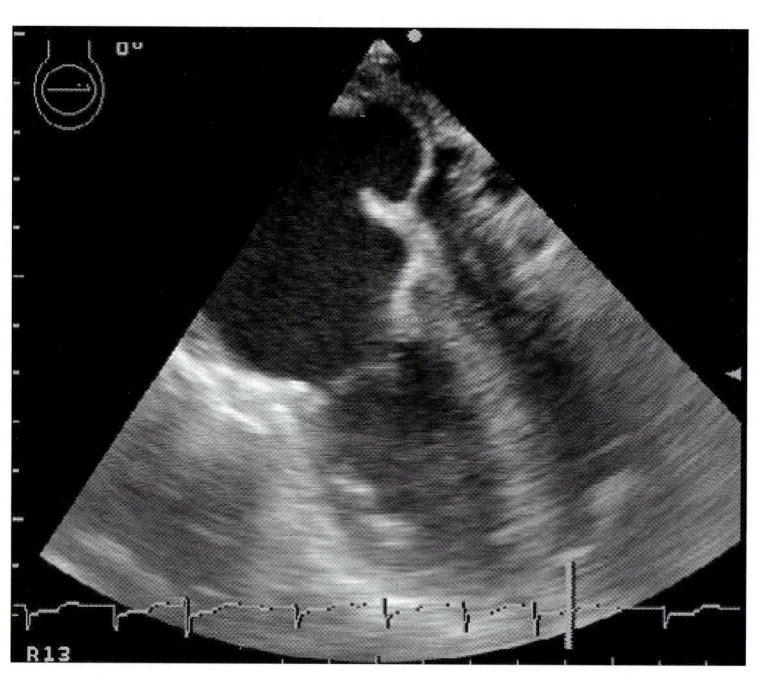

Abb. 1 Filmsequenz 1: Mittösophagealer Vierkammerblick einen Tag nach Implantation eines pulsatilen linksventrikulären Assist Devices bei einem Patienten mit dilatativer Kardiomyopathie

Fragen (Antworten auf den Seiten 129 und 132)
1. Was ist die Hauptursache für die hämodynamische Instabilität?
2. Welche Struktur würden Sie als nächstes genauer echokardiographisch untersuchen?

J.M. Erb

Rolle der Echokardiographie in der intensivmedizinischen Betreuung von Patienten nach Herztransplantation oder Implantation eines ventrikulären Assist Device

Role of echocardiography in intensive care treatment of patients after heart transplantation or implantation of a ventricular assist device

▶ **Summary** Heart transplantation and implantation of a ventricular assist device (VAD) are complex interventions with a specific range of problems typically arising during intensive care treatment. Echocardiography is nearly always indicated for the diagnosis of these problems, and for finding and guiding the appropriate treatment.

When haemodynamic instability arises after heart transplantation, echocardiography is primarily used to evaluate systolic and diastolic myocardial function. Other important functions of echocardiographic evaluation are assessing valvular function and the anastomosis site, as well as searching for pericardial effusion, tamponade and sources of thromboembolic events.

When haemodynamic instability arises after implantation of a VAD, echocardiography is essentially employed to evaluate the interaction between VAD and the unsupported ventricle. In this situation, other important features of echocardiographic evaluation are its precise description of ventricular function and assessment of the volume status, valvular function, cannula position and flow profiles at the site of the inflow and outflow cannulas. In addition to these parameters, echocardiography also provides the unique possibility of searching for shunt flows and sources of embolism.

This paper is intended to guide the reader who already has basic experience in echocardiography through the specific views used for echocardiographic evaluation in patients after heart transplantation or implantation of a VAD. Normal findings as well as the interpretation of pathological findings are explained and illustrated by appropriate picture media.

▶ **Key words** Echocardiography – postoperative intensive care medicine – heart transplantation – ventricular assist device

▶ **Zusammenfassung** Herztransplantation und Implantation eines ventrikulären Assist Device sind komplexe Eingriffe mit einem spezifischen Spektrum von Problemen in der intensivmedizinischen Betreuung, zu deren Abklärung und Bewältigung der Einsatz der Echokardiographie fast immer indiziert ist.

Treten nach Herztransplantationen unklare hämodynamisch instabile Situationen auf, muss neben der Schlüsselfrage nach systolischer und diastolischer Myokardfunktion die Fragestellung nach der Klappenfunktion, nach den Anastomosenverhältnissen sowie nach Perikarderguss

DEAA Dr. Joachim Mathias Erb (✉)
Institut für Anästhesiologie
Deutsches Herzzentrum Berlin
Augustenburger Platz 1
13353 Berlin, Germany
E-Mail: erb@DHZB.de

oder Tamponade echokardiographisch beantwortet werden. Sehr wertvoll ist der Einsatz der Echokardiographie auch bei der Suche nach Emboliequellen beim Vorliegen von Thromboembolien.

Nach Implantation eines ventrikulären Assist Device besteht bei instabiler Hämodynamik ein wesentlicher Teil der Aufgabe darin, echokardiographisch Parameter für die Beurteilung des Zusammenspiels zwischen Assist Device und nicht unterstütztem Ventrikel zu sammeln. Dazu gehört neben der Ventrikelfunktion die differenzierte Beurteilung des Volumenstatus ebenso wie die Prüfung der Kanülenlage und die Messung und Beurteilung der Flussprofile in den Einfluss- und Ausflusskanülen. Daneben ist die Suche nach Shunt-Flüssen und nach Emboliequellen fast ausschließlich echokardiographisch durchführbar.

Dieser Artikel führt den bereits echokardiographisch vorgebildeten Leser durch die für die echokardiographische Diagnostik empfohlenen Schnittebenen, erläutert anhand von ausgewähltem Bildmaterial normale und abweichende echokardiographische Befunde und bespricht deren Beurteilung im klinischen Kontext.

▶ **Schlüsselwörter**
Echokardiographie – Postoperative Intensivmedizin – Herztransplantation – Ventrikuläres Assist Device

Einleitung

Eine Herztransplantation oder die Implantation eines ventrikulären Unterstützungssystems (nachfolgend ventrikuläres Assist Device [VAD] genannt) ist bei Patienten im Endstadium einer Kardiomyopathie oder mit einem nicht korrigierbaren kongenitalen Vitium häufig die letzte Behandlungsmöglichkeit. Beide Verfahren kommen aufgrund ihrer Komplexität nur in spezialisierten Zentren und in relativ geringen Fallzahlen zur Anwendung, und die Anzahl der Herztransplantationen ist aufgrund des begrenzten Angebots an Spenderorganen kaum steigerbar. Dagegen lässt die technische Entwicklung auf dem Gebiet der VADs einen zukünftig breiteren Einsatz dieser Systeme durchaus als möglich erscheinen.

In der intensivmedizinischen Betreuung von Patienten nach Herztransplantation oder Implantation eines VAD treten häufig spezifische Fragestellungen und Probleme auf, zu deren Beantwortung oder Lösung der Einsatz der Echokardiographie hilfreich beziehungsweise notwendig ist. Voraussetzung hierfür ist allerdings eine Vertrautheit mit den typischen Komplikationen dieser Verfahren, den speziellen technischen Problemen sowie den spezifischen echokardiographischen Befunden. Diese Kenntnisse sollen im Folgenden vermittelt werden. Dabei wird für das Verständnis des Artikels vorausgesetzt, dass der Leser über die grundlegenden Kenntnisse der transthorakalen (TTE) und transösophagealen (TEE) Echokardiographie einschließlich der Anwendung und Interpretation der Dopplerechokardiographie verfügt. Der nachfolgende Artikel nimmt dabei wiederholt Bezug zur in Heft 4-06 publizierten Fallbeschreibung „Akute hämodynamische Instabilität bei einem Patienten mit linksventrikulärem Assist Device" [1].

Echokardiographie nach Herztransplantation

Bei Patienten nach orthotoper Herztransplantation, und nur diese ist Gegenstand dieses Artikels, werden zur echokardiographischen Untersuchung des Herzens die bekannten transthorakalen bzw. transösophagealen Schallfenster und Standardschnittebenen zur Untersuchung des Herzens und der großen Gefäße angewandt [2]. Grundsätzlich unterscheidet sich die echokardiographische Ansicht des transplantierten Herzens nicht wesentlich von der eines normalen Herzens. Allerdings kann es aufgrund von Größenmissverhältnissen zwischen Perikardraum und Spenderherz zu ungewöhnlichen räumlichen

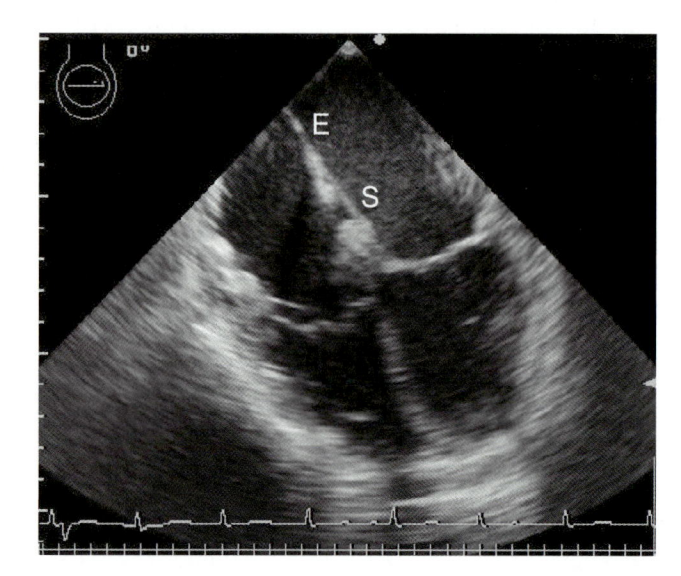

Abb. 1 Transplantiertes Herz im 4-Kammer-Blick. Durch die atriale Anastomosierung sind die Vorhöfe deutlich vergrößert, und es sind zwei Fossa ovalis erkennbar, wovon eine dem Empfängervorhof (E), die andere dem Spendervorhof (S) zuzuordnen ist. Die dazwischen liegende Verdickung markiert die Anastomosenlinie

Tab. 1 Checkliste zur echokardiographischen Befunderhebung bei Patienten nach Herztransplantation

Postoperative Komplikationen	Echokardiographische Hinweise
Rechtsventrikuläre Dekompensation	Dilatation des rechten Ventrikels Globale oder regionale Wandbewegungsstörung Trikuspidalinsuffizienz
Linksventrikuläre diastolische Funktionsstörung	Wanddickenzunahme bei Myokardödem Linksventrikuläre Hypovolämie E ≫ A, erhöhte mitrale Einflussgeschwindigkeit
Unbalancierter Volumenstatus	Rechtsventrikuläre Hypervolämie bei rechtsventrikulärer Dekompensation und resultierender linksventrikulärer Hypovolämie
Atrioventrikuläre Klappeninsuffizienzen	Dilatation des Trikuspidalanulus bzw. Mitralanulus Systolische Insuffizienzjets im Vorhof
Anastomosenstenosen	Flussbeschleunigung im Anastomosenbereich: • Aliasing und Flussturbulenzen, darstellbar im Farbdoppler • Druckgradienten messbar mittels PW- und CW-Doppler
Perikarderguss/Perikardtamponade	Zirkulärer Flüssigkeitssaum, in dem das Herz schwimmt Lokalisierte Ansammlung von koaguliertem Blut vor dem rechten Atrium bzw. Ventrikel mit Kompressionszeichen
Systemische Embolien	Spontankonstrast im linken Vorhof Septumaneurysma Thromben im linken Vorhof und Vorhofohr Thromben an der Anastomosennaht Akinetische oder dyskinetische Myokardareale, Infarktnarben Ventrikuläre Thromben
Interatrialer Rechts-Links-Shunt	Offenes Foramen ovale Dokumentation des Shuntflusses im Farbdoppler Dokumentation des Shuntflusses mittels Echokontrast

Orientierungen des Herzens im Perikard kommen. Der auffälligste Unterschied entsteht, wenn zur venösen Anastomosierung, wie überwiegend praktiziert, die atriale Technik Verwendung findet. Hierbei verbleiben die posterioren Anteile von rechtem und linkem Vorhof des Empfängerorgans erhalten und werden mit dem jeweiligen Vorhof des Spenderorgans anastomosiert. Dies führt zu einer Vergrößerung der Vorhöfe mit einer echokardiographisch deutlich erkennbaren Anastomosenlinie sowie einer charakteristischen doppelten Fossa ovalis (Abb. 1) [3].

Abgesehen von Routinekontrollen zur Verlaufsbeurteilung besteht die Rolle der Echokardiographie in der Klärung der Ursachen einer hämodynamisch instabilen oder zumindest unbefriedigenden Situation. Hierzu empfiehlt es sich, eine Art Checkliste häufiger postoperativer Komplikationen zu kennen und entsprechend entweder auszuschließen oder zu bestätigen. Tabelle 1 soll hierbei zur Unterstützung dienen.

Systolische und diastolische Ventrikelfunktion

Die Schlüsselfrage beim transplantierten Herz gilt der Beurteilung der biventrikären systolischen und diastolischen Funktion. Typischerweise dominiert in der frühen postoperativen Phase die rechtsventrikuläre globale systolische Dysfunktion, überwiegend ausgelöst durch den erhöhten pulmonalvaskulären Widerstand im Empfängerkreislauf. Echokardiographische Zeichen sind die globale Hypokinesie des dünnwandig erscheinenden, dilatierten rechten Ventrikels, eine deutliche Reduktion der rechtsventrikulären Ejektionsfraktion sowie eine paradoxe, zum linken Ventrikel konvexe systolische Septumbewegung (Abb. 2, Film 1) [4]. Die dabei fast immer resultierende milde bis moderate Trikuspidalinsuffizienz zeigt einen zentral orientierten Insuffizienzjet und erlaubt dopplerechokardiographisch eine Abschätzung des systolischen Pulmonalarteriendrucks unter Anwendung der vereinfachten Bernoulliformel (Abb. 3). Der linke Ventrikel zeigt in der frühen postoperativen Phase meist Zeichen eines Myokardödems mit häufig guter globaler systolischer Funktion, jedoch gestörter diastolischer Funktion mit einem restriktiven Füllungsmuster [5]. Die diastolische Funktionsstörung ist erkennbar an einem kleinen enddiastolischen Durchmesser sowie absolut und relativ zur A-Welle erhöhter E-Welle und verkürzter Druckhalbwertzeit im dopplerechokardiographischen Einstromprofil über der Mitralklappe. Eine restriktive diastolische Funktionsstörung kann allerdings auch im Rahmen einer Abstoßungsreaktion bei erhaltener systolischer Funktion und myokardia-

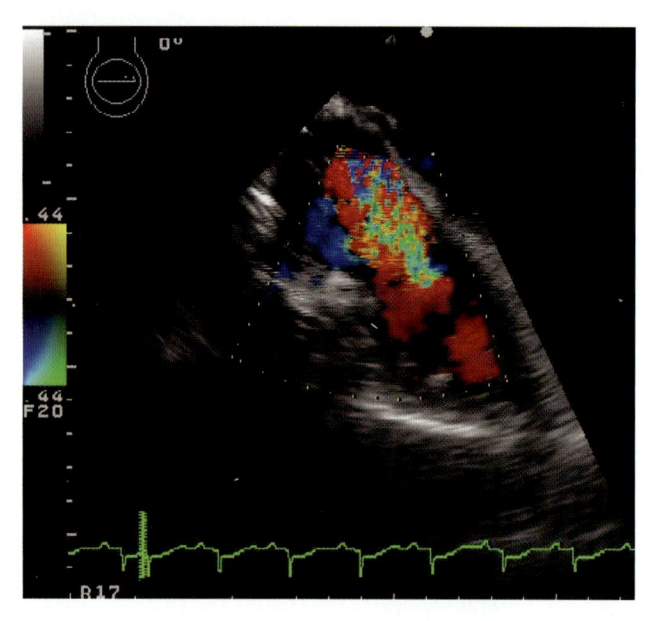

Abb. 2 Nach Herztransplantation zeigt sich ein dilatierter rechter Ventrikel mit eingeschränkter Pumpfunktion. Das Septum wölbt sich zum linken Ventrikel, und die anuläre Dilatation erzeugt eine Trikuspidalinsuffizienz mit zentral orientiertem Jet

ler Wanddickenzunahme echokardiographisch diagnostiziert werden [6]. Das Auftreten von regionalen systolischen Wandbewegungsstörungen ist als Zeichen einer akuten Ischämie im entsprechenden Versorgungsgebiet zu werten. Dabei können sowohl transiente Ischämien im Rahmen eines embolischen Geschehens oder vorübergehender Perfusionsdruckabfälle beobachtet werden als auch persistierende Wandbewegungsstörungen durch bisher nicht erkannte Koronarstenosen.

Die biventrikuläre Funktionsbeurteilung sollte therapiebegleitend im Verlauf wiederholt werden. Dabei ist auch die echokardiographische Beurteilung des kardialen Volumenstatus von wesentlicher Bedeutung, der aufgrund der oben beschriebenen Verhältnisse für den linken und rechten Ventrikel häufig unterschiedlich ausgeprägt ist. Insgesamt eignet sich die Echokardiographie bestens zur Beurteilung der Erfolge von positiv inotroper, (pulmonaler) Nachlast reduzierender und Volumen substituierender Therapie. Ergeben Ventrikelfunktion und Ventrikelvolumen keine schlüssige Konstellation, sollte dies zur Überprüfung der Klappenfunktionen sowie der Anastomosenverhältnisse Anlass geben.

Klappenfunktion

Vorbestehende schwere Klappenvitien sind eigentlich durch die Beurteilung des Spenderorgans vor der Akzeptanz zur Transplantation bereits ausgeschlossen. Postoperativ auftretende Klappenvitien sind demnach fast immer neu aufgetretene Störungen. Am häufigsten ist die Trikuspidalklappeninsuffizienz, die meist als Folge der anulären Dilatation bei rechtsventrikulärer Insuffizienz auftritt (Abb. 2, Film 1). Eine Trikuspidalklappeninsuffizienz kann jedoch auch Folge einer Distorsion des Trikuspidalklappenanulus sein, die am wahrscheinlichsten bei einem deutlichen Größenunterschied zwischen Spender- und Empfängerorgan in Verbindung mit der atrialen Anastomosentechnik auftritt [7]. Diese Konstellation kann auch zur Insuffizienz der Mitralklappe aus gleicher Ursache führen [8, 9]. Das triviale Ausmaß übersteigende Insuffizienzen der Aorten-

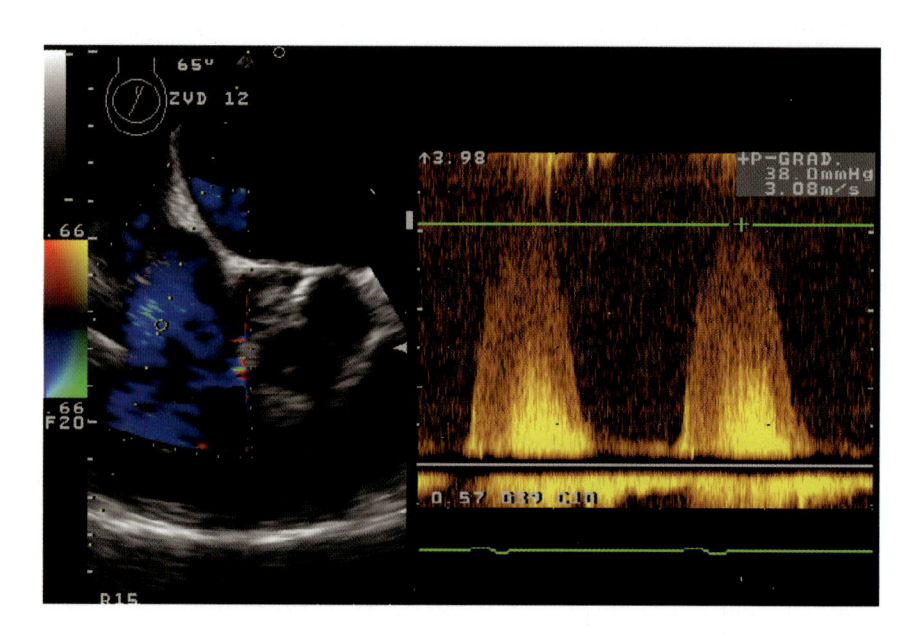

Abb. 3 Die Anlotung des Trikuspidalinsuffizienzjets mittels CW-Doppler ergibt eine maximale Flussgeschwindigkeit von 3,08 m/s. Mittels der vereinfachten Bernoulligleichung ($P = 4\,v^2$) ergibt sich ein Druckgradient von 38 mmHg. Bei einem invasiv gemessenen Zentralvenendruck von 12 mmHg errechnet sich ein systolischer Pulmonalarteriendruck von 50 mmHg

klappe sowie der Pulmonalklappe können Folge von Verziehungen im Bereich der aortalen beziehungsweise pulmonalen Gefäßanastomose sein, sind jedoch selten und werden meist bereits intraoperativ evident.

■ Anastomosenverhältnisse

Stenosen im Bereich der Anastomosen der zuführenden Gefäße können für eine Hypovolämie des rechten bzw. linken Herzens trotz hoher Füllungsdrucke verantwortlich sein. Abhängig von der angewandten chirurgischen Technik ist hier eine genaue Darstellung der Anastomosen einschließlich der Dokumentation erhöhter venöser Flussgeschwindigkeiten mittels der Dopplerechokardiographie notwendig; normale Blutflussgeschwindigkeiten liegen im Bereich von 0,4–0,6 m/s. Die bei atrialer Anastomosentechnik seltenen Stenosierungen treten meist als sogenanntes erworbenes linksatriales Cor triatriatum auf und sind an der überdeutlichen Uhrglasform des linken Vorhofs erkennbar, die durch die stenotische atriale Anastomose ausgelöst wird. In diesem Fall lassen sich dopplerechokardiographisch signifikante Gradienten über der atrialen Anastomosenlinie ermitteln, und die erhöhte Einstromgeschwindigkeit kann ein diastolisches Flattern der Mitralsegel auslösen.

■ Perikardtamponade

Der hämodynamisch relevante Perikarderguss oder die Perikardtamponade treten sowohl unmittelbar postoperativ als auch im Intervall auf. Während der verzögert auftretende blutige oder seröse Perikarderguss meist zirkulär imponiert und problemlos mittels TEE und TTE zu diagnostizieren ist, kann eine unmittelbar postoperativ auftretende Perikardtamponade durchaus nur lokalisiert als koaguliertes Blut im Bereich des rechten Vorhofs und/oder rechten Ventrikels in Erscheinung treten und aufgrund der postoperativ eingeschränkten Schallbedingungen oft nur in der TEE sicher erkennbar sein (Abb. 4, Film 2).

■ Thromboembolien

Eine häufige Indikation für die Echokardiographie ist die Suche nach Emboliequellen, wobei hier die TEE gegenüber der TTE eine höhere Sensitivität besitzt. Im aufgrund der atrialen Anastomosierungstechnik vergrößerten linken Vorhofs ist häufig spontaner Echokontrast als Zeichen stagnierender Flussgeschwindigkeiten nachweisbar (Abb. 5, Film 3)

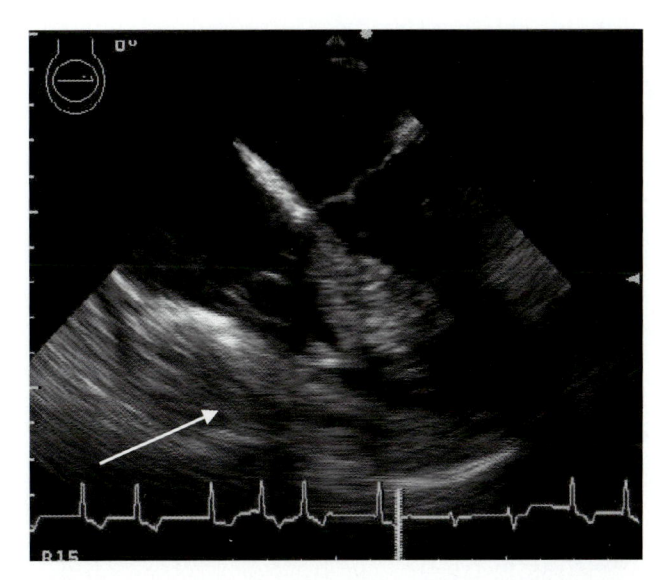

Abb. 4 Im mittösophagealen Vierkammerblick zeigt sich ein lokalisiertes Hämatom vor dem rechten Ventrikel (Pfeil)

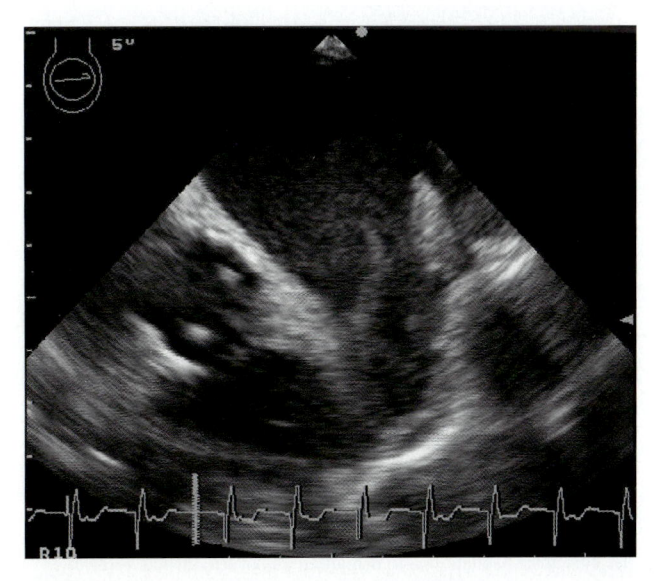

Abb. 5 Im linken Vorhofohr zeigt sich Spontankonstrast

[10]. Dies ist besonders dann zu beobachten, wenn keine effektive atriale Kontraktion besteht, worauf die echokardiographische Einstellung des linken Vorhofsohres verlässliche Hinweise gibt. Bei ca. 50% der Patienten mit spontanem Echokontrast finden sich Thromben im linken Vorhofohr (Abb. 6, Film 4), im Bereich der posterioren Vorhofwand, an der Anastomosenlinie und im Bereich gelegentlich zu beobachtender Septumaneurysmen; bei ca. 30% der Patienten werden diese Thromben zur Quelle systemischer Embolien [11, 12].

Ein offenes Foramen ovale kann sowohl Quelle paradoxer Embolien als auch Ursache unklarer Hy-

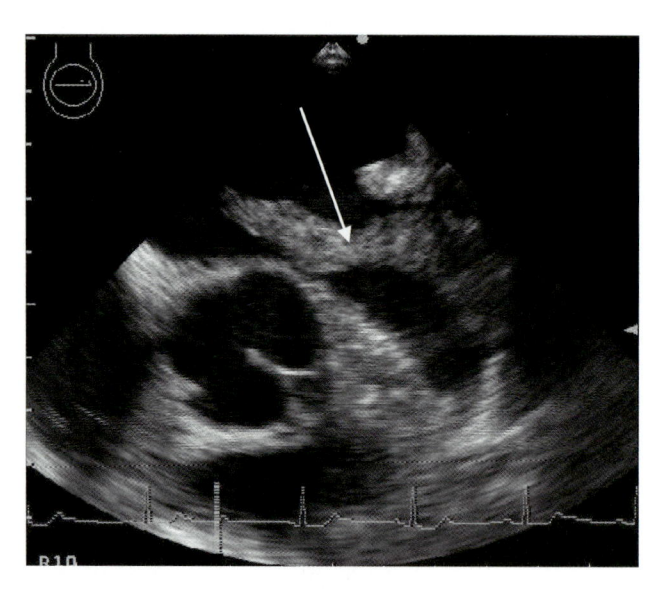

Abb. 6 Thrombus im linken Vorhofohr (Pfeil)

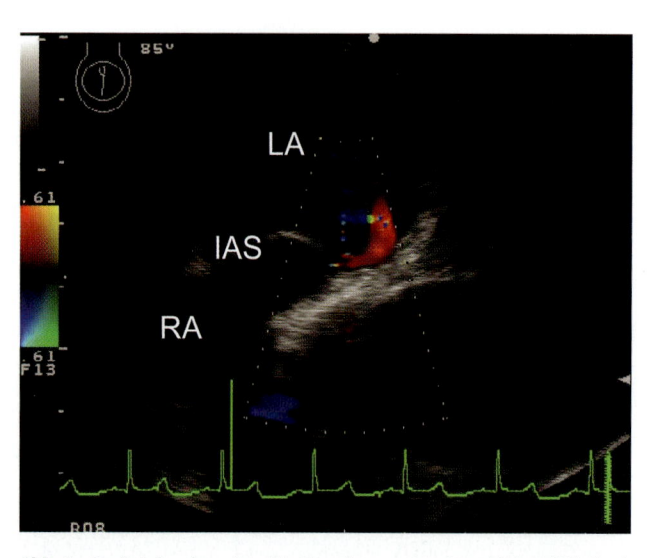

Abb. 7 Im Farbdoppler zeigt sich Shuntfluss vom rechten Vorhof (RA) durch das interatriale Septum (IAS) in den linken Vorhof (LA) als rote Farbwolke

poxien sein. Beide Ereignisse werden durch den fast immer erhöhten pulmonalvaskulären Widerstand begünstigt. Die Suche nach Rechts-Links-Shunts über das interatriale Septum erfolgt idealerweise mittels TEE (Abb. 7). Hierbei muss berücksichtigt werden, dass infolge der atrialen Anastomosentechnik häufig zwei Fossa ovalis Regionen (Abb. 1) vorhanden sind, die jeweils Ort eines offenen Foramen ovale sein können. Zum sicheren Ausschluss eines Rechts-Links-Shunts dient die Kontrastdarstellung; diese Diagnostik ist jedoch nur dann aussagekräftig, wenn darauf geachtet wird, dass im Moment der Kontrastinjektion der rechtsatriale Druck deutlich über den linksatrialen Druck erhöht ist [13].

Echokardiographie nach VAD Implantation

Bei der Vielzahl momentan in Anwendung befindlicher VAD mit unterschiedlichen technischen Funktionsprinzipien, Eigenschaften und Anwendungsbereichen ist es im Rahmen dieses Artikels nicht möglich, auf einzelne VAD näher einzugehen oder eine einigermaßen vollständige Übersicht gebräuchlicher VAD zu geben, weshalb auf spezifische Literatur zu diesem Thema verwiesen wird [14]. Ein Grundverständnis über die Funktionsweise und Einbauart des VAD sollte zur korrekten Interpretation echokardiographischer Befunde allerdings vorliegen. Grundsätzlich unterscheiden sich VAD mit pulsatilem Auswurf von VAD mit nichtpulsatilem Fluss. Je nach Bauart und klinischer Indikation kann mit einem VAD der linke Ventrikel und der systemische Kreislauf (LVAD) oder der rechte Ventrikel und der Pulmonalkreislauf (RVAD) unterstützt werden oder es können beide Ventrikel und der Gesamtkreislauf (BVAD) unterstützt werden. Dementsprechend ergeben sich für die verschiedenen VAD Arten spezifische Indikationen, Kanülierungsstellen, Therapieziele und Besonderheiten. Der Untersucher sollte in der Lage sein, das beim zu evaluierenden Patienten implantierte VAD innerhalb der in Schema 1 aufgelisteten Hauptkategorien einzuordnen. Dabei kombiniert ein BVAD die Eigenschaften und Besonderheiten des jeweiligen LVAD und RVAD. Die extrakorporale Membranoxygenation, bei der unter Umgehung des Pulmonalkreislaufs nur der Körperkreislauf versorgt wird, gehört nicht zu den VAD im Sinne dieser Abhandlung.

Bei der echokardiographischen Untersuchung eines Patienten nach Implantation eines VAD finden alle Standardschnittebenen zur Untersuchung des Herzens und der großen Gefäße Anwendung [2]. Bei der Mehrzahl der angewendeten VAD liegt die Pumpenkammer extrathorakal, und bei den wenigen vollständig intrathorakalen implantierbaren VAD ist die Pumpenkammer nicht schallbar. Dementsprechend bleibt die echokardiographische Beurteilung auf das Herz selbst, die Kanülenlage sowie die sich ergebenden Dopplerflussprofile beschränkt [15, 16].

Unabhängig von der Seite der VAD-Unterstützung muss sich der Untersucher aus der Summe der im Folgenden detailliert beschriebenen echokardiographischen Einzelbeurteilungen ein Gesamtbild über das Zusammenspiel zwischen rechter und linker beziehungsweise pulmonaler und systemischer kardiozirkulatorischer Einheit machen, um die Gesamtsituation richtig einschätzen zu können.

Schema 1 Einsatzkriterien, Eigenschaften und Besonderheiten des jeweiligen ventrikulären „Assist Device' (AD) ergeben sich aus der Kombination der Merkmale, die in den an der Schnittmenge beteiligten Kreise aufgeführt sind. LV = linker Ventrikel, linksventrikulär; RV = rechter Ventrikel, rechtsventrikulär; BV = biventrikulär; LA = linker Vorhof; RA = rechter Vorhof; HZV = Herzzeitvolumen

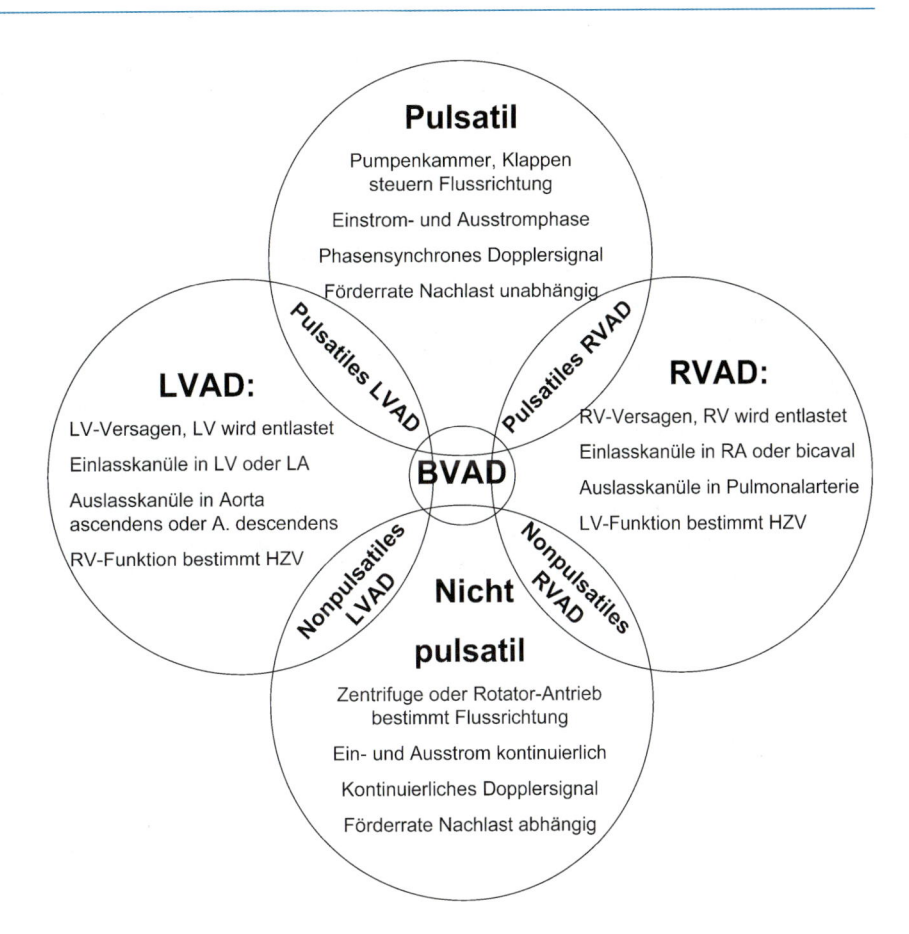

Pulsatil
- Pumpenkammer, Klappen steuern Flussrichtung
- Einstrom- und Ausstromphase
- Phasensynchrones Dopplersignal
- Förderrate Nachlast unabhängig

LVAD:
- LV-Versagen, LV wird entlastet
- Einlasskanüle in LV oder LA
- Auslasskanüle in Aorta ascendens oder A. descendens
- RV-Funktion bestimmt HZV

RVAD:
- RV-Versagen, RV wird entlastet
- Einlasskanüle in RA oder bicaval
- Auslasskanüle in Pulmonalarterie
- LV-Funktion bestimmt HZV

BVAD

Pulsatiles LVAD / Pulsatiles RVAD / Nonpulsatiles LVAD / Nonpulsatiles RVAD

Nicht pulsatil
- Zentrifuge oder Rotator-Antrieb bestimmt Flussrichtung
- Ein- und Ausstrom kontinuierlich
- Kontinuierliches Dopplersignal
- Förderrate Nachlast abhängig

Systolische und diastolische Ventrikelfunktion

Sofern nicht ein BVAD zum Einsatz kommt, werden das globale Herzzeitvolumen und die gesamte Kreislaufstabilität im Wesentlichen durch die Leistung des nicht unterstützten Ventrikels bestimmt. Auch ein optimal funktionierendes VAD kann nur die Flussrate fördern, die ihm von dem nicht unterstützten Ventrikel zugeführt wird. Da eine bereits bestehende oder neu auftretende Insuffizienz des nicht unterstützten Ventrikels die Anwendung des VAD limitiert ist beim Einsatz eines LVAD eine präzise echokardiographische Funktionsbeurteilung des rechten Ventrikels, beim RVAD des linken Ventrikels von essentieller Bedeutung [17]. Gleichermaßen ist ein optimaler Volumenstatus von entscheidender Bedeutung, da eine Hypovolämie die Förderleistung des VAD durch Ansaugen der zuführenden Kanülen limitiert oder im Extremfall sogar ganz unterbricht.

▶ **Antwort zu Frage 1 auf S. 122:** Die Kombination aus rechtsventrikulärer Dysfunktion und dialyseinduziertem intravaskulärem Volumenverlust führt zur Hypovolämie des linken Ventrikels. Infolgedessen

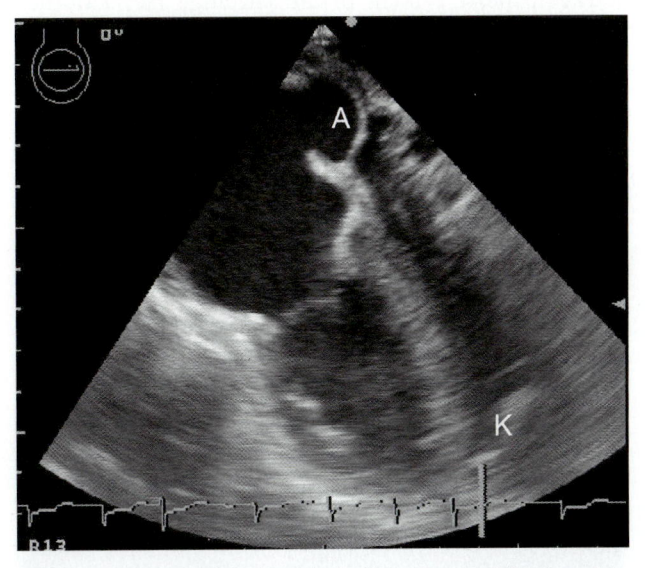

Abb. 8 Im 4-Kammer-Blick zeigt sich ein dilatierter, spitzenbildender rechter Ventrikel mit paradoxer Septumwölbung als Zeichen der RV-Dysfunktion. Der rechte Vorhof ist dilatiert, und es zeigt sich ein Septumaneurysma (A) mit starker Wölbung zum linken Vorhof als Zeichen eines deutlichen Druckgefälles zwischen rechtem und linkem Vorhof. Linker Vorhof und Ventrikel sind kollabiert, und die apikale LVAD-Einlasskanüle (K) wird teilweise von der lateralen Ventrikelwand bedeckt

kommt es zur Obstruktion der im linksventrikulären Apex gelegenen Einlasskanüle des LVAD durch das Ventrikelmyokard, worauf die Förderleistung des LVAD drastisch zurückgeht (Abb. 8, Film 5).

Dieses Problem tritt gehäuft auf, wenn das VAD während seiner Füllungsphase einen negativen Druck, also Sog, generiert. In diesem Fall ist in der postoperativen Phase auch mit Ansaugen von Luft über die Anastomosen in das VAD zu rechnen. Bei atrial liegenden Einlasskanülen kann ein negativer atrialer Druck auch zur Invagination des Vorhofsohrs führen [18]. Auch hier gibt die Echokardiographie entscheidende Therapiehinweise.

Funktionsbeurteilung des VAD im zweidimensionalen B-Bild

Die ultrasonographische Funktionsbeurteilung des VAD selbst setzt sich aus der Summe der folgenden echokardiographisch erfassbaren Kriterien zusammen:

1. Entlastung des unterstützten Ventrikels: fördert das VAD suffizient, führt dies zur vollständigen Entlastung des Ventrikels ohne aktiven Auswurf, erkennbar an einer permanent geschlossenen Aorten- bzw. Pulmonalklappe (Abb. 9, Film 6). Speziell beim LVAD mit apikaler Einlasskanüle sollte dabei allerdings der linke Ventrikel nicht kollabieren, sondern ausreichend gefüllt bleiben.
2. Adäquate Positionierung der Einlasskanülen: diese ragen meist 2–3 cm in die jeweilige Herzkammer. Beim RVAD handelt es sich dabei meist um den rechten Vorhof und beim LVAD um den linken Ventrikel, gelegentlich auch den linken Vorhof. Der Kanüleneingang sollte zentral orientiert sein (Abb. 10) und eine Verlegung durch das Myokard oder ein Ansaugen desselben durch Hypovolämie der Herzhöhle muss ausgeschlossen werden.
3. Korrekte Positionierung der Auslasskanülen: diese sind in der Mehrzahl mittels Seit-zu-Seit Anastomose mit der Aorta beziehungsweise Pulmonalarterie verbunden. Die Kanülenmündung muss zentral liegen und eine antegrad orientierte Flussrichtung ermöglichen (Abb. 11).

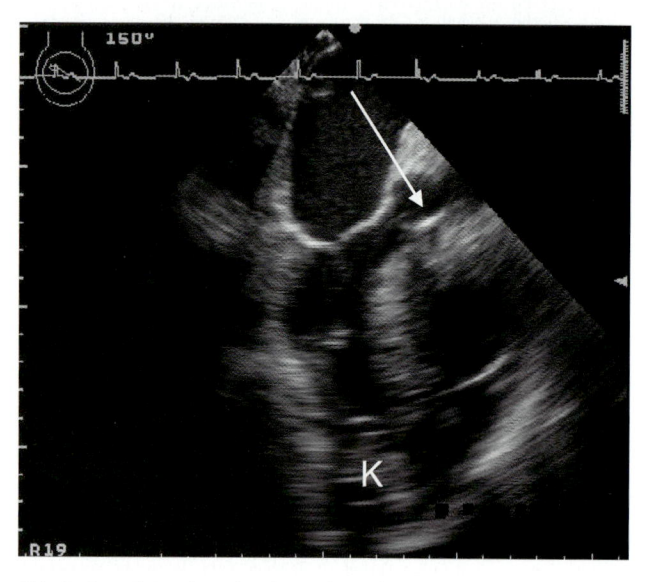

Abb. 9 Im mittösophagealen Längsachsenschnitt zeigt sich ein entlasteter linker Ventrikel mit apikaler LVAD-Einlasskanüle (K). Die Aortenklappe bleibt auch in Systole geschlossen (Pfeil)

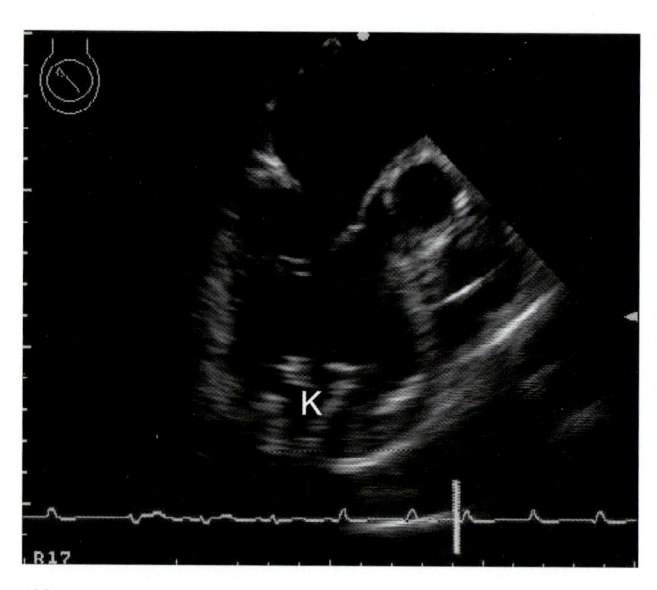

Abb. 10 Im mittösophagealen Längsachsenschnitt zeigt sich eine zentral orientierte apikale LVAD-Einlasskanüle (K)

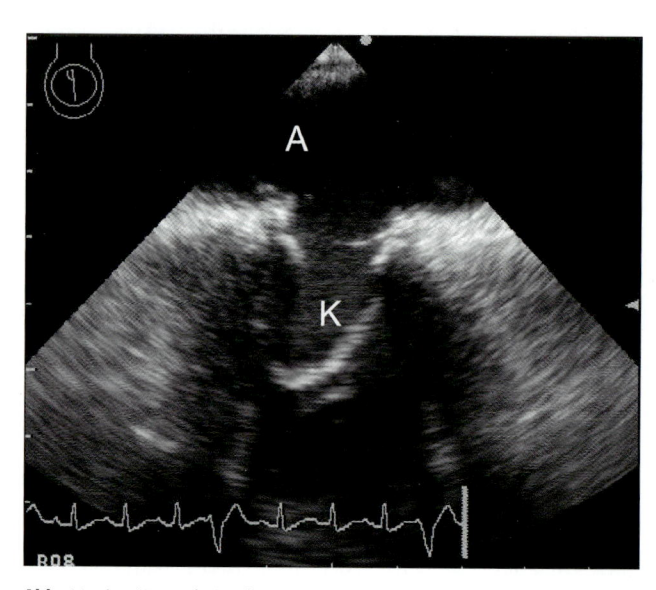

Abb. 11 Im Längsschnitt der Aorta descendens zeigt sich die Anastomose der LVAD-Auslasskanüle (K) mit der Aorta (A)

Der rechtsventrikuläre Einfluss-Ausfluss-Trakt Blick sowie der Vierkammer-, Zweikammer- und Längsachsenblick des linken Ventrikels sind zusammen mit den Längsschnitten durch die Pulmonalarterie und die Aorta ascendens bzw. descendens die geeignetsten TEE-Schnittebenen. Die transthorakale Schallbarkeit kann postoperativ unter den Artefakten durch Kanülen und Drainagen leiden.

Funktionsbeurteilung des VAD mittels Dopplerverfahren

Die im zweidimensionalen Bild gewonnenen Informationen sollten weitergehend durch die dopplerechokardiographische Messung des Einstrom- und Ausstromflussprofils im Bereich der Kanülenmündung ergänzt werden. Dabei ergeben sich charakteristische Unterschiede zwischen nonpulsatilen und pulsatilen VAD.

Nonpulsatile VAD zeigen eine kontinuierliche Flussgeschwindigkeit im Bereich der Einstrom- und Ausstromkanüle, die abhängig von der Förderleistung und dem Kanülenquerschnitt meist zwischen 1 und 2 m/s liegt (Abb. 12). Dabei ist das Flussprofil laminar. Genauere Angaben können den entsprechenden Unterlagen des Herstellers entnommen werden. Eine wellenförmige Dopplerflusskurve weist auf eine nicht komplette Entlastung des Ventrikels oder eine zunehmende Erholung der Pumpfunktion hin, ist aber auch bei gleichzeitigem Einsatz einer intraaortalen Ballongegenpulsation zu beobachten, da die Flussrate nonpulsatiler VAD sensibel auf Vorlast und Nachlast reagiert. Eine unveränderte Pumpenleistung vorausgesetzt, sind deutlich erhöhte sowie turbulente Einflussgeschwindigkeiten Indikatoren für eine Stenosierung im Einflussbereich. Eine deutlich reduzierte Ausflussgeschwindigkeit kann sowohl Anzeichen einer Flussbehinderung im VAD selbst sein als auch für eine erhöhte Nachlast der Pumpe sprechen.

In der Füllungsphase eines pulsatilen VAD sind Einflussgeschwindigkeiten zwischen 0,5 und 1 m/s (Abb. 13), in der Austreibungsphase Ausflussgeschwindigkeiten zwischen 1 und 2 m/s messbar. Deutlich erhöhte Geschwindigkeiten mit turbulenten Flussprofilen im Farbdoppler weisen auf Stenosierungen der Kanülen, Lageveränderungen derselben oder Klappenthrombosen hin. Letztere können auch mit Klappeninsuffizienzen einhergehen, die dopplerechokardiographisch an richtungsumgekehrten Flussprofilen während der Klappenschlussphase erkannt werden können [19].

Paradoxe Erhöhung der VAD-Flussrate durch Shunts

Neben der Dysfunktion des VAD mit verminderter Förderleistung, die an den Zeichen fehlender Entlastung, Flussturbulenzen und Flussbeschleunigungen erkannt werden können, gibt es eine Gruppe von VAD-Funktionsstörungen mit erhöhter Förderleistung, die durch Shuntflüsse verursacht werden und echokardiographisch erkannt werden müssen.

Klinisch sehr bedeutungsvoll ist hierbei Shuntfluss zwischen rechtem und linkem Vorhof, der beim Einsatz eines LVAD meist durch ein bisher nicht bekanntes offenes Foramen ovale auftreten kann. Infolge der Absenkung des linksatrialen Drucks bei Inbetriebnahme des LVAD tritt nicht oxygeniertes Blut in

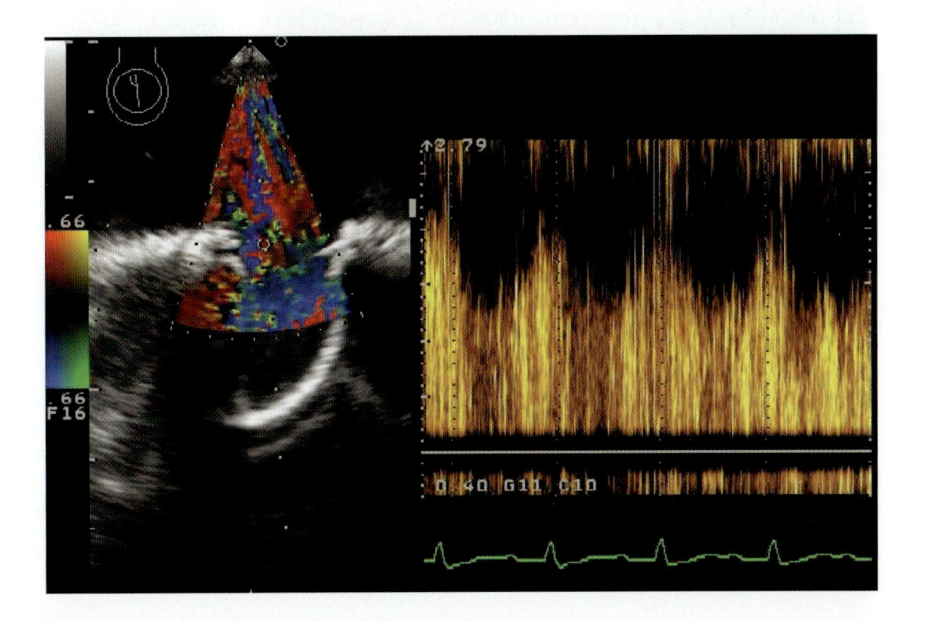

Abb. 12 Flussgeschwindigkeit im Mündungsbereich der Ausflusskanüle eines nonpulsatilen LVAD. Im Farbdoppler zeigt sich aufgrund der Überschreitung des Nyquistlimits ein Farbmosaik. Im CW-Doppler zeigt sich kontinuierlicher Fluss mit Geschwindigkeiten von 1,5–2 m/s

Abb. 13 Flussgeschwindigkeit im Mündungsbereich der Einflusskanüle eines pulsatilen LVAD. Im PW-Doppler zeigt sich periodischer, laminarer Fluss mit maximalen Geschwindigkeiten von ca. 0,6 m/s

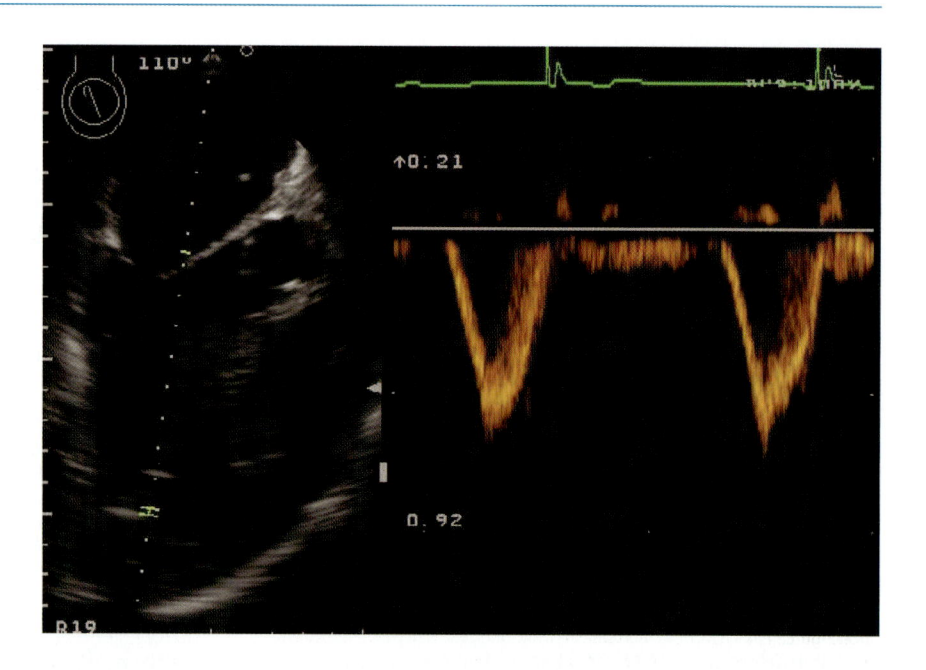

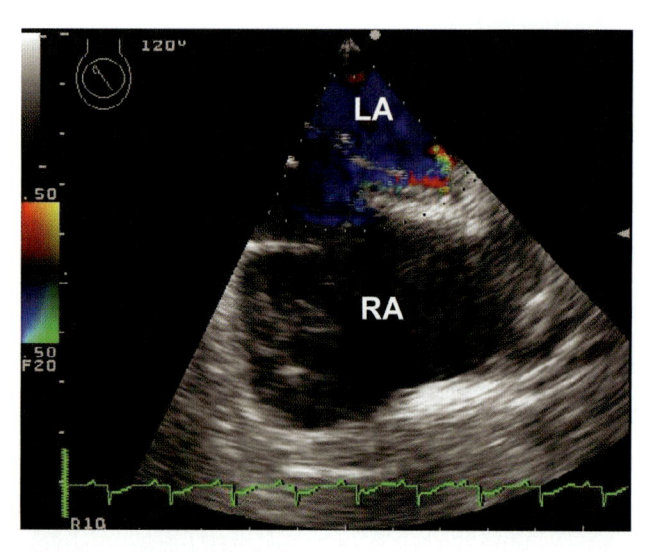

Abb. 14 Im bicavalen Blick zeigt sich ein offenes Foramen ovale mit Rechts-Links-Shunt zwischen rechtem Vorhof (RA) und linkem Vorhof (LA), dargestellt mittels Farbdoppler

Abb. 15 Nach Injektion von Echokontrast über den zentralvenösen Zugang zeigt sich ein Übertritt von Kontrastmittel in den linken Vorhof (Pfeile)

den linken Vorhof über, wird vom LVAD transportiert und führt zur arteriellen Desaturierung. Dieser Effekt wird durch eine häufig vorhandene rechtsventrikuläre Funktionseinschränkung verstärkt, die über eine Erhöhung des rechtsatrialen Drucks den Rechts-Links-Shunt vermehrt und damit das pulmonale Herzzeitvolumen und das Volumen oxygenierten Blutes verringert. Deshalb ist der Ausschluss eines offenen Foramen ovale, auch mittels Kontrastuntersuchung, obligat bei der echokardiographischen Beurteilung eines Patienten nach Implantation eines VAD [20–22].

▶ **Antwort zu Frage 2 auf S. 122:** Infolge der linksventrikulären Hypovolämie mit Ansaugen des LVAD bei gleichzeitiger rechtsatrialer Stauung aufgrund rechtsventrikulärer Insuffizienz kommt es zu einem ausgeprägten Druckgradienten über dem interatrialen Septum. Infolgedessen eröffnet sich ein bisher nicht klinisch relevantes offenes Foramen ovale, und es ergibt sich ein Rechts-Links-Shunt, welcher zu der im Fallbeispiel beobachteten Hypoxie des Patienten führt (Abb. 14 und 15, Film 7 und 8).

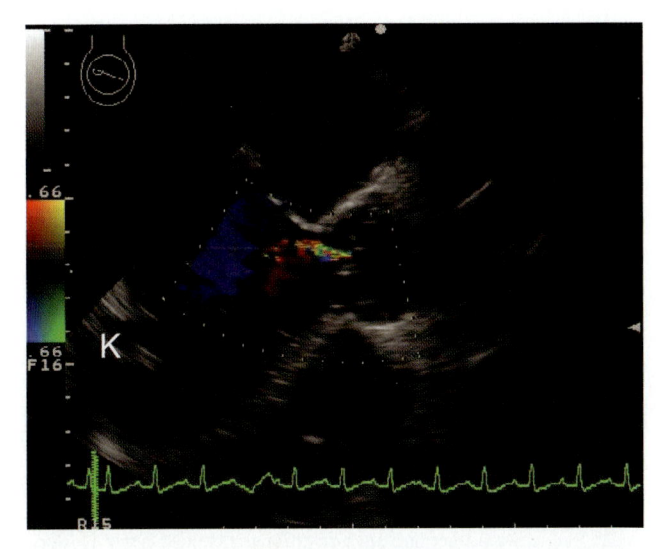

Abb. 16 Im mittösophagealen Längsachsenschnitt zeigt sich ein erstgradiger aortaler Insuffizienzjet, der auch in der Systole erkennbar bleibt, da sich aufgrund guter Entlastung die Aortenklappe nicht öffnet. Im linken Ventrikel ist die apikale Einlasskanüle des LVAD sichtbar (K)

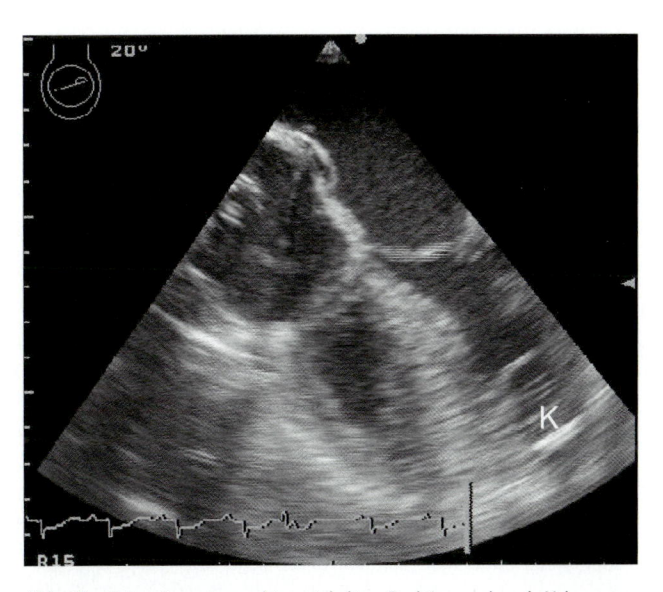

Abb. 17 Bei verbesserter rechtsventrikulärer Funktion und nach Volumengabe zeigt sich ein ausreichend gefüllter linker Vorhof und linker Ventrikel mit einer gut zentral platzierten apikalen LVAD-Einlasskanüle (K)

Insuffizienzen der Aorten- bzw. Pulmonalklappe bei LVAD bzw. RVAD führen trotz erhöhter VAD-Pumpleistung zur Verminderung des effektiven Herzzeitvolumens, da das geförderte Blut über die insuffiziente Klappe zurück zum Einfluss gelangt und erneut gepumpt werden muss. Die Erkennung dieser Insuffizienzjets ist im Allgemeinen problemlos möglich (Abb. 16, Film 9), wobei geringe Insuffizienzjets toleriert werden können. Einen ähnlichen Effekt auf das effektive Herzzeitvolumen haben die bereits oben besprochenen Klappeninsuffizienzen der VAD selbst.

VAD und Thromboembolien

Auch beim Patienten nach Implantation eines VAD kann die Suche nach Emboliequellen Grund für den Einsatz der Echokardiographie sein. Unmittelbar postoperativ muss in diesem Kontext auch an Luftembolien gedacht werden. Den Ausschluss eines Rechts-Links-Shunts wie im Abschnitt Herztransplantation besprochen vorausgesetzt, ist das VAD mit seinen Kanülen eine häufige Emboliequelle. Da das VAD selbst echokardiographisch nicht untersucht werden kann, gibt nur die dopplerechokardiographische Untersuchung der Flussprofile im Bereich der Kanülen Hinweise auf thromboembolische Ursachen. Die Kanülenspitzen selbst sollten jedoch sorgfältig geschallt werden. Eine weitere Ursache sind Thromben im Bereich des Ventrikels, die nicht selten im Bereich ischämischer, akinetischer oder sogar aneurysmatischer Myokardanteile schon bei Implan-

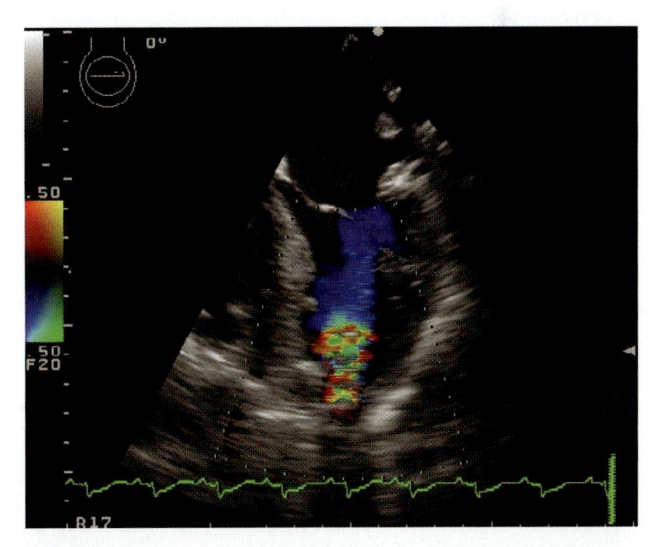

Abb. 18 Die Farbdoppleruntersuchung zeigt ein typisches Flussprofil mit maximaler Blutgeschwindigkeit am Kanüleneingang, dargestellt durch das Farbmosaik

tation des VAD vorliegen oder sich anschließend bilden [23]. Bei Vorhofflimmern stellt auch der linke Vorhof und hier insbesondere das Vorhofohr eine mögliche Emboliequelle dar. Eine sorgfältige echokardiographische Untersuchung des linken Vorhofs und des linken Ventrikels ist dementsprechend obligat, wobei die TEE gegenüber der TTE die höhere Sensitivität und Spezifität bei der Entdeckung atrialer Thromben besitzt.

Abschließend wollen wir uns nochmals dem Fallbeispiel widmen: Nach Volumengabe und Steigerung der inotropen Unterstützung kommt es zur raschen Kreislaufstabilisierung mit Anstieg der LVAD Flussrate auf Ausgangswerte, und der Patient ist wieder vollständig oxygeniert, da der Shuntfluss über das offene Foramen ovale bei Angleichung der Vorhofdrucke nicht mehr auftritt (Abb. 17 und 18, Film 10 und 11).

- **Filmsequenz 1:** Nach Herztransplantation zeigt sich ein dilatierter rechter Ventrikel mit eingeschränkter Pumpfunktion. Das Septum wölbt sich zum linken Ventrikel, und die anuläre Dilatation erzeugt eine Trikuspidalinsuffizienz mit zentral orientiertem Jet.

- **Filmsequenz 2:** Im mittösophagealen Vierkammerblick zeigt sich ein lokalisiertes Hämatom vor dem rechten Ventrikel (Pfeil).

- **Filmsequenz 3:** Im linken Vorhofohr zeigt sich Spontankontrast.

- **Filmsequenz 4:** Thrombus im linken Vorhofohr (Pfeil).

- **Filmsequenz 5:** Im 4-Kammer-Blick zeigt sich ein dilatierter, spitzenbildender rechter Ventrikel mit paradoxer Septumwölbung als Zeichen der RV-Dysfunktion. Der rechte Vorhof ist dilatiert, und es zeigt sich ein Septumaneurysma (A) mit starker Wölbung zum linken Vorhof als Zeichen eines deutlichen Druckgefälles zwischen rechtem und linkem Vorhof. Linker Vorhof und Ventrikel sind kollabiert, und die apikale LVAD-Einlasskanüle (K) wird teilweise von der lateralen Ventrikelwand bedeckt.

- **Filmsequenz 6:** Im mittösophagealen Längsachsenschnitt zeigt sich ein entlasteter linker Ventrikel mit apikaler LVAD-Einlasskanüle (K). Die Aortenklappe bleibt auch in Systole geschlossen (Pfeil).

- **Filmsequenz 7:** Im bicavalen Blick zeigt sich ein offenes Foramen ovale mit Rechts-Links-Shunt zwischen rechtem Vorhof (RA) und linkem Vorhof (LA), dargestellt mittels Farbdoppler.

- **Filmsequenz 8:** Nach Injektion von Echokontrast über den zentralvenösen Zugang zeigt sich ein Übertritt von Kontrastmittel in den linken Vorhof (Pfeile).

- **Filmsequenz 9:** Im mittösophagealen Längsachsenschnitt zeigt sich ein erstgradiger aortaler Insuffizienzjet, der auch in der Systole erkennbar bleibt, da sich aufgrund guter Entlastung die Aortenklappe nicht öffnet. Im linken Ventrikel ist die apikale Einlasskanüle des LVAD sichtbar (K).

- **Filmsequenz 10:** Bei verbesserter rechtsventrikulärer Funktion und nach Volumengabe zeigt sich ein ausreichend gefüllter linker Vorhof und linker Ventrikel mit einer gut zentral platzierten apikalen LVAD-Einlasskanüle (K).

- **Filmsequenz 11:** Die Farbdoppleruntersuchung zeigt ein typisches Flussprofil mit maximaler Blutgeschwindigkeit am Kanüleneingang, dargestellt durch das Farbmosaik.

Literatur

1. Erb JM (2006) Akute hämodynamische Instabilität bei einem Patienten mit linksventrikulärem Assist Device. Intensivmed 43:331
2. Shanewise JS, Cheung AT, Aronson S et al (1999) ASE/SCA guidelines for performing a comprehensive intraoperative multiplane transesophageal echocardiography examination: recommendations of the American society of echocardiography council for intraoperative echocardiography and the society of cardiovascular anesthesiologists task force for certification in perioperative transesophageal echocardiography. Anesth Analg 89:870–884
3. Starling RC, Baker PB, Hirsch SC, Myerowitz PD, Galbraith TA, Brinkley PF (1989) An echocardiographic and anatomic description of the donor-recipient atrial anastomosis after orthotopic cardiac transplantation. Am J Cardiol 64:109–111
4. Hosenpud JD, Norman DJ, Cobanoglu A, Floten HS, Conner RM, Starr A (1987) Serial echocardiographic findings early after heart transplantation: evidence for reversible right ventricular dysfunction and myocardial edema. J Heart Transplant 6:343–347
5. Hausmann B, Muurling S, Stauch C, Haverich A, Hirt S, Simon R (1997) Detection of diastolic dysfunction: acoustic quantification (AQ) in comparison to Doppler echocardiography. Int J Card Imaging 13:301–310
6. Berwing K, Friedl A, Schaper J, Huth C, Schwarz T, Klövekorn WP, Schlepper M (1994) Doppler- und echokardiographische Parameter zum Nachweis akuter Abstoßungen nach Herztransplantation. Z Kardiol 83:225–233
7. Haverich A, Albes JM, Fahrenkamp G, Schäfers HJ, Wahlers T, Heublein B (1991) Intraoperative echocardiography to detect and prevent tricuspid valve regurgitation after heart transplantation. Eur J Cardiothoracic Surg 5:41–45
8. De Simone R, Lange R, Sack FU, Mahmanesh H, Hagl S (1995) Atrioventricular valve insufficiency and atrial geometry after orthotopic heart transplantation. Ann Thorac Surg 60:1686–1693
9. Stevenson LW, Dadourian BJ, Kobashigawa J, Child JS, Clark SH, Laks H (1987) Mitral regurgitation after cardiac transplantation. Am J Cardiol 60:119–122
10. Hauptmann PF, Gass A, Goldman ME (1993) The role of echocardiography in heart transplantation. J Am Soc Echocardiogr 6:496–509
11. Derumeaux G, Habib G, Mouton-Schleifer D, Ambrosi P, Bessou JP, Metras D, Cribier A, Luccioni R, Soyer R, Letac B (1995) Standard orthotopic heart transplantation versus total orthotopic heart transplantation. Circulation 92:196–201

12. Bouchart F, Derumeaux G, Mouton-Schleifer D, Bessou JP, Redonnet M, Soyer R (1997) Conventional and total orthotopic cardiac transplantation: a comparative clinical and echocardiographical study. Eur J Cardiothorac Surg 12:555–559
13. Konstadt SN, Louie EK, Black S, Rao TLK, Scanlon P (1991) Intraoperative detection of patent foramen ovale by transesophageal echocardiography. Anesthesiology 74:212–216
14. Goldstein DJ, Oz MC (Hrsg) (2000) Cardiac assist devices. Futura Publishing Company, Armonk NY
15. Simon P, Owen AN, Moritz A, Rokitansky A, Laczkovics A, Wolner E, Mohl W (1991) Transesophageal echocardiographic evaluation in mechanically assisted circulation. Eur J Cardiothorac Surg 5:492–497
16. Akosah KO, Song A, Guerraty A, Mohanty P, Paulsen W (1998) Echocardiographic evaluation of patients with a left ventricular device. ASAIO J 44:M624–M627
17. Pavie A, Leger P (1996) Physiology of univentricular versus biventricular support. Ann Thorac Surg 61:347–349
18. Cokis C, Manikappa S (2002) An unusual transesophageal echocardiographic finding after insertion of a ventricular assist device. J Cardiothoracic Vasc Anesth 16:524–525
19. Moursi M, Nanda N, Holman W, McGiffin D, Samal A, de Sousa JB (1998) Usefulness of transesophageal echocardiography in diagnosing valve leakage of left ventricular assist device. Echocardiography 15:703–707
20. Baldwin RT, Duncan JM, Frazier OH, Wilansky S (1991) Patent foramen ovale: a cause of hypoxemia in patients on left ventricular support. Ann Thorac Surg 52:865–867
21. Shapiro GC, Leibowitz DW, Oz MC, Weslow RG, Di Tullio MR, Homma S (1995) Diagnosis of patent foramen ovale with transesophageal echocardiography in a patient supported with a left ventricular assist device. J Heart Lung Transplant 14:594–597
22. Kilger E, Strom C, Frey L et al (2000) Intermittent atrial level right-to-left shunt with temporary hypoxemia in a patient during support with a left ventricular assist device. Acta Anaesthesiol Scand 44:125–127
23. Nakatani T, Noda H, Beppu S et al (1990) Thrombus in a natural left ventricle during left ventricular assist: another thromboembolic risk factor. ASAIO Trans 36:M711–M714

FALLBEISPIEL

Kreislaufkollaps auf der Notfallstation

Isabelle Michaux (✉)
Cliniques Universitaires de Mont-Godinne
Université Catholique de Louvain
5530 Yvoir, Belgium
E-Mail: Isabelle.michaux@rean.ucl.ac.be

Karl Skarvan, Miodrag Filipovic, Manfred Seeberger
Departement Anästhesie
Universitätsspital Basel
4031 Basel, Schweiz

Eine 79-jährige Frau wird vom Notarzt auf die Notfallstation eingeliefert, nachdem sie beim Spazieren kollabiert ist. Sie klagt über Atemnot und Schmerzen auf der Brust. Bei der Untersuchung findet man kalte und blasse Extremitäten, einen regelmäßigen Puls mit einer Frequenz von 100/min, einen Blutdruck von 85/45 mmHg, eine Sauerstoffsättigung von 92% bei Zimmerluft, gestaute Halsvenen und Beinödeme. Sie gibt an, an einer Leukämie zu leiden, die sich jedoch in Remission befinde. Außerdem musste sie sich vor 5 Jahren einer Brustoperation links wegen eines Mammakarzinoms unterziehen.

Noch während der Untersuchung auf der Notfallstation kommt es trotz laufender Infusion und flacher Rückenlage zum nochmaligen Kreislaufkollaps. Die Herzfrequenz steigt auf 110/min und der systolische Blutdruck sinkt auf 65 mmHg. Das zu diesem Zeitpunkt angefertigte Elektrokardiogramm ist in der Abbildung 1 reproduziert. Angesichts dieser bedrohlichen hämodynamischen Instabilität unklarer Ursache wird eine notfallmässige transthorakale Echokardiographie durchgeführt. Wichtige Befunde dieser Untersuchung sind in Abbildung 2 sowie in Filmsequenzen 1–3 und Abbildung 3 dargestellt. Alle 3 Filmsequenzen zeigen das Herz im 2-dimensionalen parasternalen Längsachsenschnitt. In Filmsequenz 2 ist zusätzlich der Farbdoppler zu sehen. Abbildung 3 zeigt die mit kontinuierlichem Doppler gemessenen Flussgeschwindigkeiten durch die Trikuspidalklappe.

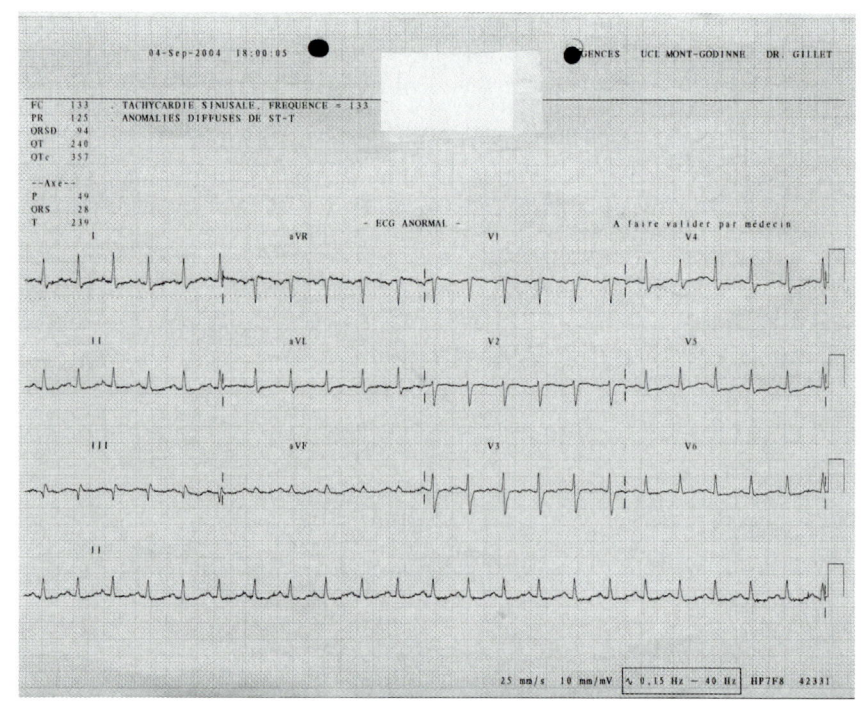

Abb. 1 Das kurz nach Einlieferung auf der Notfallstation angefertigte 12-Ableitungs-EKG

Fragen (Antworten auf S. 152)
1. Wie beurteilen Sie die Größe und Funktion beider Herzkammern?
2. Beurteilen Sie die Funktion der Trikuspidalklappe und schätzen Sie den Druck im rechten Ventrikel ein.
3. Wie interpretieren Sie den mobilen Schatten im rechten Vorhof?
4. Was ist die Ursache des Kreislaufkollapses?

• **Filmsequenz 1:**
Transthorakaler, leicht modifizierter parasternaler Längsachsenschnitt, aufgenommen unmittelbar nach dem Auftreten des Kreislaufkollapses.

• **Filmsequenz 2:**
Transthorakaler, leicht modifizierter parasternaler Längsachsenblick; Farbdoppler-Untersuchung.

• **Filmsequenz 3:**
Transthorakaler, leicht modifizierter parasternaler Längsachsenschnitt.

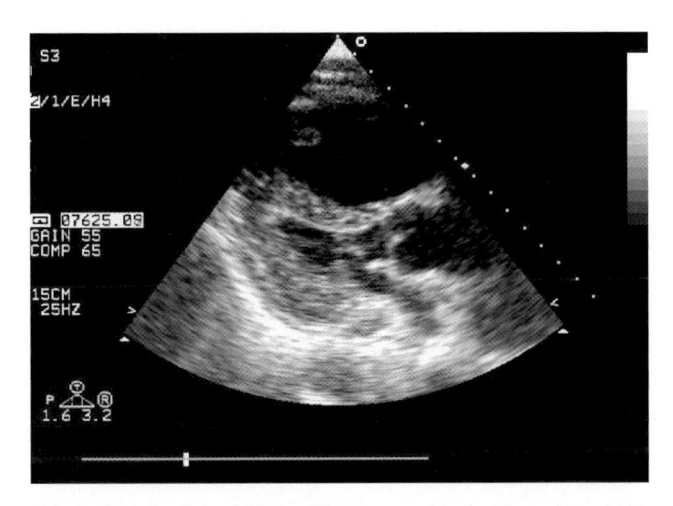

Abb. 2 Transthorakaler, leicht modifizierter parasternaler Längsachsenschnitt, aufgenommen unmittelbar nach dem Auftreten des Kreislaufkollapses

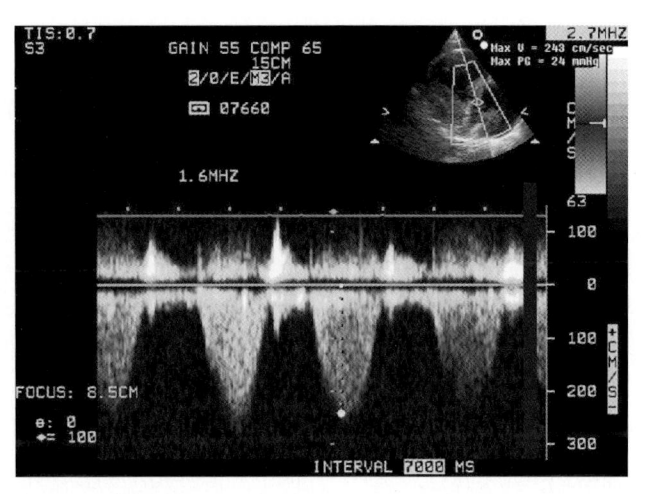

Abb. 3 Messung der transtrikuspidalen Flussgeschwindigkeit mit CW-Doppler

I. Michaux
K. Skarvan
M. Filipovic
M. D. Seeberger

Echokardiographische Beurteilung des rechten Herzens beim perioperativen und intensivmedizinischen Patienten

Evaluation of the right heart in patients in the emergency room, the operating theatre or the intensive care unit

▶ **Summary** Reliable information on the structure and function of the right heart is essential for optimal haemodynamic management of critically ill patients. The right ventricle plays a pivotal, yet often neglected role in the circulation and its failure is often responsible for haemodynamic instability and poor outcome. The low pressure pump of the right ventricle is excessively sensitive to acute increases in its afterload caused by pulmonary embolism, pulmonary vasoconstriction, left ventricular failure or inappropriate ventilator setting and, consequently, is susceptible to acute failure. Alternatively, right ventricular failure can be caused by ischaemia, infarction or volume overload. In the diagnosis of right ventricular failure, echocardiography is superior to invasive haemodynamic monitoring and allows for choosing the best therapy and following its effects. The echocardiographic study of the right heart is based on two-dimensional, M-mode, Doppler and tissue Doppler techniques. Although both transthoracic and transoesophageal methods have comparable diagnostic power, in ventilated patients with poor or inaccessible transthoracic windows the transoesophageal approach frequently has to be used. With regard to the right heart, the echocardiographic study must determine size and function of the right ventricle, estimate its preload and afterload, quantify the pressures in the pulmonary circulation, evaluate the function of tricuspid and pulmonic valves and identify intracardiac shunts, emboli or vegetations. This review covers the applications of echocardiography in the diagnosis of right heart abnormalities in perioperative, critical care and emergency settings.

▶ **Key words**
Echocardiography –
right heart –
right ventricular failure –
haemodynamics

▶ **Zusammenfassung** Bei der Beurteilung des notfallmedizinischen, chirurgischen und intensivmedizinischen Patienten wurde dem rechten Herzen lange nicht die gebührende Aufmerksamkeit geschenkt. Ein Grund dafür dürfte wohl das oft zitierte, jedoch missverstandene Tierexperiment sein, in dem eine schwere Schädigung der freien Wand des rechten Ventrikels mit keinen nennenswerten Veränderungen

Dr. Isabelle Michaux (✉)
Cliniques Universitaires de Mont-Godinne
Université Catholique de Louvain
5530 Yvoir, Belgium
E-Mail: Isabelle.michaux@rean.uncl.ac.be

Prof. Dr. Karl Skarvan
Priv.-Doz. Dr. Miodrag Filipovic
Prof. Dr. Manfred D. Seeberger
Departement Anästhesie
Universitätsspital Basel
4031 Basel, Schweiz

der Hämodynamik einherging [1]. Ein anderer Grund liegt an der während langer Zeit fehlenden Möglichkeit, die Größe der Herzhöhlen sowie die intrakardialen Druckwerte und Blutflüsse im Operationssaal oder am Intensivbett zu bestimmen und im Verlauf der Behandlung zu überwachen. Diese Möglichkeit ist nun dank der breiten Verfügbarkeit der Echokardiographie gegeben. Der rechte Ventrikel spielt in der operativen und akuten Medizin eine wichtige Rolle; sein Versagen liegt einem bedeutenden Teil der hämodynamischen Instabilitäten zugrunde, und seine Funktion bestimmt den Verlauf einer Vielzahl akuter Erkrankungen (Tab. 1). Die transthorakale Echokardiographie (TTE) oder die transösophageale Echokardiographie (TOE) erlauben eine schnelle, nicht oder wenig invasive und kostengünstige Beurteilung von Struktur und Funktion des rechten Herzens direkt am Patientenbett und liefern damit wichtige, für die therapeutische Entscheidungen oftmals unentbehrliche Informationen. Dieser Artikel soll einen Überblick über die aktuellen Möglichkeiten der Echokardiographie zur Beurteilung des rechten Herzens bei akutmedizinischen Patienten geben.

▶ **Schlüsselwörter**
Echokardiographie – rechtes Herz – rechtsventrikuläres Versagen – Hämodynamik

Anatomie des rechten Herzens

Gute Kenntnisse der komplexen Anatomie des rechten Herzens sind eine unabdingbare Voraussetzung für die korrekte Interpretation der Bilder und für eine zuverlässige Unterscheidung zwischen normalen und pathologischen Strukturen. Die wichtigsten anatomischen Merkmale sind in Abb. 1 und 2 schematisch dargestellt.

Physiologie des rechten Herzens

Während der Systole des rechten Ventrikels wirkt der rechte Vorhof als *Reservoir* für das aus den Hohlvenen und dem Sinus coronarius zufließende Blut. Nachdem sich zu Beginn der rechtsventrikulären Diastole die Trikuspidalklappe geöffnet hat, funktioniert der Vorhof als *Conduit*. Die Füllung des rechten Ventrikels findet vorwiegend in der Frühdiastole unmittelbar nach Öffnung der Trikuspidalklappe statt. Schließlich wirkt der rechte Vorhof auch als *Pumpe*, indem er sich am Ende der Diastole kontrahiert und die Füllung des rechten Ventrikels vervollständigt. Diese Vorhofkontraktion führt zu einer kurzen Flussumkehr in den Hohl- und Lebervenen.

Der rechte Ventrikel kann als dünnwandige Niederdruckpumpe beschrieben werden. Er vermag den venösen Rückfluss ohne Druckerhöhung und Rückstau durch die pulmonale Strombahn zu fördern und dem linken Herzen zuzuführen. Dies ist auch unter den extremen physiologischen Schwankungen des Herzzeitvolumens möglich. Bedingt durch den niedrigen diastolischen Druck in der Pulmonalarterie öffnet sich die Pulmonalklappe sehr früh und die isovolumische Kontraktionszeit ist deshalb kurz. Die Kontraktion breitet sich wellenförmig vom Einflusstrakt (Sinus) zum Ausflusstrakt (Conus) aus (Filmsequenz 5) [2]. Die rechtsventrikuläre Austreibung setzt sich auch noch während des spätsystolischen Druckabfalls fort, was zu einer kurzen isovolumischen Relaxationszeit führt. Diese physiologische Asynchronie der rechtsventrikulären Kontraktion muss von der pathologischen rechtsventrikulären Dyssynchronie abgegrenzt werden, die sich bei chronischer pulmonal-arterieller Hypertension als Verzögerung der Kontraktion der freien Wand manifestiert [3].

Vorlast, *Nachlast* und *Kontraktilität* bestimmen die globale rechtsventrikuläre Pumpfunktion. Die *Vorlast* bzw. das rechtsventrikuläre enddiastolische Volumen kann dank der hohen Compliance des rechten Ventrikels erheblich zunehmen, ohne dass eine wesentliche Erhöhung des rechtsventrikulären enddiastolischen Druckes (des „Füllungsdruckes") auftritt. Einer weiteren Zunahme des Füllungsvolumens wirkt das wenig dehnbare Perikard entgegen.

Die rechtsventrikuläre *Nachlast* entspricht der Impedanz des kleinen Kreislaufs. Die Nachlast kann klinisch aufgrund des pulmonal-arteriellen Gefäßwiderstandes oder vereinfacht aufgrund des Pulmonalarteriendruckes geschätzt werden. Die rechtsventrikuläre Niederdruckpumpe ist extrem empfindlich auf jede Erhöhung ihrer Nachlast und dementsprechend besteht eine enge Beziehung zwischen dem pulmonal-arteriellen Gefäßwiderstand und der rechtsventrikulären Pumpfunktion.

Der rechte und der linke Ventrikel teilen sich im Bereich des Septums gemeinsame Myokardfasern, sind durch die pulmonale Strombahn miteinander verbunden (Serienschaltung) und nebeneinander im Perikardraum eingeschlossen. Das ist die anatomische Grundlage der ventrikulären Interaktion („in-

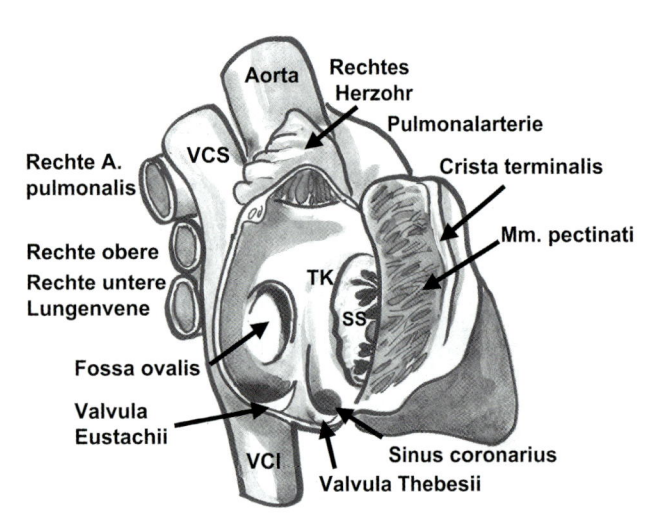

Abb. 1 Rechter Vorhof: Ansicht der inneren Strukturen nach Entfernung der lateralen Wand. Der rechte Vorhof besteht aus zwei anatomisch unterschiedlichen Teilen: in den hinteren, glattwandigen, halb-zylindrischen Teil des Vorhofs münden die beiden Hohlvenen (Vena cava superior, VCS und Vena cava inferior, VCI) und der Sinus coronarius. Der vordere, durch parallele Muskelbälkchen (Mm. pectinati) zerklüftete Teil, geht in das rechte Herzohr über. Die Grenze zwischen beiden Teilen markiert die Crista terminalis; diese bogenförmige, vertikal verlaufende Leiste erstreckt sich zwischen den Öffnungen der oberen und unteren Hohlvene. Am vorderen Rand der Öffnung der unteren Hohlvene befindet sich die zumeist rudimentäre, aber hoch variabel vorhandene Valvula Eustachii. Gelegentlich ist diese Klappe größer und mehrfach fenestriert und ähnelt dem seltener beobachteten, spitzengewebeartigen Chiari-Netz. Am Ostium des Sinus coronarius befindet sich die kleine Valvula Thebesii. *TK* Trikuspidalklappe, *SS* septales Segel der Trikuspidalklappe

Tab. 1 Akut-medizinische Erkrankungen des rechten Herzens

Myokardischämie, 'Stunning', Infarkt des rechten Ventrikels   Stenose, Spasmus, Verschluss der rechten Koronararterie   (Luft-) Embolie der rechten Koronararterie
Akute Erhöhung der rechtsventrikulären Nachlast   Akute Lungenembolie: Thrombus, Fett, Zement, Luft   Akutes Linksherzversagen   Akutes Lungenversagen (ARDS)   Reperfusion des Lungenkreislaufs (ausgedehnte Herz- u. Thoraxchirurgie)   Protamin-Nebenwirkung
Endokarditis der Trikuspidal-/Pulmonalklappe
Mitralvitien
Thoraxtrauma: Myokardkontusion, traumatische Läsionen der Hohlvenen, Klappen und Septen
Tumoren, Thromben
Kongenitale Herzvitien bei Erwachsenen
Refraktäre Hypoxämie   Offenes Foramen ovale und Rechts-Links-Shunt
Kardiomyopathien

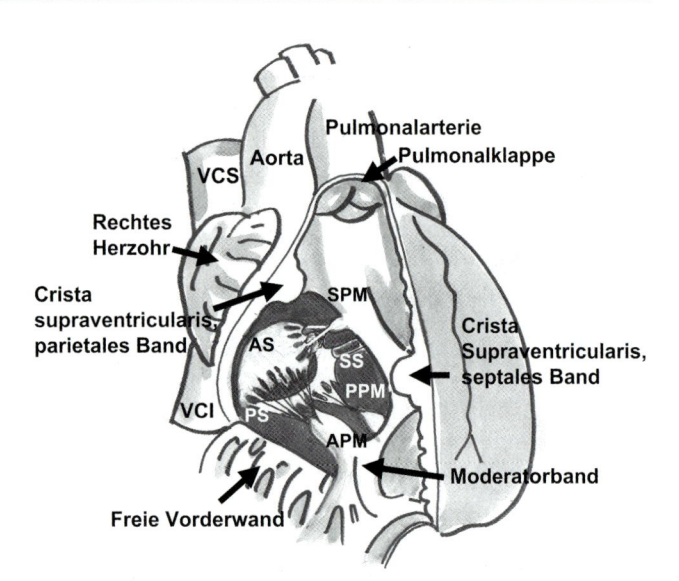

Abb. 2 Rechter Ventrikel: Ansicht der inneren Strukturen nach Entfernung der freien Wand. Die Trikuspidalklappe mit ihrem ovalen, nach vorne links orientierten Annulus verbindet den rechten Vorhof mit dem rechten Ventrikel. Sie setzt sich aus einem anterioren, posterioren und septalen Segel (AS, PS und SS) zusammen, welche mit durchschnittlich 25 Sehnenfäden mit den drei Papillarmuskeln verbunden sind. Der Ansatz der Trikuspidalklappe liegt näher der Herzspitze als der Ansatz der Mitralklappe. Am rechten Ventrikel unterscheiden wir die freie anterolaterale Vorderwand, die dem Zwerchfell anliegende Unterwand und das Ventrikelseptum, das die mediale und posteriore Wand der Kammer bildet. Die Crista supraventricularis ist ein starkes „U-förmiges" Muskelband, das den Raum zwischen oberem Septum und freier Vorderwand überbrückt und während der Systole einen wesentlichen Beitrag zur Entleerung des rechten Ventrikels leistet. Die Crista supraventricularis teilt den rechten Ventrikel in den durch Trabeculae carneae zerklüfteten Einflusstrakt und den glattwandigen Ausflusstrakt. Ein weiteres, als Moderatorband bezeichnetes Muskelbündel verläuft quer im distalen Drittel des rechten Ventrikels zwischen Septum und der freien Wand. Die Pulmonalklappe mit der hinteren, rechten und linken Tasche öffnet den Weg in den etwa 5 cm langen und 2,5–3 cm breiten Pulmonalhauptstamm. Dieser liegt zunächst vor und dann links der Aorta und teilt sich an der Bifurkation in die rechte und linke Pulmonalarterie. Die rechte Pulmonalarterie liegt dorsal der Aorta, der oberen Hohlvene (Vena cava superior, VCS) und der rechten oberen Lungenvene. Die linke Pulmonalarterie verläuft vor dem linken Hauptbronchus, was ihre Darstellung mittels transösophagealer Echokardiographie verunmöglicht. *VCI* Vena cava inferior, untere Hohlvene. *APM, PPM, SPM* anteriorer, posteriorer und septaler Papillarmuskel

terdependence" oder „cross-talk"). Die Füllung und die Pumpfunktion des einen Ventrikels beeinflusst dabei die Füllung und Funktion des anderen Ventrikels. Klinisch relevant sind vor allem die Beteiligung des linken Ventrikels an der Pumpfunktion des rechten Ventrikels sowie die Behinderung der linksventrikulären Füllung im Falle einer Dilatation des rechten Ventrikels und der damit verbundenen linksgerichteten Septumverschiebung. Der erstgenannte Mechanismus ist ein Beispiel für eine systolische Interaktion beider Ventrikel, der zweitgenannte ein Beispiel für eine diastolische Interaktion.

Echokardiographische Untersuchung des rechten Herzens

Eine vollständige echokardiographische Untersuchung des rechten Herzens beinhaltet sowohl zweidimensionale als auch dopplersonographische Techniken. Die Untersuchung kann entweder transthorakal oder transösophageal durchgeführt werden, wobei die TTE die Methode der ersten Wahl ist. In Tabelle 2 sind die korrespondierenden TTE und TOE Standardbilder aufgeführt. Nachfolgend wird insbesondere die Untersuchung des rechten Ventrikels im Detail besprochen, die in Notfallsituationen von größtem Interesse ist. Diese Fokussierung auf die Ventrikelfunktion soll jedoch die Bedeutung einer

Tab. 2 Standardschnittbilder zur Untersuchung des rechten Herzens [39, 40]

Transthorakale Echokardiographie (TTE)	Dargestellte Strukturen des rechten Herzens	Transösophageale Echokardiographie (TOE)
Parasternaler Längsachsen-Schnitt	Ventrikel, Ventrikelseptum	
Parasternaler Längsachsen-Schnitt des rechtsventrikulären Einflusstraktes	Vorhof, Trikuspidalklappe, rechtsventrikulärer Einflusstrakt	Transgastrischer rechtsventrikulärer Einflusstrakt 120°
Parasternaler Längsachsen-Schnitt der Pulmonalarterie	Pulmonalarterien-Hauptstamm, Bifurkation, rechte u. linke Pulmonalarterie, obere Hohlvene	Oberer ösophagealer Längsachsenschnitt der Pulmonalarterie 0°
Parasternaler Kurzachsenschnitt	Ventrikel, Ventrikelseptum	Transgastrischer Kurzachsenschnitt 0°
Parasternaler Kurzachsenschnitt der Trikuspidal-Klappe	Trikuspidalklappe, septales, vorderes, hinteres Segel	Transgastrischer Kurzachsenschnitt der Trikuspidalklappe 10–40°
Parasternaler rechtsventrikulärer Einfluss-Ausfluss-Trakt-Blick	Vorhof, Trikuspidalklappe, Einflusstrakt u. Ausflusstrakt, Pulmonalklappe, Pulmonalarterie	Mitt-ösophagealer rechtsventrikulärer Einfluss-Ausfluss-Trakt-Blick 60–75°
Apikaler 4-Kammerblick	Vorhof- u. Ventrikel-Einflusstrakt, Vorhofseptum, Ventrikelseptum, Trikuspidalklappe, Sinus coronarius	Modifizierter mitt-ösophagealer 4-Kammerblick 0–10°
Subkostaler Längsachsen-Schnitt (4-Kammerblick)	Vorhof- u. Ventrikel-Einflusstrakt, Vorhof- u. Ventrikel-Septum, Trikuspidalklappe	
Subkostaler Längsachsenschnitt des rechtsventrikulären Ausflusstraktes	RV-Ausflusstrakt, Pulmonalklappe, Pulmonalarterie	Tiefer transgastrischer Längsachsenschnitt des rechtsventrikulären Ausflusstrakts 0–20°
Suprasternaler Kurzachsenschnitt des Aortenbogens mit rechter Pulmonalarterie	Pulmonalarterie, Pulmonalklappe (TOE), rechte Pulmonalarterie (TTE)	Oberer ösophagealer Kurzachsenschnitt des Aortenbogens mit der Pulmonalarterie im Längsschnitt 90°
	Rechter Vorhof, untere und obere Hohlvene, Vorhofseptum	Mittösophagealer bikavaler Blick 80–110°

systematischen und vollständigen Untersuchung des gesamten rechten Herzens von den Hohlvenen bis zur Pulmonalarterie hin nicht schmälern. Und selbstverständlich müssen für eine abschließende Beurteilung des Herzens auch die linksseitigen Herzhöhlen, Klappen und Gefäße genau untersucht werden, wie in vorherigen Artikeln dieser Serie dargelegt [4–8].

▪ Der rechte Ventrikel und die Trikuspidalklappe

Mit der TTE wird der rechte Ventrikel in nachfolgend beschriebenen Schnittebenen dargestellt. Zunächst im *parasternalen Längsachsenschnitt*, in welchem der rechte Ventrikel im oberen Teil des Sektors und oberhalb des Ventrikelseptums erscheint Abb. 3A. Aus diesem Standardbild lässt sich durch Kippen des Schallkopfs der *parasternale Längsachsenschnitt des rechtsventrikulären Einflusstraktes* darstellen. Neben den vorderen Segmenten der freien Wand sehen wir auch die Trikuspidalklappe und den rechten Vorhof (Filmsequenzen 4 und 6). Vom parasternalen Längsachsenschnitt ausgehend, durch das Drehen des Schallkopfs um 90° nach rechts (im Uhrzeigersinn), erhalten wir den *parasternalen Kurzachsenschnitt*, mit dem halbmondförmigen Querschnitt des rechten Ventrikels (Abb. 3C). Das Ventrikelseptum ist gegen rechts konvex und erscheint als Teil des runden linksventrikulären Querschnitts. Um den Kurzachsenschnitt der Aortenklappe zu erhalten, muss der Schallkopf 1–2 Interkostalräume kranialer platziert werden. Nach leichter Anpassung der Schallebene gelingt es den rechtsventrikulären Ausflusstrakt in seiner Längsachse darzustellen, zusammen mit den basalen Segmenten der freien rechtsventrikulären Wand, der Pulmonalklappe und dem proximalen Teil des Pulmonalarterien-Hauptstammes (Abb. 4C).

Im *apikalen Vierkammerblick* erscheinen der vordere Teil der freien rechtsventrikulären Wand und die Trikuspidalklappe auf der linken Bildschirmseite (Abb. 4A). Im *subkostalen Längsachsenschnitt* befindet sich der rechte Ventrikel im oberen Teil des Sektors (Filmsequenz 7).

Mittels TOE wird der rechte Ventrikel in vier Schnittebenen dargestellt. Den *modifizierten mittösophagealen Vierkammerblick* bei 0° erhalten wir, wenn wir die Sonde ausgehend vom Vierkammerblick leicht vorschieben und nach rechts rotieren, bis die Trikuspidalklappe in der Mitte des Sektors erscheint. Nun bilden die vorderen Anteile der

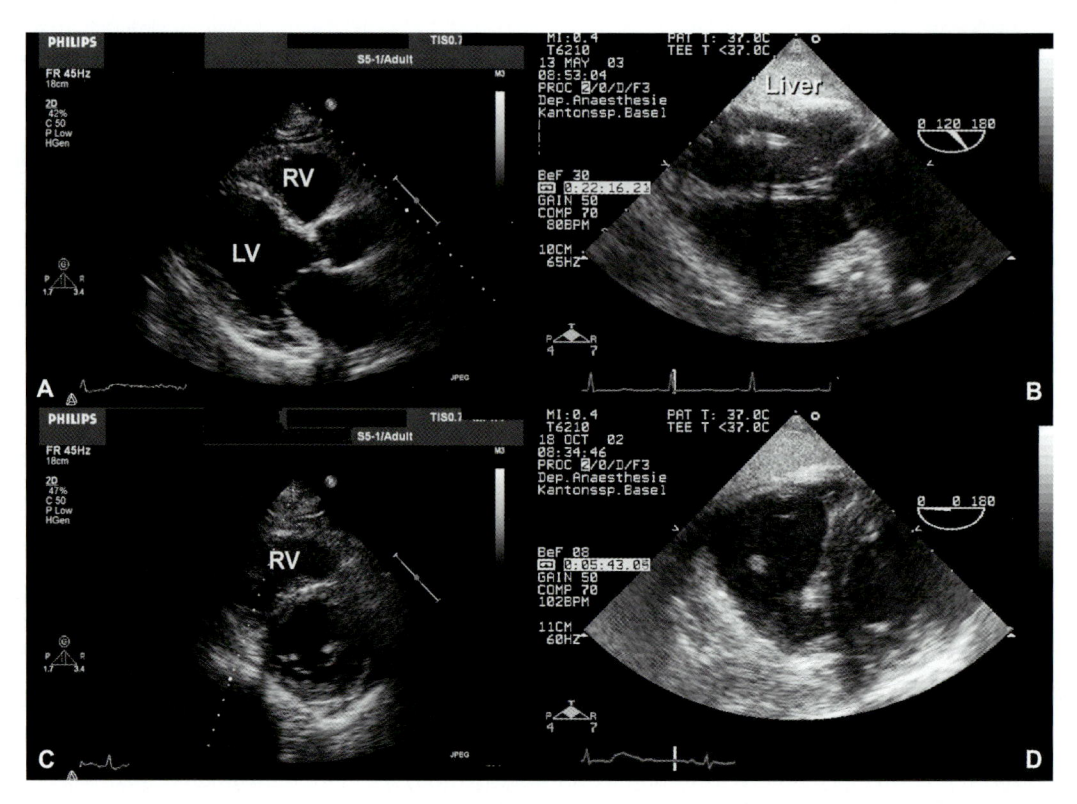

Abb. 3 Standardschnittbilder des rechten Ventrikels in der TTE und TOE I. **A**: Parasternaler Längsachsenschnitt. **B**: Transgastrischer rechtsventrikulärer Einflusstrakt. **C**: Parasternaler Kurzachsenschnitt und **D**: Transgastrischer Kurzachsenschnitt

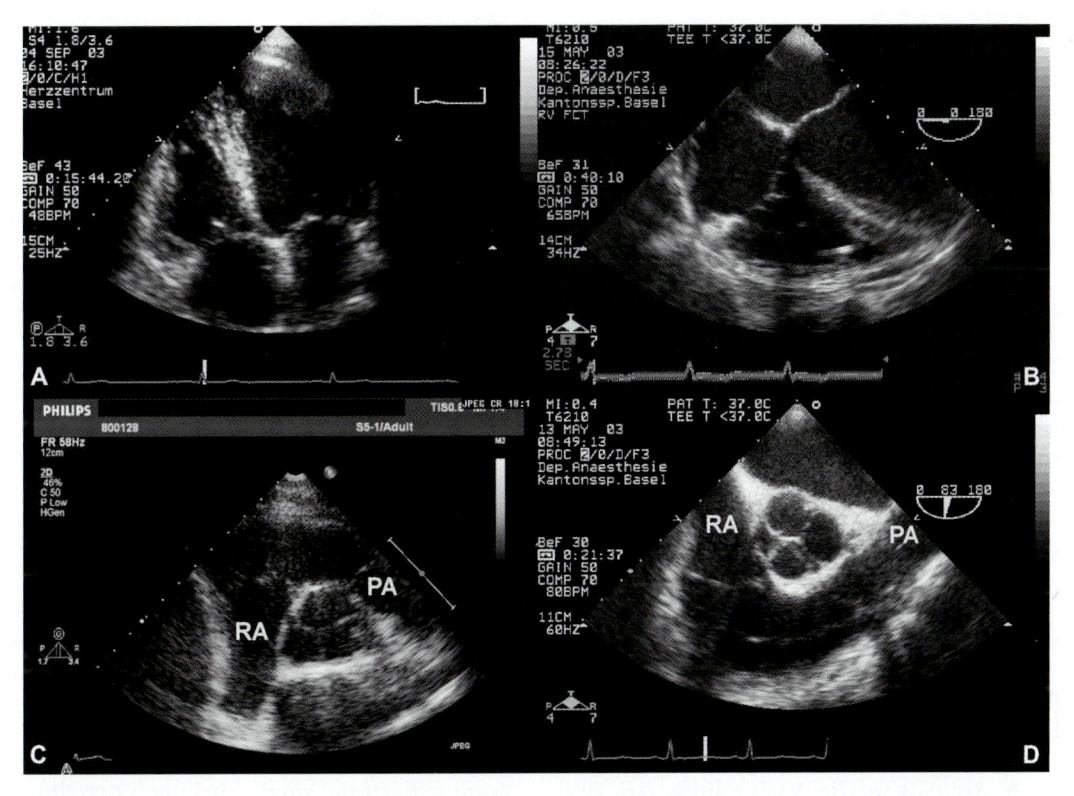

Abb. 4 Standardschnittbilder des rechten Ventrikels in der TTE und TOE II.
A: Apikaler 4-Kammerblick. **B**: Mitt-ösophagealer 4-Kammerblick. **C**: Parasternaler Kurzachsenschnitt der Aortenklappe mit Längsachsenschnitt des rechtsventrikulären Einfluss- und Ausflusstraktes und der Pulmonalarterie. **D**: Mittösophagealer rechtsventrikulärer Einfluss-Ausflusstraktblick

rechtsventrikulären freien Wand die auf dem Bildschirm links erscheinende Begrenzung des rechten Ventrikels (Filmsequenz 8, Abb. 4B). Den *mittösophagealen rechtsventrikulären Einfluss-Ausflusstraktblick* erhalten wir ausgehend vom Fünf-Kammer-Blick durch Rotation der Schnittebene von 0° gegen 60–75° (Abb. 4D, Filmsequenz 5). Er zeigt links die Trikuspidalklappe und die basalen Segmente der rechtsventrikulären freien Wand und rechts den rechtsventrikulären Ausflusstrakt. Nach Vorschieben der Sonde in den Magen lässt sich bei 0° der *transgastrische Kurzenachsenschnitt* einstellen, in dem die basalen Segmente der freien Wand den linken Rand des halbmondförmigen Querschnitts des rechten Ventrikels bilden (3D). Die Trikuspidalklappe und ihre drei Segel lassen sich in ihrer Kurzachse darstellen, wenn die Schnittebene gegen 10–40° rotiert wird. Das hintere Segel erscheint oben, das septale rechts und das vordere links auf dem Bild. Mit der Schnittebene bei etwa 100–120° erhalten wir schließlich den *transgastrischen rechtsventrikulären Einflusstraktblick*, in dem sich die untere freie Wand oben und die vordere freie Wand unten auf dem Bild befindet (Abb. 3B, Filmsequenz 9). Rechts sehen wir die Trikuspidalklappe mit ihrem hinteren (oben) und vorderem Segel (unten) sowie mit den dazu gehörenden Sehnenfäden.

Der rechte Vorhof und die Hohlvenen

Die TTE erlaubt die Evaluation des rechten Vorhofs sowie des Vorhofseptums im *parasternalen Kurzachsenblick, apikalen Vierkammerblick* sowie im *subkostalen Blick*. Bei guten Schallbedingungen kann man im apikalen Vierkammerblick auch die Mündung des Sinus coronarius in den rechten Vorhof darstellen.

Mit der TOE werden der rechte Vorhof und das Vorhofseptum im *modifizierten mitt-ösophagealen Vierkammerblick* (Filmsequenz 8), im *mittösophageale rechtsventrikulären Einfluss-Ausflusstraktblick* (Filmsequenz 5) sowie im *mittösophagealen bikavalen Blick* bei 110° (Filmsequenz 10) dargestellt. Diese Schnittbilder sind wichtig für die Suche nach einem offenen Foramen ovale (mit Farbdoppler und Echokontrast). Aus dem bikavalen Blick lässt sich durch leichte Anteflexion der Sondenspitze die Trikuspidalklappe erreichen. Die Trikuspidalklappe und der rechte Vorhof lassen sich auch im modifizierten transgastrischen rechtsventrikulären Einflusstraktblick darstellen (Filmsequenz 11). Im modifizierten mittösophagealen Vierkammerblick (Filmsequenz 12) oder im etwas tieferen *gastroösophagealen Übergangsblick* lässt sich der Koronarsinus gut darstellen.

Die Darstellung der unteren Hohlvene ist mittels TTE (im subkostalen Blick) oder TOE möglich (Filmsequenz 13), während die obere Hohlvene sich der Anlotung durch TTE entzieht. Die TOE kann dagegen beide Hohlvenen gleichzeitig im *bikavalen Blick* (Filmsequenz 10) darstellen, mit der unteren Hohlvene links und der oberen rechts auf dem Sektor. Diese Schnittbilder helfen beim Lokalisieren von Kathetern und Schrittmacherelektroden im rechtem Vorhof und den zentralen Anteilen der Hohlvenen sowie bei der Suche nach Vegetationen und Thromben, die unter Umständen von diesen Fremdkörpern ausgehen können.

Lebervenen

Mit der TTE erreicht man die Lebervenen über das subkostale Fenster. Mit der TOE kann man, vom modifizierten Vierkammerblick ausgehend, durch Rechtsrotation der Sonde die Verbindung der drei Lebervenen mit der unteren Hohlvene darstellen. Dabei befindet sich die linke V. hepatica rechts, die rechte links und die mittlere dazwischen (Filmsequenz 13). Der Einsatz von Farbdoppler mit reduzierter Nyquist-Grenze kann bei der Lokalisierung der Lebervenen behilflich sein. Die mit gepulstem Doppler aufgezeichnete Flussgeschwindigkeit in einer Lebervene ist in der Abb. 5 B wiedergegeben. Bei steigendem Rechtsvorhofdruck nimmt die systolische Komponente des Vorwärtsflusses ab.

Der rechtsventrikuläre Ausflusstrakt und die Pulmonalarterie

Wie bereits beschrieben, werden in der TTE der rechtsventrikuläre Ausflusstrakt und die Pulmonalklappe in ihrer Längsachse im parasternalen Kurzachsenblick dargestellt und evaluiert. Alternativ können der Ausflusstrakt und die Pulmonalarterie durch das subkostale sowie suprasternale Fenster angelotet werden. Die TOE bietet zu demselben Zweck den *mittösophagealen rechtsventrikulären Einfluss-Ausflusstraktblick* (Abb. 4 D, Filmsequenz 5) und den *transgastrischen Längsachsenschnitt des rechtsventrikulären Ausflusstraktes und der Pulmonalklappe* (Abb. 6 A). Letzterer wird, ausgehend vom transgastrischen rechtsventrikulären Kurzachsenschnitt, durch minimes Vorschieben der Sonde und eventuell Öffnen des Winkels auf 10–40° erreicht. Für die Darstellung der Pulmonalarterie muss deshalb die Sonde entweder in den oberen Ösophagus zurückgezogen oder minim tiefer in den Magen vorgeschoben werden. In der *transversalen (0°) hoch-ösophagealen Schnittebene* liegt der Hauptstamm der Pulmonalarterie rechts von der in ihrer Kurzachse abgebildeten Aorta ascendens. In der Regel gut darstellbar sind auch die Bifurkation und die rechte Pulmonalarterie, die sich mehrere Zentimeter in ihrem Verlauf dorsal der Aorta (nach links im Bild) verfolgen lässt. Die linke Pulmonalarterie entzieht sich dem TOE-Blick, da der lufthaltige linke Hauptbronchus zwischen der Sonde und der Pulmonalarterie liegt (Abb. 6 D). Im oberen Ösophagus können die Pulmonalklappe und Pulmonalarterie auch im *Kurzachsenblick des Aortenbogens* angelotet werden (Abb. 6 C und Filmsequenz 14). Um dieses Schnittbild zu erhalten, stellen wir zunächst den Aortenbogen in seiner Längsachse (bei 0°) dar und rotieren die Schnittebene gegen 90°. Im *tiefen transgastrischen Blick* kommen der rechtsventrikuläre Ausflusstrakt und die Pulmonalarterie links von der Aorta zu liegen. Diese alternativen Schnittbilder sind wichtig bei der Suche nach zentralen Lungenembolien, für die doppler-echokardiographische Messung der Flussgeschwindigkeit in der Pulmonalarterie sowie für die Darstellung der Pulmonalklappeninsuffizienz. Dabei sollte das Schnittbild mit der besten Übereinstimmung zwischen Fluss- und Ultraschall-Richtung bevorzugt werden.

Die systolische rechtsventrikuläre Funktion

Im Rahmen einer kursorischen Untersuchung kann man sich bei der Beurteilung der globalen systolischen Funktion des rechten Ventrikels auf den visuellen Eindruck verlassen. Die visuelle Schätzung der rechtsventrikulären Auswurffraktion weist eine gute Reproduzierbarkeit auf (Interobserver-Variabilität von <15%) und korreliert gut mit der biplanen, mittels TTE nach der Simpson-Regel bestimmten Auswurffraktion [9]. Die rechtsventrikuläre Funktion wird dann qualitativ als normal, leicht, mittelschwer oder schwer eingeschränkt beschrieben. Bei unklarem Befund oder im Hinblick auf spätere Verlaufskontrollen lohnt es sich jedoch, die Funktion des rechten Ventrikels quantitativ zu erfassen. Eine schwer eingeschränkte rechtsventrikuläre Funktion geht in der Regel mit einer Zunahme der Größe des rechten Ventrikels (Dilatation) einher. Darauf beruht der nützliche Vergleich der Größe beider Ventrikel, der auch rein visuell erfolgen kann. Als quantitativer Index des Ventrikelvolumens dient die rechtsventrikuläre beziehungsweise linksventrikuläre end-diastolische Fläche, die mit TTE im apikalen, mit TOE im mittösophagealen Vierkammerblick durch Planimetrie gemessen wird. Das Verhältnis von rechtsventrikulärer zu linksventrikulärer end-diastolischer Fläche ist normalerweise kleiner als 0,6; ein Verhältnis von 0,6–1,0 spricht für eine mittelschwere, ein Verhältnis >1 für eine schwere rechtsventrikuläre Dilatation und Dysfunktion [10]. Dieser Vergleich beider Ventrikel ist grundsätzlich auch in der parasternalen (TTE) oder transgastrischen (TOE) Kurzachse möglich.

Die zwei- und dreidimensionale Echokardiographie erlauben zwar die Bestimmung der rechtsventrikulären Volumina und der Auswurffraktion [11–16]; sie sind aber sehr zeitaufwendig und liefern zudem variable Resultate, was sie für die Praxis ungeeignet macht.

Eine nützliche Alternative zur Messung der Flächen oder Volumina bietet die Messung der systolischen Bewegung des rechten Ventrikels in seiner Längsachse. Während der Systole bewegt sich die Basis des rechten Ventrikels mit dem Trikuspidal-Annulus gegen die Ventrikelspitze. Das Ausmaß dieser systolischen Exkursion (*TAPSE* = tricuspid annular plane systolic excursion) lässt sich einfach mit Hilfe der M-Mode TTE oder TOE messen. Der Cursor schneidet dabei den lateralen Rand des Trikuspidal-Annulus. Die beste, achsengerechte Anlotung der Annulusbewegung gelingt im apikalen Vierkammerblick (TTE) und im transgastrischen rechtsventrikulären Einflusstraktblick (TOE) (Abb. 7 A, B). Die TAPSE korreliert gut mit der rechtsventrikulären Auswurffraktion [17], wobei ein Wert von >14 mm beim wachen Patienten für eine erhaltene rechtsventrikuläre Pumpfunktion spricht [17, 18].

Bei der Quantifizierung der rechtsventrikulären Funktion werden die zweidimensionalen Methoden zunehmend durch die besser reproduzierbaren *Gewebedoppler ('tissue Doppler') Verfahren* ersetzt. Gewebedoppler-Untersuchungen werden zur Messung der Geschwindigkeit der longitudinalen systolischen und diastolischen Annulusbewegungen eingesetzt. Die gleichen Schnittebenen, wie sie bei der TAPSE-Methode bereits beschrieben sind, erlauben die Messung der Geschwindigkeit des lateralen Trikuspidal-Annulus mit minimaler Winkelabweichung (Abb. 5 A). Das typische Gewebedoppler-Signal setzt

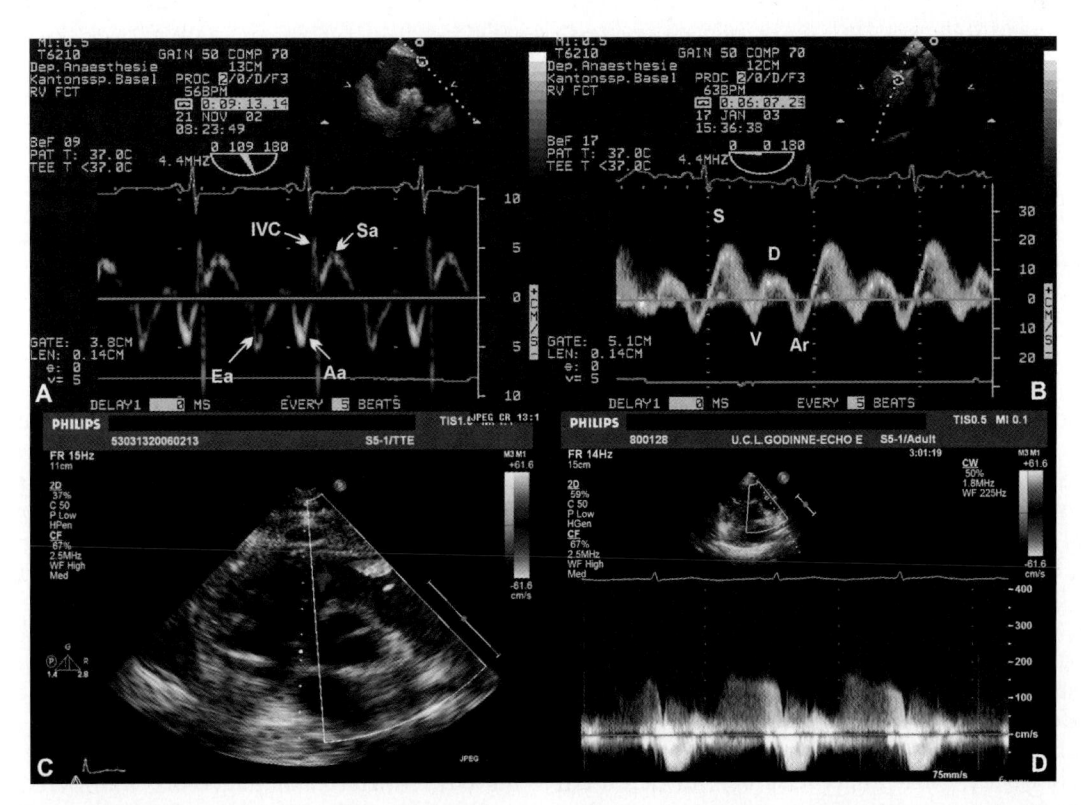

Abb. 5 Doppler-sonographische Untersuchung der rechtsventrikulären Funktion. **A**: Messung der Geschwindigkeit des (lateralen) trikuspidalen Annulus im transgastrischen rechtsventrikulären Einflusstraktblick mittels Gewebedoppler. IVC = isovolumische Kontraktion, Sa = systolische, Ea = frühdiastolische und Aa = spätdiastolische Annulusgeschwindigkeit. **B**: Messung der Flussgeschwindigkeit in der Lebervene mit transösophagealem gepulstem Doppler. S = systolisch und D = diastolisch antegrades Flusssignal; V = spätsystolisch und Ar = spätdiastolisch retrogrades Flusssignal. **C**: Parasternaler Längsachsenschnitt des rechtsventrikulären Ausflusstraktes und der Pulmonalarterie. Der Farbdoppler stellt eine Pulmonalklappeninsuffizienz dar (gelb-rot kodiert). **D**: Messung der Flussgeschwindigkeit durch die Pulmonalklappe mit kontinuierlichem Doppler. Die oberhalb der Nulllinie registrierte Geschwindigkeit des Regurgitationsjets beträgt etwa 1,5 m/s

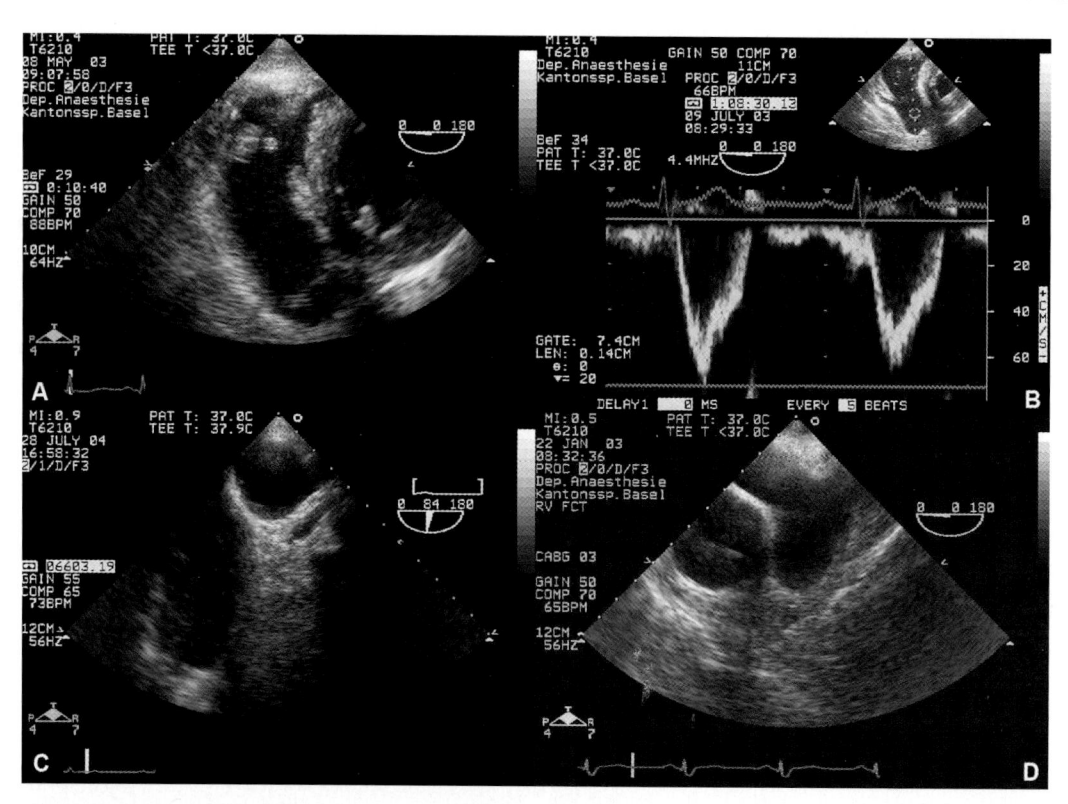

Abb. 6 Untersuchung der Pulmonalarterie mittels TOE. **A**: Transgastrischer Längsachsenschnitt des rechtsventrikulären Ausflusstraktes und der Pulmonalklappe. **B**: Aufzeichnung der Flussgeschwindigkeit im rechtsventrikulären Ausflusstrakt mit gepulstem Doppler. **C**: Oberer ösophagealer Kurzachsenschnitt des Aortenbogens (auf der Höhe des Abgangs des linken Truncus brachiocephalicus) mit Längsachsenschnitt des Hauptstammes der Pulmonalarterie. **D**: Oberer ösophagealer Längsachsenschnitt des Hauptstammes, der Bifurkation und des rechten Astes der Pulmonalarterie

sich aus zwei systolischen und zwei diastolischen Geschwindigkeitswellen zusammen. Die erste systolische Welle entspricht der isovolumischen Kontraktion (IVC), die zweite Welle wird während der Auswurfphase registriert (Sa). Die zwei diastolischen Geschwindigkeiten entsprechen der frühdiastolischen (Ea) und der spätdiastolischen (Aa) Bewegung des atrio-ventrikulären Klappenringes (Abb. 5A, 7C–D).

Die systolische Spitzengeschwindigkeit Sa ist ein Index der globalen systolischen rechtsventrikulären Funktion [19, 20]. Bei wachen Herzgesunden werden mit der TTE Sa-Werte >15 cm/s gemessen [21], während Sa Werte <11 cm/s bei einer abnormalen rechtsventrikulären Funktion gefunden werden [9]. Bei anästhesierten Koronarkranken mit normaler rechtsventrikulärer Funktion wurden allerdings deutlich niedrigere Werte der maximalen Sa von 7,0±1,4 cm/s [22], beziehungsweise der mittleren Sa von 5,2±1,2 cm/s gefunden [23].

Das *Schlagvolumen des rechten Ventrikels* ist ebenfalls ein wichtiger Parameter der globalen rechtsventrikulären Funktion. Es kann mit Hilfe des gepulsten („pulsed wave", PW) oder kontinuierlichen („continuous wave", CW) Dopplers im rechtsventrikulären Ausflusstrakt, an der Pulmonalklappe oder im Pulmonalarterien-Hauptstamm als Produkt *Querschnitt × Geschwindigkeits-Zeit-Integral* („velocity time integral", VTI) gemessen werden. Zu dieser Messung eignen sich sowohl die parasternale Kurzachse (TTE) als auch die oberen ösophagealen und tiefen transgastrischen Schnittebenen des Ausflusstraktes und der Pulmonalarterie. Ein normales Flusssignal ist symmetrisch und die Geschwindigkeit gipfelt in der Mitte der Systole (Abb. 6B). Für eine schnelle Beurteilung der rechtsventrikulären Auswurfleistung reicht die Bestimmung des Geschwindigkeits-Zeit-Integrals aus. Wir fanden mit der TOE bei beatmeten, herzgesunden Probanden einen mittleres Geschwindigkeits-Zeit-Integral von 18±6 cm; ein Wert >15 cm/s dürfte als Index eines noch adäquaten Schlagvolumens dienen, während ein Wert <11 cm/s auf ein reduziertes Schlagvolumen hinweist [24, 25].

Die Normwerte für die Beurteilung der rechtsventrikulären Größe und Funktion bei wachen und spontan atmenden sowie bei anästhesierten und beatmeten Patienten sind in den Tabellen 3A, B wiedergegeben.

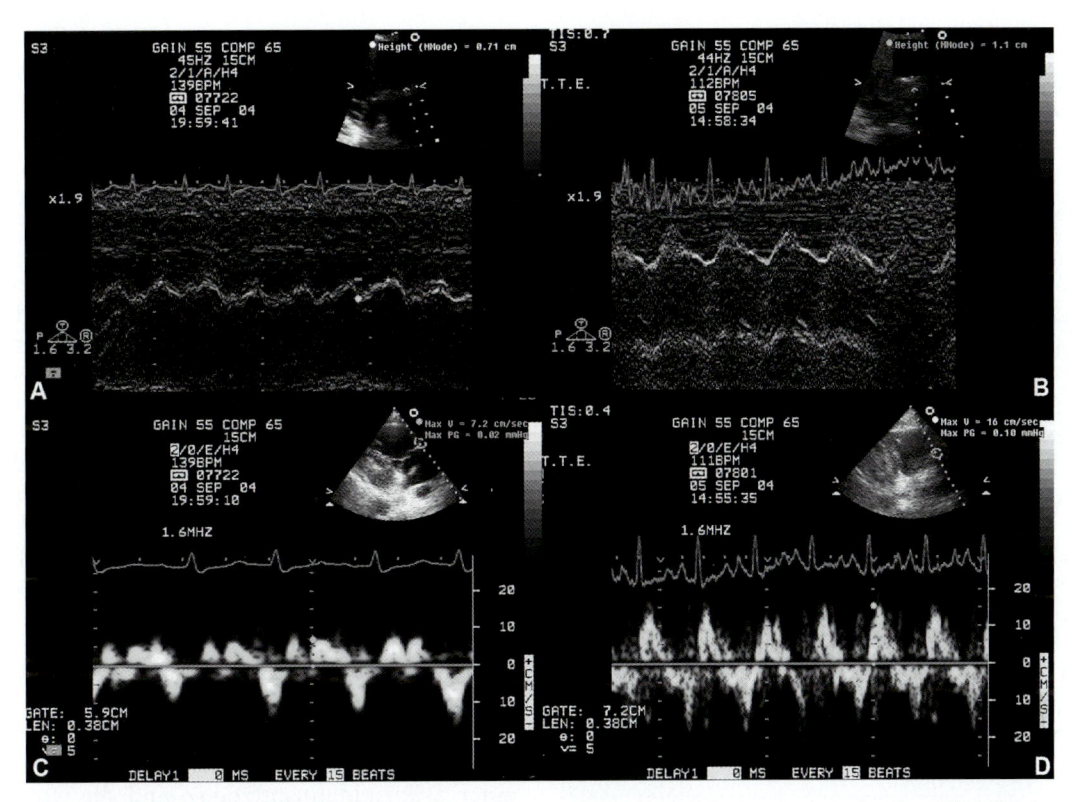

Abb. 7 Einsatz der M-Mode und Gewebe-Doppler-Echokardiographie zur Beurteilung der rechtsventrikulären Funktion. Aufzeichnungen der mit M-Mode gemessenen systolischen Exkursion des Trikuspidal-Annulus (TAPSE) und der mit Gewebe-Doppler gemessenen Annulusgeschwindigkeit unter massiver Lungenembolie (A, B) und 24 Stunden später nach erfolgreicher Thrombolyse (C, D; Besprechung im Abschnitt ‚Beantwortung der Fragen zum Fallbericht')

Rechtsventrikuläre regionale Funktion und Funktion des Ventrikelseptums

Die Beurteilung der rechtsventrikulären Wandbewegung ist erschwert durch die dünne Wand und den komplexen Kontraktionsablauf. In der Praxis ist die Beschreibung der Motilität in der freien Vorder- und Lateralwand, in der Unterwand sowie im rechtsventrikulären Ausflusstrakt ausreichend. Im Falle einer hochgradigen Ischämie oder Nekrose im Versorgungsgebiet der rechten Koronararterie wird der rechte Ventrikel schwer hypokinetisch bis akinetisch. Dieser Befund wird in der Regel von einer Motilitätsstörung in den diaphragmatischen Segmenten des linken Ventrikels und im hinteren Ventrikelseptum begleitet, weil diese Myokardanteile ebenfalls von der rechten Koronararterie versorgt werden.

Obwohl das Ventrikelseptum als Teil des linken Ventrikels betrachtet wird, liefern seine Form und Bewegung wertvolle Informationen über die rechtsventrikuläre Funktion. Im normalen Herzen ist das Ventrikelseptum gegen den rechten Ventrikel konvex und weist die gleiche Krümmung auf wie die übrigen Anteile des linken Ventrikels. Bei progressiv zunehmendem rechtsventrikulärem Volumen kann der rechtsventrikuläre diastolische Druck – der diastolischen Druck-Volumen-Beziehung entsprechend – den diastolischen Druck im linken Ventrikel übersteigen. Das Ventrikelseptum, das dem jetzt umgekehrten transseptalen Druckgradienten folgt, wird flach; der linke Ventrikel erscheint nicht mehr rund, sondern D-förmig, und der rechte Ventrikel verliert seine typische Halbmondform (Abb. 8). Im Extremfall kann das Ventrikelseptum in der Enddiastole gegenüber dem linken Ventrikel gar eine konvexe Form annehmen, der rechte Ventrikel erscheint rund. Zu Beginn der Systole steigt der Druck im linken Ventrikel abrupt über den Druck im rechten Ventrikel an, was eine schnelle Rückbewegung des Ventrikelseptums gegen den rechten Ventrikel und eine vorübergehende Normalisierung der Form des Septums zur Folge hat. Diese systolische Bewegung des Ventrikelseptums nach rechts bzw. auswärts wird als paradoxe Septumbewegung bezeichnet (▶ Filmsequenz 15). Bei hochgradiger rechtsventrikulärer Druck- oder kombinierter Druck- und Volumenüberlastung kann der systolische rechtsventrikuläre Druck den Druck im linken Ventrikel erreichen oder sogar übersteigen. In einer solchen Situation bleibt die Konfiguration des Septums in beiden Phasen des

Tab. 3 Normalwerte des rechten Herzens

A. Transthorakale Echokardiographie beim wachen Menschen [41–43]	
Parasternale Längsachse	
Enddiastolischer Durchmesser (mm)	15 (7–23)
Parasternaler Längsachsenschnitt	
Einflusstrakt (mm)	45 ± 5
Ausflusstrakt (mm)	22 ± 3
Apikaler 4-Kammerblick	
Enddiastolische Länge (mm)	71 ± 8
Enddiastolischer Durchmesser (mm)	35 ± 4
Enddiastolische Fläche (cm^2)	20,1 ± 4
Fraktionelle Flächenänderungsrate (%)	45,9 ± 7

B. Transösophageale Echokardiographie beim anästhesierten, beatmeten Menschen [24]		
	Männer	Frauen
Mitt-ösophagealer 4-Kammerblick		
End-diastolische Fläche (cm^2)	16 ± 4	14 ± 3
Fraktionelle Flächenänderungsrate (%)	40 ± 10	42 ± 10
Transgastrischer Kurzachsenschnitt		
End-diastolische Fläche (cm^2)	12 ± 5	10 ± 3
Fraktionelle Flächenänderungsrate (%)	43 ± 14	51 ± 12
Trikuspidale Blutfluss-Geschwindigkeiten		
E (cm/s)	34 ± 10	35 ± 9
A (cm/s)	23 ± 7	22 ± 5
E/A	1,5 ± 0,6	1,7 ± 0,5

Die Zahlen sind Mittelwerte ± Standardabweichung (Spannweite)
E frühdiastolische Einstromgeschwindigkeit, *A* spätdiastolische Einstromgeschwindigkeit

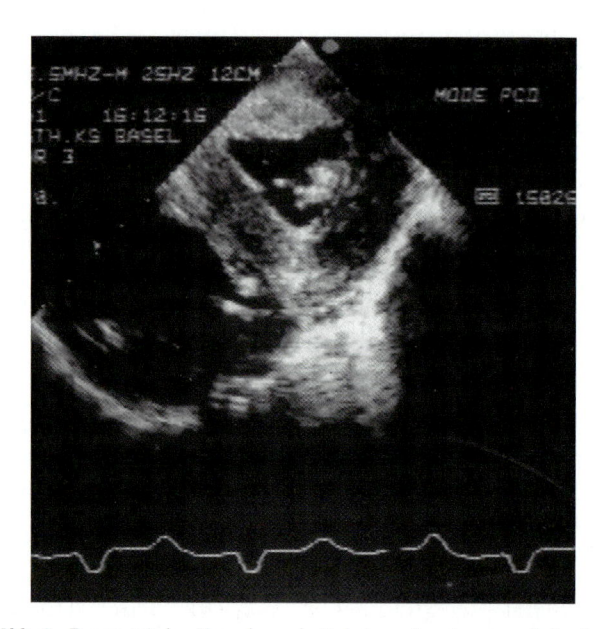

Abb. 8 Transgastrischer Kurzachsenschnitt bei massiver Lungenembolie. Das charakteristische Bild eines dilatierten rechten und eines „halbleeren" linken Ventrikels. Der hohe diastolische Druck im rechten Ventrikel verdrängt das Ventrikelseptum nach links und behindert die Füllung des linken Ventrikels. Das nun gerade statt nach links konkave Ventrikelseptum verleiht dem Querschnitt des linken Ventrikels eine „D-Form"

Herzyklus abnormal. Ein ähnliches Verhalten des Septums sehen wir auch beim primären Versagen des rechten Ventrikels, z.B. bei Ischämie oder Myokardinfarkt.

Trikuspidalinsuffizienz

Mittels Farbdoppler, dessen Signal dem zweidimensionalen Bild überlagert ist, lässt sich oft auch bei Patienten mit normaler rechtsventrikulärer Funktion eine Trikuspidalinsuffizienz feststellen. Die Häufigkeit einer Trikuspidalinsuffizienz beziehungsweise deren Schweregrad nehmen mit fortschreitender Dilatation des rechten Ventrikels und Verschlechterung der Ventrikelfunktion zu (Filmsequenz 2). Die Beurteilung des Schweregrades einer Trikuspidalinsuffizienz stützt sich auf die Farbdoppler-Untersuchung. Bei visueller Beurteilung vergleichen wir die Länge des Regurgitationsjets mit der Größe des rechten Vorhofs. Jets, die kürzer sind als die Hälfte des Vorhofs, sprechen für eine leichte Trikuspidalinsuffizienz, Jets mit einer Länge (fast) bis zur Hinterwand des Vorhofs für eine mittelschwere bis schwere Insuffizienz. Weitere Indikatoren des Schweregrades einer Trikuspidalinsuffizienz sind die Größe der Fläche des Regurgitationsjets sowie der Vena contracta (Tab. 4). Die Vena contracta ist definiert als der minimale Durchmesser des Jets und ist in der Regel am Ursprung des Jets innerhalb der Regurgitations-Öffnung zu finden. Bereits eine hämodynamisch unbedeutende Trikuspidalinsuffizienz erlaubt die Messung der Regurgitations-Geschwindigkeit mittels CW-Doppler. Aus dieser wertvollen Messung lassen sich wichtige Informationen über den Druck im kleinen Kreislauf und die rechtsventrikuläre Funktion gewinnen (siehe unten).

Die diastolische rechtsventrikuläre Funktion

Die rechtsventrikuläre diastolische Funktion kann in Anlehnung an die linksventrikuläre Untersuchung mittels Doppler-Methoden untersucht werden [26]. Die klinische Bedeutung einer rechtsventrikulären diastolischen Dysfunktion bzw. die Zuverlässigkeit

Tab. 4 Bestimmung des Schweregrades der Trikuspidalinsuffizienz mit Hilfe des Farbdopplers [44, 45]

	Minimal	Leicht	Mittelschwer	Schwer
Jet-Länge (cm)	<1,5	1,5–3,0	3,0–4,5	>4,5
Jet-Fläche (cm^2)	<2,0	2,0–4,0	4,0–10,0	>10,0
Vena contracta				>6,5 mm

der echokardiographischen Methoden zu deren Untersuchung sind aber noch unklar.

Im Tei-Index der „Myocardial Performance" werden Doppler-Parameter der systolischen und diastolischen Funktion des rechten Ventrikels kombiniert und die resultierende Zahl wird als Index der globalen rechtsventrikulären Funktion empfohlen [27]. Gemäß unserer Erfahrung ist dieser bei wachen Patienten etablierte Index bei anästhesierten und beatmeten Patienten aber schlecht reproduzierbar und daher für die perioperative Diagnostik ungeeignet.

■ Bestimmung der rechtsseitigen Druckwerte

Angesichts einer ausgeprägten Abhängigkeit der rechtsventrikulären Funktion von der Nachlast ist die Abschätzung der Nachlast für eine korrekte Interpretation des echokardiographischen Befundes wichtig. Hierfür können wir die bei der Mehrzahl der Patienten vorhandene Trikuspidalinsuffizienz nutzen. Das Vorliegen einer Trikuspidalinsuffizienz ermöglicht nämlich die Bestimmung des systolischen rechtsventrikulären Druckes, der in Abwesenheit einer Pulmonalstenose dem systolischen Druck in der Pulmonalarterie gleichgesetzt werden kann. Um diesen Druck zu berechnen, wird zuerst die Geschwindigkeit des trikuspidalen Insuffizienzjets mittels CW-Doppler gemessen; dann wird mit Hilfe der vereinfachten Bernoulli-Gleichung [$\Delta P = 4 \times (V_{regurg})^2$] der Druckgradient zwischen dem rechten Ventrikel und dem rechten Vorhof berechnet. Dieser Druckgradient zuzüglich Rechtsvorhofdruck (beziehungsweise Zentralvenendruck) ergibt dann den systolischen rechtsventrikulären Druck, der bei Abwesenheit einer Pulmonalstenose dem pulmonal-arteriellen Druck entspricht (Abb. 9). Die Genauigkeit dieser Methode hängt von der Möglichkeit ab, den Winkel zwischen Schallrichtung und Flussrichtung zu minimieren und die vollständige Umschlagkurve des Dopplersignals zu registrieren. Zur Optimierung eines schwachen oder unvollständigen Dopplersignals kann ein echokardiographisches Kontrastmittel eingesetzt werden. Nicht mehr zuverlässig ist diese Methode allerdings bei Vorliegen einer schwersten Trikuspidalinsuffizienz infolge massiver Annulus-Dilatation oder Klappendestruktion (Endokarditis, Carcinoid). Die große Kommunikation zwischen rechten Ventrikel und Vorhof erlaubt in dieser Situation einen laminaren, langsamen Regurgitations-Fluss und führt demzufolge zu einer Unterschätzung des Druckgradienten. Den Hinweis auf eine schwere Trikuspidalinsuffizienz kann die „dolchförmige" Form des CW-Regurgitations-Signals geben [14].

Der Druckgradient zwischen rechtem Ventrikel und Vorhof widerspiegelt die Fähigkeit des rechten Ventrikels, Druck zu entwickeln. Dadurch ist der Druckgradient ein Index der rechtsventrikulären

Abb. 9 Bestimmung des systolischen pulmonalarteriellen Druckes. Die maximale Geschwindigkeit des mit kontinuierlichem Doppler aufgezeichneten Trikuspidalinsuffizienz-Jets beträgt 3,8 m/s. Der gemäß vereinfachter Bernoulli-Gleichung berechnete Druckgradient zwischen rechtem Ventrikel und Vorhof beträgt somit 58 mmHg. Zur Berechnung des systolischen Drucks im rechten Ventrikel beziehungsweise in der Pulmonalarterie (bei Abwesenheit einer Ausflussobstruktion) muss zu diesem Gradienten der mittels zentralvenösen Katheters gemessene Rechtsvorhofdruck von 9 mmHg addiert werden. Der dopplerechokardiographisch errechnete Druck beträgt somit 67 mmHg; der direkt gemessene pulmonalarterielle Druck betrug zu jenem Zeitpunkt 70 mmHg

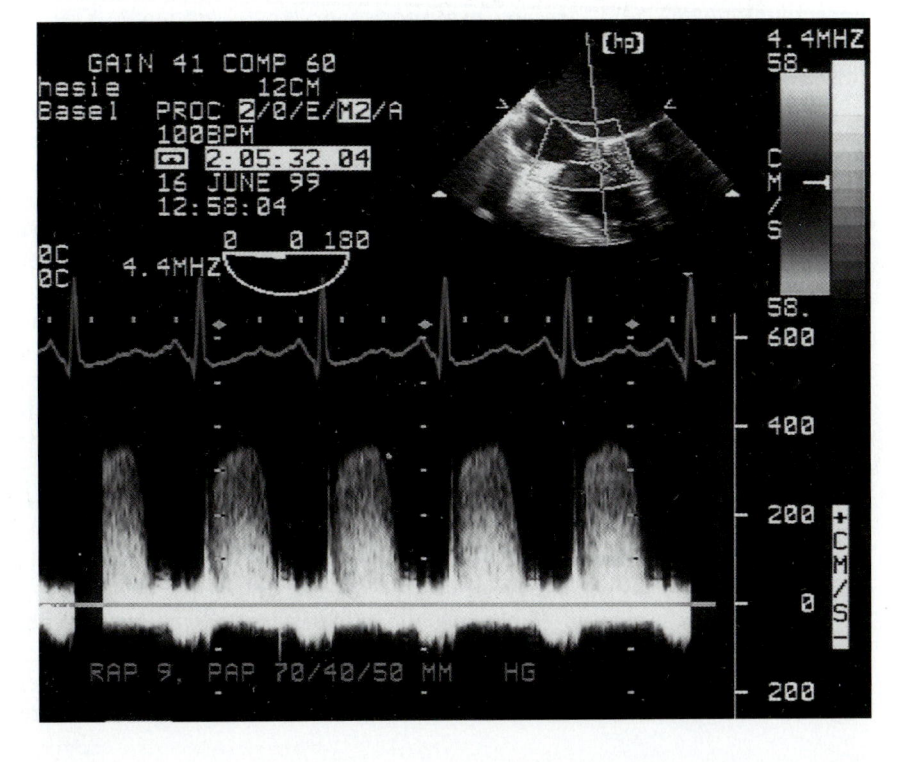

Pumpfunktion, der bei Rechtsherzversagen abnimmt. Auch bei normaler Rechtsherzfunktion verändert sich der Druckgradient mit dem Alter, indem er parallel mit dem systolischen pulmonal-arteriellen Druck zunimmt: von 17±4 mmHg bei jungen Erwachsenen zu 22±6 mmHg bei über Sechzigjährigen [28].

Der hohe pulmonal-arterielle Gefäßwiderstand verändert die Form des Doppler-Signals des rechtsventrikulären Ausstroms. Die Flussgeschwindigkeit in der Pulmonalarterie erreicht ihr Maximum früher, womit die Akzelerationszeit kürzer wird. Durch die Verkürzung der Akzelerationsphase wird das normalerweise symmetrische Flusssignal asymmetrisch. Zusätzlich kann ein kurzer, abrupter Abfall der Geschwindigkeit in der Mitte der Auswurfphase (midsystolic notch) auf eine beträchtliche Erhöhung des pulmonalen Gefäßwiderstandes hinweisen. Analog zur Bestimmung des pulmonal-arteriellen systolischen Druckes kann in Anwesenheit der Pulmonalinsuffizienz auch der *end-diastolische Druck in der Pulmonalarterie* bestimmt werden [29] (Abb. 5 C–D). Die Doppler-Untersuchung kann sogar Hinweise auf eine Erhöhung des pulmonal-arteriellen Gefäßwiderstandes geben. Der Quotient aus der Geschwindigkeit des Trikuspidal-Regurgitation-Jets und dem Geschwindigkeits-Zeit-Integral im rechtsventrikulären Ausflusstrakt korreliert mit dem invasiv gemessenen Gefäßwiderstand. Ein Quotient >0,175 weist auf einen erhöhten pulmonal-arteriellen Widerstand hin [30].

Der *Rechtsvorhofdruck* lässt sich bei spontan atmenden Patienten aufgrund des Durchmessers der unteren Hohlvene und dessen inspiratorischer Abnahme abschätzen. Ein normaler Durchmesser der unteren Hohlvene (<2 cm) und eine inspiratorische Abnahme dieses Durchmessers um >50% sprechen für einen normalen oder erniedrigten rechts-atrialen Druck (<10 mmHg). Eine dilatierte untere Hohlvene und ein Ausbleiben der inspiratorischen Abnahme des Durchmesser sprechen für einen rechts-atrialen Druck von >20 mmHg [31]. Bei beatmeten Patienten wird die Kreislauffüllung durch die Bestimmung der beatmungsbedingten Kaliberschwankungen der oberen Hohlvene im bikavalen Blick (TOE) oder in der unteren Hohlvene im subkostalen Blick (TTE) beurteilt.

Klinische Implikationen

Bei der echokardiographischen Abklärung eines hämodynamisch instabilen Patienten ist die Frage nach der Funktion des rechten Ventrikels die wichtigste Frage zur rechten Herzseite, d.h. die Frage nach der Rolle des rechten Ventrikels bei der vorliegenden Kreislaufstörung. Eine *normale rechtsventrikuläre Funktion* bedeutet, dass der rechte Ventrikel sowohl in Ruhe als auch unter Belastung imstande ist, den venösen Rückfluss ohne abnormale Veränderungen seiner Funktion und Dimension durch die pulmonale Strombahn weiter zu befördern. Wir sprechen von einer *rechtsventrikulären Dysfunktion*, wenn die rechtsventrikuläre Funktion sowie der Füllungsdruck und das Volumen abnormal sind, die hämodynamische Funktion aber noch unbeeinträchtigt bleibt. Ein akutes *rechtsventrikuläres Versagen* liegt vor, wenn die Dysfunktion des rechten Ventrikels nicht mehr kompensiert werden kann – es ist daher eine klinische und keine echokardiographische Diagnose. Das akute rechtsventrikuläre Versagen kann zum kardiogenen Schock führen, im schwersten Fall kann sich ein rechtsventrikulärer Stillstand entwickeln. Ein chronisches rechtsventrikuläres Versagen wird diagnostiziert, wenn die Dysfunktion eines in der Regel hypertrophen rechten Ventrikels (end-diastolische Wanddicke >5 mm) von einer Stauung im großen Kreislauf begleitet wird.

Beim echokardiographischen Befund einer Ventrikeldysfunktion stellt sich zunächst die Frage nach den Determinanten der Ventrikelfunktion: nach *Vorlast, Nachlast* und *Kontraktilität*. Eine inadäquate *Vorlast* des rechten Ventrikels findet sich bei Hypovolämie, Kompression durch Perikarderguss oder Blutkoagula, Lungenüberblähung, Pneumothorax oder bei behinderter rechtsventrikulärer Füllung (Tumoren, Trikuspidalstenose). Der rechte Ventrikel erscheint in dieser Situation sehr klein mit erhaltener oder gesteigerter systolischer Funktion. Die inadäquate Kreislauffüllung wird durch ausgeprägte, (be-)atmungssynchrone Schwankungen des Kalibers der Hohlvenen sowie der venösen und transtrikuspidalen Blutflussgeschwindigkeiten bestätigt.

Eine akute Erhöhung der Vorlast durch Volumengabe führt bei Gesunden zur Zuname des end-diastolischen Volumens, der systolischen Funktion (gemäß Frank-Starling-Gesetz) sowie des Druckgradienten zwischen rechtem Ventrikel und Vorhof [32]. Bei vorbestehender rechtsventrikulärer Dysfunktion hingegen kann eine akute Volumenzufuhr eine Dekompensation auslösen. Eine chronische Volumenüberlastung findet sich beim Links-Rechts-Shunt auf der Vorhofebene sowie bei schweren Insuffizienzen der Trikuspidal- oder Pulmonalklappe. Der rechte Ventrikel ist dabei deutlich vergrößert, seine Pumpfunktion bleibt jedoch lange erhalten. Sie verschlechtert sich allerdings zunehmend, wenn der pulmonal-arterielle Gefäßwiderstand ansteigt [33].

Eine akute Erhöhung der rechtsventrikulären *Nachlast* ist meistens eine Folge einer Embolisation des pulmonalen Gefäßbettes durch Thromben, Fett, Luft oder Zement. Neben der Obstruktion der Lungengefäße führen Hypoxämie, Hyperkapnie, Katecholamine und diverse Mediatoren (z. B. Thromboxan A) zur pulmonalen Vasokonstriktion. Eine akute Erhöhung des pulmonalen Gefäßwiderstandes bei Gesunden bewirkt eine Verschlechterung der systolischen Ventrikelfunktion, verbunden mit einer Abnahme des Schlagvolumens und einer Zunahme des Druckgradienten zwischen rechtem Ventrikel und Vorhof [32]. Die hohe Wandspannung des überlasteten rechten Ventrikels erhöht den myokardialen Sauerstoffbedarf und verschlechtert gleichzeitig die Koronarperfusion. Wie beim akuten Anstieg der Vorlast kann diese akute Drucküberlastung zum rechtsventrikulären Versagen oder Schock führen. Ein chronisch drucküberlasteter rechter Ventrikel ist zwar imstande, sogar systemisch-arterielle Drucke zu entwickeln. Ein normaler rechter Ventrikel hingegen ist durch einen akuten Anstieg der Nachlast stark gefährdet und seine Fähigkeit, hohe systolische Drucke zu generieren, ist begrenzt. Im echokardiographischen Bild zeigt sich bei rechtsventrikulärer Drucküberlastung eine Dilatation des rechten Vorhofs, des rechten Ventrikels und der Pulmonalarterie sowie eine eingeschränkte systolische Ventrikelfunktion. Das Ventrikelseptum ist nach links verschoben und behält – im Gegensatz zum Befund bei Volumenüberlastung – auch in der Systole seine flache oder gar rechts-konkave Form bei. In Anwesenheit eines offenen Foramen ovale kommt es bei rechtsventrikulärer Drucküberlastung nicht selten zum Rechts-Links-Shunt und zu Hypoxämie.

Bei einer reinen rechtsventrikulären Pathologie ist der linke Ventrikel einerseits vom Perikard und andererseits vom Septum komprimiert und dadurch in seiner Dehnbarkeit eingeschränkt. Im echokardiographischen Bild erscheint er dann typischerweise klein, ungenügend gefüllt und oft hyperdynamisch.

Eine dritte mögliche Ursache einer rechtsventrikulären Dysfunktion ist eine durch Ischämie, Nekrose oder Kardiomyopathie verursachte *Kontraktilitätsstörung*. Im Falle einer Myokardischämie stehen eine Akinesie oder Dyskinesie der freien rechtsventrikulären Wand sowie diaphragmatischer Anteile des linken Ventrikels im Vordergrund, zusammen mit Dilatation und schlechter globaler systolischer Funktion des rechten Ventrikels. Eine von Vorlast und Nachlast unabhängige und im klinischen Alltag anwendbare Methode zur Beurteilung der rechtsventrikulären Myokardkontraktilität gibt es zurzeit nicht. Anhaltspunkte zur Kontraktilität kann eine Analyse der schweren Trikuspidalinsuffizienz geben, die alle drei Formen der hochgradigen rechtsventrikulären Dysfunktion begleitet. Auf eine schlechte Kontraktilität weisen dabei eine niedrige trikuspidale Regurgitations-Geschwindigkeit und ein unerwartet niedriger Gradient zwischen rechtem Ventrikel und Vorhof. Gleichermaßen erniedrigt ist der rechtsventrikuläre Kontraktilitäts-Index dP/dt, der sich aus dem Regurgitations-Signal berechnen lässt [34].

Die durch TTE oder TOE gewonnenen echokardiographischen Informationen sind grundsätzlich gleichwertig. Es muss aber berücksichtigt werden, dass die TOE häufig bei Patienten unter Anästhesie und mechanischer Beatmung durchgeführt wird, welche beide die rechtsventrikuläre Funktion beeinflussen. Grundsätzlich sind bei anästhesierten und beatmeten Patienten die Herzvolumina kleiner [35]; die Flussgeschwindigkeiten sind niedriger [36] und weisen zyklische, mit dem Ventilator synchrone Schwankungen auf. Bei spontan atmenden Patienten erhöht der inspiratorisch negative intrathorakale Druck den venösen Rückfluss, den transtrikuspidalen Fluss, die rechtsventrikuläre Vorlast und damit das Schlagvolumen. Im Gegensatz dazu erhöht der positive intrathorakale Druck während des mechanischen Inspiriums die rechtsventrikuläre Nachlast und vermindert den venösen Blutrückfluss. Dadurch werden vorübergehend die rechtsventrikuläre Funktion sowie das Schlagvolumen vermindert. Dies lässt sich mittels Doppler-Echokardiographie einfach als inspiratorische Abnahme der pulmonal-arteriellen Blutflussgeschwindigkeit und des Geschwindigkeits-Zeit-Integrals erfassen [37]. Wie sich während des mechanischen Inspiriums die rechtsventrikuläre Vorlast ändert, wird durch das Zusammenspiel des inspiratorisch verminderten venösen Rückflusses und des gleichzeitig erschwerten ventrikulären Auswurfs bestimmt. Sind bei schweren Veränderungen des Lungenparenchyms hohe Beatmungsdrucke notwendig, überwiegt die Wirkung der Nachlast und die Vorlast nimmt im Inspirium zu. In der Regel wird die Trikuspidalklappe dadurch (verstärkt) insuffizient [38]. Bei Patienten mit vorbestehender schwerer Drucküberlastung und Dysfunktion des rechten Ventrikels besteht bei Einleitung einer Anästhesie mit Beginn einer mechanischen „Überdruck"-Beatmung die Gefahr eines akuten Kreislaufzusammenbruchs.

Wegen der atemabhängigen Schwankungen der rechtsventrikulären Parameter besteht ein Konsens, dass alle Messungen im Exspirium vorzunehmen seien. Aus diesem Grund ist es vorteilhaft, neben dem Elektrokardiogramm auch den Atemwegsdruck auf dem Ultraschallgerät zu registrieren.

Abschließend sei daran erinnert, dass die eben behandelte Untersuchung des rechten Herzens (Tabelle 5) lediglich ein Teil der umfassenden TTE- oder TOE-Untersuchung ist. Die Suche nach den Ursachen einer hämodynamischen Instabilität muss das gesamte Herz, die großen Gefäße, das Perikard sowie den Pleuarraum einbeziehen. Die sich aus dieser umfassenden Untersuchung ergebende Differentialdiagnose wird in einem nachfolgenden Artikel vertieft behandelt.

Tab. 5 Checkliste für die echokardiographische Untersuchung des rechten Herzens: Beurteilung von Struktur und Funktion sowie Ausschluss pathologischer Befunde

Rechter Ventrikel
Größe
Wanddicke
Funktion
Form und Motilität des Ventrikelseptums
Shunt?

Trikuspidalklappe
Struktur und Beweglichkeit
Vegetationen?
Insuffizienz (Farbdoppler)?
Regurgitations-Geschwindigkeit (CW-Doppler)
Systolischer Druckgradient zwischen rechtem Ventrikel und Vorhof

Obere und untere Hohlvene
Durchmesser
Respiratorische Kaliberschwankungen
Fremdkörper, Thromben?

Rechter Vorhof
Größe
Fremdkörper, Thromben?
Form und Beweglichkeit des Vorhofseptums
Offenes Foramen ovale?
Shunt?

Pulmonalklappe
Struktur und Beweglichkeit
Insuffizienz (Farbdoppler)?
Stenose (CW-Doppler)?
Flussgeschwindigkeit und Geschwindigkeits-Zeit-Integral (PW-Doppler)
Vegetationen?

Pulmonalarterie
Durchmesser
Thromben?

Antworten zu den Fragen auf S. 136

1. Filmsequenz 1 zeigt einen parasternalen Längsachsenschnitt mit massiv dilatiertem rechtem Vorhof und rechtem Ventrikel sowie einem kleinen, ungenügend gefüllten linken Ventrikel. Diese visuelle Beurteilung lässt sich durch Messung der end-diastolischen inneren Durchmesser beider Ventrikel erhärten: der rechtsventrikuläre enddiastolische Durchmesser beträgt 47 mm (normal 26 mm), der linksventrikuläre Durchmesser lediglich 25 mm (normal 34 mm). Das Ventrikelseptum ist gegen den linken Ventrikel verschoben und weist eine paradoxe Bewegung aus. Die globale Pumpfunktion des linken Ventrikels ist normal, diejenige des rechten Ventrikels deutlich eingeschränkt. Bei der echogenen, apikal erscheinenden Struktur im rechten Ventrikel könnte es sich um einen Papillarmuskel handeln, ein Thrombus kann aufgrund dieser Schnittebene aber nicht mit Sicherheit ausgeschlossen werden.

2. Die in Filmsequenz 2 dargestellte Farbdoppler-Untersuchung zeigt eine leichte bis mittelschwere Trikuspidalinsuffizienz. Aufgrund der Klinik und dieses echokardiographischen Befundes muss auf ein akutes Rechtsherzversagen geschlossen werden. Dieses Versagen könnte durch eine exzessive Erhöhung der rechtsventrikulären Nachlast, eine schwere Ischämie oder einen akuten Infarkt des rechten Ventrikels bedingt sein.

3. Der nicht-invasiv bestimmte systolische Druck im rechten Ventrikel und – bei Abwesenheit einer Pulmonalklappenstenose – in der Pulmonalarterie war mit mindestens 39 mmHg [Gradient zwischen rechtem Ventrikel und Vorhof 24 mmHg (Abb. 3 der Fallbeschreibung) zentralvenöser Druck aufgrund der gestauten Halsvenen auf mindestens 15 mmHg geschätzt] zumindest leicht erhöht (normal ≤30 mmHg). Ein nur leicht erhöhter Pulmonalarteriendruck schließt eine Lungenembolie keineswegs aus, sondern kann Ausdruck des versagenden rechten Ventrikels sein, der wegen der akuten Widerstandserhöhung keinen genügenden systolischen Druck zu generieren vermag.

3./4. Der Befund eines im rechten Vorhof schwimmenden und sich während der Diastole in den rechten Ventrikel fortbewegenden Thrombus in Filmsequenz 3 erlaubt es, die Diagnose einer massiven akuten Lungenembolie zu stellen. Das Elektrokardiogramm (Abb. 1 der Fallbeschreibung) zeigt zu dieser Diagnose passende Veränderungen: es finden sich keine Anhaltspunkte für eine Ischämie oder einen Infarkt, aufgrund der S-Zacke in Ableitung I, einem tiefen Q in Ableitung III (S1Q3 Typ) sowie präterminalen T-Wellen-Inversionen in den Brustwandableitungen V3 und V4 hingegen klare Hinweise auf eine akute Rechtsherzüberlastung. Zusätzliche Messungen bestätigten die schlechte rechtsventrikuläre Funktion: die mittels M-Modes gemessene systolische Exkursion des lateralen trikuspidalen Annulus (sog. TAPSE, normal >14 mm; Abb. 7 A) betrug 7 mm und die mittels gepulsten Gewebedopplers gemessene systolische Geschwindigkeit des Trikuspidal-Annulus (Sa, normal ≥15 cm/s; Abb. 7 C) 7,2 cm/s.

Weiterer Verlauf: Vierundzwanzig Stunden nach Diagnosestellung und Beginn der Thrombolyse zeigt das unter bereits stabiler Hämodynamik durchgeführte Kontroll-Echokardiogramm eine Verbesserung der rechtsventrikulären Funktion (Filmsequenz 4). Dies wird auch durch eine Zunahme der TAPSE von 7 auf 11 mm (Abb. 7 A–B) sowie von Sa von 7,2 cm/s auf 16 cm/s bestätigt (Abb. 7 C–D).

- **Filmsequenz 1:** Parasternaler Längsachsenschnitt bei einer Patientin im schweren Kreislaufschock. Diese Filmsequenz wird im Abschnitt „Beantwortung der Fragen zum Fallbericht" besprochen.

- **Filmsequenz 2:** Parasternaler Längsachsenschnitt des rechtsventrikulären Einflusstraktes bei einer Patientin im schweren Kreislaufschock. Das zwei-dimensionale Bild zeigt eine massive Dilatation des rechten Ventrikels, des Trikuspidal-Annulus und des rechten Vorhofs. Der Farbdoppler zeigt eine leichte bis mittelschwere Trikuspidalinsuffizienz.

- **Filmsequenz 3:** Parasternaler Längsachsenschnitt des rechtsventrikulären Einflusstraktes bei einer Patientin im schweren Kreislaufschock. Es besteht eine massive Dilatation des rechten Ventrikels, des Trikuspidal-Annulus und des rechten Vorhofs. Die bewegliche echogene Struktur zwischen septalem Segel der Trikuspidalklappe und der Einmündung der unteren Hohlvene entspricht einem Thrombus.

- **Filmsequenz 4:** Parasternaler Längsachsenschnitt des rechtsventrikulären Einflusstraktes. Verlaufsuntersuchung 24 Stunden nach Aufnahme der Filmsequenzen 1–3. Nach Thrombolyse findet sich eine im Vergleich zum Vortag weniger ausgeprägte Dilatation des rechten Ventrikels, dessen Pumpfunktion deutlich verbessert ist. Der linke Ventrikel ist besser gefüllt und die Septummotilität normal. Intrakardiale Thromben sind nicht mehr nachweisbar.

- **Filmsequenz 5:** Mitt-ösophagealer rechtsventrikulärer Einfluss-Ausflusstraktblick. Von links oben am Sektor beginnend sehen wir den rechten Vorhof, die Trikuspidalklappe, den rechtsventrikulären Einflusstrakt sowie den Ausflusstrakt, angedeutet die Pulmonalklappe und den Pulmonalarterien-Hauptstamm. Eine Verdickung der Vorderwand (Crista supraventricularis) markiert die Grenze zwischen Einfluss- und Ausflusstrakt.

- **Filmsequenz 6:** Parasternaler Längsachsenschnitt. Dieses transthorakale Standardbild zeigt den linken Vorhof, Mitral- und Aortenklappe, einen Teil der Aorta ascendens und beide Ventrikel. Die Pumpfunktion des rechten Ventrikels ist normal, die linksventrikuläre systolische Globalfunktion leicht eingeschränkt.

- **Filmsequenz 7:** Subkostaler 4-Kammerblick. Transhepatische Darstellung beider Vorhöfe (links), der atrio-ventrikulären Klappen und beider Ventrikel. Die rechtsseitigen Strukturen befinden sich nah am Schallkopf oberhalb der linksseitigen Strukturen. Dieses Schnittbild kann insbesondere bei beatmeten Patienten mit schlechten parasternalen und apikalen Schallfenstern nützlich sein.

- **Filmsequenz 8:** Mitt-ösophagealer 4-Kammerblick. Auf der linken Seite des Sektors erscheinen der rechte Vorhof, die Trikuspidalklappe und der rechte Ventrikel. Größe sowie globale und regionale Funktion des rechten Ventrikels sind normal.

- **Filmsequenz 9:** Transgastrischer rechtsventrikulärer Einflusstraktblick. Von rechts beginnend sehen wir den rechten Vorhof mit dem rechten Herzohr unten im Sektor, die Trikuspidalklappe mit 2 Papillarmuskeln sowie die untere und vordere Wand des normal kontrahierenden rechten Ventrikels. Die Ventrikelspitze ist in diesem Blick meistens abgeschnitten.

- **Filmsequenz 10:** Mitt-ösophagealer bikavaler Blick. Oben im Sektor befindet sich der linke Vorhof, unten der rechte Vorhof und dazwischen das Vorhofseptum mit angedeuteter Fossa ovalis. Rechts sehen wir die Einmündung der oberen Hohlvene in den Vorhof. Die normalerweise in diesem Schnittbild links im Sektor dargestellte Einmündung der unteren Hohlvene ist in diesem Bild nicht sichtbar.

- **Filmsequenz 11:** Modifizierter transgastrischer rechtsventrikulärer Einflusstraktblick. Diese Schnittebene eignet sich zur Beurteilung von Struktur und Funktion der Trikuspidalklappe sowie zur Untersuchung des rechten Vorhofs.

- **Filmsequenz 12:** Modifizierter 4-Kammerblick auf Höhe des gastroösophagealen Übergangs. Die Anlotung ist fokussiert auf die Trikuspidalklappe und zeigt oberhalb der Aortenklappe den Sinus coronarius mit der Valvula Thebesii an seiner Einmündung in den rechten Vorhof. An der Vorhofseite der Trikuspidalklappe befindet sich eine echogene Masse, die einer Vegetation entspricht.

- **Filmsequenz 13:** Mitt-ösophageale Darstellung der Lebervenen. Das Schnittbild zeigt die untere Hohlvene in ihrer Längsachse kurz vor Einmündung in den rechten Vorhof. Die 3 Lebervenen ihrerseits münden gemeinsam in die untere Hohlvene. Die linke Lebervene befindet sich rechts, die rechte links auf dem Sektor.

- **Filmsequenz 14:** Oberer transösophagealer Kurzachsenschnitt des Aortenbogens mit Längsachsenschnitt des rechtsventrikulären Ausflusstraktes und der Pulmonalarterie. Der Aortenbogen ist auf der Höhe des Abgangs des Truncus brachiocephalicus dargestellt. Vor dem Aortenbogen befindet sich die linke Vena brachiocephalica. Links im Sektor sieht man in Längsachse den rechtsventrikulären Ausflusstrakt und den Hauptstamm der Pulmonalarterie.

- **Filmsequenz 15:** Mitt-ösophagealer 4-Kammerblick bei akutem rechtsventrikulärem Versagen. Massive Dilatation des rechten Vorhofs und des rechten Ventrikels. Das Vorhofseptum ist nach links verbogen, die freie Wand des rechten Ventrikels ist weitgehend akinetisch, und die Bewegung des Ventrikelseptums ist abnormal (paradox). Der linke Ventrikel ist vom dilatierten rechten Ventrikel komprimiert und in der Diastole kaum gefüllt.

Literatur

1. Starr I, Jeffers W, Meade RJ (1943) The absence of conspicuous increments of venous pressure after severe damage to the right ventricle of the dog, with a discussion of the relation between clinical congestive failure and heart disease. Am Heart J 26:291–301
2. Armour JA, Pace JB, Randall WC (1970) Interrelationship of architecture and function of the right ventricle. Am J Physiol 218:174–179
3. Lopez-Candales A, Dohi K, Rajagopalan N et al (2005) Right ventricular dyssynchrony in patients with pulmonary hypertension is associated with disease severity and functional class. Cardiovasc Ultrasound 3:3–23
4. Filipovic M, Skarvan K, Seeberger M (2005) Die linksventrikuläre Funktion und ihre Bedeutung bei hämodynamisch instabielen Patienten. Intensivmedizin 42:413–423
5. Hust M, Wisbar A, Schmidt H et al (2005) Akute hämodynamische Instabilität drei Tage nach Hinterwandinfarkt. Intensivmedizin 42:424
6. Skarvan K, Bernet F (2005) Ischämische Mitralklappeninsuffizenz. Intensivmedizin 42:603–613
7. Tschernich H, Seitelberger R, Hiesmayr M (2005) Untersuchung der Klappenfunktion nach Mitralklappen-Rekonstruktion. Intensivmedizin 42:683–696
8. Eggebrecht H, Plicht B, Buck T, Erbel R (2006) Echokardiographische Abklärung des Patienten mit akutem Thoraxschmerz auf der Notfallstation. Intensivmedizin 42:64–77
9. Miller D, Farah MG, Liner A et al (2004) The relation between quantitative right ventricular ejection fraction and indices of tricuspid annular motion and myocardial performance. J Am Soc Echocardiogr 17:443–447
10. Jardin F, Dubourg O, Bourdarias JP (1997) Echocardiographic pattern of acute cor pulmonale. Chest 111:209–217
11. De Simone R, Wolf I, Mottl-Link S et al (2005) Intraoperative assessment of right ventricular volume and function. Eur J Cardiothorac Surg 27:988–993
12. Jennesseaux C, Metz D, Maes D et al (1998) [Acoustic quantification of right ventricular dimensions and systolic function]. Arch Mal Coeur Vaiss 91:231–238
13. Jardin F, Gueret P, Dubourg O et al (1985) Right ventricular volumes by thermodilution in the adult respiratory distress syndrome. A comparative study using two-dimensional echocardiography as a reference method. Chest 88:34–39
14. Bleeker GB, Steendijk P, Holman ER et al (2006) Assessing right ventricular function: the role of echocardiography and complementary technologies. Heart 92 (Suppl 1):i19–26
15. Davila-Roman VG, Waggoner AD, Hopkins WE, Barzilai B (1995) Right ventricular dysfunction in low output syndrome after cardiac operations: assessment by transesophageal echocardiography. Ann Thorac Surg 60:1081–1086
16. Zornoff LA, Skali H, Pfeffer MA et al (2002) Right ventricular dysfunction and risk of heart failure and mortality after myocardial infarction. J Am Coll Cardiol 39:1450–1455
17. Kaul S, Tei C, Hopkins JM, Shah PM (1984) Assessment of right ventricular function using two-dimensional echocardiography. Am Heart J 107:526–531
18. Ghio S, Recusami F, Klersy C et al (2000) Prognostic usefulness of the tricuspid annular plane systolic excursion in patients with congestive heart failure secondary to idiopathic or ischemic dilated cardiomyopathy. Am J Cardiol 85:837–842
19. Meluzin J, Spinarova L, Bakala J et al (2001) Pulsed Doppler tissue imaging of the velocity of tricuspid annular systolic motion; a new, rapid, and non-invasive method of evaluating right ventricular systolic function. Eur Heart J 22:340–348
20. Tuller D, Steiner M, Wahl A et al (2005) Systolic right ventricular function assessment by pulsed wave tissue Doppler imaging of the tricuspid annulus. Swiss Med Wkly 135:461–468
21. Lindqvist P, Waldenstrom A, Henein M et al (2005) Regional and global right ventricular function in healthy individuals aged 20–90 years: a pulsed Doppler tissue imaging study: Umea General Population Heart Study. Echocardiography 22:305–314
22. Michaux I, Filipovic M, Skarvan K et al (2006) Effects of on-pump versus off-pump coronary artery bypass graft surgery on right ventricular function. J Thorac Cardiovasc Surg 131:1281–1288
23. David JS, Tousignant CP, Bowry R (2006) Tricuspid annular velocity in patients undergoing cardiac operation using transesophageal echocardiography. J Am Soc Echocardiogr 19:329–334
24. Lambert-Lintner A (1997) Referenzwerte für intraoperative transösophageale Echokardiographie. Inauguraldissertation. Medizinische Fakultät der Universität Basel, Basel
25. Schiller NB (2000) Hemodynamics derived from transesophageal echocardiography (TEE). Cardiol Clin 18:699–709
26. Yu CM, Sanderson JE, Chan S et al (1996) Right ventricular diastolic dysfunction in heart failure. Circulation 93:1509–1514
27. Tei C, Dujardin KS, Hodge DO et al (1996) Doppler echocardiographic index for assessment of global right ventricular function. J Am Soc Echocardiogr 9:838–847
28. McQuillan BM, Picard MH, Leavitt M, Weyman AE (2001) Clinical correlates and reference intervals for pulmonary artery systolic pressure among echocardiographically normal subjects. Circulation 104:2797–2802
29. Lei MH, Chen JJ, Ko YL et al (1995) Reappraisal of quantitative evaluation of pulmonary regurgitation and estimation of pulmonary artery pressure by continuous wave Doppler echocardiography. Cardiology 86:249–256
30. Abbas AE, Fortuin FD, Schiller NB et al (2003) A simple method for noninvasive estimation of pulmonary vascular resistance. J Am Coll Cardiol 41:1021–1027
31. Kircher BJ, Himelman RB, Schiller NB (1990) Noninvasive estimation of right atrial pressure from the inspiratory collapse of the inferior vena cava. Am J Cardiol 66:493–496
32. Kjaergaard J, Snyder EM, Hassager C et al (2006) Impact of preload and afterload on global and regional right ventricular function and pressure: a quantitative echocardiography study. J Am Soc Echocardiogr 19:515–521
33. Davlouros PA, Niwa K, Webb G, Gatzoulis MA (2006) The right ventricle in congenital heart disease. Heart 92 (Suppl 1):i27–38
34. Anconina J, Danchin N, Selton-Suty C et al (1992) [Measurement of right ventricular dP/dt. A simultaneous/comparative hemodynamic and Doppler echocardiographic study]. Arch Mal Coeur Vaiss 85:1317–1321

35. Skarvan K, Lambert A, Filipovic M, Seeberger M (2001) Reference values for left ventricular function in subjects under general anaesthesia and controlled ventilation assessed by two-dimensional transoesophageal echocardiography. Eur J Anaesthesiol 18:713–722
36. Filipovic M, Wang J, Michaux I et al (2005) Effects of halothane, sevoflurane and propofol on left ventricular diastolic function in humans during spontaneous and mechanical ventilation. Br J Anaesth 94:186–192
37. Vieillard-Baron A, Loubieres Y, Schmitt JM et al (1999) Cyclic changes in right ventricular output impedance during mechanical ventilation. J Appl Physiol 87:1644–1650
38. Jardin F, Vieillard-Baron A (2003) Right ventricular function and positive pressure ventilation in clinical practice: from hemodynamic subsets to respirator settings. Intensive Care Med 29:1426–1434
39. Michaux I, Filipovic M, Skarvan K (2004) Right Ventricle. In: Poelaert JI, Skarvan K (eds) Transoesophageal Echocardiographyin Anaesthesia and Intensive Care Medicine London. BMJ Books, pp 145–160
40. Weyman AE (1994) Principles and Practice of Echocardiography, 2nd ed. Lea & Febiger, Philadelphia, pp 99–123
41. Feigenbaum H (1986) Echocardiography, 4th ed. Lea & Febiger, Philadelphia, S 622
42. Ho SY, Nihoyannopoulos P (2006) Anatomy, echocardiography, and normal right ventricular dimensions. Heart 92 (Suppl 1):i2–13
43. Weyman AE (1994) Normal cross-sectional echocardiographic measurements (Appendix A, Seite 1293). In: Principles and Practice of Echocardiography. Lea & Febiger, Philadelphia
44. Fisher EA, Goldman ME (1989) Simple, rapid method for quantification of tricuspid regurgitation by two-dimensional echocardiography. Am J Cardiol 63:1375–1378
45. Tribouilloy CM, Enriquez-Sarano M, Bailey KR et al (2000) Quantification of tricuspid regurgitation by measuring the width of the vena contracta with Doppler color flow imaging: a clinical study. J Am Coll Cardiol 36:472–478

Echokardiographische Evaluierung einer potenziellen Herz-Organspenderin

Robert Maier
Vanessa Stadlbauer
Doris Duller
Norbert Watzinger
Elisabeth Mahla
Manfred Wonisch
Friedrich M. Fruhwald
Martin Schweiger
Helmut Brussee
Andrä Wasler
Karlheinz Tscheliessnigg

Dr. med. univ. Robert Maier (✉)
Vanessa Stadlbauer · Norbert Watzinger
Manfred Wonisch · Friedrich M. Fruhwald
Helmut Brussee
Klinische Abteilung für Kardiologie
Universitätsklinik für Innere Medizin
Medizinische Universität Graz
Auenbruggerplatz 15
8036 Graz, Österreich
Tel.: +43-316/385-2544
Fax: +43-316/385-3733
E-Mail: robert.maier@meduni-graz.at

Doris Duller · Martin Schweiger
Andrä Wasler · Karlheinz Tscheliessnigg
Klinische Abteilung
für Transplantationschirurgie
Universitätsklinik für Chirurgie
Medizinische Universität Graz

Elisabeth Mahla
Klinische Abteilung für Anästhesiologie
für Herz- und Gefäßchirurgie
und Intensivmedizin
Universitätsklinik für Anästhesiologie
und Intensivmedizin
Medizinische Universität Graz

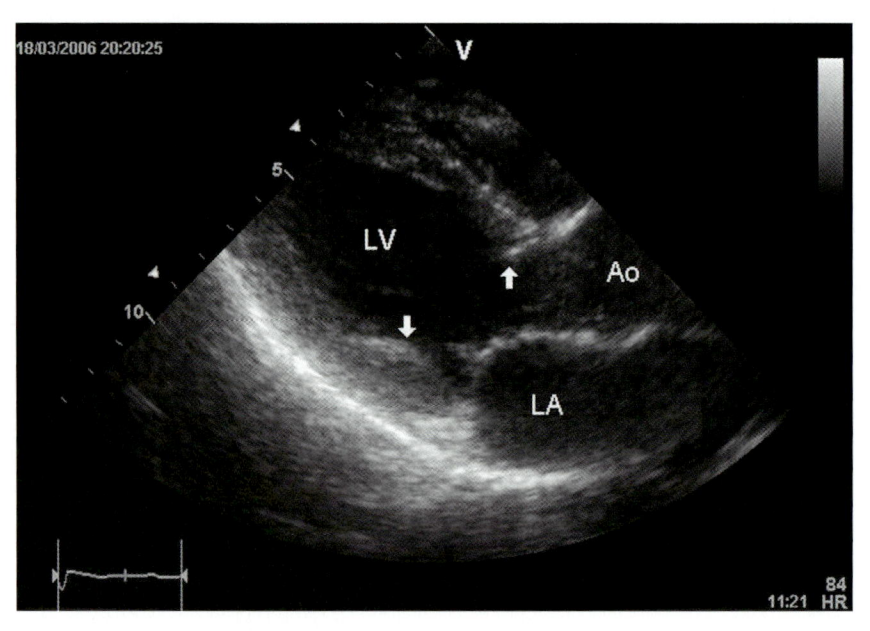

Abb. 1 Parasternaler Längsachsenschnitt in der Systole; LV = linker Ventrikel; LA = linker Vorhof; Ao = Aorta ascendens; die Pfeile markieren Segmente mit normaler Kontraktilität, die übrigen Segmente sind hypokinetisch

Bei einer 52-jährigen Frau wird nach einer Subarachnoidalblutung der Hirntod festgestellt. Da sie bis zu diesem akuten Ereignis völlig gesund war, soll sie nun als potenzielle Organspenderin evaluiert werden. Die kardiologische Beurteilung ergibt keine Risikofaktoren für eine koronare Herzkrankheit, der Auskultationsbefund des Herzens ist unauffällig, ebenso das EKG der Patientin. Ergänzend wird eine transthorakale Echokardiographie durchgeführt. Im parasternalen Längsachsenschnitt (s. Abb. 1 und Filmsequenz 1) findet sich ein normal großer linker Ventrikel mit normaler Wandstärke. Linker Vorhof und Aorta ascendens sind ebenso normal dimensioniert. Sowohl die Mitral- als auch die Aortenklappe sind zart und gut beweglich. Die basalen Anteile des interventrikulären Septums und der posterolateralen Wand des linken Ventrikels zeigen eine normale Kontraktilität. An den mittleren und apikalen Anteilen dieser Wandabschnitte fällt jedoch eine mäßige bis schwere Hypokinesie auf.

Fragen (Antworten auf S. 164)
1. Wie würden Sie die systolische Funktion des linken Ventrikels beurteilen?
2. Welche weiteren Informationen sind notwendig?
3. Muss eine Koronarangiographie gemacht werden?
4. Kommt dieses Herz als Spenderorgan in Frage?

R. Maier
V. Stadlbauer
D. Duller
N. Watzinger
E. Mahla
M. Wonisch
F. M. Fruhwald
M. Schweiger
H. Brussee
A. Wasler
K. Tscheliessnigg

Beurteilung eines potenziellen Herz-Organspenders

Eine Übersichtsarbeit mit besonderer Berücksichtigung echokardiographischer Aspekte

Dr. med. univ. Robert Maier (✉)
Vanessa Stadlbauer · Norbert Watzinger
Manfred Wonisch · Friedrich M. Fruhwald
Helmut Brussee
Klinische Abteilung für Kardiologie
Universitätsklinik für Innere Medizin
Medizinische Universität Graz
Auenbruggerplatz 15
8036 Graz, Österreich
Tel.: +43-316/385-2544
Fax: +43-316/385-3733
E-Mail: robert.maier@meduni-graz.at

Doris Duller · Martin Schweiger
Andrä Wasler · Karlheinz Tscheliessnigg
Klinische Abteilung
für Transplantationschirurgie
Universitätsklinik für Chirurgie
Medizinische Universität Graz

Elisabeth Mahla
Klinische Abteilung für Anästhesiologie
für Herz- und Gefäßchirurgie
und Intensivmedizin
Universitätsklinik für Anästhesiologie
und Intensivmedizin
Medizinische Universität Graz

Evaluation of the potential cardiac donor – Focus on echocardiography

▶ **Summary** Beyond obtaining adequate background data, physical examination, an electrocardiogram, and various serology results, echocardiography is of major importance in the evaluation of the potential cardiac donor. For many reasons echocardiography is the optimal method of imaging a potential donor heart. It provides an accurate assessment of structural abnormalities such as left ventricular hypertrophy, valvular and congenital heart disease. Furthermore, global left ventricular contractile function as well as regional wall motion abnormalities can be assessed. Left ventricular dysfunction is a common finding in patients with brain stem death and the main cause of low donor yield. Regional wall motion abnormalities do not correspond to a coronary perfusion territory, and left ventricular dysfunction may be reversible over time. Functional recovery can be achieved by hemodynamic and metabolic management strategies and should be monitored by serial echocardiography. Given the continuing shortage of available donor hearts, echocardiography may aid to improve the successful utilisation of potential cardiac donors. In most patients transthoracic echocardiography will provide sufficient information. However, in selected cases transesophageal echocardiography or intravenous injection of ultrasound contrast agents will be necessary to acquire high-quality images. Whether or not coronary angiography should be performed in a potential cardiac donor, predominantly depends on donor age, sex, and risk factors for coronary artery disease. Moreover, availability of angiography and urgency status of the recipient should be factored into this decision.

▶ **Key words** Cardiac donor – evaluation – echocardiography – heart transplantation

▶ **Zusammenfassung** Die Echokardiographie ist neben vielen anderen Untersuchungen ein wesentlicher Bestandteil der Evaluierung eines potenziellen Herz-Organspenders. Die transthorakale Echokardiographie liefert nichtinvasiv wichtige Informationen über Morphologie und Funktion des Herzens. Ganz entscheidend ist die Beurteilung des linken Ventrikels hinsichtlich Hypertrophie und systolischer Funktion, weiters der Ausschluss angeborener Herzfehler sowie die Beurteilung der Herzklappen. Bei hirntoten Patienten findet sich häufig eine systolische Dysfunktion des linken Ventrikels, was zur Folge hat, dass diese Herzen häufig nicht als Spenderorgane verwendet werden. Die regionalen Wandbewegungsstörungen können keinem bestimmten Koronarversorgungsgebiet zugeordnet werden und sind häufig nur vorübergehend vorhanden. Sie können sich spontan oder durch ein entsprechendes Spendermanagement zurückbilden. Daher sollte die echokardiographische Evaluierung nicht nur einmal erfolgen, sondern bei initial eingeschränkter Funktion des linken Ventrikels nach Einleitung entsprechender Maßnahmen wiederholt werden. Dadurch könnte der Prozentsatz der transplantierbaren Herzen gesteigert werden, was angesichts des Mangels an Spenderorganen von großer Bedeutung wäre. Meistens wird man mit der transthorakalen Echokardiographie das Auslangen finden, bei stark eingeschränkter Untersuchungsqualität oder speziellen Fragestellungen kann jedoch auch eine transösophageale Echokardiographie oder eine Kontrast-Echokardiographie notwendig werden. Ob bei einem potenziellen Herz-Organspender eine Koronarangiographie indiziert ist, richtet sich nicht so sehr nach den Wandbewegungsstörungen als nach anderen Faktoren, wie Alter, Geschlecht und Risikoprofil des Spenders, aber auch nach der Verfügbarkeit der Untersuchung und der Dringlichkeit vonseiten des Empfängers.

▶ **Schlüsselwörter**
Herz-Organspender – Beurteilung – Echokardiographie – Herztransplantation

Obwohl die medikamentöse und die elektromechanische Therapie der Herzinsuffizienz in den letzten Jahren große Fortschritte gemacht haben, bleibt für manche Patienten im Endstadium der Herzinsuffizienz die Herztransplantation weiterhin die letzte Therapieoption [8]. Das Angebot an Spenderorganen liegt aber nach wie vor deutlich unter dem Bedarf. Daher ist es besonders wichtig, alle in Frage kommenden Organspender genauestens zu evaluieren, um so kein potenziell transplantierbares Herz zu verlieren.

Allgemeine Beurteilung/Extrakardiale Faktoren

Voraussetzung, dass ein Patient als potenzieller Organspender angesehen werden kann, ist die Feststellung des irreversiblen Funktionsausfalls des Gehirns (Hirntod-Diagnostik).

In der Regel werden hirntote Patienten bis zu einem Alter von 55 Jahren als potenzielle Herz-Organspender evaluiert. Aber auch hirntote Patienten, die bereits älter als 55 Jahre sind, können unter Umständen noch als Organspender herangezogen werden, v.a. dann, wenn vonseiten des Empfängers eine hohe Dringlichkeit gegeben ist. Dabei müssen allerdings zusätzliche Faktoren, wie eine linksventrikuläre Hypertrophie und die Ischämiezeit mitberücksichtigt werden. Herzen älterer Spender sollten, wenn möglich, auch nur älteren Empfängern transplantiert werden.

Absolute Kontraindikationen für eine Organspende sind der Nachweis des humanen Immundefizienzvirus (HIV), eine schwere Sepsis oder ein metastasierender Tumor beim potenziellen Spender.

Keine Kontraindikationen sind dagegen eine vorangegangene Reanimation oder Asphyxie, eine nicht-natürliche Todesursache, ein behandelter Infekt (z.B. Pneumonie), Insuffizienzen der nicht zu transplantierenden Organe, eine Hepatitisinfektion (Virushepatitis A, B, C) oder eine Katecholamintherapie.

Zur Beurteilung eines potenziellen Herz-Organspenders gehört eine sorgfältige Anamnese seiner früheren sowie seiner aktuellen Erkrankungen, weiters eine genaue physikalische Untersuchung sowie ein Elektrokardiogramm (EKG). Dieses kann z.B. unspezifische ST-T-Veränderungen zeigen, die durch den Hirntod und einen erhöhten intrakraniellen Druck bedingt sind. Schließlich darf die direkte Inspektion des Herzens bei der Explantation nicht außer Acht gelassen werden.

Für das „Matching" zwischen Spender und Empfänger sind bei der Transplantation des Herzens im Wesentlichen nur das AB0-Blutgruppensystem und die Körpergröße von Bedeutung. Das Herz eines erwachsenen männlichen Spenders mit einem Körpergewicht >70 kg ist für fast jeden Empfänger geeignet. Im Fall eines kleinen Spenders sollte besser die Körpergröße oder der Body-Mass-Index für das Matching herangezogen werden als das Körpergewicht [3].

Für das Spendermanagement ist eine invasive Überwachung mittels Zentralvenen- bzw. Pulmonaliskatheters unerlässlich.

Echokardiographie

Die Echokardiographie ist für die Beurteilung eines potenziellen Herz-Organspenders von ganz besonderer Bedeutung. Sie ermöglicht eine rasche, beliebig oft wiederholbare Beurteilung von Anatomie und Funktion des Herzens. Damit kann einerseits mit hoher Wahrscheinlichkeit gewährleistet werden, dass kein vorgeschädigtes Organ transplantiert wird, andererseits aber auch, dass ein Organ nicht nur aufgrund einer klinischen Unsicherheit nicht zur Transplantation herangezogen wird [1]. Letzteres erscheint besonders deshalb wichtig, weil es nach wie vor einen Mangel an geeigneten Spenderorganen gibt und ein vorhandenes Organ daher nur in begründeten Fällen nicht verwendet werden sollte [12].

Die Echokardiographie eignet sich geradezu ideal als bildgebende Methode zur Beurteilung eines potenziellen Spenderherzens [10]. Die transthorakale Echokardiographie (TTE) ist gänzlich nicht-invasiv, und auch die transösophageale Echokardiographie (TEE) ist nur semi-invasiv. Die Untersuchung kann am Bett des potenziellen Organspenders durchgeführt werden, ohne dass dieser transportiert werden muss. Überdies ist der potenzielle Spender keiner Strahlenbelastung ausgesetzt und bekommt kein nephrotoxisches Kontrastmittel verabreicht.

Transthorakale Echokardiographie

Der Einsatz der TTE zur Beurteilung potenzieller Herzspender wurde erstmals 1988 beschrieben [4]. Heutzutage ist diese Untersuchungsmethode in fast allen Spitälern zu jeder Tages- und Nachtzeit verfügbar und durch Entwicklungen wie das „harmonic imaging" in der Lage, Bilder von hoher Qualität zu liefern. Trotzdem bleibt die Methode extrem Untersucher-abhängig, sodass die Aussagekraft des Befundes sehr an der Erfahrung des Untersuchers liegt.

Ein weiteres Problem kann die mangelnde Untersuchungsqualität aufgrund unzureichender Schallfenster darstellen. Organspender sind intubiert, mechanisch beatmet, können nicht auf Kommando den Atem anhalten und haben unter Umständen ein Thoraxtrauma. Lediglich eine Halblinksseitenlage mit passiver Abduktion des linken Arms kann unter Mithilfe des Pflegepersonals meist erreicht werden.

Die TTE ermöglicht eine genaue Beurteilung morphologischer Veränderungen, wie linksventrikuläre Hypertrophie, Klappenfehler, angeborene Herzfehler oder Perikarderguss (z.B. durch ein Thoraxtrauma). Sowohl die globale als auch die regionale Kontraktilität des linksventrikulären Myokards können beurteilt und meist sogar quantifiziert werden. Mit Einschränkungen gilt dies auch für die rechtsventrikuläre Funktion.

Obwohl im „Eurotransplant Donor Information Form" (www.eurotransplant.org) kein bestimmtes echokardiographisches Protokoll vorgegeben ist, empfiehlt es sich, einen systematischen Untersuchungsgang einzuhalten:

- Links-parasternales Schallfenster
  - Parasternaler Längsachsenschnitt
    - 2-dimensionales (2D) Bild: Beurteilung des linken Ventrikels und des linken Vorhofs, der Mitral- und Aortenklappe sowie der proximalen Aorta ascendens (Abb. 1 und Film 1)
  - Farb-Doppler der Mitral- und Aortenklappe (Abb. 2 und Film 2)
  - Parasternale Kurzachsenschnitte in Höhe der Aorten- bzw. Pulmonalklappe, der Mitralklappe sowie der Papillarmuskeln

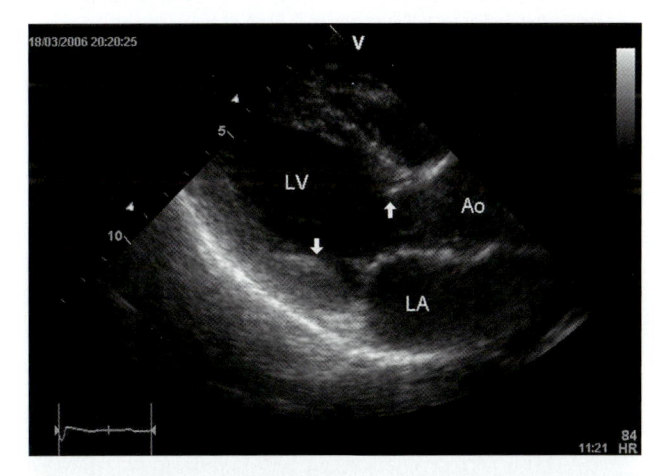

Abb. 1 Parasternaler Längsachsenschnitt in der Systole; LV = linker Ventrikel; LA = linker Vorhof; Ao = Aorta ascendens; die Pfeile markieren Segmente mit normaler Kontraktilität, die übrigen Segmente sind hypokinetisch; der gleiche Befund ist in Film 1 dargestellt

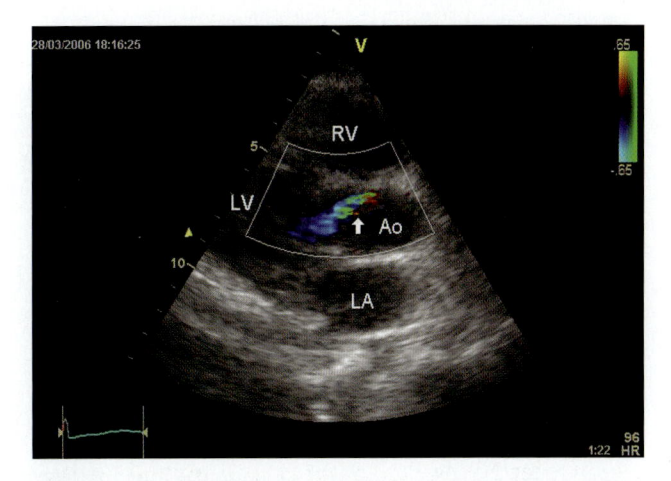

Abb. 2 Parasternaler Längsachsenschnitt in der Diastole mit Farb-Doppler im Bereich der Aortenklappe; LV = linker Ventrikel; RV = rechter Ventrikel; LA = linker Vorhof; Ao = Aorta ascendens; der Pfeil markiert einen kleinen exzentrischen Regurgitationsjet bei leichter Aorteninsuffizienz (Aortenklappe bikuspid); den gleichen Befund zeigt Film 2

- 2D-Bild (Abb. 3 und Film 3)
- Farb-Doppler der Aorten- und Pulmonalklappe
- ev. gepulste (PW = pulsed wave) Doppler-Untersuchung der Pulmonalklappe
- M-Mode: Vermessung von Aortenwurzel und linkem Vorhof einerseits sowie des linken Ventrikels mit Septum und Hinterwand andererseits (Abb. 3 a)
- Apikales Schallfenster
  - Apikaler 4-Kammerblick
    - 2D-Bild: Beurteilung der globalen systolischen linksventrikulären Funktion (wenn möglich, planimetrische Quantifizierung) sowie der regionalen Funktion (regionale Wandbewegungsstörungen?); Beurteilung von Durchmesser und Funktion des rechten Ventrikels, Mitral- und Trikuspidalklappe, Vorhofseptum sowie Längsdurchmesser der beiden Vorhöfe; Perikarderguss? (Abb. 4 und Film 4)
    - Farb-Doppler der Mitral- (Abb. 5 und Film 5) und Trikuspidalklappe
    - PW-Doppler der Mitralklappe: Beurteilung der diastolischen linksventrikulären Funktion
    - Kontinuierlicher (CW = continuous wave) Doppler der Trikuspidalklappe: Abschätzung des systolischen Pulmonalarteriendrucks aus dem Trikuspidalinsuffizienzsignal
  - Apikaler 5-Kammerblick
    - 2D-Bild: Beurteilung der Aortenklappe
    - Farb- und CW-Doppler der Aortenklappe

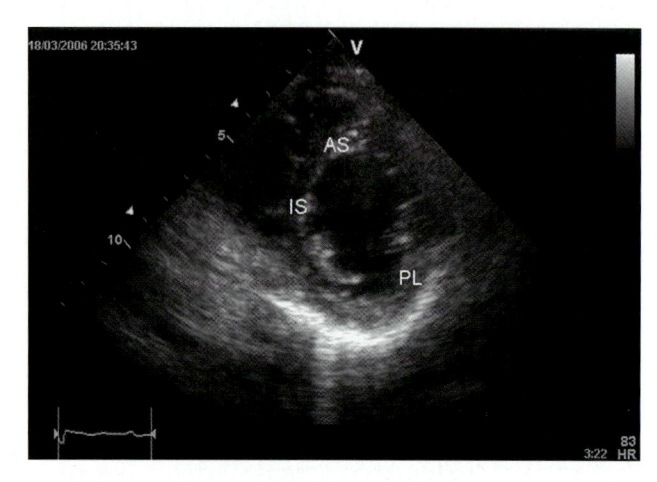

Abb. 3 Parasternaler Kurzachsenschnitt in der Diastole in Höhe der Papillarmuskeln; im dazugehörigen Film 3 zeigt sich eine mäßige Hypokinesie im anteroseptalen (AS) und posterolateralen (PL) Segment, weiters eine schwere Hypokinesie inferoseptal (IS)

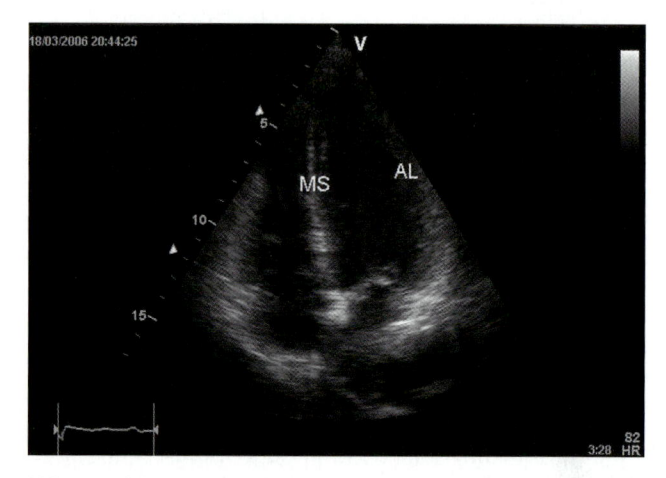

Abb. 4 Apikaler 4-Kammerblick in der Diastole; im dazugehörigen Film 4 zeigt sich eine schwere Hypokinesie im mittleren septalen (MS) Segment und eine mäßige Hypokinesie im mittleren anterolateralen Segment (AL)

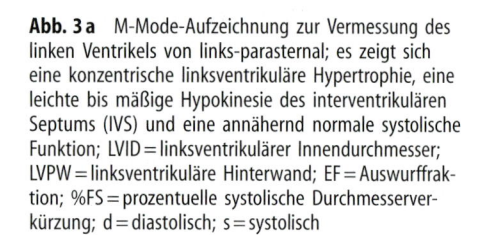

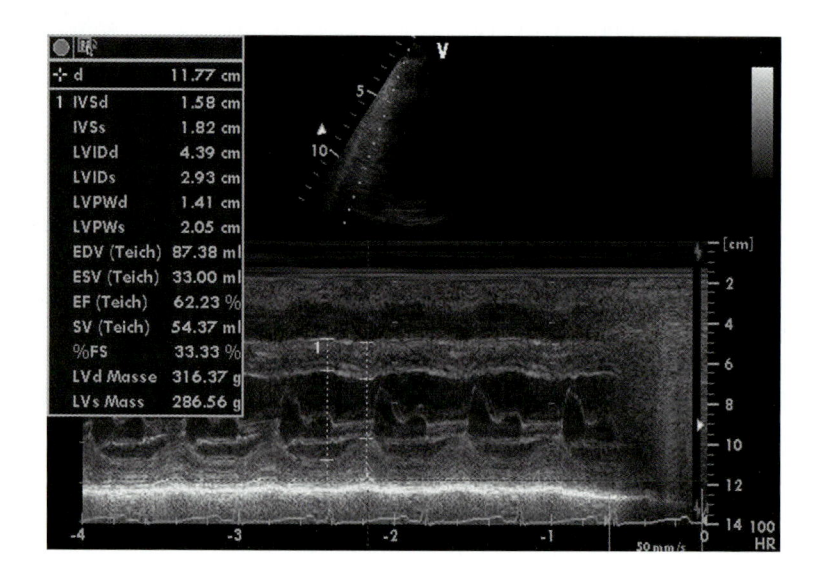

Abb. 3 a M-Mode-Aufzeichnung zur Vermessung des linken Ventrikels von links-parasternal; es zeigt sich eine konzentrische linksventrikuläre Hypertrophie, eine leichte bis mäßige Hypokinesie des interventrikulären Septums (IVS) und eine annähernd normale systolische Funktion; LVID = linksventrikulärer Innendurchmesser; LVPW = linksventrikuläre Hinterwand; EF = Auswurffraktion; %FS = prozentuelle systolische Durchmesserverkürzung; d = diastolisch; s = systolisch

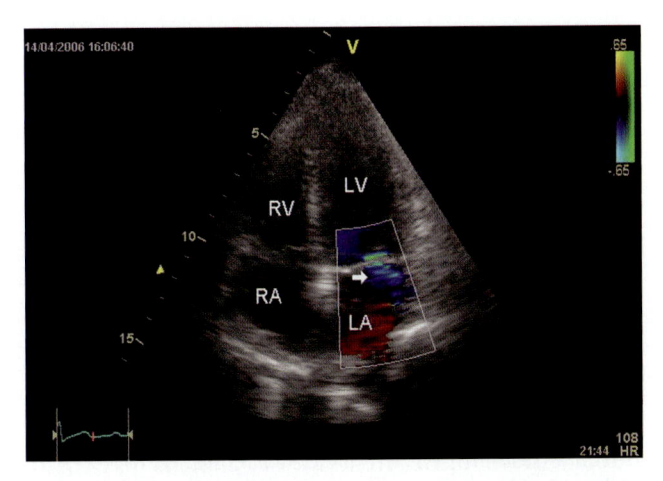

Abb. 5 Apikaler 4-Kammerblick in der Systole mit Farb-Doppler im Bereich der Mitralklappe; LV = linker Ventrikel; LA = linker Vorhof; RV = rechter Ventrikel; RA = rechter Vorhof; der Pfeil markiert einen kleinen Regurgitationsjet bei leichter Mitralinsuffizienz; der gleiche Befund ist in ▬ Film 5 dargestellt

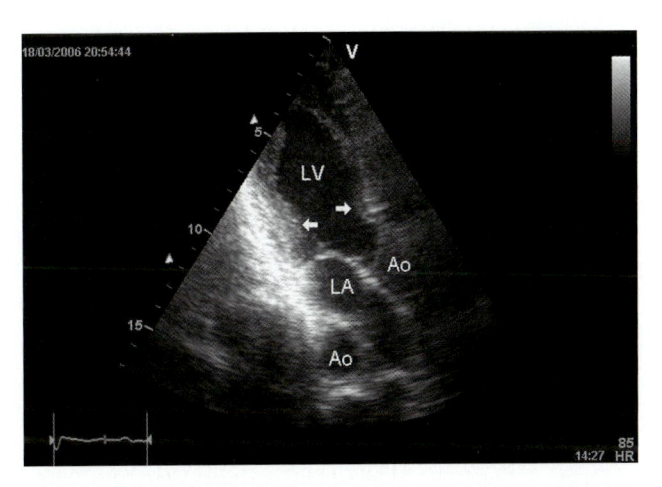

Abb. 7 Apikaler Längsachsenschnitt in der Systole; die Pfeile markieren die basalen Segmente mit normaler Kontraktilität; im dazugehörigen ▬ Film 7 zeigen sich die mittleren Segmente hypokinetisch, die apikalen Segmente sind, soweit beurteilbar, normal kontraktil; LV = linker Ventrikel; LA = linker Vorhof; Ao = Aorta ascendens (rechts oben) bzw. Aorta descendens (links unten)

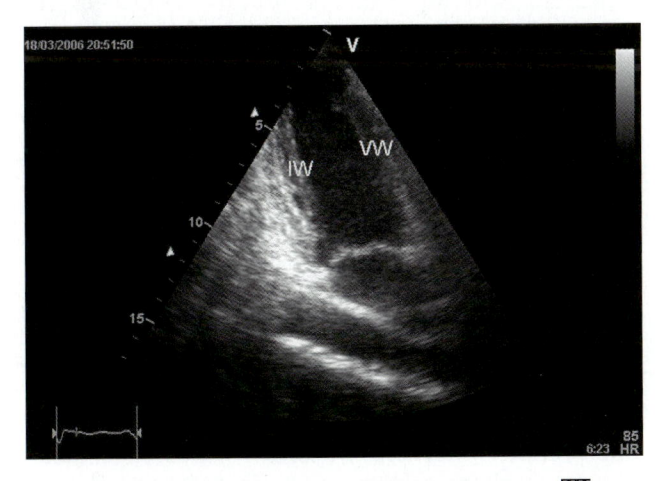

Abb. 6 Apikaler 2-Kammerblick in der Systole; im dazugehörigen ▬ Film 6 zeigt sich eine leichte bis mäßige Hypokinesie der Vorderwand (VW), während die inferiore Wand (IW) gut kontraktil erscheint

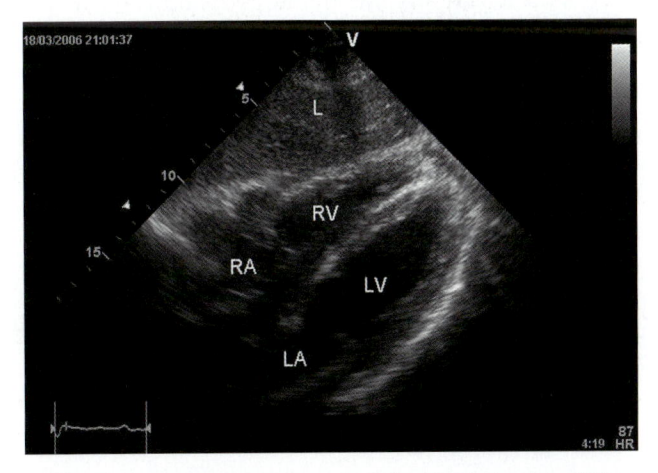

Abb. 8 Subkostaler 4-Kammerblick in der frühen Systole; im dazugehörigen ▬ Film 8 zeigt sich eine Hypokinesie der mittleren Segmente des linken Ventrikels, die rechtsventrikuläre Funktion ist normal; LV = linker Ventrikel; LA = linker Vorhof; RV = rechter Ventrikel; RA = rechter Vorhof

- Apikaler 2-Kammerblick
  - 2D-Bild: Beurteilung der globalen und regionalen systolischen linksventrikulären Funktion (regionale Wandbewegungsstörungen?) sowie der Mitralklappe; Perikarderguss? (Abb. 6 und ▬ Film 6)
  - Farb-Doppler der Mitralklappe
- Apikaler Längsachsenschnitt
  - 2D-Bild: Beurteilung der globalen und regionalen systolischen linksventrikulären Funktion (regionale Wandbewegungsstörungen?) sowie der Mitral- und Aortenklappe (Abb. 7 und ▬ Film 7)
  - Farbdoppler der Mitral- und Aortenklappe
- Subkostales Schallfenster (optional)
  - Subkostaler 4-Kammerblick
    - 2D-Bild: Beurteilung der globalen und regionalen links- bzw. rechtsventrikulären Funktion, der Mitral- und Trikuspidalklappe sowie des Vorhofseptums (Vorhofseptumdefekt?) (Abb. 8 und ▬ Film 8)
    - Farb-Doppler der Mitral- und Trikuspidalklappe und des Vorhofseptums (Vorhofseptumdefekt?)
- Suprasternales Schallfenster (optional)
  - Beurteilung der Aorta ascendens, des Aortenbogens und der Aorta descendens

Spezielle echokardiographische Fragestellungen

Linksventrikuläre Hypertrophie

Eine leichte linksventrikuläre Hypertrophie spricht nicht gegen die Transplantation des Organs, insbesondere wenn die Ischämiezeit kurz gehalten werden kann. Wenn sowohl echokardiographische als auch EKG-Kriterien für eine mittel- bis höhergradige linksventrikuläre Hypertrophie gegeben sind (Abb. 3a), ist die Transplantation des Herzens nicht mehr anzuraten [2, 6]. Es muss allerdings eine Pseudo-Hypertrophie durch Unterfüllung des linken Ventrikels ausgeschlossen werden.

Herzklappenfehler und angeborene Herzfehler

Das Vorhandensein eines Herzklappenfehlers oder angeborenen Herzfehlers ist meist eine Kontraindikation für die Transplantation des Organs. Ausnahmen sind leichte bis mittelgradige Insuffizienzen der Mitral- (Abb. 5 und Film 5) oder Trikuspidalklappe, wenn die Klappe im Rahmen der Transplantation rekonstruiert werden kann, oder eine normal funktionierende bikuspide Aortenklappe (Abb. 9 und Film 9). Auch ein Vorhofseptumdefekt vom Sekundumtyp im Spenderherz stellt keine Kontraindikation dar, sondern könnte im Rahmen der Transplantation verschlossen werden.

Systolische Funktion des linken Ventrikels

Der echokardiographischen Beurteilung der systolischen linksventrikulären Funktion eines potenziellen Spenderherzens kommt eine ganz zentrale Bedeutung zu. Eine Dysfunktion des linken Ventrikels findet sich bei hirntoten Patienten häufig (20–42%) und ist auch meistens der Grund, warum ein Herz nicht als Spenderorgan verwendet wird. Nur etwa 40% der potenziellen Spenderherzen werden auch tatsächlich transplantiert. Dabei ist zu bedenken, dass der Hirntod mit einer ausgeprägten Aktivierung des sympathischen Nervensystems verbunden ist, die zu einer übermäßigen Katecholaminfreisetzung führt [9]. Dieser „sympathikotone Sturm" kann sowohl eine Myokardischämie als auch eine entzündliche Reaktion mit Freisetzung von Zytokinen auslösen. Er äußert sich in starken Blutdruckschwankungen durch Änderungen im Gefäßwiderstand, weiters in Volumenschwankungen sowie regionalen Wandbewegungsstörungen des linksventrikulären Myokards. Die Ursache, die zum Hirntod des Patienten geführt hat, scheint weder das echokardiographische Erscheinungsbild noch die Früh- und Langzeitergebnisse nach Herztransplantation zu beeinflussen.

Der Untersucher sollte v.a. mit der Beurteilung von regionalen Wandbewegungsstörungen vertraut sein, denn durch deren Fehlinterpretation können potenziell transplantierbare Organe verloren gehen. Regionale Wandbewegungsstörungen, die nach dem Hirntod auftreten, werden als sog. neurokardiogene Schädigung („neurocardiogenic injury") bezeichnet und betreffen häufig nur das basale Septum und die Vorderwand, während die Funktion der apikalen Segmente des linken Ventrikels häufig erhalten bleibt. Jedenfalls können sie keinem bestimmten Koronarversorgungsgebiet zugeordnet und daher auch nicht als Hinweis auf eine koronare Herzkrankheit interpretiert werden. Dieses Verteilungsmuster könnte damit zu erklären sein, dass sich im Bereich der Herzspitze relativ wenige sympathische Nervenendigungen und ein geringerer Noradrenalingehalt des Myokards finden, sodass die Auswirkungen des „sympathikotonen Sturms" in diesen Myokardbezirken weniger ausgeprägt sind. Trotz echokardiographisch nachweisbarer Dysfunktion des linken Ventrikels können autoptisch keine Abnormitäten nachgewiesen werden.

Selbst wenn bei der initialen Untersuchung eine linksventrikuläre Dysfunktion festgestellt wird, kann sich die Ventrikelfunktion durch entsprechendes Management noch im Spender oder nach der Transplantation im Empfänger vollständig erholen. Daher ist eine einzige echokardiographische Untersuchung zur endgültigen Beurteilung häufig nicht ausreichend, sondern diese sollte nach Einleitung entsprechender Maßnahmen wiederholt werden.

Die Auswurfleistung des linken Ventrikels als Ausdruck der myokardialen Kontraktilität wird ganz wesentlich durch seine Vor- und Nachlast beeinflusst.

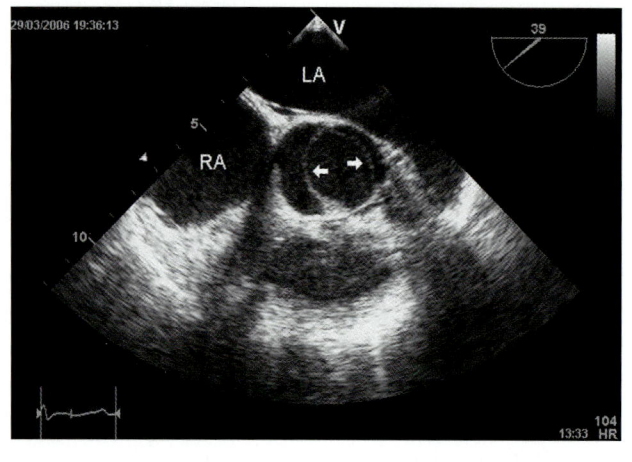

Abb. 9 Transösophagealer Kurzachsenschnitt in der Systole in Höhe der Aortenklappe; LA = linker Vorhof; RA = rechter Vorhof; die Pfeile markieren die beiden Taschen der bikuspiden Aortenklappe; den gleichen Befund zeigt Film 9

Diese können nach dem Hirntod großen Schwankungen unterliegen. Weiters können metabolische Veränderungen wie Anämie, Hypoxämie und Azidose die Kontraktilität sowohl des linken als auch des rechten Ventrikels herabsetzen. Wenn die initiale TTE also z. B. bei Volumenmangel und metabolischer Entgleisung durchgeführt wird, kann sie ein falsches Bild der Ventrikelfunktion geben.

Daher sollten bereits vor dem ersten Echokardiogramm die hämodynamische und die metabolische Situation des potenziellen Spenders optimiert werden. Durch Volumensubstitution, Katecholamintherapie bzw. Ausgleich metabolischer Entgleisungen sollten folgende Zielwerte angestrebt werden [12]:
- Zentraler Venendruck 6–10 mmHg
- Mittlerer arterieller Blutdruck ≥60 mmHg
- pH 7,40–7,45
- paO_2 >80 mmHg
- O_2-Sättigung >95%
- $paCO_2$ 30–35 mmHg
- Hämatokrit ≥30%
- Hämoglobin ≥10 g/dl

Bei einer linksventrikulären Auswurffraktion ≥45% sollte die eingeleitete Therapie beibehalten und vor der Explantation noch eine abschließende Beurteilung durchgeführt werden.

Bei einer Auswurffraktion <45% sollte mit einem aggressiven Management weitergemacht werden: Legen eines Einschwemmkatheters, bei Diabetes insipidus Hormon- und Flüssigkeitssubstitution.

Nicht nur Herzen mit leichter linksventrikulärer Dysfunktion können erfolgreich transplantiert werden, sondern bei normalem Koronarangiographiebefund auch solche mit schwereren regionalen Wandbewegungsstörungen, welche sich bereits unmittelbar nach der Transplantation normalisieren können. Bei Nachweis einer schwereren linksventrikulären Dysfunktion bzw. von regionalen Wandbewegungsstörungen wird das Ergebnis am ehesten durch das Alter des Spenderherzens negativ beeinflusst. Der Nachweis von regionalen Wandbewegungsstörungen bei einem jungen Spender hat weniger Bedeutung als bei einem älteren Spender, bei dem die Wahrscheinlichkeit einer koronaren Herzkrankheit wesentlich größer ist.

Durch das Monitoring von Herzen mit linksventrikulärer Dysfunktion nach Einleitung eines intensiven Managements mittels wiederholter TTE kann die Ausbeute an Spenderherzen erhöht werden [11]. Der zeitliche Verlauf der echokardiographisch nachweisbaren Änderungen der linksventrikulären Funktion ist nicht bekannt. Der zeitliche Abstand der Echokardiographie vom Hirntod einerseits und zur Transplantation andererseits war in den bisherigen Untersuchungen sehr unterschiedlich.

Die echokardiographische Beurteilung des rechten Ventrikels, v.a. seiner Funktion, ist wesentlich schwieriger als die Beurteilung des linken Ventrikels. Die Longitudinalbewegung des lateralen Trikuspidalklappenrings ist zwar meist darstellbar und korreliert mit der rechtsventrikulären Funktion. Wenn jedoch regionale Wandbewegungsstörungen des interventrikulären Septums vorliegen, wird diese Beurteilungsmöglichkeit sehr unverlässlich.

Transösophageale, Kontrast- und Stress-Echokardiographie

Aufgrund der Beatmung ist die Bildqualität der transthorakalen Untersuchung nicht selten mangelhaft. Die TEE bietet zwar meist den Vorteil einer besseren Bildqualität (Abb. 9 und Film 9) [7], sie hat jedoch auch Nachteile. So ist die quantitative Beurteilung von Größe, Wandstärke und Funktion des linken Ventrikels nicht mit gleicher Verlässlichkeit möglich wie von transthorakal. Der rechte Ventrikel sowie die Spitze des linken Ventrikels sind meist schwer oder gar nicht darstellbar.

Auch mittels Kontrastechokardiographie kann die Beurteilung der rechts- („agitated saline", Echovist®, Gelofusin®) bzw. linksventrikulären Funktion (Optison®, Levovist®, Sonovue®) verbessert werden.

Eine besondere Herausforderung für die Echokardiographie ist die Unterscheidung zwischen einer transienten linksventrikulären Dysfunktion und einer solchen, die nach Transplantation im Empfänger bestehen bleibt und diesen somit kompromittiert. Möglicherweise kann eine Dobutamin-Stress-Echokardiographie mit niedrig dosiertem Dobutamin diesbezüglich hilfreich sein [5].

Befundinterpretation und Konsequenzen für die Praxis

Als Problem kann sich die richtige Interpretation des erhobenen Echokardiographiebefundes herausstellen, v.a. wenn im Spital, in dem sich der Spender befindet, oder beim Untersucher wenig Erfahrung in der Spenderevaluierung besteht. Diesem Manko kann heutzutage aber durch die Möglichkeit der digitalen Bildübermittlung in ein Zentrum mit entsprechender Erfahrung abgeholfen werden.

Am wichtigsten sind die Beurteilung der linksventrikulären Funktion sowie der Ausschluss hämodynamisch wirksamer Klappenfehler. Einerseits können Spenderherzen mit schwerer linksventrikulärer Dysfunktion bzw. mit schweren Herzklappenfehlern mittels TTE erkannt und ausgeschlossen werden, andererseits kann aber auch der Abbruch einer Organrekrutierung durch eine vorläufige TTE im Spenderkrankenhaus vermieden werden. Immer sollte daran gedacht werden, dass sich die linksventrikuläre Funktion erholen kann. Neben der Echokardiographie sind aber auch das EKG, die Hämodynamik sowie die chirurgische Inspektion besonders wichtig.

Wann sollte eine Koronarangiographie durchgeführt werden? [12]

Die generelle Empfehlung, bei männlichen Spendern, die älter als 45 Jahre, und bei weiblichen Spendern, die älter als 50 Jahre sind, eine Koronarangiographie durchzuführen, ist möglicherweise doch zu wenig differenziert.

Wenn sich in der Anamnese des Spenders mehr als zwei Risikofaktoren für eine koronare Herzkrankheit, wie Hypertonie, Diabetes mellitus, Rauchen, Hyperlipidämie oder eine positive Familienanamnese finden, sollte bei männlichen Spendern im Alter von 35–45 Jahren und bei weiblichen Spendern im Alter von 35–50 Jahren bereits eine Koronarangiographie durchgeführt werden. In gleicher Weise sollte man vorgehen, wenn der Spender früher Kokain verwendet haben könnte.

Für männliche Spender zwischen 46 und 55 Jahren sowie für weibliche Spender zwischen 51 und 55 Jahren wird zwar allgemein die Durchführung einer Koronarangiographie empfohlen. Sollte jedoch keine Untersuchungsmöglichkeit gegeben sein, kann von einer Koronarangiographie auch abgesehen werden, wenn seitens des Empfängers eine hohe Dringlichkeit besteht und sich in der Anamnese des Spenders keine wesentlichen Risikofaktoren für eine koronare Herzkrankheit finden.

Wenn ein Spender älter als 55 Jahre ist, sollte auf alle Fälle eine Koronarangiographie durchgeführt werden. Ausnahmen sollten nur dann gemacht werden, wenn vonseiten des Empfängers eine sehr hohe Dringlichkeit besteht und sich in der Anamnese des Spenders keine wesentlichen Risikofaktoren für eine koronare Herzkrankheit finden.

Wenn sich an den Koronararterien eines Spenderherzens nur geringe atherosklerotische Veränderungen finden, kann ein solches Organ zumindest für einen Empfänger mit hoher Dringlichkeit verwendet werden. Bei Nachweis hämodynamisch wirksamer Koronararterienstenosen wird man von einer Transplantation wohl absehen müssen, obwohl es auch Berichte über Bypassoperationen im Rahmen der Transplantation mit gutem Langzeitergebnis gibt. Da die systolische Funktion des linken Ventrikels echokardiographisch meist ausreichend gut beurteilt werden kann, wird man auf ein Laevogramm verzichten, um das Risiko einer Kontrastmittelnephropathie so gering wie möglich zu halten.

Möglicherweise kann die konventionelle Koronarangiographie in Zukunft durch die nicht-invasive Koronarangiographie mittels Computertomographie ersetzt werden. Der Stellenwert dieser Methode ist jedoch derzeit noch nicht absehbar.

Antworten zu den Fragen auf S. 156

1. Die systolische Globalfunktion des linken Ventrikels erscheint in dieser Einstellung mittelgradig eingeschränkt. Es zeigen sich eindeutig regionale Wandbewegungsstörungen, die jedoch keinem bestimmten Koronarversorgungsgebiet zugeordnet werden können (Abb. 1 und Film 1).
2. Um die linksventrikuläre Funktion verlässlich beurteilen zu können, muss die myokardiale Kontraktilität auch noch in anderen Schnittebenen untersucht werden:

    Der parasternale Kurzachsenschnitt in Höhe der Papillarmuskeln bestätigt die mäßige Hypokinesie im anteroseptalen und posterolateralen Segment, zusätzlich zeigt sich eine schwere Hypokinesie inferoseptal (Abb. 3 und Film 3).

    Im apikalen 4-Kammerblick findet sich eine schwere Hypokinesie im mittleren septalen Segment und eine mäßige Hypokinesie im mittleren anterolateralen Segment, während die apikalen Wandabschnitte annähernd normal kontraktil erscheinen (Abb. 4 und Film 4).

    Der apikale 2-Kammerblick zeigt eine leichte bis mäßige Hypokinesie der Vorderwand, während die inferiore Wand gut kontraktil erscheint (Abb. 6 und Film 6).

    Der apikale Längsachsenschnitt (Abb. 7 und Film 7) deckt sich weitgehend mit dem parasternalen (Abb. 1 und Film 1). Die apikalen Segmente erscheinen hier, soweit beurteilbar, normal kontraktil.

    Der subkostale 4-Kammerblick (Abb. 8 und Film 8) bringt in diesem Fall keine wesentliche Befunderweiterung mehr. Es bestätigt sich die normale rechtsventrikuläre Funktion, die auch bereits im apikalen 4-Kammerblick zu erkennen war.

    Insgesamt ist die linksventrikuläre Globalfunktion also leicht- bis mittelgradig eingeschränkt (Auswurffraktion nach der biplanen Simpson-Methode = 45%).
3. Obwohl sich anamnestisch keine Risikofaktoren für eine koronare Herzkrankheit finden und auch

die regionalen Wandbewegungsstörungen nicht auf eine solche hindeuten, ist bei einer 52-jährigen Organspenderin eine Koronarangiographie zwar nicht obligat, aber doch empfehlenswert. Daher wird die Untersuchung auch durchgeführt. Sie ergibt eine 30%ige periphere Stenose der rechten Koronararterie bei Rechtsversorgungstyp, die übrigen Gefäßabschnitte weisen lediglich oberflächliche Veränderungen auf (Abb. 10 und Filme 10 und 11). Die echokardiographisch festgestellten Wandbewegungsstörungen können mit diesem Minimalbefund nicht erklärt werden.

4. Das Herz wird aufgrund des Alters der Spenderin, der linksventrikulären Dysfunktion und der beginnenden koronaren Herzkrankheit als „marginales Organ" klassifiziert. Da sich der potenzielle Empfänger in einem mehr als 1000 km entfernten Transplantationszentrum befindet, wird es aufgrund der zu erwartenden langen Ischämiezeit nicht als Spenderorgan verwendet.

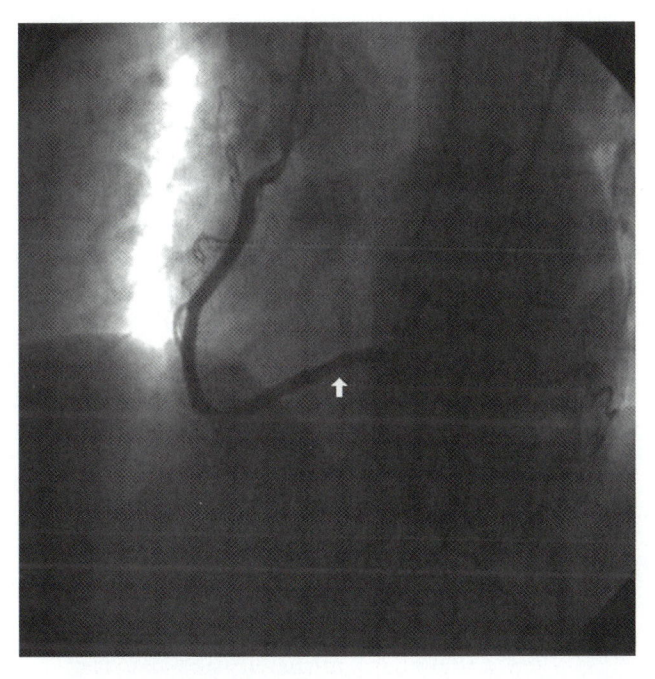

Abb. 10 Koronarangiographie; Darstellung der rechten Koronararterie (dominantes Gefäß); der Pfeil markiert die 30%ige periphere Stenose; der gleiche Befund ist in Film 10 dargestellt

Literatur

1. Auer T, Weihs W, Grasser B, Schmidt B, Petutschnigg B, Wasler A, Iberer F, Tscheliessnigg KH (1996) Donor heart quality control. Analysis of echocardiographic (EC) findings and patient outcome. Transpl Int 9:S409–413
2. Aziz S, Soine LA, Lewis SL, Kruse AP, Levy WC, Wehe KM, Fishbien DP, Allen MD (1997) Donor left ventricular hypertrophy increases risk for early graft failure. Transpl Int 10:446–450
3. Chan BB, Fleischer KJ, Bergin JD, Peyton VC, Flanagan TL, Kern JA, Tribble CG, Gibson RS, Kron IL (1991) Weight is not an accurate criterion for adult cardiac transplant size matching. Ann Thorac Surg 52:1230–1235; discussion 1235–1236
4. Gilbert EM, Krueger SK, Murray JL, Renlund DG, O'Connell JB, Gay WA, Bristow MR (1988) Echocardiographic evaluation of potential cardiac transplant donors. J Thorac Cardiovasc Surg 95:1003–1007
5. Kono T, Nishina T, Morita H, Hirota Y, Kawamura K, Fujiwara A (1999) Usefulness of low-dose dobutamine stress echocardiography for evaluating reversibility of brain death-induced myocardial dysfunction. Am J Cardiol 84:578–582
6. Marelli D, Laks H, Fazio D, Moore S, Moriguchi J, Kobashigawa J (2000) The use of donor hearts with left ventricular hypertrophy. J Heart Lung Transplant 19:496–503
7. Stoddard MF, Longaker RA (1993) The role of transesophageal echocardiography in cardiac donor screening. Am Heart J 125:1676–1681
8. Swedberg K, Cleland J, Dargie H, Drexler H, Follath F, Komajda M, Tavazzi L, Smiseth OA, Gavazzi A, Haverich A, Hoes A, Jaarsma T, Korewicki J, Levy S, Linde C, Lopez-Sendon JL, Nieminen MS, Pierard L, Remme WJ (2005) Guidelines for the diagnosis and treatment of chronic heart failure: executive summary (update 2005): The Task Force for the Diagnosis and Treatment of Chronic Heart Failure of the European Society of Cardiology. Eur Heart J 26:1115–1140
9. Venkateswaran RV, Bonser RS, Steeds RP (2005) The echocardiographic assessment of donor heart function prior to cardiac transplantation. Eur J Echocardiogr 6:260–263
10. Zaroff J (2004) Echocardiographic evaluation of the potential cardiac donor. J Heart Lung Transplant 23:S250–252
11. Zaroff JG, Babcock WD, Shiboski SC, Solinger LL, Rosengard BR (2003) Temporal changes in left ventricular systolic function in heart donors: results of serial echocardiography. J Heart Lung Transplant 22:383–388
12. Zaroff JG, Rosengard BR, Armstrong WF, Babcock WD, D'Alessandro A, Dec GW, Edwards NM, Higgins RS, Jeevanandum V, Kauffman M, Kirklin JK, Large SR, Marelli D, Peterson TS, Ring WS, Robbins RC, Russell SD, Taylor DO, Van Bakel A, Wallwork J, Young JB (2002) Consensus conference report: maximizing use of organs recovered from the cadaver donor: cardiac recommendations, March 28–29, 2001, Crystal City, Va. Circulation 106:836–841

FALLBEISPIEL

Schwere Hypotension nach Einleitung der Allgemeinanästhesie

Daniel Bolliger, Karl Skarvan

Dr. Daniel Bolliger (✉)
Departement Anästhesie
Universitätsspital Basel
4031 Basel, Schweiz
Tel.: +41-61/2 65 25 25
Fax: +41-61/2 65 73 20
E-Mail: dabolliger@uhbs.ch

Prof. Dr. Karl Skarvan
Departement Anästhesie
Universitätsspital Basel
4031 Basel, Schweiz

Ein 79-jähriger Patient muss sich wegen Verdachts auf eine inkarzerierte Inguinalhernie einer notfallmäßigen Operation unterziehen. Anamnestisch finden sich eine chronische obstruktive Lungenkrankheit bei Nikotinabusus, eine arterielle Hypertonie, ein zerebrovaskulärer Insult (Infarkt der Arteria cerebri anterior vor 4 Jahren) und ein chronisch-paroxysmales Vorhofflimmern. Neben Bauchschmerzen klagt der Patient über Atemnot, die in den letzten Tagen deutlich zugenommen hat. Er ist antikoaguliert und nimmt außerdem regelmäßig Amiodaron, Torasemid und Furosemid ein. Bereits vor Einleitung der Allgemeinanästhesie wird zur kontinuierlichen Blutdrucküberwachung eine Radialarterie kanüliert.

Nach Intubation und Beginn der Überdruckbeatmung kommt es zu einem abrupten Blutdruckabfall auf systolische Werte unter 50 mmHg bei einer unveränderten Herzfrequenz von 90–100 Schlägen/Minute; der Kreislauf muss kurzfristig mit externer Herzmassage unterstützt werden. Mit Bolusdosen von Phenylephrin und Adrenalin und anschließend mit kontinuierlicher Noradrenalingabe (bis 0,1 µg/kg KG/min) gelingt es, den Blutdruck zu stabilisieren. Der nach Einlage eines zentralvenösen Katheters gemessene zentralvenöse Druck beträgt 10 mmHg.

Zur Abklärung der hämodynamischen Instabilität wird eine transösophageale Echokardiografie durchgeführt, deren Befunde in Abbildungen 1 und 2 sowie Filmsequenzen 1–8 dargestellt

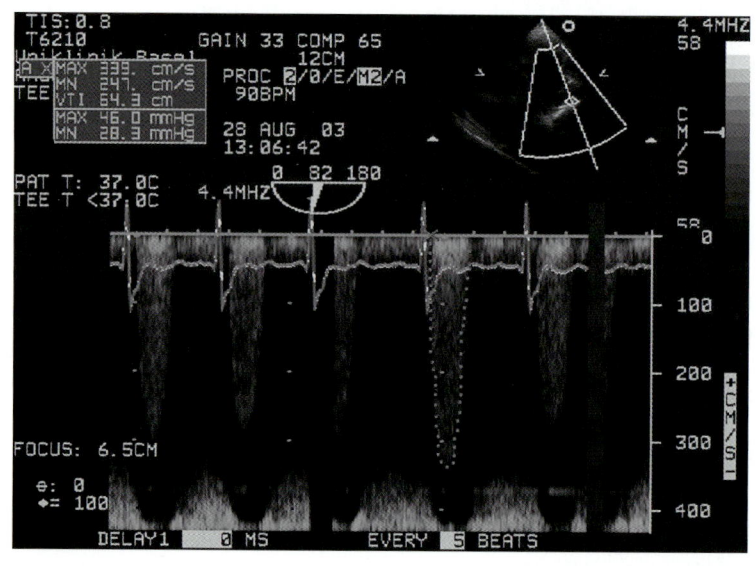

Abb. 1 Mit CW-Doppler gemessene Flussgeschwindigkeiten über der Aortenklappe; transgastrischer Längsachsenschnitt

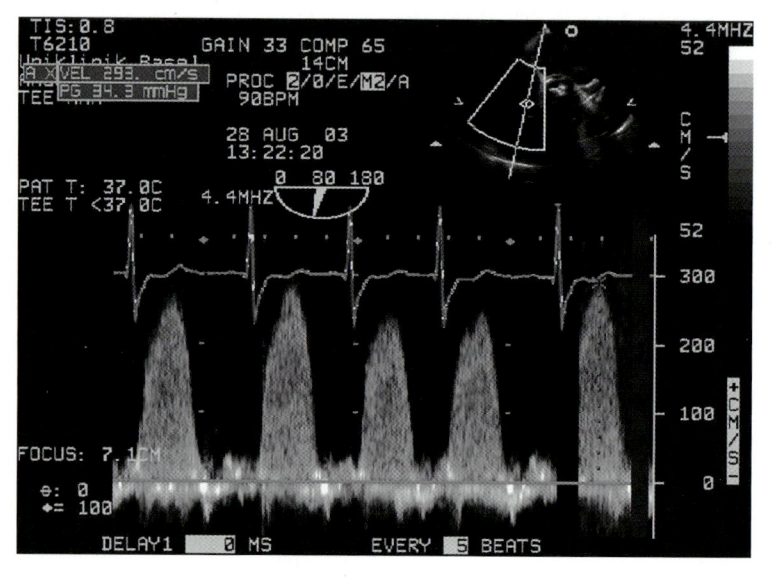

Abb. 2 Mit CW-Doppler gemessene Flussgeschwindigkeiten über der Trikuspidalklappe; mitt-ösophagealer rechtsventrikulärer Einfluss-Ausflusstrakt-Schnitt

sind. Die Filmsequenzen 1–5 erlauben die Beurteilung von Struktur und Funktion der rechten und linken Herzkammer. Die Farbdopplersequenzen 6–8 stellen intrakardiale Blutflüsse dar. Die Abbildungen 1 und 2 zeigen die mit kontinuierlichem („continuous wave" CW) Doppler-Verfahren gemessenen Flussgeschwindigkeiten über der Aorten- und Trikuspidalklappe.

Fragen (Antworten auf S. 178)
1. Wie beurteilen Sie die links- und rechtsventrikuläre Globalfunktion?
2. Wie beurteilen Sie Struktur und Funktion der Aortenklappe?
3. Wie hoch ist der systolische Druck im rechten Ventrikel?
4. Welches ist die wahrscheinlichste Ursache der hämodynamischen Instabilität?

D. Bolliger
K. Skarvan
M. D. Seeberger
M. Filipovic

Die Rolle der Echokardiographie bei der Abklärung eines hämodynamisch instabilen Patienten

Role of echocardiography in the evaluation of the haemodynamically unstable patient

▶ **Summary** Echocardiography is of paramount importance for evaluation of haemodynamically unstable patients in the emergency room or intensive care unit. The echocardiographic findings can be attributed to four main findings: low preload, left or right ventricular failure, and biventricular heart failure. Causes of low preload are absolute or relative hypovolaemia, pericardial tamponade, and left ventricular outflow obstruction. The most important causes of left ventricular failure are myocardial ischaemia, myocarditis, and decompensated mitral or aortic valve disease. Right ventricular failure is caused primarily by acute pulmonary embolism or right-sided myocardial ischaemia. Causes of biventricular heart failure include global myocardial ischaemia, dilative cardiomyopathy, blunt chest trauma and sepsis. The present article discusses the role of transthoracic and transoesophageal echocardiography in the evaluation of the haemodynamically unstable patient.

▶ **Key words** Haemodynamic instability – echocardiography – differential diagnosis

▶ **Zusammenfassung** In der Differentialdiagnostik einer akuten hämodynamischen Instabilität bei Patienten auf der Intensiv- oder Notfallstation kommt der Echokardiographie eine überragende Bedeutung zu. Die echokardiographischen Befunde lassen sich vereinfachend vier Problemkreisen zuordnen: der erniedrigten Vorlast, dem linksventrikulären oder rechtsventrikulären Versagen sowie dem biventrikulären Herzversagen. Mit dem Bild einer erniedrigten Vorlast gehen am häufigsten eine relative oder absolute Hypovolämie, eine Perikardtamponade sowie eine Obstruktion des linksventrikulären Ausflusstraktes einher. Wichtigste Ursachen des linksventrikulären Versagens sind die akute Myokardischämie, die Myokarditis sowie ein dekompensiertes linksseitiges Klappenvitium. Das rechtsventrikuläre Versagen wird am häufigsten durch eine akute Lungenembolie oder eine rechtsseitige Myokardischämie verursacht. Das biventrikuläre Herzversagen kann bei einer globalen Myokardischämie, einer dilatativen Kardiomyopathie, einem stumpfen Thoraxtrauma und auch bei einer Sepsis auftreten. Dieser Übersichtsartikel behandelt die Rolle der Echokardiographie in der Differentialdiagnostik der hämodynamischen Instabilität.

▶ **Schlüsselwörter** Hämodynamische Instabilität – Echokardiographie – Differentialdiagnose

Dr. Daniel Bolliger (✉)
Prof. Dr. Karl Skarvan
Prof. Dr. Manfred D. Seeberger
Priv.-Doz. Dr. Miodrag Filipovic
Department Anästhesie
Universitätsspital Basel
4031 Basel, Switzerland
Tel.: +41-61/265 25 25
Fax: +41-61/265 73 20
E-Mail: dabolliger@uhbs.ch

Einleitung

Die Echokardiographie hat das diagnostische Vorgehen bei Patienten mit einer akuten lebensbedrohenden Kreislaufinstabilität nachhaltig verändert. Sie ergänzt die klinische Beurteilung in idealer Weise und ist dem invasiven hämodynamischen Monitoring (einschließlich Pulmonaliskatheter) überlegen [31, 55]. Die hämodynamische Instabilität unklarer Ätiologie stellt denn auch eine der wichtigsten Indikationen für die Durchführung einer transthorakalen (TTE) oder einer transösophagealen Echokardiographie (TOE) dar [1, 10]. Die TTE weist grundsätzlich die gleiche diagnostische Wertigkeit auf wie die TOE [37] und ist dieser vorzuziehen. Bei intubierten und beatmeten Patienten mit eingeschränkter Lagerungsmöglichkeit, Wunden und Verbänden sind die transthorakalen Fenster aber mitunter so schlecht, dass auf die TOE ausgewichen werden muss.

Die klinisch relevanten Befunde der notfallmäßigen Echokardiographie lassen sich aspektmäßig vier hauptsächlichen Problemkreisen zuordnen: *der erniedrigten Vorlast, dem linksventrikulärem oder dem rechtsventrikulärem Versagen sowie dem biventrikulärem Herzversagen* (Abb. 1). Diese vereinfachende Einteilung stützt sich primär auf die visuelle Beurteilung der Dimensionen der vier Herzhöhlen und der systolischen Globalfunktion der beiden Ventrikel mittels 2-dimensionaler Echokardiographie und kann schnell und ohne zusätzliche Messungen vorgenommen werden. Sie erlaubt bereits zu Beginn des klinischen Entscheidungsprozesses, die Therapie in die richtige Bahn zu lenken, um dann in einem zweiten Schritt die Diagnostik zu vertiefen.

Dieser Übersichtsartikel behandelt die Rolle der Echokardiographie in der Differentialdiagnostik der hämodynamischen Instabilität. Er soll eine praktische Synthese der vorangegangenen Artikel in diesem Buch sein, die dem Einsatz der Echokardiographie in der Notfallmedizin und auf der Intensivstation gewidmet waren [17, 18, 24, 34, 39, 40, 50, 57, 62]. Wir verzichten deshalb auch bewusst auf eine detaillierte Besprechung der einzelnen echokardiographischen Techniken, die bereits ausführlich diskutiert worden sind.

Der Fallbericht „Schwere Hypotension nach Einleitung der Allgemeinanästhesie" mit den Filmsequenzen 1–8 wird am Ende dieses Artikels besprochen.

Erniedrigte Vorlast

Hypovolämie

Die Hypovolämie führt durch einen Abfall der ventrikulären Vorlast zu einer Abnahme des Schlagvolumens. Die erniedrigte Vorlast kann durch einen Verlust von Blut oder Plasma bedingt und dementsprechend mit einem niedrigen Blutvolumen (*absolute Hypovolämie*) verbunden sein. Andererseits kann die Vorlast auch dann ungenügend sein, wenn in Anwesenheit einer ausgeprägten peripheren Vasodilation das zirkulierende Blutvolumen zu klein ist. In diesem Falle spricht man auch von einer *relativen Hypovolämie*, da das absolute Blutvolumen normal oder sogar erhöht sein kann. Weiter führt eine Drosselung des venösen Rückflusses durch hohen intrathorakalen (z.B. Überdruckbeatmung), intraperikardialen (Tamponade) oder intraabdominellen Druck zu einer Verminderung der Vorlast.

Abb. 1 Die Differentialdiagnose der schweren hämodynamischen Instabilität. LV = linker Ventrikel, RV = rechter Ventrikel

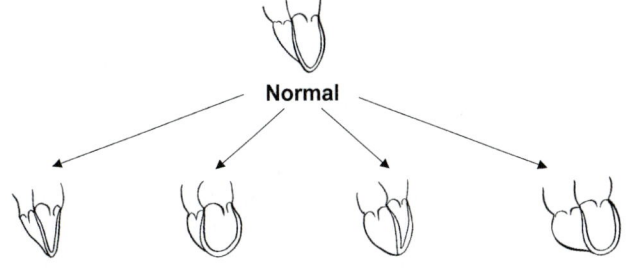

Normal

Erniedrigte Vorlast	LV Versagen	RV Versagen	Biventrikuläres Versagen
• Hypovolämie • Tamponade • Obstruktion des LV Ausflusstraktes • Sepsis, septischer Schock	• LV Ischämie/Infarkt • Klappenvitien • Myokarditis • Sepsis, septischer Schock	• Lungenembolie • RV Ischämie/Infarkt • Pulmonal-arterielle Hypertension	• Ischämische/dilatative Kardiomyopathie • Dekompensierte Klappenvitien • Sepsis, septischer Schock • Myokardkontusion

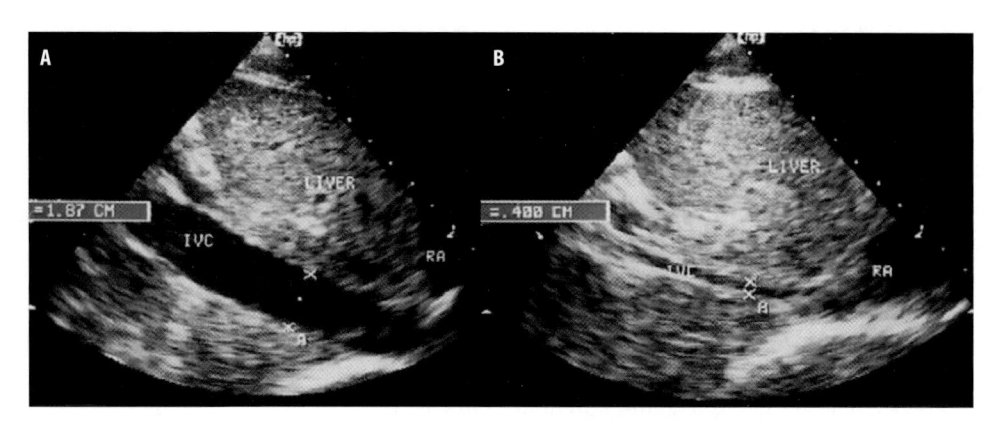

Abb. 2 Veränderung des Durchmessers der unteren Hohlvene während Normovolämie und Hypovolämie im subkostalen Längsachsenblick (TTE): **A)** Am Ende des Exspiriums bei Spontanatmung und Normovolämie beträgt der Venendurchmesser 1,87 cm. **B)** Nach einem Blutverlust von 800 ml nimmt der Durchmesser auf 0,4 cm ab. Im Inspirium kollabiert die Vene vollständig

Kleine enddiastolische und endsystolische Dimensionen beider Herzkammern stellen das charakteristische 2-dimensionale Bild der erniedrigten Vorlast dar. Im linksventrikulären Kurzachsenschnitt berühren sich beide Papillarmuskeln am Ende der Systole („kissing papillary muscles"), und unter Umständen tritt sogar eine endsystolische Obliteration der linken Kammer auf [46] (Filmsequenz 9). Diese Befunde können allerdings auch durch einen gesteigerten Sympathikotonus oder eine übermäßige positiv-inotrope Stimulation hervorgerufen werden. Das Herzzeitvolumen ist im Falle einer erniedrigten Vorlast typischerweise tief, bei gesteigertem Sympathikotonus dagegen normal oder erhöht.

In der Regel lässt sich die Diagnose einer erniedrigten Vorlast, bzw. einer Hypovolämie, mit bloßem Auge stellen. Im Hinblick auf weitere Verlaufskontrollen ist es aber ratsam, die Vorlast quantitativ zu erfassen. Der dazu am besten geeignete und reproduzierbare 2-dimensionale Parameter ist die enddiastolische Fläche (EDA, enddiastolic area), gemessen im transgastrischen Kurzachsenschnitt der linken Kammer. EDA-Werte ≤ 8 cm^2 bei Männern und ≤ 7 cm^2 bei Frauen zeigen eine erniedrigte Vorlast an [58]. Es gibt allerdings keinen EDA-Grenzwert, der eine Volumenansprechbarkeit zuverlässig anzeigen würde [61]. Vor allem bei vorbestehend abnormaler Herzstruktur und Funktion lässt sich deshalb nicht immer einfach vorauszusagen, ob ein Patient von einer Volumenzufuhr profitieren wird oder nicht. Beispielsweise kann ein chronisch dilatierter, versagender Ventrikel auch nach substantiellem Blutverlust abnormal groß oder ein konzentrisch hypertropher Ventrikel trotz Volumenzufuhr klein („leer") bleiben.

Andere Hinweise für eine Hypovolämie sind eine Verstärkung der physiologischen Oszillationen des Vorhofseptums, deren Amplitude dann 10 mm übersteigt [44]. Sowohl die Spontanatmung wie auch die mechanische Ventilation gehen mit atemsynchronen Veränderungen der Vorlast und des Schlagvolumens einher, die durch zyklischen Veränderungen des transpulmonalen Druckes bedingt sind [35]. Je tiefer die Vorlast, desto größer ist die respiratorische Fluktuation des Schlagvolumens. Diese Fluktuationen können echokardiographisch mittels Doppler-Aufzeichung des Blutflusses in der Aorta oder in der Pulmonalarterie nachgewiesen werden. Bei der klinischen Anwendung dieses Parameters muss immer berücksichtigt werden, dass Hinweise auf eine Verminderung der Vorlast nicht zwingend mit einer behandlungsbedürftigen Hypovolämie gleichzusetzen sind.

Bei spontan atmenden Patienten kann die Kreislauffüllung anhand des Kalibers der unteren Hohlvene und deren respiratorischen Schwankungen beurteilt werden. Der normale exspiratorische Durchmesser der unteren Hohlvene im subkostalen Fenster beträgt $1,6 \pm 0,2$ cm und nimmt während der spontanen Inspiration ab (Abb. 2). Der Befund einer schmalen unteren Hohlvene (< 1,2 cm im Durchmesser), die im normalen Inspirium beinahe oder vollständig kollabiert, ist ein sicheres Zeichen der Hypovolämie [42]. Diese Methode ist auch beim beatmeten Patienten anwendbar, allerdings nimmt dann das Kaliber der unteren Hohlvene während des Inspiriums zu. Beatmungsabhängigen Schwankung um > 12% sagen eine relevante Zunahme des Herzzeitvolumens nach Flüssigkeitszufuhr voraus [20].

Die TOE erlaubt die Messung der Kaliberschwankungen der oberen Hohlvene im bikavalen Blick beim beatmeten Patienten. Da die obere Hohlvene über weite Strecke intrathorakal liegt, nimmt ihr Durchmesser unter positiver Druckbeatmung ab (Abb. 3).

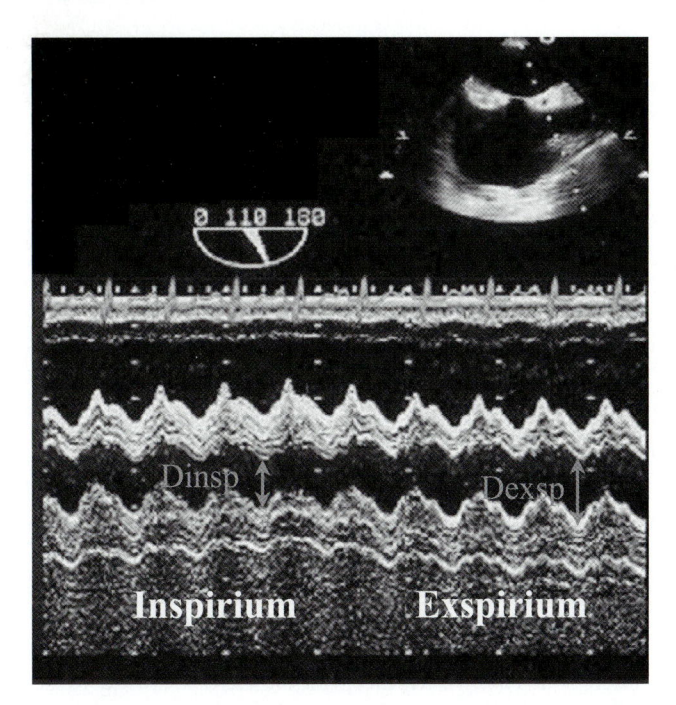

Abb. 3 Bestimmung des Durchmessers der oberen Hohlvene und deren respiratorischer Schwankungen beim beatmeten Patienten mittels M-Mode im mittösophagealen bikavalen Schnitt: Der Durchmesser beträgt inspiratorisch 1,2 cm und exspiratorisch 1,7 cm. Die respiratorische Durchmesservariation (ΔD [%] = (($D_{exsp} - D_{insp})/D_{exsp}$) × 100) berechnet sich auf 34%. Bei einer Durchmesservariation (ΔD) von 40–60% sprechen die Patienten günstig auf eine Volumenzufuhr an [64]

Perikardtamponade

Die Herzbeuteltamponade ist ein lebensbedrohlicher Zustand und verlangt eine rasche Intervention, die die Hämodynamik innerhalb von Sekunden normalisieren und damit dem Patienten das Leben retten kann.

Die klinischen Zeichen einer Tamponade sind unspezifisch und schließen Hypotonie, Tachykardie, Pulsus paradoxus, erhöhte rechts- und linksatriale Druckwerte und Zeichen der verminderten Organperfusion (z. B. Oligurie) ein. Wenn die klinischen Zeichen eine Tamponade nicht zweifelsfrei diagnostizieren lassen und weitere Untersuchungen notwendig sind, ist die Echokardiographie das diagnostische Hilfsmittel der Wahl. Das charakteristische Zeichen ist ein echofreier Flüssigkeitssaum von >1 cm um das Herz, das darin schwimmt („swinging heart"). Langsam entstehende Perikardergüsse können sehr groß werden und teilweise erst spät akute hämodynamische Auswirkungen haben („last-drop phenomen").

Echokardiographisch erscheint der linke Ventrikel bei meist gesteigerter Kontraktilität leer, die rechtsseitigen Herzhöhlen sind sehr klein oder gar kollabiert. Die freie Wand des rechten Ventrikels bewegt sich während der frühen Diastole typischerweise nach innen (Filmsequenz 11). Der Kollaps der linksseitigen Herzhöhlen ist seltener, jedoch viel spezifischer. Meistens handelt es sich in diesem Fall um lokalisierte Tamponade [15], die besonders häufig nach herzchirurgischen Eingriffen sind.

Lokalisierte Flüssigkeitsansammlungen oder Blutkoagel, die typischerweise den rechten Ventrikel oder einen der beiden Vorhöfe komprimieren, lassen sich transösophageal meistens besser nachweisen als transthorakal.

Eine dilatierte Vena cava (Durchmesser >2 cm), die zusätzlich als Zeichen des erhöhten rechtsventrikulären Vorhofdruckes keine atemabhängige Variation ihres Durchmessers mehr zeigt, gilt ebenfalls als recht spezifisches Zeichen einer Herztamponade [33]. Charakteristisch ist auch eine übersteigerte atemabhängige Variabilität der transmitralen und transtrikuspidalen Einflussgeschwindigkeiten (>25% Unterschied zwischen Inspiration und Exspiration) [45]. Dieser Befund erklärt den Pulsus paradoxus, der durch einen inspiratorischen Abfall des arteriellen Druckes von >10 mmHg unter Spontanatmung definiert wird. Die Reduktion des Einstromes in den linken Ventrikel führt zu einer Abnahme der Vorlast und damit des linksventrikulären Schlagvolumens [60].

Nach einer Mitralklappen-Operation ist eine Vorhofsdissektion eine wichtige Differentialdiagnose der Tamponade. Bei dieser seltenen Komplikation (<1% aller Mitralklappen-Operationen) kommt es zu einer Bildung eines falschen Lumens in der Vorhofswand, in dem sich Blut ansammeln kann. Die Diagnose wird hauptsächlich mittels TOE gestellt. Die klinische Präsentation kann sehr stark variieren, meistens ist jedoch die erneute chirurgische Eröffnung des betroffenen Vorhofes notwendig [25].

Hilfreich ist die Echokardiographie auch bei der Durchführung einer Perikardpunktion. Dabei kann z. B. mit Hilfe eines Echo-Kontrastmittels die korrekte Nadelposition im perikardialen Raum kontrolliert werden.

Die Obstruktion des linksventrikulären Ausflusstraktes

Als linksventrikulärer Ausflusstrakt wird der Anteil des linken Ventrikels bezeichnet, der die Hauptkammer mit der Aortenklappe verbindet. Bei der hypertrophen obstruktiven Kardiomyopathie ragt typischerweise ein hypertrophes Ventrikelseptum in den Ausflusstrakt hinein und verursacht eine dynamische, in ihrem Ausmaß variable Behinderung des linksventrikulären Ausstroms, eine so genannte subvalvuläre Ausflusstrakt-Obstruktion. Diese anatomische Verengung wird häufig weiter verstärkt durch eine anteriore Verlagerung des vorderen mitralen Segels in den Ausflusstrakt, dem sogenannten „SAM" (systolic anterior motion)-Phänomen. Dabei wird durch eine Art Saugwirkung („Venturi-Effekt") das vordere Mitralsegel nach vorne gezogen, es kommt zu einem unvollständigen Klappenschluss und damit zu einer Mitralinsuffizienz [54] (Filmsequenz 12, 13).

Eine dynamische Ausflusstraktobstruktion kann sich auch in Patienten ohne hypertrophe obstruktive Kardiomyopathie entwickeln. In der perioperativen Phase kann dies beobachtet werden bei Patienten mit einer konzentrisch hypertrophen Kardiomyopathie (verursacht z. B. durch eine arterielle Hypertonie oder eine Aortenstenose), bei Patienten mit Sepsis oder akutem Myokardinfarkt, und bei Patienten nach Aortenklappenersatz oder Mitralklappenrekonstruktion. Sie kann sich sogar bei Patienten mit strukturell normalen Herz entwickeln [43]. Prädisponierende Faktoren sind eine kleine Ventrikelkavität (z. B. bei Frauen), Hypovolämie, gesteigerter Sympathikotonus, Tachykardie, Fieber, Vasodilatation oder Anämie. Die Obstruktion des Ausflusstraktes führt zu Hypotension und systolischem Herzversagen begleitet von hohen linksseitigen Füllungsdrucken. Inotroper Support führt nicht zu einer Verbesserung, sondern zu einer Verschlechterung der Hämodynamik. Die Diagnose wird ausschließlich echokardiographisch gestellt.

Die Obstruktion des Ausflusstraktes und das „SAM"-Phänomen stellen sich im Vier- und Fünfkammer-Blick dar; in der TOE sind außerdem die mittösophageale Längsachsenblick der Klappenebene und die transgastrische und tief transgastrische Längsachsenblicke hilfreich, die eine Bestimmung des intrakavitären Druckgradienten ermöglichen. Wichtig dabei ist, die Beschleunigung des Blutflusses im Ausflusstrakt nicht mit dem Regurgitationsjet der Mitralinsuffizienz zu verwechseln.

Linksventrikuläres Versagen

Die wichtigsten Ursachen für die linksventrikuläre (LV) Herzinsuffizienz sind eine akute myokardiale Minderdurchblutung im Rahmen einer koronaren Herzkrankheit, eine akut dekompensierte Kardiomyopathie, eine Myokarditis oder ein dekompensiertes Klappenvitium.

Systolische Funktionseinschränkung

Zur Beurteilung der systolischen Herzfunktion werden die Vorlast und die systolische Auswurfleistung herangezogen. Als einfacher Parameter für die Vorlast hat sich die Bestimmung der linksventrikulären enddiastolischen Fläche (LV EDA) durchgesetzt. Als einfache Parameter für die Auswurfleistung können die fraktionelle Abnahme des Ventrikeldurchmessers, bestimmt mittels M-Mode in der parasternalen oder transgastrischen Kurz- und Längsachse („fractional shortening") oder die fraktionelle Verkleinerung der ventrikulären Fläche im transgastrischen Kurzachsenblick auf Höhe der Papillarmuskeln („fractional area change, FAC") dienen. Die FAC stimmt gut mit der mittels Radionuklidtechnik bestimmten Ejektionsfraktion überein [11]. Letztere kann auch echokardiographisch bestimmt werden.

Auch wenn die Messungen und Berechnungen relativ einfach sind, können sie meistens erst nach Beendigung der Untersuchung („off-line") erfolgen, weshalb im Notfall die unmittelbare visuelle Abschätzung der Ventrikelfunktion entscheidend ist.

Im Rahmen der Diagnostik des ischämisch bedingten Herzversagens spielt die Analyse der regionalen Ventrikelwandbewegungen eine wichtige Rolle (Filmsequenz 10). Das Auftreten von neuen regionalen Wandbewegungsstörungen spricht stark für das aktuelle Vorhandensein einer akuten Myokardischämie; deren Fehlen schließt eine solche mit hoher Wahrscheinlichkeit aus (negativ prädiktiver Wert von 95% [4]). Allerdings ist auch die Diagnostik regionaler Wandbewegungsstörungen stark von der Erfahrung des Untersuchers abhängig und kann durch vorbestehende Wandbewegungsstörungen (z. B. nach vorangegangenem Myokardinfarkt) erschwert werden. Ohne echokardiographische Vorbefunde können letztere kaum von neu aufgetretenen Bewegungsstörungen unterschieden werden [4].

Die Lokalisation der segmentalen Wandbewegungsstörung wird mit Hilfe des 16-Segment-Modells beschrieben [56]. Diese einzelnen Segmente können den versorgenden Koronararterien zugeordnet werden und erlauben deshalb Rückschlüsse auf die Lokalisation der koronaren Hauptläsion („culprit lesion") (Abb. 4). Die Wandbeweglichkeit jedes Segmentes wird anhand der Endokard-Motilität und der radialen Myokardverdickung während der Systole beurteilt und qualitativ graduiert. Die empfohlene Gradierungsskala ist in Abbildung 5 erläutert [56].

Darüber hinaus ist die Echokardiographie auch wertvoll bei der Suche nach Komplikationen eines Myokardinfarktes wie Perikarderguss, linksventrikuläres Aneurysma oder Pseudoaneurysma (definiert als Myokardruptur, die noch vom Perikard gedeckt ist), Mitralinsuffizienz, Septumruptur, intrakavitäre Thromben oder dynamische Ausflusstrakt-Obstruktion [9, 29].

Differentialdiagnostisch muss bei Wandbewegungsstörungen während einer Infektionskrankheit

Abb. 4 Das 16-Segment-Modell des linken Ventrikels: Das Schema zeigt die Lage der 16 Segmente und deren koronararterielle Versorgung in den wichtigsten transösophagealen Schnittebenen. ME 4-Kammer = mittösophagealer Vierkammerblick; ME 2-Kammer = mittösophagealer Zweikammerblick; LAX = mittösophagealer Längsachsenblick; SAX = transgastrischer Kurzachsenblick; ACD = Arteria coronaria dextra; RIVA = Ramus interventrikularis anterior; RCX = Ramus circumflexus. (Aus [23], mit freundlicher Genehmigung des Verlages)

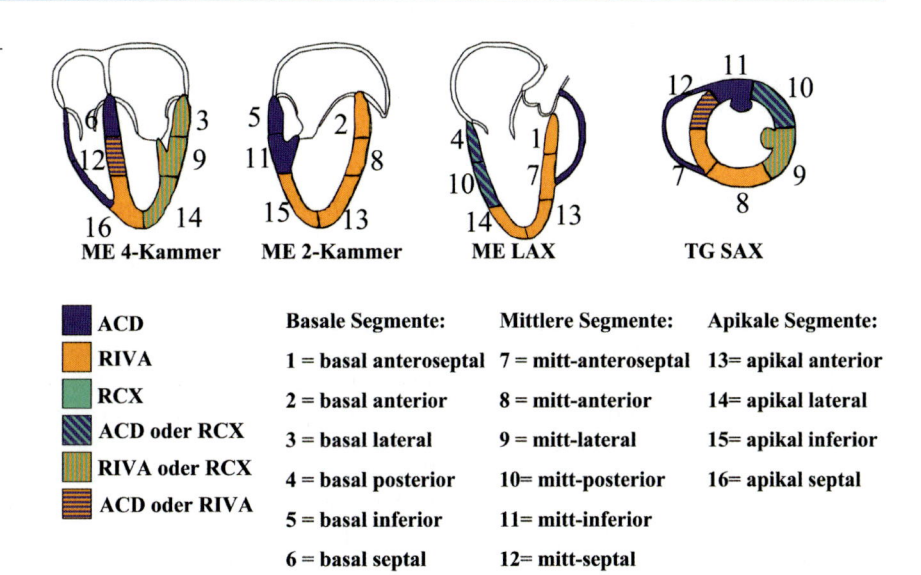

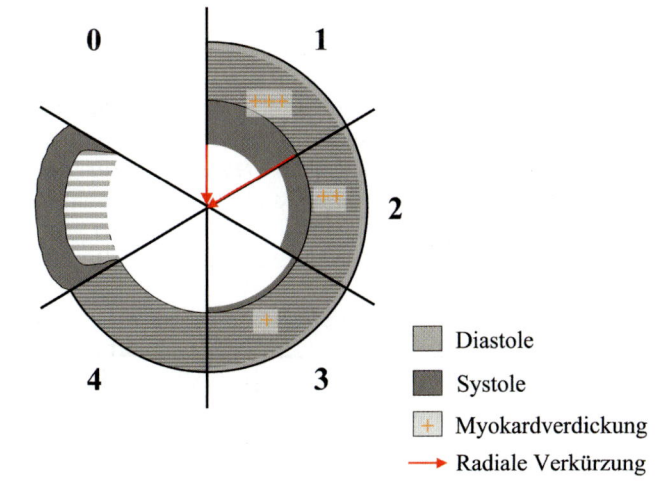

ACD	
RIVA	
RCX	
ACD oder RCX	
RIVA oder RCX	
ACD oder RIVA	

Basale Segmente:
1 = basal anteroseptal
2 = basal anterior
3 = basal lateral
4 = basal posterior
5 = basal inferior
6 = basal septal

Mittlere Segmente:
7 = mitt-anteroseptal
8 = mitt-anterior
9 = mitt-lateral
10 = mitt-posterior
11 = mitt-inferior
12 = mitt-septal

Apikale Segmente:
13 = apikal anterior
14 = apikal lateral
15 = apikal inferior
16 = apikal septal

Abb. 5 Beurteilung der segmentalen Wandbeweglichkeit des linken Ventrikels: Die Beurteilung der Myokardfunktion basiert auf der Beweglichkeit des Endokards („radiale Verkürzung") und der Myokardverdickung. Die radiale Verkürzung ist definiert als systolische Abnahme der Länge eines imaginären Radius vom Endokard zur Mitte des linken Ventrikels, die Myokardverdickung als systolische Zunahme der Distanz zwischen Endokard und Epikard. In der perioperativen Echokardiographie wird die abgebildete 5-Stufen-Skala angewandt, in der kardiologischen Literatur eine 4-Stufen-Skala ohne Differenzierung zwischen leichter und schwerer Hypokinesie.
1 = normal oder hyperkinetisch (>30% radiale Verkürzung und Myokardverdickung +++); 2 = leicht hypokinetisch (10–30% radiale Verkürzung und Myokardverdickung ++); 3 = schwer hypokinetisch (<10% radiale Verkürzung und Myokardverdickung +); 4 = akinetisch (keine radiale Verkürzung und keine Myokardverdickung); 5 = dyskinetisch (radiale Verlängerung und Myokardverdünnnung); 0 = ungenügende Visualisierung, keine Beurteilung möglich. (Aus [23], mit freundlicher Genehmigung des Verlages)

meisten Fällen mit einer linksventrikulären Funktions- und Wandbewegungsstörungen einher, das linksventrikuläre enddiastolische Volumen bleibt aber meistens normal. Typischerweise findet sich auch eine Verdickung des Septums [21, 48].

Weiter muss bei Vorliegen von globalen Wandbewegungsstörungen auch an eine dilatative Kardiomyopathie gedacht werden, die durch eine massive Dilatation des Herzens mit schlechter Pumpfunktion charakterisiert ist.

an eine Myokarditis gedacht werden. Akute Myokarditiden zeigen in der Echokardiographie ein unspezifisches Bild mit einer linksventrikulären Dilatation. Dagegen gehen fulminante Myokarditiden in den

Diastolische Funktionseinschränkung

Gegen 40% der Patienten mit symptomatischer Herzinsuffizienz haben eine normale systolische, aber eine eingeschränkte diastolische Funktion des linken Ventrikels [68]. Diese diastolische Funktionseinschränkung wird durch eine eingeschränkte Relaxation und eine erhöhte Ventrikelsteifigkeit verursacht und führt schließlich zu einer Zunahme des linksventrikulären enddiastolischen Druckes. Zugrunde liegende Ursachen können eine ischämische Herzkrankheit, eine konzentrische Ventrikelhypertrophie (z. B. im Rahmen einer langdauernden, unvollständig behandelten arteriellen Hypertonie), oder eine hypertrophe Kardiomyopathie sein. Die systolische Funktion bleibt dabei meistens recht gut erhalten [28].

Dennoch ist die diastolische Funktionsstörung alleine selten Ursache einer akuten hämodynamischen Instabilität. Sie ist aber ein häufiges Begleitphänomen im Rahmen von Myokardischämie, Hypovolämie, Tamponade oder Dekompensation eines Klappenvitiums. Der Bestimmung der Parameter der diastolischen Funktion [24] kommt deshalb im Notfall auch keine hohe Priorität zu. Dennoch scheint ein abnormes mitrales Einflussmuster allein bereits ein guter unabhängiger Prädiktor für die weitere Entwicklung einer Herzinsuffizienz zu sein [3].

Volumenüberlastung und akutes Lungenödem

Das akute Lungenödem ist eine klinische und radiologische Diagnose. Die Echokardiographie hilft, ein kardiales von einem nicht-kardialen Lungenödem zu unterscheiden, dessen Ursache zu identifizieren und die Therapie zu optimieren. Zu den häufigsten Ursachen des kardialen Lungenödems gehören die Myokardischämie, der Myokardinfarkt (und seine Komplikationen), die aortale und mitrale Klappen- bzw. Klappenprothesendysfunktion sowie die Dekompensation einer chronischen Herzinsuffizienz. Eine derartige Dekompensation wird oft durch eine akute Tachyarrhythmie, eine Volumenüberlastung oder eine hypertensive Entgleisung ausgelöst [66]. Selbst Herzgesunde können ein Lungenödem im Rahmen einer Volumenüberlastung entwickeln [2]. Obwohl das kardiale Lungenödem in der Regel mit einer Volumenüberlastung und hohen LV-Füllungsdrucken einhergeht, kann in dessen Verlauf – zum Teil verursacht durch die Therapie – eine Hypovolämie das klinische Bild dominieren [22].

Zu den häufigsten Ursachen des nicht-kardialen Lungenödems zählen Sepsis, Aspiration, transfusionsbedingtes Lungenversagen, Hypoxie, Anaphylaxie und ein akuter Anstieg des intrakraniellen Druckes [8]. In diesen Fällen kann die Echokardiographie eine kardiale Ursache ausschließen und für die Therapie wichtige Angaben über Ventrikelfüllung und Herzfunktion machen.

Die dekompensierte Aortenklappenstenose

Die Doppler-Echokardiographie bildet mittels Schätzung des transvalvulären Druckgradienten und der Messung der Klappenöffnungsfläche den Eckstein der Bestimmung des Schweregrades einer Aortenklappenstenose. Die Abschätzung des Druckgradienten erfolgt nach der modifizierten Bernoulli-Gleichung (Druckgradient [mmHg] = $4\times$ (maximale Blutflussgeschwindigkeit über der Klappe [m/s])^2). Die Klappenöffnungsfläche wird planimetrisch bestimmt oder mit Hilfe der Kontinuitätsgleichung berechnet [5]. Alle diese Methoden haben ihre Limitationen und müssen vom erfahrenen Untersucher technisch einwandfrei durchgeführt werden. In der Akutsituation ist es deshalb wichtiger, das Vitium als Problem zu erkennen, als es genau zu quantifizieren. Besonders bei Patienten mit einer schweren Aortenstenose und einer schwer eingeschränkten linksventrikulären Auswurfleistung, die etwa 5% aller Patienten mit einer Aortenstenose ausmachen [38], können die Druckgradienten wegen eines ungenügenden Druckaufbaus im linken Ventrikel und einem erniedrigten Herzzeitvolumen trotz schwerer Klappenstenose tief bleiben.

Die dekompensierte Aorteninsuffizienz

Während eine sich langsam entwickelnde chronische, schwere Aorteninsuffizienz in der Regel über mehrere Jahre gut toleriert wird, führt eine akute schwere Aorteninsuffizienz zu einer raschen lebensbedrohlichen kardialen Dekompensation mit Hypotonie und pulmonaler Stauung [13]. Die akute Aorteninsuffizienz ist meist verursacht durch eine bakterielle Endokarditis, eine Aortendissektion, eine degenerierte Bioprothese in aortaler Position oder ein stumpfes Thoraxtrauma. Bei der Dekompensation einer chronischen Aorteninsuffizienz kommt es bei vorbestehender systolischer und diastolischer Dysfunktion zu einer weiteren Zunahme der intrakardialen Füllungsdrucke mit Zeichen der Herzinsuffizienz und pulmonaler Stauung [6].

Die Echokardiographie ist das wichtigste Instrument in der Diagnostik der Aorteninsuffizienz. Sie erlaubt die Beurteilung der Anatomie von Taschenklappe und Aortenwurzel, des Schweregrades der Insuffizienz sowie der Größe und Funktion des linken Ventrikels [69].

Hierfür eignen sich vor allem die Kurzachsensicht auf Höhe der Aortenklappe und der Vierkammerblick (TTE und TOE) sowie die Längsachse im transgastrischen und mittösophagealen Blick (TOE). Als Zeichen einer schweren Aorteninsuffizienz werden gewertet: ein Verhältnis von Breite des Regurgitationsjets zu Breite des linksventrikulären Ausflusstraktes von über 65% (gemessen in dem Längsachsenblick), eine Vena contracta (definiert als schmalster zentraler Durchmesser des Flusses durch die Klappe) von über 0,6 cm sowie eine holodiastolische Flussumkehr in der deszendierenden Aorta [69]. Ein exzentrischer Jet ist schwieriger zu beurteilen und wird häufiger unterschätzt, kann aber Hinweise auf die Pathogenese der Insuffizienz geben. Bei der akuten Aorteninsuffizienz können die Form und Größe des linken Ventrikels nicht zur weiteren Beurteilung herangezogen werden.

Die schwere Mitralinsuffizienz

Die akute schwere Mitralinsuffizienz ist meist Folge eines Abrisses eines Papillarmuskels im Rahmen eines akuten Myokardinfarktes, eines Risses eines myxoid veränderten Sehnenfadens oder Folge einer infektiösen Endokarditis. Nach Mitralklappenersatz kann sie auch im Rahmen eines paravalulären Lecks oder eines blockierten Segels entstehen. Wenn die schwere Mitralinsuffizienz im Rahmen eines akuten koronaren Syndroms auftritt, hat sie eine sehr hohe Spitalmortalität und ist mit einem verminderten Langzeitüberleben assoziiert [53].

Pathophysiologisch kommt es im Rahmen der akuten schweren Mitralinsuffizienz zu einer Volumenüberlastung des Vorhofes und des nicht adaptierten Ventrikels, der keinen genügenden Auswurf in den Systemkreislauf mehr sicherstellen kann. Außerdem führt die Mitralinsuffizienz zu einer pulmonalen Rückstauung, die sich in Atemnot und Hypoxie äußert.

Die differenzierte Beurteilung der Mitralklappe ist eine Domäne der transösophagealen Echokardiographie, denn diese vermag die Klappensegel und den transvalvulären Jet adäquater abzubilden als die transthorakale Echokardiographie [59]. Dennoch ist es bis heute unklar, welcher der am besten geeignete echokardiographische Parameter zur Beurteilung des Schweregrad einer Mitralinsuffizienz ist.

Als erster Schritt wird bei dieser Beurteilung meist die Fläche des Regurgitationsjets im Farbdoppler direkt quantifiziert und mit der Fläche des Vorhofes verglichen. Dies geschieht im Notfall meistens qualitativ von Auge. Auf jeden Fall ist der Einstellung der Bildfrequenz und des Farbdopplers, besonders der korrekten Wahl des Nyquist-Limits, große Aufmerksamkeit zu schenken. Empfohlen werden ein Nyquist-Limit zwischen 40 und 50 cm/s [41] und eine möglichst hohe Bildfrequenz. Eine absolute Fläche des Regurgitationsjets von $<4\ cm^2$ (gemessen in der TOE) spricht für eine leichte, eine Fläche von $>10\ cm^2$ für eine schwere Mitralinsuffizienz [69]. Vergleicht man das Verhältnis der Fläche des Regurgitationsjets mit der Gesamtfläche des Vorhofes, so entspricht eine Regurgitationsfläche von $<20\%$ einer leichten Mitralinsuffizienz, eine solche von $>40\%$ einer schweren [32]. Diese Messung soll in mehreren Schnittbildern wiederholt werden. Bei schlechter Ventrikelfunktion und tiefem Auswurf sowie bei stark exzentrischem Jet und bei dilatiertem Vorhof sind diese Methoden aber zu ungenau. Als weitere Parameter bieten sich dann die Bestimmung der Vena contracta oder des Lungenvenenflussmusters, die Bestimmung der Regurgitationsöffnungsfläche während der Systole sowie der Regurgitationsfraktion mittels PISA-Methode (PISA, proximal isovelocity surface area) an [57]. Diese Parameter sowie die 3D-Echokardiographie, die in Zukunft die Quantifizierung des Schweregrades einer Mitralinsuffizienz möglicherweise verbessern wird, sind leider in der Notfallsituation häufig zu aufwendig und kompliziert.

■ Aortendissektion

Die echokardiographische Diagnose der klassischen Form der Aortendissektion beruht auf dem Nachweis einer Dissektionsmembran in der Aorta ascendens und/oder descendens sowie des echten und falschen Lumens. Die Aortendissektion verursacht für sich alleine keine hämodynamische Instabilität. Eine solche wird vielmehr durch deren Komplikationen verursacht, die entsprechend gezielt gesucht werden müssen. Hypotension und hypovolämischer Schock sind bedingt durch Blutverlust ins Mediastinum oder in den Pleuraraum. Eine Blutung ins Perikard führt schnell zur Herztamponade, während eine Dilatation der Aorta ascendens die mediastinalen Strukturen komprimieren und eine obere Einflussstauung verursachen kann. Einer akuten Linksinsuffizienz kann eine Myokardischämie zugrunde liegen, wenn sich die Dissektion in ein Koronarostium ausdehnt. Als Ausdruck einer Ischämie finden sich in diesem Fall neue Wandbewegungsstörungen. Eine weitere Ursache der akuten Linksinsuffizienz oder eines kardiogenen Schocks ist eine durch Abriss einer Klappentasche verursachte akute Aorteninsuffizienz [19].

Rechtsventrikuläres Versagen

Bei bis zu einem Viertel aller hämodynamischen kardialen Instabilitäten liegt ein rechtsventrikuläres (RV) Versagen zu Grunde [16, 31, 55], wobei Lungenembolien und rechtsventrikuläre Myokardinfarkte die wichtigsten Ursachen darstellen.

■ Akute Lungenembolie

Die akute Lungenembolie bewirkt eine abrupte Erhöhung der rechtsventrikulären Nachlast und eine Drucküberlastung eines bis anhin oftmals normalen rechten Ventrikels. In der TTE und TOE finden sich die typischen Zeichen der Drucküberlastung wie Dilatation der rechtsseitigen Herzhöhlen, eine Trikuspidalinsuffizienz mit abnormalem transvalvulären Druckgradienten, eine Verlagerung des Vorhof- und Ventrikelseptums nach links sowie eine paradoxe Bewegung des Ventrikelseptums [7]. Ein akutes Cor pulmonale, definiert als RV EDA/LV EDA $>0,6$ in Vierkammerblick (TTE oder TOE), sowie eine Ventrikelseptumdyskinesie wurde bei 61% der Patienten mit gesicherter massiver Lungenembolie gefunden [65]. Zur Diagnose einer Lungenembolie ist die Spiral-Computertomographie das bildgebenden Verfahren der Wahl [7]. Bei hämodynamischer Instabilität oder bei Patienten im Operationssaal bzw. unter Reanimation [52] stellt die Echokardiographie (TTE oder TOE) allerdings ein unverzichtbares Instrument in der Diagnostik der Lungenembolie dar. Mit Hilfe der TOE wurde z. B. bei 36% der Patienten, die wegen einer elektromechanischen Dissoziation reanimiert werden mussten, eine massive Lungenembolie diagnostiziert [14].

Rechtsventrikuläre Ischämie und Myokardinfarkt

Neben den allgemeinen Symptomen eines Myokardinfarktes präsentiert sich der Rechtsherz-Infarkt typischerweise mit peripheren Ödemen, aber ohne pulmonale Stauung [12]. Führt der Rechtsherz-Infarkt zum Rechtsherzversagen, so steigt der rechtsseitige Vorhofdruck über den linksseitigen an. Dementsprechend wölbt sich das Vorhofseptum nach links vor. Der rechte Ventrikel ist deutlich dilatiert und seine Auswurffraktion ist stärker vermindert als diejenige des linken Ventrikels. Meistens liegt eine Trikuspidalinsuffizienz vor, die durch Annulusdilatation und Papillarmuskeldysfunktion bedingt ist. Ein im Rahmen eines Rechtsherz-Infarktes auftretender kardiogener Schock weist ähnlich wie der Schock nach Linksherz-Infarkt eine Mortalität von über 50% auf.

Offenes Foramen ovale

Gelegentlich ist eine hämodynamische Instabilität mit einer schweren, sauerstoff-refraktären Hypoxämie verbunden. Grund dafür kann ein neu aufgetretener Rechts-Links-Shunt bei persistierendem offenem Foramen ovale sein. Die Prävalenz eines offenen Foramen ovale in der Erwachsenenpopulation beträgt 20–30% [30]. Solange der Druck im linken Vorhof höher ist als im rechten, bleibt das Foramen geschlossen. Steigt jedoch der Druck im rechten Vorhof, z. B. im Rahmen eines akuten Rechtsherzversagens, über den Druck im linken Vorhof an, kommt zu einem Rechts-Links-Shunt. Die 2-dimensionale Echokardiographie, ergänzt durch Farbdoppler und Kontrastinjektion in den rechten Vorhof (am besten unmittelbar am Ende eines Valsalva-Manövers), ist die diagnostische Methode der Wahl. Im Falle von akuten oder rezidivierenden Lungenembolien stellt ein offenes Foramen ovale zudem ein Risiko für paradoxe systemische Embolisationen dar (Filmsequenz 7).

Biventrikuläres Herzversagen

Ein biventrikuläres Herzversagen kann durch eine Myokardischämie, eine Myokarditis oder eine dilatative Kardiomyopathie verursacht werden. Diese Krankheitsbilder wurden bereits in den vorangegangenen Kapiteln abgehandelt. Ein biventrikuläres Versagen kann aber auch im Rahmen einer Sepsis oder eines stumpfen Thoraxtraumas auftreten.

Sepsis und septischer Schock

Die TTE und TOE bieten dem Kliniker wichtige, mit hämodynamischen Messungen allein nicht eruierbare Informationen, die es erlauben, die Volumenzufuhr sowie die pharmakologische Unterstützung von Patienten mit septischem Schock zu optimieren [36]. Das hämodynamische Profil des septischen Schocks ist nicht einheitlich. Die hämodynamische Funktion kann als hypokinetisch (mit niedrigem Herzzeitvolumen), normal oder hyperkinetisch bezeichnet werden. Das hohe Herzzeitvolumen der letzteren Kategorie kommt durch Tachykardie, erhaltene oder hohe Auswurfleistung und tiefen peripheren Gefäßwiderstand zustande. In der Frühphase finden wir in der Regel Zeichen einer erniedrigten Vorlast, wobei die aktuelle Präsentation durch ein komplexes Zusammenspiel von Volämie, Nachlast und Art der pharmakologischen Unterstützung bestimmt wird. Mit Hilfe der Echokardiographie kann das Auffüllen des Kreislaufs gesteuert und optimiert werden. Nach der Volumentherapie liegen die echokardiographisch gemessenen LV-Dimensionen meistens im Normbereich. Der rechte Ventrikel verhält sich ähnlich wie der linke, kann allerdings beim Auftreten einer pulmonal-arteriellen Hypertension oder einer Volumenüberlastung versagen und dann für die Instabilität alleine verantwortlich werden.

Die aktuellen echokardiographischen Informationen sind für das Management des septischen Schocks und die Wahl der optimalen Therapie von großem Nutzen. Bei jeder Untersuchung muss selbstverständlich auch nach septischen Quellen (Endokarditis, septische Thromben) gesucht werden.

Geschlossenes Thoraxtrauma

Seine Lage im Mediastinum macht das Herz besonders anfällig für Verletzungen, die durch Gewalteinwirkung auf den Thorax entstehen. Bei schwer verletzten und beatmeten Patienten liefert die TTE nicht immer verwertbare Bilder und ist deshalb bezüglich Sensitivität der TOE unterlegen. Bei Patienten mit geschlossenem Thoraxtrauma und Verdacht auf eine Herzverletzung wurden mit Hilfe der TOE in 56% abnormale Befunde erhoben [26]. Wandbewegungsstörungen und Ventrikeldilatation mit erniedrigter Auswurffraktion sind Zeichen einer Myokardkontusion. Sie sind die häufigsten Befunde und treten bei 20–30% der Verletzten auf, meistens begleitet von einem Perikarderguss. Dabei ist die Kontusion des rechten Ventrikels doppelt so häufig wie die Kontusion des linken Ventrikels [67]. Folgende traumatische Verletzungen wurden beschrieben und müssen aktiv gesucht werden, weil sie meistens eine herzchirurgische Intervention erfordern: Risse und Lazerationen der Hohlvenen und der Vorhöfe, Hämatoperikard, Ruptur der Papillarmuskeln, der Sehnenfäden und der Klappensegel mit Klappeninsuffizienz, Vorhof- und Ventrikelseptumruptur, Verletzungen einer Koronararterie mit dem Bild eines Myokardinfarktes und intrakavitäre Thromben [51].

Bei allen Dezelerationstraumen (Frontalkollisionen, Stürze aus großer Höhe) sowie bei direkten Thoraxtraumen muss gezielt nach Verletzungen der Aorta gesucht werden, wobei über 80% der traumatischen Risse im Bereich des Aortenisthmus unmittelbar distal des Abganges der linken A. subclavia entstehen. Die Computertomographie ist sicherlich die diagnostische Methode der Wahl, kann jedoch bei instabilen und unmittelbar chirurgisch zu versorgenden Patienten nicht rechtzeitig durchgeführt werden. Die notfallmäßige TOE weist in diesen Situationen eine ähnlich hohe Sensitivität und Spezifität auf [27].

Herzstillstand und Reanimation

Eine sofortige Diagnose der Ursache des innerhalb des Krankenhauses auftretenden Herzstillstandes ist mit Hilfe der TOE in bis 90% der Fälle möglich [63]. Die zwei wichtigsten Ursachen sind akuter Myokardinfarkt und Lungenembolie, gefolgt von Perikardtamponade, Hypovolämie, Aortenruptur, Aortendissektion und Kardiomyopathie. In der Mehrzahl der Fälle konnte mit der TOE eine eindeutige Diagnose gestellt werden [49]. Bei korrekter Diagnose und sofort eingeleiteter, gezielter Therapie konnten die meisten Patienten einen intraoperativen Herzstillstand überleben [47].

Schlussfolgerung

Die Echokardiographie ist heute aus der Notfallmedizin und auf der Intensivstation nicht mehr wegzudenken. Sie erlaubt eine rasche differentialdiagnostische Eingrenzung des zugrundeliegenden Problems und ermöglicht es, die Wirkung der eingeleiteten Therapie durch Kontrolluntersuchungen zu überwachen und gegebenenfalls anzupassen. Diese Verlaufsuntersuchungen wiederum können die Differentialdiagnostik des ursprünglichen Krankheitsbildes weiter verfeinern.

- **Filmsequenz 1:** Transgastrischer Kurzachsenschnitt des linken Ventrikels: Schwer eingeschränkte linksventrikuläre Funktion bei globaler schwerer Hypokinesie.
- **Filmsequenz 2:** Transgastrischer Kurzachsenschnitt des rechten Ventrikels: Schwer eingeschränkte rechtsventrikuläre Funktion bei globaler Hypokinesie.
- **Filmsequenz 3:** Mittösophagealer 4-Kammerblick: Dilatation beider Ventrikel, mit Überwiegen der Dilatation des rechten Ventrikels (RV EDA/LV EDA = 0,85).
- **Filmsequenz 4:** Mittösophagealer 2-Kammerblick: Spontankontrast im linken Vorhof („smoke") als Zeichen des linksventrikulären Versagens.
- **Filmsequenz 5:** Mittösophagealer Längsachsenschnitt: Massiv eingeschränkte Beweglichkeit der Aortenklappe bei starker Verkalkung.
- **Filmsequenz 6:** Transgastrischer Längsachsenschnitt: Die Farb-Doppler-Untersuchung zeigt eine leichte Aorteninsuffizienz im Rahmen eines kombinierten schweren Aortenvitiums.
- **Filmsequenz 7:** Mittösophagealer 4-Kammerblick: Die Farb-Doppler-Untersuchung zeigt einen Rechts-Links-Shunt bei offenem Foramen ovale.
- **Filmsequenz 8:** Mittösophagealer rechtsventrikulärer Einfluss-Ausflusstraktblick: Die Farb-Doppler-Untersuchung zeigt eine leichte bis knapp mittelschwere Trikuspidalinsuffizienz. Mit Hilfe der Bernoulli-Gleichung kann der systolische pulmonalarterielle Druck bestimmt werden (siehe auch Antwort zu Frage 3).
- **Filmsequenz 9:** Transgastrischer Kurzachsenschnitt: „Leerer" linker Ventrikel bei ausgeprägter Hypovolämie; das Myokard erscheint verdickt („Pseudohypertrophie").
- **Filmsequenz 10:** Transgastrischer Kurzachsenschnitt: Linksherzversagen bei dilatiertem linken Ventrikel mit globaler schwerer Hypo- bis Akinesie.
- **Filmsequenz 11:** Mittösopheaglr 4-Kammerblick: Perikardtamponade mit basalem echofreiem Flüssigkeitssaum, Kollaps des rechten Vorhofes während der Systole und frühdiastolischem Kollaps der freien Wand des rechten Ventrikels.
- **Filmsequenz 12:** Mittösophagealer Längsachsenschnitt: Dynamische Obstruktion des linksventrikulären Ausflusstrakts mit „SAM"-Phänomen bei einem Patient mit einer konzentrischen Myokardhypertrophie und relativer Hypovolämie.
- **Filmsequenz 13:** Mittösophagealer Längsachsenschnitt: Mittels Farb-Doppler-Untersuchung lässt sich ein Beschleunigung im Bereich der subvalvulären Septumhypertrophie nachweisen sowie eine Mitralinsuffizienz als Folge des „SAM"-Phänomens.

Antworten zu den Fragen auf S. 167

1. Sowohl die links- als auch die rechtsventrikuläre systolische Globalfunktion ist stark eingeschränkt, beide Ventrikel sind diffus hypokinetisch. Die LV FAC in der transgastrischen Kurzachsensicht beträgt 17% (Norm >50%) und die RV FAC 15% (Norm >35%). Beide Ventrikel sind dilatiert, wobei die rechtsventrikuläre Dilatation überwiegt bei einem RV EDA/LV EDA-Verhältnis von 0,85 (Norm <0,6). Als weiteres Zeichen eines verlangsamten Blutflusses und damit auch eines Linksherzversagens findet sich im linken Vorhof der so genannte Spontankontrast („smoke").
2. Es zeigt sich ein kombiniertes Aortenvitium bei massiv verkalkter Aortenklappe, die in ihrer Motilität stark eingeschränkt ist. Die mit kontinuierlichem Doppler gemessene Flussgeschwindigkeit an der Aortenklappe ist abnormal hoch und schwankt je nach Zyklusdauer (bei Vorhofflimmern) zwischen 2,8 und 4,0 m/s. Im vorliegenden Beispiel beträgt die maximale Flussgeschwindigkeit 3,39 m/s. Der maximale und mittlere transvalvuläre Druckgradient wurden mit 46 bzw. 28 mmHg berechnet. Bei noch längerer Zyklusdauer wurde ein maximaler und mittlerer Gradient von 74 und 43 mmHg gemessen. Die mittels Kontinuitätsgleichung bestimmte Klappenöffnungsfläche betrug 1,04 cm^2, was einer knapp schweren Aortenstenose entspricht. Die normale Öffnungsfläche der Aortenklappe beträgt 2,5–4 cm^2.
3. Mittels kontinuierlichem Doppler wird über der Trikuspidalklappe eine maximale Geschwindigkeit des Regurgitationsjets von 2,93 m/s gemessen. Nach Ausschluss einer Pulmonalstenose beträgt der nach der vereinfachten Bernoulli-Gleichung errechnete systolische Druck im rechten Ventrikel bzw. in der Pulmonalarterie 44 mmHg (systolischer pulmonal-arterieller Druck [mmHg] = $4 \times (2{,}93)^2$ + ZVD). Er ist damit erhöht. Ursache dafür ist am ehesten die linksventrikuläre Dekompensation im Rahmen der schweren Aortenstenose.
4. Die transösophageale Echokardiographie hat als Ursache der Instabilität ein dekompensiertes kombiniertes Aortenvitium mit dominanter schwerer Aortenstenose identifiziert. Die Pumpfunktion des linken Ventrikels hängt bei einer Aortenstenose von adäquater Füllung, Kontraktilität und Koronarperfusion ab. Vorhofflimmern, Medikamente, Anästhetika und Überdruckbeatmung reduzieren die Vorlast bzw. Nachlast und können teilweise die Kontraktilität beeinträchtigen. Die resultierende Hypotension schließt den Circulus vitiosus, indem die verminderte koronare Durchblutung zu einer weiteren Verschlechterung der linksventrikulären Funktion führt.

   Die wichtigsten therapeutischen Ziele sind die Wiederherstellung des arteriellen Druckes und damit des koronaren Perfusionsdruckes sowie die Frequenzkontrolle bei Vorhofflimmern.

Literatur

1. American Society of Anesthesiologists and Society of Cardiovascular Anesthesiologists Task Force (1996) Practice guidelines for perioperative transesophageal echocardiography. A report by the American Society of Anesthesiologists and the Society of Cardiovascular Anesthesiologists Task Force on Transesophageal Echocardiography. Anesthesiology 84:986–1006
2. Arieff AI (1999) Fatal postoperative pulmonary edema: pathogenesis and literature review. Chest 115:1371–1377
3. Aurigemma GP, Gottdiener JS, Shemanski L, Gardin J, Kitzman D (2001) Predictive value of systolic and diastolic function for incident congestive heart failure in the elderly: the cardiovascular health study. J Am Coll Cardiol 37:1042–1048
4. Autore C, Agati L, Piccininno M, Lino S, Musaro S (2000) Role of echocardiography in acute chest pain syndrome. Am J Cardiol 86:41G–42G
5. Baumgartner H (2006) Hemodynamic assessment of aortic stenosis: are there still lessons to learn? J Am Coll Cardiol 47:138–140
6. Bekeredjian R, Grayburn PA (2005) Valvular heart disease: aortic regurgitation. Circulation 112:125–134
7. Bova C, Greco F, Misuraca G, Serafini O, Crocco F, Greco A, Noto A (2003) Diagnostic utility of echocardiography in patients with suspected pulmonary embolism. Am J Emerg Med 21:180–183
8. Brambrink AM, Dick WF (1997) Neurogenic pulmonary edema. Pathogenesis, clinical picture and therapy. Anaesthesist 46:953–963
9. Buda AJ (1991) The role of echocardiography in the evaluation of mechanical complications of acute myocardial infarction. Circulation 84: I109–121
10. Cheitlin MD, Armstrong WF, Aurigemma GP, Beller GA, Bierman FZ, Davis JL, Douglas PS, Faxon DP, Gillam LD, Kimball TR, Kussmaul WG, Pearlman AS, Philbrick JT, Rakowski H, Thys DM, Antman EM, Smith SC Jr, Alpert JS, Gregoratos G, Anderson JL, Hiratzka LF, Hunt SA, Fuster V, Jacobs AK, Gibbons RJ, Russell RO (2003) ACC/AHA/ASE 2003 guideline update for the clinical application of echocardiography: summary article. A report of the American College of Cardiology/American Heart Association Task Force on Practice Guidelines (ACC/AHA/ASE Committee to Update the 1997 Guidelines for the Clinical Application of Echocardiography). Circulation 108:1146–1162

11. Clements FM, Harpole DH, Quill T, Jones RH, McCann RL (1990) Estimation of left ventricular volume and ejection fraction by two-dimensional transoesophageal echocardiography: comparison of short axis imaging and simultaneous radionuclide angiography. Br J Anaesth 64:331–336
12. Cohn JN, Guiha NH, Broder MI, Limas CJ (1974) Right ventricular infarction. Clinical and hemodynamic features. Am J Cardiol 33:209–214
13. Cohn LH, Birjiniuk V (1991) Therapy of acute aortic regurgitation. Cardiol Clin 9:339–352
14. Comess KA, DeRook FA, Russell ML, Tognazzi-Evans TA, Beach KW (2000) The incidence of pulmonary embolism in unexplained sudden cardiac arrest with pulseless electrical activity. Am J Med 109:351–356
15. D'Cruz II, Rehman AU, Hancock HL (1997) Quantitative echocardiographic assessment in pericardial disease. Echocardiography 14:207–214
16. Davila-Roman VG, Waggoner AD, Hopkins WE, Barzilai B (1995) Right ventricular dysfunction in low output syndrome after cardiac operations: assessment by transesophageal echocardiography. Ann Thorac Surg 60:1081–1086
17. Eggebrecht H, Pflicht B, Buck T, Erbel R (2006) Echokardiographische Abklärungen des Patienten mit akutem Thoraxschmerz auf der Notfallstation. Intensivmed 43:64–77
18. Erb JM (2006) Rolle der Echokardiographie in der intensivmedizinischen Betreuung von Patienten nach Herztransplantation oder Implantation eines ventrikulären Assist Device. Intensivmed 43:431–443
19. Erbel R, Alfonso F, Boileau C, Dirsch O, Eber B, Haverich A, Rakowski H, Struyven J, Radegran K, Sechtem U, Taylor J, Zollikofer C, Klein WW, Mulder B, Providencia LA (2001) Diagnosis and management of aortic dissection. Eur Heart J 22:1642–1681
20. Feissel M, Michard F, Mangin I, Ruyer O, Faller JP, Teboul JL (2001) Respiratory changes in aortic blood velocity as an indicator of fluid responsiveness in ventilated patients with septic shock. Chest 119:867–873
21. Felker GM, Boehmer JP, Hruban RH, Hutchins GM, Kasper EK, Baughman KL, Hare JM (2000) Echocardiographic findings in fulminant and acute myocarditis. J Am Coll Cardiol 36:227–232
22. Figueras J, Weil MH (1979) Hypovolemia and hypotension complicating management of acute cardiogenic pulmonary edema. Am J Cardiol 44:1349–1355
23. Filipovic M, Bolliger D, Skarvan K, Seeberger MD (2006) Echokardiographie bei Patienten auf der Intensivstation. In: Eckart, Forst, Burchardi (Hrsg) Intensivmedizin. ecomed Medizin, Landsberg (im Druck)
24. Filipovic M, Skarvan K, Seeberger MD (2005) Wie geht es dem linken Ventrikel? Die linksventrikuläre Funktion und ihre Bedeutung bei hämodynamisch instabilen Patienten. Intensivmed 42:413–423
25. Gallego P, Oliver JM, Gonzalez A, Dominguez FJ, Sanchez-Recalde A, Mesa JM (2001) Left atrial dissection: pathogenesis, clinical course, and transesophageal echocardiographic recognition. J Am Soc Echocardiogr 14:813–820
26. Garcia-Fernandez MA, Lopez-Perez JM, Perez-Castellano N, Quero LF, Virgos-Lamela A, Otero-Ferreiro A, Lasara AM, Vega M, Moreno M, Pastor-Benavent JA, Bermejo J, Garcia-Pardo J, Gil de la Pena M, Navia J, Delcan JL (1998) Role of transesophageal echocardiography in the assessment of patients with blunt chest trauma: correlation of echocardiographic findings with the electrocardiogram and creatine kinase monoclonal antibody measurements. Am Heart J 135:476–481
27. Goarin JP, Cluzel P, Gosgnach M, Lamine K, Coriat P, Riou B (2000) Evaluation of transesophageal echocardiography for diagnosis of traumatic aortic injury. Anesthesiology 93:1373–1377
28. Grossman W (1991) Diastolic dysfunction in congestive heart failure. N Engl J Med 325:1557–1564
29. Haley JH, Sinak LJ, Tajik AJ, Ommen SR, Oh JK (1999) Dynamic left ventricular outflow tract obstruction in acute coronary syndromes: an important cause of new systolic murmur and cardiogenic shock. Mayo Clin Proc 74:901–906
30. Hara H, Virmani R, Ladich E, Mackey-Bojack S, Titus J, Reisman M, Gray W, Nakamura M, Mooney M, Poulose A, Schwartz RS (2005) Patent foramen ovale: current pathology, pathophysiology, and clinical status. J Am Coll Cardiol 46:1768–1776
31. Heidenreich PA, Stainback RF, Redberg RF, Schiller NB, Cohen NH, Foster E (1995) Transesophageal echocardiography predicts mortality in critically ill patients with unexplained hypotension. J Am Coll Cardiol 26:152–158
32. Helmcke F, Nanda NC, Hsiung MC, Soto B, Adey CK, Goyal RG, Gatewood RP Jr (1987) Color Doppler assessment of mitral regurgitation with orthogonal planes. Circulation 75:175–183
33. Himelman RB, Kircher B, Rockey DC, Schiller NB (1988) Inferior vena cava plethora with blunted respiratory response: a sensitive echocardiographic sign of cardiac tamponade. J Am Coll Cardiol 12:1470–1477
34. Hust MH, Wisbar A, Schmidt H, Haas J, Al-Shajlawi F, Haase KK (2005) Ischämische hämodynamische Instabilität bei Intensivpatienten – Stellenwert der Echokardiographie. Intensivmed 42:517–529
35. Jardin F (2004) Cyclic changes in arterial pressure during mechanical ventilation. Intensive Care Med 30:1047–1050
36. Jardin F, Valtier B, Beauchet A, Dubourg O, Bourdarias JP (1994) Invasive monitoring combined with two-dimensional echocardiographic study in septic shock. Intensive Care Med 20:550–554
37. Joseph MX, Disney PJ, Da Costa R, Hutchison SJ (2004) Transthoracic echocardiography to identify or exclude cardiac cause of shock. Chest 126:1592–1597
38. Kadem L, Rieu R, Dumesnil JG, Durand LG, Pibarot P (2006) Flow-dependent changes in Doppler-derived aortic valve effective orifice area are real and not due to artifact. J Am Coll Cardiol 47:131–137
39. Kehl H-G, Schmidt C, Tjan TDT, Scheld HH, van Aken HK, Zahn PK (2006) Kongenitale Herzvitien im Erwachsenenalter – Perioperative Echokardiographie für notfallmäßige und elektive nicht-kardiochirurgische Operationen. Intensivmed 43:310–330
40. Kessel-Schäfer A, Siegemund M, Buser P, Linka A (2006) Sepsis auf der Intensivstation – Endokarditis als Differentialdiagnose! Intensivmed 43:235–240
41. Khanna D, Vengala S, Miller AP, Nanda NC, Lloyd SG, Ahmed S, Sinha A, Mehmood F, Bodiwala K, Upendram S, Gownder M, Dod HS, Nunez A, Pacifico AD, McGiffin DC, Kirklin JK, Misra VK (2004) Quantification of mitral regurgitation by live three-dimensional transthoracic echocardiographic measurements of vena contracta area. Echocardiography 21:737–743
42. Kircher BJ, Himelman RB, Schiller NB (1990) Noninvasive estimation of right atrial pressure from the inspiratory collapse of the inferior vena cava. Am J Cardiol 66:493–496

43. Krenz HK, Mindich BP, Guarino T, Goldman ME (1990) Sudden development of intraoperative left ventricular outflow obstruction: differential and mechanism. An intraoperative two-dimensional echocardiographic study. J Card Surg 5:93–101
44. Kusumoto FM, Muhiudeen IA, Kuecherer HF, Cahalan MK, Schiller NB (1993) Response of the interatrial septum to transatrial pressure gradients and its potential for predicting pulmonary capillary wedge pressure: an intraoperative study using transesophageal echocardiography in patients during mechanical ventilation. J Am Coll Cardiol 21:721–728
45. Leeman DE, Levine MJ, Come PC (1988) Doppler echocardiography in cardiac tamponade: exaggerated respiratory variation in transvalvular blood flow velocity integrals. J Am Coll Cardiol 11:572–578
46. Leung JM, Levine EH (1994) Left ventricular end-systolic cavity obliteration as an estimate of intraoperative hypovolemia. Anesthesiology 81:1102–1109
47. Lin T, Chen Y, Lu C, Wang M (2006) Use of transoesophageal echocardiography during cardiac arrest in patients undergoing elective non-cardiac surgery. Br J Anaesth 96:167–170
48. Magnani JW, Dec GW (2006) Myocarditis: current trends in diagnosis and treatment. Circulation 113:876–890
49. Memtsoudis SG, Rosenberger P, Loffler M, Eltzschig HK, Mizuguchi A, Shernan SK, Fox JA (2006) The usefulness of transesophageal echocardiography during intraoperative cardiac arrest in noncardiac surgery. Anesth Analg 102:1653–1657
50. Michaux I, Skarvan K, Filipovic M, Seeberger MD (2006) Echokardiographische Beurteilung des rechten Herzens beim perioperativen und intensivmedizinischen Patienten. Intensivmed 43:524–541
51. Orliaguet G, Ferjani M, Riou B (2001) The heart in blunt trauma. Anesthesiology 95:544–548
52. Pargger H, Stulz P, Friedli D, Gachter A, Gradel E, Skarvan K (1994) Massive intraoperative pulmonary embolism. Diagnosis and control following embolectomy with transesophageal echocardiography. Anaesthesist 43:398–402
53. Picard MH, Davidoff R, Sleeper LA, Mendes LA, Thompson CR, Dzavik V, Steingart R, Gin K, White HD, Hochman JS (2003) Echocardiographic predictors of survival and response to early revascularization in cardiogenic shock. Circulation 107:279–284
54. Poliac LC, Barron ME, Maron BJ (2006) Hypertrophic cardiomyopathy. Anesthesiology 104:183–192
55. Reichert CL, Visser CA, Koolen JJ, vd Brink RB, van Wezel HB, Meyne NG, Dunning AJ (1992) Transesophageal echocardiography in hypotensive patients after cardiac operations. Comparison with hemodynamic parameters. J Thorac Cardiovasc Surg 104:321–326
56. Shanewise JS, Cheung AT, Aronson S, Stewart WJ, Weiss RL, Mark JB, Savage RM, Sears-Rogan P, Mathew JP, Quinones MA, Cahalan MK, Savino JS (1999) ASE/SCA guidelines for performing a comprehensive intraoperative multiplane transesophageal echocardiography examination: recommendations of the American Society of Echocardiography Council for Intraoperative Echocardiography and the Society of Cardiovascular Anesthesiologists Task Force for Certification in Perioperative Transesophageal Echocardiography. Anesth Analg 89:870–884
57. Skarvan K, Bernet F (2005) Ischämische Mitralklappeninsuffizienz. Intensivmed 42:603–613
58. Skarvan K, Lambert A, Filipovic M, Seeberger M (2001) Reference values for left ventricular function in subjects under general anaesthesia and controlled ventilation assessed by two-dimensional transesophageal echocardiography. Eur J Anaesthesiol 18:713–722
59. Smith MD, Cassidy JM, Gurley JC, Smith AC, Booth DC (1995) Echo Doppler evaluation of patients with acute mitral regurgitation: superiority of transesophageal echocardiography with color flow imaging. Am Heart J 129:967–974
60. Spodick DH (2003) Acute cardiac tamponade. N Engl J Med 349:684–690
61. Tousignant CP, Walsh F, Mazer CD (2000) The use of transesophageal echocardiography for preload assessment in critically ill patients. Anesth Analg 90:351–355
62. Tschernich H, Seitelberger R, Hiesmayr M (2005) Untersuchung der Klappenfunktion nach Mitralklappen-Rekonstruktion 42:683–696
63. van der Wouw PA, Koster RW, Delemarre BJ, de Vos R, Lampe-Schoenmaeckers AJ, Lie KI (1997) Diagnostic accuracy of transesophageal echocardiography during cardiopulmonary resuscitation. J Am Coll Cardiol 30:780–783
64. Vieillard-Baron A, Chergui K, Rabiller A, Peyrouset O, Page B, Beauchet A, Jardin F (2004) Superior vena caval collapsibility as a gauge of volume status in ventilated septic patients. Intensive Care Med 30:1734–1739
65. Vieillard-Baron A, Page B, Augarde R, Prin S, Qanadli S, Beauchet A, Dubourg O, Jardin F (2001) Acute cor pulmonale in massive pulmonary embolism: incidence, echocardiographic pattern, clinical implications and recovery rate. Intensive Care Med 27:1481–1486
66. Ware LB, Matthay MA (2005) Clinical practice. Acute pulmonary edema. N Engl J Med 353:2788–2796
67. Weiss RL, Brier JA, O'Connor W, Ross S, Brathwaite CM (1996) The usefulness of transesophageal echocardiography in diagnosing cardiac contusions. Chest 109:73–77
68. Zile MR, Gaasch WH, Carroll JD, Feldman MD, Aurigemma GP, Schaer GL, Ghali JK, Liebson PR (2001) Heart failure with a normal ejection fraction: is measurement of diastolic function necessary to make the diagnosis of diastolic heart failure? Circulation 104:779–782
69. Zoghbi WA, Enriquez-Sarano M, Foster E, Grayburn PA, Kraft CD, Levine RA, Nihoyannopoulos P, Otto CM, Quinones MA, Rakowski H, Stewart WJ, Waggoner A, Weissman NJ (2003) Recommendations for evaluation of the severity of native valvular regurgitation with two-dimensional and Doppler echocardiography. J Am Soc Echocardiogr 16:777–802

Druck: Krips bv, Meppel
Verarbeitung: Stürtz, Würzburg